U0301822

中医临床“三基”训练

湖南省中医药管理局　湖南中医药大学　主编

国 家 中 医 药 管 理 局 医 政 司　主审

编委会主任　吴　刚　刘家望

编委会副主任　肖策群　黄顺玲　袁长津

编　　委　(按姓氏笔画排列)

刘绍贵　李国忠　何清湖　邵湘宁

阳召军　肖四旺　罗坤华　郭子华

秦裕辉　谭元生

秘　　书　张昌盛　雷晓明　刘朝圣

护 理 分 册

主　　编　袁长津　罗坤华

副 主 编　郭子华　曾　清　王淑云　陈　燕

编　　者　(按姓氏笔画排列)

王淑云　方　辉　李晓屏　陈　燕　张月娟

罗坤华　易　霞　钟　捷　唐卫红　曾　清

彭晓玲　彭丽丽　颜　敏

主　　审　孙塑伦　蔡光先

科学技术文献出版社

SCIENTIFIC AND TECHNICAL DOCUMENTATION PRESS

图书在版编目(CIP)数据

中医临床"三基"训练.护理分册 / 袁长津 罗坤华主编.—北京：
科学技术文献出版社，2012.4
ISBN 978-7-5023-5224-0

Ⅰ.中… Ⅱ.①袁…②罗… Ⅲ.中医学:护理学—医药卫生人员—习题
Ⅳ.R24-44

中国版本图书馆 CIP 数据核字(2006)第 161203 号

中医临床"三基"训练 护理分册

策划编辑:李 静 **责任编辑**:张宪安 **责任校对**:朱 民 **责任出版**:李 洁

出 版 者	科学技术文献出版社
地 址	北京市复兴路 15 号 邮编 100038
编 务 部	(010)58882938，58882087(传真)
发 行 部	(010)58882868，58882866(传真)
邮 购 部	(010)58882873
网 址	http://www.stdp.com.cn
发 行 者	科学技术文献出版社发行 全国各地新华书店经销
印 刷 者	湖南雅嘉彩色印刷有限公司
版 次	2006 年 1 月第 1 版 2012 年 4 月第 8 次印刷
开 本	787×1092 1/16 开
字 数	619 千
印 张	25
书 号	ISBN 978-7-5023-5224-0
定 价	48.00 元(总定价 168.00 元)

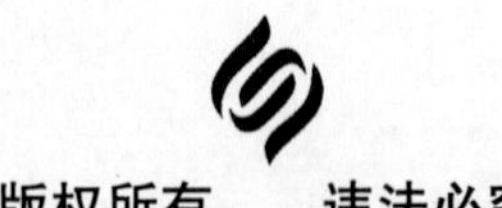

内　容　简　介

本书依据《新世纪全国高等中医药院校规划教材》的教学大纲、教材内容编写，对中医医务人员必须熟练掌握的基本理论、基本知识、基本技能和重点内容以变换题型的方式分编成医师、中药、护理三个分册。

医师分册内容包括中医基础理论，中医内科学、外科学等临床学科的基本知识，中医诊疗技术、中医病历书写规范等基本技能共2300多个问答题，3870多个自测试题和答案。

中药分册内容包括中医基础理论，中药学、方剂学、药用植物学、中药化学、中药药理学、药事管理、药品检验、中药鉴定、中药炮制、中药药剂、药品调剂、药品储藏保管等基本理论知识技能共1350多个问答题，1800多个自测试题及答案。

护理分册内容包括中西医护理基础理论，内科、外科等病证护理基本知识和中医护理基本操作技能共1100多个问答题，1300多个自测试题及答案。附录有中医医师，中药药师，中医护师综合考试模拟试卷与答案。

本书以中医临床“三基”训练为核心，融中医药新理论、新知识、新技术与“三基”训练内容于一体，有利于中医、中药、中医护理人员“三基”训练，有利于在“三基”训练过程中复习、巩固、强化和检验复习训练效果，及时查缺补遗，以便提高分析问题、解决问题的能力和医疗护理技术水平。

本书是中医医院管理及岗位培训用书，供各级中医、中药和中医护理专业技术人员“三基”训练及高、中等中医药院校在校学生临床“三基”训练和考试、考核使用，也可作为中医自学考试、执业中医医师、药师、护师资格考试、职称晋升考试复习应试参考书。

序　一

对医务人员进行医学基础理论、基本知识和基本技能(简称“三基”)的强化训练,是医学继续教育的主要内容,是提高医务人员业务素质和医疗质量的基本途径,是加强医院管理的重要举措。为了落实医院管理年活动的有关要求,切实加强临床中医类专业技术人员的基础训练,规范训练的内容和措施,湖南省卫生厅、湖南省中医管理局组织了一批学经俱优的专家,从中医医疗、中药、护理三个方面着手编写了《中医临床“三基”训练》一书。他们经过一年多卓有成效的努力工作,现三册书稿已定稿完成,即将出版发行。

我审阅了本书的提纲和主要内容,认为《中医临床“三基”训练》一书的编写,在结合临床实际、突出中医药特色、吸取融合新知识、新技术等方面都作了大量的工作。编写体例简明,内容全面系统、深入浅出、宜于操作,能够基本满足各级各类中医医疗、药剂、护理人员“三基”训练的需要,可以作为各类医疗机构中医类专业技术人员继续教育及高、中等中医药院校在校学生临床“三基”训练、考核的指导用书。但由于医学科学是一项与时俱进、不断发展的应用科学,请同志们在学习和使用中能及时对本书提出修改和补充意见,以便在今后再版时纠正、完善。

医务工作是一项非常崇高的职业,它关系到人们的生死苦乐,也关系到社会的和谐稳定。我们每一个中医药工作者都要始终坚持以病人为中心,本着对人民高度负责和对技术精益求精的精神,既要持之以恒地加强基础训练,规范操作行为,确保医疗质量和安全;还要养成终身勤学不倦的习惯,善于在实践中学习,融新创新,不断进取,努力提高学识水平,更好地解除病人的疾苦,努力攀登医学高峰。

国家中医药管理局副局长 吴刚

序　二

为了加强中医医务人员医学基础理论、基本知识和基本技能(简称“三基”)的训练，国家中医药管理局委托湖南省中医管理局组织专家编写了《中医临床“三基”训练》一书，供各级中医、中药和中医护理专业技术人员“三基”训练辅导和考试使用，是中医医院管理和岗位培训用书，这对于规范和强化中医医务人员继续教育中的“三基”训练具有重要的意义。

医学教育是终身教育，临床医务人员要特别重视继续教育，不断补充和更新知识，熟练掌握诊疗技术，提高临床诊疗水平。中医基础理论、基本知识和基本技能尤其要通过继续教育和临床不断实践才能掌握和提高。加强中医医务人员“三基”教育和训练，对于提高中医诊疗技术水平，提高中医防治疾病能力，提高中医临床疗效，保持和发挥中医特色和优势具有十分重要的作用。

保持和发挥中医特色优势是中医医院管理者的重要责任，需要从人才培养抓起，其中强化中医“三基”教育和训练是最重要的环节和措施。希望大家共同努力，认真研究在中医医务人员继续教育中如何加强中医临床“三基”训练，不断总结新经验，把这项工作做得更扎实，取得实实在在的成效。

国家中医药管理局医政司原司长　孙塑伦

前　言

掌握中医专业基础理论、基本知识、基本技能(简称“三基”),是每个中医药卫生技术人员必备的基本条件和要求。加强“三基”训练考核,是保证中医药卫生技术人员基本素质和服务质量的重要途径,是提高医疗技术水平和医疗服务质量的一个重要举措,是医院管理年活动和医院实施分级管理评审标准的重要指标之一。

根据国家中医药管理局颁发的《中医医院分级管理办法与标准》和《中医医院管理评价指南(试行)》中强化医务人员“三基”训练的有关规定要求,受国家中医药管理局委托,湖南省中医管理局组织专家教授编写了《中医临床“三基”训练》一书。

中医临床“三基”训练依据《新世纪全国高等中医院校规划教材》的教学大纲、教材内容编写,对中医医务人员必须熟练掌握的中医基础理论、基本知识、基本技能以问答题、选择题、是非题等变换题型的方法分编为医师、中药、护理三个分册。

本书以中医临床“三基”训练为核心,融中医药新理论、新知识、新技术与“三基”训练内容于一体,是中医医院管理和岗位培训用书,供中医、中药和中医护理专业技术人员“三基”训练教学和考试使用,亦可供中医自学考试、执业医师、药师、护师资格考试,职称晋升考试复习应试参考。

本书在编写过程中,得到了国家中医药管理局、湖南省卫生厅、湖南中医药大学、湖南省中医药研究院和科技部科技文献出版社领导和专家们的大力支持。国家中医药管理局吴刚副局长亲自出任本书编委会主任并作序,对本书的编写多次提出了重要的指导意见,医政司孙塑伦司长担任本书主审并作序,湖南省卫生厅刘家望厅长领导并大力支持了本书的编写工作,在此一并致以由衷的感谢!

由于时间仓促,加之水平所限,本书错误疏漏之处在所难免,敬请专家教授和读者批评雅正,以便再版时修改、充实、提高。

湖南省中医药管理局原局长　袁长津

目　录

第一篇　中西医护理基础理论问答与自测试题

第二篇　临床护理基本知识问答与自测试题

第三篇　临床护理基本技能操作问答与自测试题

第一篇　中西医护理基础理论问答与自测试题

第一章 中医药基础理论

一、中医药基础理论问答

(一)中医学基础

1. 试述中医学基本特点。

中医学理论体系有诸多特征,其中整体观念和辨证论治是最基本、最重要的特点。

⑴整体观念是关于人体自身的完整性及人与自然和社会环境统一性的认识,是整体思维方法在中医理论中的体现。

①人是一个有机的整体:构成人体的各个组织器官,在结构上相互沟通,在功能上相互协调、互相为用,在病理上互相影响。

②人与自然环境的统一性:人不仅与自然有着物质的同一性,而且自然环境中存在着人类赖以生存的必需条件。

③人与社会环境的统一性。

⑵辨证论治是中医学认识疾病和治疗疾病的基本思路,包括辨证和论治两个思维阶段。

①辨证是将四诊所搜集的症状、体征及其他资料,在中医理论指导下进行分析,辨清其原因、性质、部位、邪正关系,概括、判断为某种性质的证候。

②论治是根据辨证的结果,确定相应的治疗方法。

辨证论治的过程,是认识疾病和治疗疾病的过程,是指导中医临床医学的基本原则。

2. 何谓同病异治、异病同治?

⑴同病异治是指同一疾病,在疾病发展过程中出现了不同的病机,即所表现的证候不同,因而治疗方法也不相同。例如水肿病,有实有虚,有因肺、因脾、因肾功能失调所致,所以治水肿的方法就必然不同。

⑵异病同治是指不同类型的疾病,在其发展过程中出现了相同的病机,即所表现的证候相同,就可采用相同的治疗方法。例如久病泄泻、慢性水肿、哮喘等不同的病,在发展过程中都可以有肾阳不足的病理本质阶段,因而可用温补肾阳的相同方法治疗。

3. 何谓阴阳?其基本内涵有哪些?

阴阳是对自然界相互关联的某些事物或现象对立双方的概括,体现了事物的对立统一法则。阴和阳,既可以标示自然界相互关联而又相互对立的事物或现象的属性,也可标示同一事物内部相互对立的两个方面。“阴阳者,一分为二也”(《类经·阴阳类》)。中医学的阴阳,是常识概念、哲学概念和医学概念三者的综合,是事物的属性概念而不是事物的本体概念。

4. 试述阴阳的相互关系及阴阳学说在中医学中的应用。

⑴阴阳的相互关系有:

①阴阳的对立制约是指相互关联的阴阳双方彼此间存在着互相抑制、排斥、约束的关系。

②阴阳的互根互用：包括三方面：阴阳互藏是指相互对立的双方，任何一方中都蕴含有另一方，即阳中蕴含有阴，阴中蕴含有阳；阴阳互根是指阴和阳互为根据，互为前提的关系；阴阳互用是指阴阳相互依存的基础上，阴阳双方会出现相互促进、相互资助的关系。

③阴阳的消长平衡是指阴阳之间不是静止的、不变的，而是在一定时间、一定的范围之内，处于彼此不断的相互消长中，保持其动态的平衡。

④阴阳的相互转化是指对立互根阴阳双方，在一定的条件下彼此可以向其各自相反的方面转化。

(2)阴阳学说在中医学中的应用：说明人体的组织结构；解释人体的生理活动；解释人体的病理变化；指导疾病诊断、防治，归纳药物的性能。

5. 五行的概念、五行的特性有哪些？

(1)五行的概念：五行，即木、火、土、金、水五种物质的运动变化。

(2)五行的特性：《尚书•洪范》“水曰润下，火曰炎上，木曰曲直，金曰从革，土爰稼穑”。

①木的特性：“木曰曲直”，指植物具有能曲能直的生长特性。引申为凡具有生长、升发、舒畅、条达等作用或特性的事物，其属性可用“木”进行归纳。

②火的特性：“火曰炎上”，“炎”有焚烧、灼热之意；“上”即向上。引申为凡具有温热、向上、升腾等作用或特性的事物，其属性可用“火”进行归纳。

③土的特性：“土爰稼穑”，指土地可供人类从事种植和收获的农事活动。引申为凡具有生化、承载、受纳等作用或特性的事物，其属性可用“土”进行归纳。

④金的特性：“金曰从革”，“从革”用以说明金属是通过对矿石的冶炼，顺从变革，去除杂质，从而纯净的变化过程，引申为凡具有肃杀、收敛、清洁等作用或特性的事物，其属性可用“金”进行归纳。

⑤水的特性：“水曰润下”，“润”，滋润，指水可使物体保持湿润而不干燥；“下”即向下，下行。引申为凡具有寒凉、滋润、向下运动等作用或特性的事物，其属性可用“水”进行归纳。

6. 阐述五行的生克关系。

①五行相生：相生，是指这一事物对另一事物的促进、资助、协同作用。五行之间的递相资生的次序是：木生火、火生土、土生金、金生水、水生木。

②五行相克：相克，是指这一事物对另一事物的抑制、约束、拮抗作用。五行之间的递相制约的次序是：木克土、土克水、水克火、火克金、金克木。

③五行制化：五行之间既有资助、促进，又存在着制约、拮抗的对立统一关系，从而维持事物间协调平衡的正常状态。制，是指五行的生与克之间的制约关系。化，即生化，指事物的正常状态。所以五行制化，又称为生克制化。

7. 何谓脏腑？有何生理功能？

脏腑是人体内脏的总称。按照脏腑不同的生理功能，分为五脏、六腑和奇恒之腑三类。五脏，即心、肺、脾、肝、肾。六腑，即胆、胃、小肠、大肠、膀胱、三焦。奇恒之腑，即脑、髓、骨、脉、胆、女子胞。五脏的共同生理功能是化生和贮藏精气，“五脏者，藏精气而不泻，故满而不能实”。六腑的共同生理功能是受盛和传化水谷，“六腑者，传化物而不藏，故实而不能满”。奇恒之腑的共同生理功能是贮藏精气，“藏而不泻”。

8. 心的主要生理功能有哪些？

一是推动血液运行；二是主管生命和精神活动。心的功能是由心气、心血、心阴、心阳的共同作用而完成的。心的系统联系是在体合脉，其华在面，开窍于舌，在液为汗，在志为喜。其在五行中属火，为阳中之太阳，通于夏气，为"君主之官"。心通过经脉的相互络属，与小肠构成表里关系。

9．肺的主要生理功能有哪些？

主管呼吸，助心行血，促进水液输布和排泄。肺的功能主要依赖于肺气的推动、肺阴的濡养以及肺阳的温煦作用。肺的系统联系是在体合皮，其华在毛，开窍于鼻，在液为涕，在志为忧(悲)。其在五行中属金，为清肃之脏，喜润而恶燥，为阳中之少阴，通于秋气。肺通过经脉的相互络属而与大肠构成表里关系。

10．脾的主要生理功能有哪些？

一是运化，二是统摄血液。这两方面的功能是气、血、阴、阳共同作用的结果。脾的系统联系是在体合肉、主四肢，其华在唇，开窍于口，在液为涎，在志为思。其在五行中属土，为阴中之至阴，通于长夏。脾喜燥而恶湿，脾气以升为主。脾通过其经脉的相互络属与胃构成表里关系。

11．肝的主要生理功能有哪些？

一是疏泄气机，二是贮藏血液和调节血流量。肺的功能主要依赖于肝气、肝血、肝阴、肝阳的共同作用。肝的系统联系是在体合筋，其华在爪，开窍于目，在液为泪，在志为怒。其在五行中属木，与春季相应，为阴中之少阳，肝的特性主升主动，喜条达而恶抑郁，故称之为刚脏。肝通过经脉的相互络属而与胆构成表里关系。

12．肾的主要生理功能有哪些？

主管生长发育与生殖，主管一身阴阳，主管水液代谢，主管纳气。肾的功能是肾精、肾气、肾阴、肾阳共同作用的结果。肾的系统联系是在体合骨，生髓通脑，其华在发，开窍于耳及二阴，在液为唾，在志为恐。其在五行中属水，为阴中之太阴，有闭藏的生理特性，通于冬气。肺通过经脉的相互络属而与膀胱构成表里关系。

13．如何理解"心主血脉"？

心主血脉的功能包括主血和主脉两个方面，主血即心推动血液的运行；主脉即指全身的血脉与心相连通，并与心脏配合，共同完成推动血液循行的功能。

14.肺主一身之气包括哪些方面？

肺主一身之气的功能包括主呼吸之气、主管气的生成，以及对全身气机运行调节。

(1)主呼吸之气：肺主呼吸之气的功能也称"司呼吸"，是指肺主管呼吸运动，为体内外清浊之气交换的场所。

(2)主气的生成：肺吸入自然界清气是人体一身之气生成的主要来源之一，特别是宗气的生成。宗气是在肺的气化作用下，将吸入的自然界清气与脾转输至肺的水谷精气结合而成。

(3)调节全身气机：肺的呼吸运动，表现为气的升、降、出、入运动。通过肺有节律地、不停顿地一呼一吸，调节全身之气的升、降、出、入运动，使整体气机活动始终处于协调平衡的正常状态。

15.如何理解"脾主运化"？

脾主运化：运，即转运、输送；化，即消化、吸收。所谓脾主运化是指脾具有消化饮食，吸收水谷精微并将其转输至全身的功能。脾主运化功能体现在运化水谷和运化水液两个方面。

(1)运化水谷是指脾对饮食物的消化吸收和转输精微物质的作用。

(2)运化水液是指脾在消化饮食物的基础上，对其中水液的吸收和输布的作用。

16.何谓"脾统血"？

脾统血是指脾气具有控制血液在血脉内流行而不逸出脉外的功能，又称“脾统摄血液”，强调脾对血的约束作用。

17.试述肝脏疏泄气机功能。

肝疏泄气机的功能，又称“肝主疏泄”，是指肝气疏泄调畅全身气机的功能，疏泄气机的功能正常则使全身气血运行、情志反应、津液输布、脏腑组织功能活动均处于协调和畅的状态。

⑴调畅精神情志：人体精神情志活动以五脏的精气和功能活动为基础，而五脏的功能活动又有赖于气机的调畅和血液的正常运行，故人的精神情志活动必然与肝主疏泄功能密切相关。

⑵维持气血运行：肝对全身的气机的疏通和调畅，促使全身之气通而不滞，散而不郁。人体的气血相依相随，运行不息，气为血之帅，气行则血行。

⑶促进脾胃消化吸收与输布：饮食物的消化、吸收、输布及排泄主要依赖于脾胃的运化功能，肝主疏泄又是保证脾胃运化功能正常的重要条件。

⑷协助水液代谢：人体的水液代谢虽主要由肺、脾、肾三脏完成，但与肝主疏泄也有关联。水液的运行依赖于气的推动作用，只有气机调畅，水液才能维持正常的输布与排泄，即气行则水行。

⑸调节生殖机能：人体生殖机能中，女子的月经和男子的排精与肝疏泄气机的功能密切相关。肝疏泄的气机调畅，冲、任二脉得其所助，则任脉通利，太冲脉盛。

18.“肾藏精”的功能包括哪几方面？

肾主藏精是指肾具有封藏精气的功能。包括两个方面。

⑴主管生长发育：肾具有主管生长发育与生殖的功能。

⑵主管生殖繁衍：人体进入青春期，随着肾中精气的不断充盛，便产生了一种促进和维持生殖机能的精微物质——天癸，于是生殖器官发育成熟，女子则月经按时来潮，男子则能排泄精液，从而具备了生殖能力。

19.试述“肾主水液”。

肾主水液是指肾中阳气具有主持和调节人体水液代谢平衡的功能。人体的水液代谢，包括水液的生成、输布和排泄，是由多个脏腑参与的复杂过程，其中肾阳的功能最为重要，在此过程中肾阳的作用表现有三：一是能温煦和推动参与水液代谢的肺、脾、三焦、膀胱等内脏，使其发挥各自的生理功能；二是能将被脏腑组织利用后归于肾的水液，经肾阳的蒸腾气化作用再升清降浊，将大量的浊中之清者，吸收输布周身重新被利用，少量的浊中之浊者经肾阳气化为尿液下输膀胱；三是控制膀胱的开合，排出尿液，维持机体水液代谢的平衡。

20.试述六腑各自的生理功能。

胆的主要生理功能是贮藏和排泄胆汁，参与精神情志活动。胃的主要生理功能是受纳和腐熟水谷，主通降。小肠受盛化物，泌别清浊。大肠吸收饮食残渣中的水分和排泄糟粕。膀胱主要主贮尿、排尿。三焦主通行元气，运行水液。

21.试述上、中、下三焦的部位划分以及功能特点。

⑴上焦如雾：上焦是指头面至横膈之间，主要包括心肺，以“开发”、“宣化”和“若雾露之溉”。故清•吴瑭《温病条辨》说：“治上焦如羽，非轻不举。”

⑵中焦如沤：中焦是指横膈至脐之间，主要包括脾胃，具有消化水谷，吸收和输布水谷精微及化生气血的功能。故清•吴瑭《温病条辨》说：“治中焦如衡，非平不安。”

⑶下焦如渎：下焦是指脐以下至耻骨之间，主要包括小肠、大肠、肾和膀胱等。其主要功能是排泄糟粕和尿液。故清•吴瑭《温病条辨》说：“治下焦如权，非重不沉。”

22. 试述心与肺的生理关系。

心与肺之间主要是气与血之间的相互依存和互根互用关系，即心主血液运行和肺主呼吸吐纳之间的协同调节关系。

气为血帅，气行则血行。肺主呼吸，朝百脉，助心行血，肺气的推动和敷布是确保心血正常运行的必要条件。只有肺气充沛，宣降适度，心才能发挥其推动血液运行的功能；血为气之母，血是气的载体。心推动血液运行，气附于血而运行全身，只有心的功能正常，血行通利，肺才能有效的呼吸而主气。另外积于胸中的宗气，是连接心肺两脏功能的主要环节。

23. 心与脾的生理关系如何？

心与脾的关系主要表现在血液方面，体现为血液的生成及血液运行的相互协同关系。

⑴在血液的生成方面：心主血脉而又生血，血液环流转输脾运化生成精微物质，维持和促进脾的正常运化；同时脾化生的水谷精微进入心脉，受心阳的温化而生成血液；脾主运化为气血生成之源，脾气健旺则血液化源充足，可保证心血充盈。

⑵在血液运行方面：心气推动血液运行不息，心神调节气血正常有序地运行；脾气固摄血液在脉中运行而不外逸。心脾两脏相辅相成，共同维持血液的正常循行。

24. 心与肝的生理关系如何？

心与肝主要表现在血液运行与神志活动方面的相互依存、协同关系。

⑴在血液运行方面：心血充盈，心气旺盛，血运正常，则肝有所藏；肝藏血充足，疏泄有度，随人体动静的不同而进行血流量的调节，使脉道充盈，有利于心推动血液在体内循环运行，则心有所主。心肝相互协同，共同维护血液的正常循行。

⑵在神志活动方面：肝主疏泄而调节情志又藏血舍魂。心神正常，则有利于肝主疏泄。两者配合则气血平和，心情舒畅，则有利于心主神志，共同维护正常的神志活动。

25. 心与肾的生理关系如何？

心与肾的关系主要表现在心肾阴阳水火的互制互济；精、血互化，精、神互用。

⑴心肾水火既济，阴阳互补：就阴阳水火升降理论而言，在上者宜降，心火必须下降于肾，温煦肾阳，使肾水不寒；在下者宜升，肾水必须上济于心，滋助心阴，制约心阳，使心阳不亢；肾阴也赖心阴的资助，心阳也赖肾阳的温煦。这种心肾水火既济，阴阳互补，维持着心肾两脏生理功能协调平衡的关系，被称为“心肾相交”、“水火既济”。

⑵心肾精血互化，精、神互用：心血可充养肾精，肾精又能化生心血，心肾精血之间，相互资生，相互转化，为心肾相交奠定了物质基础；心藏神，主宰人体的生命活动，神全可以御精。肾藏精，精化髓充脑，脑为元神之府，积精可以全神。心神肾精互用，体现了“心肾相交”的又一层内涵。

26. 肺与肾的生理关系如何？

⑴肺与肾的生理关系主要表现在水液代谢、呼吸运动和阴液互资三方面。

①水液代谢方面：肺为水之上源，肾为主水之脏，主管全身的水液代谢。肺通调水道的功能有赖于肾阳的蒸腾气化，而肾主水功能的正常，也需借助肺的宣降。两者相互配合在水液的输布和排泄过程中发挥着重要作用。

②呼吸运动方面：肺主呼吸，肾主纳气，共同完成呼吸功能。呼吸虽为肺脏所主，但需肾主纳气的协助以维持呼吸的深度。肾气充盛，不但吸入之气能经肺之肃降而下纳于肾，而且有助于肺气的肃降，同时肺在主司呼吸运动中，其气肃降也有利于肾之纳气。故有“肺为气之主，肾为气之根”之说。

③阴液互资方面：肺肾两脏的阴液可以互相资生，肾阴为一身阴液之根本，肾阴充盛，上润于肺，

则使肺阴不虚,肺气清宁,宣降正常,故水能润金;肺阴充足,输精于肾,则肾阴充盛,故金能生水。

27. 肝与脾的生理关系如何?

肝与脾的关系主要表现在血液的生成、运行的协同关系和消化功能方面的依存关系。

(1)生理方面

①血液的生成、运行方面:肝贮藏血液并调节血流量,肝又疏泄气机,使血行通畅,能促进脾之运化;脾主运化,生血统血,使肝血能有所贮藏。肝脾两脏相互协同配合,共同维持血液的生成和运行。

②在消化功能方面:肝疏泄气机并分泌胆汁,有助于脾之运化;脾气健运,气血化源充足,肝体得以滋养有助于肝之疏泄。此外脾胃为气机升降之枢纽,脾升胃降,也用于肝之升发;肝气升发条达,又促进了脾升胃降。肝脾互用,消化功能才能正常。

28. 肝与肾的生理关系如何?

肝与肾的关系主要表现在精血同源、藏泄互用及阴阳承制等方面。

(1)精血同源方面:肾精的充盛,有赖于肝血的滋养;肝血的充盛,有赖于肾精的化生。精与血之间可以相互滋生和转化,故有"肝肾同源"、"精血同源"或"乙癸同源"之说。

(2)藏泄互用方面:肝气疏泄,可使肾之开合有度;肾之封藏则可制约肝之疏泄太过。封藏与疏泄,相互为用,相互制约,共同调节女子的月经来潮、排卵和男子泄精功能。

(3)阴阳承制方面:由于肝肾同源,肝肾的阴阳之间又息息相通,相互制约,相互滋生。肾阴充盛则能滋养肝阴,并制约肝阳不致偏亢;肝阴充足,疏泄功能正常,则能促进肾阴充盛。

29. 试述脾胃的生理关系。

脾与胃以膜相连,经脉相互络属,构成表里相合关系。脾与胃的关系在生理上主要体现在以下三方面。

(1)纳运相得:胃主受纳,腐熟水谷,是脾主运化的前提;脾主运化,消化、吸收、转输水谷精微,为胃继续受纳腐熟提供了条件和能源。脾胃纳运相互配合,共同完成对饮食物的消化、精微物质的吸收、转输,同为后天之本,气血化生之源。

(2)升降相因:脾胃同居中焦,脾主升清,将水谷精微上输于心肺,乃至全身,胃才能继续受纳腐熟和通降;胃主降浊,水谷下行无停聚之患,则有助于脾气之升运。脾胃之气,一升一降,相反相成共同构成人体气机升降枢纽,从而保证纳运功能的正常进行,并维持着内脏部位的相对恒定。

(3)燥湿相济:脾脏属阴,主运化升清,以阳气用事,脾阳健旺则能运化升清,故喜燥恶湿;胃腑属阳,主受纳腐熟而降浊,赖阴液的滋润,故喜润恶燥。脾易湿,得胃阳以济之;胃易燥,得脾阴以润之。脾胃燥湿喜恶之性不同,但又相互制约,相互为用,燥湿相济,阴阳相合,才能保证脾胃的正常纳运及升降。

30. 试述精、气、血、津液基本概念、生成和生理功能。

(1)"精"有广义和狭义之分。广义之"精",泛指一切与生俱来的生命物质,以及后天获得的对人体有用的精粹物质,包括气、血、津液、髓以及从饮食中摄取的营养物质等一切精微物质;狭义之"精",是指肾中所藏的具有生殖功能的精微物质,即肾精,又称为生殖之精。精的生成禀受于父母,充实于水谷,分为先天之精和后天之精,具有生殖繁衍,促进生长发育,生髓充脑、养骨、化血,滋养濡润,防御卫外的功能。

(2)"气"是构成人体和维持人体生命活动的、具有很强活力的精微物质。人体之气,来源于禀父母的先天之精、饮食物中的营养物质(即水谷之精气)和存在于自然界的清气,通过肺、脾胃和肾等脏腑的综合作用而成。具有推动作用、温煦作用、防御作用、固摄作用、气化作用、营养作用。

⑶“血”是运行于脉中、循环流注全身的富有营养和滋润作用的红色液体，是构成人体和维持人体生命活动的基本物质之一。营气和津液是生成血的最基本物质，而营气和津液都是由脾胃消化饮食吸收水谷精微所产生的，因此脾胃是气血生化之源。血具有濡养作用、运载作用；是精神活动的物质基础。

⑷“津液”是机体一切水液的总称，包括各脏腑组织的内在体液及其正常的分泌物，如胃液、肠液和涕、泪等。在机体内除血液之外的其他所有正常液体都属于津液。津液来源于水谷，主要通过脾胃以及大、小肠等脏腑的消化吸收功能而生成，凭借脾、肺、肾、肝和三焦的作用，完成在体内的输布，津液的排泄依赖肺、脾、肾等脏腑的综合作用。津液具有滋润营养作用、化生血液作用、运载作用。

31. 何谓气机？气的运动形式有哪几种？

气机是指气的运动。“机”即事物的关键。之所以把气的运动称为“气机”，是因为气只有在运动之中才能体现其存在，发挥其效能，所以“运动”才是气存在的关键。

升、降、出、入是气运动的基本形式，是宇宙万物运动的普遍规律。人体之气运动的升与降、出与入是对立统一的矛盾运动，相互之间互相促进，又相互制约，保持着协调状态。只有如此人体之气才能正常运行，各脏腑组织才能发挥正常生理功能。

32. 气分为几类？其生成和主要生理功能如何？

⑴气主要有元气、宗气、营气和卫气四种。

⑵元气：又名“原气”、“真气”，是人体最基本、最重要的气，是人体生命活动原动力的物质基础。由肾所藏的先天精气化生，依赖脾胃运化水谷精气的充养和培育。有促进人体的生长发育和生殖及激发和推动脏腑、经络等组织器官的生理功能。

⑶宗气：是积于胸中之气。是肺吸入的自然界清气和饮食物中的水谷精气在肺的气化作用下生成的。其生理功能有：一是走息道以行呼吸，呼吸的强弱与宗气的盛衰有关；二是贯心脉以行气血，凡气血的运行、心搏的强弱及其节律等，皆与宗气的盛衰有关。三是与人的视、听、言、动等相关。

⑷营气：是行于脉中具丰富营养作用的气。主要来自脾胃运化的水谷精气，由水谷精气中的精华部分所化生。其生理功能：一是营养全身；二是化生血液。

⑸卫气：是运行于脉外具有防卫功能的气。与营气都来自于脾胃化生的水谷精气，是水谷精气中性质骠悍、运行滑利、反应迅速的部分。其生理功能：一是护卫肌表，防御外邪；二是温养脏腑、肌肉、皮毛等；三是开合汗孔，调节体温；四是影响睡眠。

33. 血液正常运行必须具备哪些条件？

血液正常运行必须具备三个条件：其一，血液充盈，寒温适度；其二，脉管系统通畅完好；其三，心、肺、肝、脾等脏功能正常，特别是心脏的功能尤为重要。

34. 精、气、血、津液之间的关系？

⑴精与气：精能化气、气能生精。

⑵精与血：精能化血、血能生精。

⑶精与津液：水谷之精与津液同源于水谷，生成于脾胃，两者同生同化。

⑷气与血：气能生血、气能行血、气能摄血、血能化气、血能载气。

⑸气与津液：气能生津、气能行（化）津、气能摄津、津能载气、津液化气。

⑹血与津液：均属阴的液态物质，都有营养和滋润作用。

35. 经络系统的组成及生理功能？

经络系统主要包括十二经脉、奇经八脉、十五别络，以及从十二经脉分出的十二经别。

⑴十二经脉是经脉中的主干部分，分为手足三阴三阳四组，即手三阴经（手太阴肺经、手厥阴心包经、手少阴心经）、手三阳经（手阳明大肠经、手少阳三焦经、手太阳小肠经）、足三阴经（足太阴脾经、足厥阴肝经、足少阴肾经）、足三阳经（足阳明胃经、足少阳胆经、足太阳膀胱经）。具有联络组织器官，沟通表里上下，通行气血阴阳，感应与传递信息，调节机能活动的功能。

⑵奇经八脉：督脉、任脉、冲脉、带脉、阴跷脉、阳跷脉、阴维脉、阳维脉。具有加强十二经脉的联络与沟通，调节十二经脉中的气血与阴阳，参与女性的特殊生理活动的功能。

⑶十五别络：是络脉中较大的部分，络脉中还有浮络和孙络。浮络是分布于人体浅表部位的络脉；孙络又叫孙脉，是络脉中最细小的部分。具有加强十二经脉表里两经间在肢体的联系，加强十四经脉与躯体组织之间的联系的功能。

⑷十二经别：从十二经脉别行分出，循行于胸、腹及头部的重要经脉。加强了十二经脉中相为表里的两条经脉在体内的联系；加强了十二经脉对头面的联系；加强了体表与体内、四肢与躯干的向心性联系；加强了足三阴、足三阳经脉与心脏的联系。

⑸十二经筋：十二经脉循行部位上分布的筋肉系统。具有约束骨骼，有利于关节的屈伸运动。

⑹十二皮部：十二经脉的功能活动反映于皮肤的部位。具有抗御外邪、感应和传递相关信息。

36. 试述十二经脉流注次序。

十二经脉流注次序见图 1–1

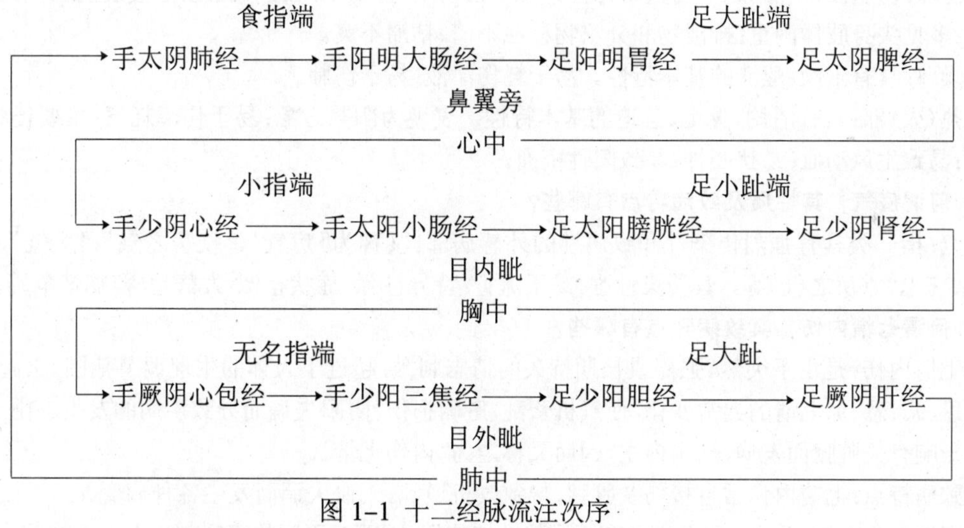

图 1–1 十二经脉流注次序

37. 试述十二经脉的走向和交接规律。

十二经脉分为手足三阴三阳四组，即手三阴、手三阳、足三阴、足三阳。每组的走向是一致的，并且按次一组接一组，“手之三阴，从胸走手；手之三阳，从手走头；足之三阳，从头走足；足之三阴，从足走腹”。其中阴经与阳经相交，是在手足部位；阳经与阳经相交，是在头面部位；阴经与阴经相交，是在胸腹部位。

38. 试述体质的基本概念、特点，影响体质的因素。

⑴体质是指人类个体在生命过程中，由遗传性和获得性因素所决定的表现在形态结构、生理机能和心理活动上综合的相对稳定的固有特性。因此体质实际上就是人群在生理共性的基础上，不同个体所具有的生理特殊性。

⑵体质具有如下特点：体质是人体身心特性的概括；体质具有普遍性、全面性和复杂性；体质具有稳定性和可变性；体质具有连续性和可预测性。

⑶影响因素：先天禀赋；年龄因素；性别差异；饮食因素；劳逸所伤；情志因素；地理因素；疾病针药及其他因素。

39. 何谓中医学的病因？包括哪些方面？

病因是引起疾病发生的原因。中医学将病因分为外感病因（六淫、疫气）、内伤病因（七情内伤、饮食失宜、劳逸失度）、病理产物性致病病因（痰饮、瘀血、结石）和其他病因（外伤、药邪）等四类。

40. 何谓六淫？各具有何性质和致病特点？

六淫：即风、寒、暑、湿、燥、热（火）六种外感病邪的统称。其致病的共同特点有：外感性、季节性、环境性、相兼性、转化性。

⑴风邪：以轻扬开泄、善行数变、动摇不定、多兼他邪为基本特征；易侵袭阳位；病位游移不定；发病急骤，变化无常；肢体异常运动；常为外邪致病的先导。

⑵寒邪：具有寒凉、凝滞、收引的基本特性。易伤阳气，表现寒象；阻滞气血，多见疼痛；腠理、经脉、筋脉收缩拘急。

⑶暑邪：具有炎热、升散、挟湿的基本特性。表现为阳热之象；上犯头目，扰及心神；易于伤津耗气；多见暑湿夹杂。

⑷湿邪：以重浊、粘滞、趋下为基本特性。易于损伤阳气；易于阻遏气机；易于侵袭阴位；病程缠绵难愈；多见头身肢体困重；排泄物和分泌物秽浊不清、粘滞不爽。

⑸燥邪：具有干燥、涩滞的基本特性。易于耗伤津液；易于伤肺。

⑹热（火）邪：具有燔灼、炎上、急迫的基本特性。表现为阳热之象；易于伤津耗气；主要侵犯人体上部；易致生风动血；易扰心神；易致阳性疮痈。

41. 何谓疫气？其性质及致病特点有哪些？

疫气：指一类具有强烈传染性和致病性的外感病邪，又称为"疠气"、"疫疠之气"、"戾气"、"异气"、"杂气"、"乖戾之气"等。其传染性强，易于流行；特异性强，症状相似；发病急骤，病情危笃。

42. 何谓七情内伤？其致病特点有哪些？

⑴七情内伤：是由于突然、强烈或长期持久的情志刺激，超过了人体的生理调节范围，引起喜、怒、忧、思、悲、恐、惊七情的异常变化，使气机紊乱，脏腑损伤，阴阳失调而导致疾病的发生。由于七情直接影响有关脏腑而发病，病由内生，因而又称之为"内伤七情"。

⑵致病特点：七情内伤常直接伤及脏腑，导致气机逆乱，气血失调而发生各种病变。

①直接伤及内脏：人体内脏分别具有不同的功能特征，因而对不同的事物刺激有不同的反应，所以不同的情志刺激，可对各脏产生不同的影响。如怒伤肝，喜伤心，思伤脾，悲、忧伤肺，惊、恐伤肾。

②影响脏腑气机：七情内伤致病，常表现为各种情志相关脏腑的气机失调，即所谓"怒则气上，喜则气缓，悲则气消，恐则气下……惊则气乱……思则气结"。

③情志波动，影响病情：良好的情志活动，有利于疾病的好转或恢复；不良的情志变化，则能加重病情。剧烈的情绪波动，可使病情急剧恶化，甚至致人猝死。

43. 何谓痰饮？其形成因素和致病特点有哪些？

痰饮是机体水液代谢障碍所形成的病理产物，属于继发性病因。稠浊者为痰，清稀者为饮。痰饮形成的原因较为复杂，无论是外感病因，或者内伤病因，甚至病理产物中的瘀血、结石均可导致津液停聚而成。易阻气机壅塞经络气血；易扰心神；症状复杂，变化多端；病势缠绵，病程较长。

44. 何谓瘀血？其形成因素和致病特点有哪些？

瘀血是血液运行障碍、停滞所形成的病理产物，属于继发性病因，包括离经之血停积体内，以及阻滞于脏腑经络内的运行不畅的血液。又称"蓄血"、"恶血"、"败血"。气血运行失调是形成瘀血的病理基础。气虚致瘀；气滞致瘀；血寒致瘀；血热致瘀。此外还有津亏致瘀；疾病失治、治疗不当，或久病入络，亦可形成瘀血。致病的病机特征：阻滞气机；瘀塞经脉；伤及脏腑。致病的症状特征：疼痛；肿块；出血；紫绀；舌质紫暗，或有瘀点、瘀斑，或舌下静脉曲张。脉细涩、沉弦，或结代。

45. 试述疾病的发病途径。

疾病的发生，无论是外感或是内伤，都有一定的发病途径，包括以下几种：

⑴外感病邪侵入的发病途径：外感六淫、疫疠邪气伤人致病，其侵犯途径主要是皮毛、口鼻等。邪从皮毛而入，首犯肌表，邪正相争于外，其病在表。随着病变的发展，病邪深入，可由表入里，侵犯内在脏腑。

⑵内伤病因伤人的发病途径：内伤病因，除七情内伤、饮食失节、劳逸过度、病理产物积聚之外，还有机体正气不足。因而内伤病因伤人致病的途径包括邪伤和正虚二个方面。以邪伤为主者，多为脏腑、气血功能失常，气机紊乱，平衡失调以及脏器组织结构损伤而发病。以正虚为主者，则因虚损程度、发病部位等不同而异。脏气虚弱，则邪易伤脏而发病为脏病；腑气亏损，则邪易留于腑而发为腑病；经脉之气不足，则邪易滞经脉而发病。

⑶其他病因致病的发病途径：如外伤、寄生虫、药邪、医过等导致疾病发生，其发病途径有从肌肤者，有从口鼻者，也有直接损伤脏腑气血者。

46. 何谓病机？

病机是指疾病发生、发展、变化的机理，是疾病变化的本质所在，是疾病演变过程中的主要矛盾，也是医生临证工作中所要寻求和把握的关键。

47. 何谓邪正盛衰？

邪正盛衰是指在疾病过程中，致病邪气与机体抗病能力之间相互斗争所发生的盛衰变化。邪正斗争的消长盛衰，不仅关系到疾病的发展与转归，同时还决定着疾病的虚实病理变化。

48. 阴阳失调包括哪些方面？

阴阳失调即阴阳消长失去平衡协调的病理状态。包括阴阳偏胜、阴阳偏衰、阴阳互损、阴阳格拒、阴阳转化、阴阳亡失。

49. 何谓阴阳互损？包括哪几方面？

阴阳互损是指在阴或阳任何一方虚损的前提下，影响到相对的一方，形成阴阳两虚的病理状态，属于阴阳偏衰病理进一步发展，是阴阳互根互用关系失常的病理表现。在阴偏衰的基础上导致阳气不足者则称为阴损及阳；在阳偏衰的基础上导致阴液亏少者则称为阳损及阴。

⑴阴损及阳是指阴液亏损，致使阳气的生化不足，或者阳气无所依附而耗散，形成以阴虚为主的阴阳两虚病变。

⑵阳损及阴是指阳气亏损，致使阴液的生成减少，或阳不摄阴而阴液流失等，形成以阳虚为主的阴阳两虚病变。

50. 何谓气机失调？包括哪几方面？

气机失调是指在疾病过程中，由于致病邪气的干扰，或脏腑功能失调，导致气的升降出入运动失常所引起的病理变化。气机失调可以概括为气滞、气逆、气陷、气闭、气脱五个方面：

气滞是指气运行不畅而郁滞的病理状态。主要是由于情志郁结不舒，或痰湿、食积、瘀血等有形实邪阻滞，或因外邪困阻气机，或因脏腑功能障碍，影响气的正常流通，引起局部或全身的气机不畅或阻滞所致。

气逆是指气的升降运动失常，当降者降之不及，当升者升之太过，以致气逆上的病理状态。多由情志所伤，或因饮食寒温不适，或因外邪侵犯，或因痰浊壅滞所致。

气陷是在气虚的基础上表现以气的升举无力为主要特征的病理状态，也属于气的升降失常。由于脾胃居于中焦，为气血生化之源，脾气主升，胃气主降，为全身气机升降之枢纽，所以气陷病变与脾胃气虚关系密切，通常称气陷为“中气下陷”或“脾气下陷”，主要由于久病体虚，或年老体衰，或泄泻日久，或妇女产育过多等，气虚较甚，升举无力所致。

气闭是气机郁闭，外出受阻的病理变化。主要是指气机郁闭，气不外达，出现突然闭厥的病理状态。多因情志过极，肝失疏泄，阳气内郁，不得外达，气郁心胸；或外邪闭郁，痰浊壅滞，肺气闭塞，气道不通等所致。

气脱是气虚之极而有脱失消亡之危的病理变化。主要是正不敌邪，或正气持续衰弱，气虚至极，气不内守而外脱，出现全身性功能衰竭的病理状态。气脱是各种虚脱性病变的主要病机。多因疾病过程中邪气过盛，正不敌邪；或慢性疾病，长期消耗，气虚至极；或大汗出、大出血、频繁吐泻，气随津血脱失所致。

51. 何谓养生？试述养生的基本原则。

养生，古称“道生”、“摄生”、“保生”，即保养生命。养生就是采取各种方法保养身体，增强体质，预防疾病，增强健康。中医养生学是以中医理论为指导，研究人类生命的发展规律，探索衰老的机理，寻找增强生命活力以及防病益寿方法的系统理论。

养生的基本原则是顺应自然、形神兼养、动静结合、调养脾胃。

52. 何谓未病先防、既病防变？各包括哪些方面？

⑴未病先防是在疾病未发生之前，采取各种预防措施，以防疾病的发生。由于正气不足是疾病发生的内在根据，邪气侵犯是疾病发生的重要条件，因此未病先防必须注重邪正双方的盛衰变化。包括调养正气，提高机体抗病能力，外避病邪，防止邪气侵害。

⑵既病防变是指如果疾病已经发生，则应争取早期诊断，早期治疗，及时控制疾病的传变，防止病情的进一步发展，以达到早日治愈疾病的目的。包括早期诊治，控制病传。

53. 如何调养正气，提高机体抗病能力？

人体正气强弱与抗病能力密切相关。《素问·刺法论》说：“正气存内，邪不可干”。正气充足，精气血阴阳旺盛，脏腑功能健全，则机体抗病力强；正气不足，气血阴阳亏乏，脏腑功能低下，则机体抗病力弱。所以调养正气是提高抗病能力的关键。

⑴重视精神调养：人的精神情志活动与脏腑功能、气血运行等有着密切的关系。突然、强烈或持久的精神刺激，可导致脏腑气机紊乱，气血阴阳失调而发病。

①做到心情舒畅，精神愉快安定，少私心而不贪欲，，喜怒而不妄发，修德养性，保持良好的心理状态。

②尽量避免外界环境对人体的不良刺激，如营造优美的自然环境，和睦的人际关系，幸福的家庭氛围等。

⑵注意饮食起居：做到饮食有节，起居有常、劳逸适度等。

⑶加强身体锻炼：运动是健康之本，经常锻炼身体，能够促使经脉通利，血液畅行，增强体质，从而防病祛病，延年益寿。

此外调养正气还可采用人工免疫的方法，增强体质，提高抗邪能力，预防某些疾病的发生。

54. 何谓“治病求本”？中医治疗的原则包括哪些？

⑴“治病求本”是指治疗疾病时必须寻求出病证的本质，然后针对本质进行治疗。是中医治疗疾病的根本原则，反映了具有普遍意义的治疗规律，是贯穿于整个治疗过程的基本方针，是任何疾病实施治疗时都必须首先遵循的原则。

⑵中医治疗原则包括：扶正祛邪、标本先后、调整阴阳、正治反治、因人、因时、因地制宜。

55. 何谓正治与反治？各包括哪些治法？

⑴正治是指治疗用药的性质、作用趋向逆病证表象而治的一种常用的治则。这一治则采用与病证性质相反的方药进行治疗，故又称为“逆治”，适用于本质与现象相一致的病证。常采用的正治法有：寒者热之；热者寒之；虚则补之；实则泻之。

①寒者热之：寒性病证出现寒象，用温热性质的方药进行治疗，如表寒证用辛温解表法，里寒证用辛热散寒法等。

②热者寒之：热性病证出现热象，用寒凉性质的方药进行治疗，如表热证用辛凉解表法，里热证用苦寒清热法等。

③虚则补之：虚性病证出现虚象，用补益扶正的方药进行治疗，如阳气虚弱证用温阳益气法，阴血不足证用滋阴养血法等。

④实则泻之：实性病证出现实象，用攻逐祛邪的方药进行治疗，如痰热壅滞证用清热化痰，瘀血内阻证用活血化瘀法等。

⑵反治：与“正”相对，具有变异、非常规之意。反治是指所用药物的性质、作用趋向顺从病证的某些表象而治的一种治则。这一治则采用与病证表现的假象性质相一致的方药进行治疗，故又称为“从治”，适用于本质与现象不完全一致的病证。常用的反治法主要有：热因热用；寒因寒用；塞因塞用；通因通用。

①热因热用：用温热性质的方药治疗具有假热现象病证的治法，又称为以热治热法。适用于阴寒内盛，格阳于外的真寒假热证。

②寒因寒用：用寒凉性质的方药治疗具有假寒现象病证的治法，又称为以寒治寒法。适用于阳热极盛，格阴于外的真热假寒证。

③塞因塞用：用补益的的方药治疗具有闭塞不通症状之虚性证候的治法，即以补开塞法。适用于真虚假实证。

④通因通用：用通利祛邪的方药治疗具有通泄症状之实性证候的治法，即以通治通法。

56. 何谓扶正与祛邪？

⑴扶正：即扶助正气。是指使用扶助正气的药物，或施行针灸、推拿、气功等疗法，或配合精神调摄、饮食调养、体育锻炼等，以增强体质，提高机体的抗病能力，达到战胜疾病、恢复健康的目的。适用于邪气轻微或邪气已除，以正气虚弱为主要矛盾的虚证。

⑵祛邪：即祛除邪气。是使用祛除邪气的药物，或针灸、推拿、气功、手术等其他措施，以祛逐病邪，达到邪去而正复的目的。祛邪治则，适用于正气未衰，以邪气亢盛为主要矛盾的实证。

57. 如何理解“急则治其标、缓则治其本”？

⑴急则治其标是指标病或标症甚急，有可能危及病人生命或影响对本病治疗时所采用的一种治疗原则。如大出血病人，若短时间内出血量很多，甚至危及生命时无论属于什么原因导致的出血，都应采取紧急措施以止血，待血止病情缓解后，再根据其出血的病因病机予以治本。

⑵缓则治其本是指标病或标症缓而不急时所采用的一种治疗原则。这是在治病求本的原则指导下常用的治则。如风寒头痛，风寒之邪阻滞经络的病因病机为本，头痛的症状表现为标，采用疏风散寒法针对本质进行治疗，风寒之邪一除，则头痛自解。

58. 如何理解“标本兼治”？

标本兼治是指标病与本病错杂并重时采取的一种治疗原则。此时单治本不治其标，或单治标不治其本，都不能适应治疗病证的要求，故必须标本兼顾而同治，才能取得较好的治疗效果。如阳热内盛，阴液亏损，出现腹满痛而便结，若单用清热泻下以治标，则进一步伤正；若仅用滋阴生津以治本，则热邪又不得祛除，只有采用滋阴与泻下并举的标本兼治法，才能使正盛邪退而病愈。

59. 何谓“三因制宜”？

三因制宜：即因人、因时、因地制宜，是指治疗疾病时，要根据病人、时令、地理等具体情况，制订适宜的治疗方法。

⑴因人制宜是根据病人的年龄、性别、体质等不同特点，来制订适宜的治法、选用适宜的方药。

⑵因时制宜是根据不同季节的气候特点，来制订适宜的治法、选用适宜的方药。

⑶因地制宜是根据不同地区的地理环境特点，来制订适宜的治法、选用适宜的方药。

(二)中医诊断学

1. 简述中医诊断疾病的原则。

⑴审察内外：诊察疾病要从人是一个整体的整体观念出发，既要审察其外，又要审察其内，还要结合自然环境变化加以审察。

⑵辨证求因：根据病人临床表现的具体证候，加以分析、综合，找出病因、病位、病程发展及病理原因，求得疾病的本质所在，为临床治疗提供确切的依据。

⑶四诊合参：四诊，即望、闻、问、切四种诊断方法；它们分别以不同的方式从不同的角度获取病人的疾病资料。

2. 简述症、证、病的概念。

症是指病人主观能感觉到的单个症状和能被客观发现的体征，包括了症状与体征，它是疾病的现象，是病证的原始资料，也是诊断病证的依据。

病一般称疾病，是在病因的作用下，机体邪正交争，阴阳失调，出现具有一定发展规律的演变过程，具体表现出若干特定的症状和各阶段的相应证候。

证是疾病发展过程中某一阶段的疾病的本质，是医者通过分析四诊所得来的资料，判断这一阶段疾病的本质而得出的结论，包括病位、病性、病因、病机，为治疗提供依据，并指明方向。

3. 何谓诊法？

诊法即中医诊察疾病、收集病情资料的基本方法。包括望、闻、问、切四法，简称“四诊”。

4. 如何理解中医学中“神”？主要有哪几种情况？

“神”是中医学对于生命现象的认识。一指人体一切生命活动的主宰及其外在表现；二指人的精神意识思维情感等活动，共有五种情况：

(1)得神：即神气充足的表现。凡神识清楚、思维敏捷、言语清晰、目光明亮灵活、精彩内含、面色荣润含蓄、表情自然、体态自如、动作灵活、反应灵敏者，称为“得神”，亦称“有神”。可见于常人，表示精气充足，体健无病；若见于病人，则说明精气未衰，脏腑未伤，病情轻浅，预后良好。

(2)少神：即神气不足的表现。凡病人表现为精神不振、思维迟钝、不欲言语、目光呆滞、肢体倦怠、动作迟缓者，称为“少神”。为轻度失神的表现，提示正气受损，见于一般虚证，或脏腑失和，气血不畅之证。

(3)失神：是神气衰败之象。在疾病过程中，病人出现精神萎靡、神识朦胧、昏昏欲睡、声低气怯、应答迟缓、目暗睛迷、瞳神呆滞、面色晦暗暴露、表情淡漠呆板、体态异常者，称为“失神”，亦称“无神”。表示正气大伤，精气衰竭，病情深重，预后不良。

(4)假神：是垂危病人出现精神暂时好转的假象。见于久病、重病精气大衰之人，如原已意识不清、不能言语、精神极度萎顿，突然神清多语、声高不休、精神振作，但躁动不安；或本已目光无神呆滞、面色晦暗或苍白，突然目显光彩、两颧泛红如妆；或数日不能进食，突然欲食等，都属假神的表现。此为阴阳即将离决的危笃之象，是精气衰竭已极，阴不敛阳，以致虚阳外越而出现一时“好转”的假象，多见于临终之前。

(5)神志错乱：精神意识失常的表现，亦属失神的范畴。常见于癫、狂、痫等病。

5. 中医望神时，应注意哪些？

望神时应注意：一要以神会神，在短时间内对就诊者神色形态做出大体的判断；二是形神合参，将病人的精神意识状态与形体变化综合起来进行分析；三是重视典型(特异性)症状和体征，以便尽快做出正确的诊断。

6. 何谓常色、病色？

常色即人无病时的面色。常色的特征是光明润泽，含蓄不露，是人体脏腑功能正常、精气血津液充盈的表现。

病色即疾病状态下面部色泽的异常变化。病色的特征是色泽晦暗枯槁或显露，或独见一色而失红润，常反映机体脏腑功能失常，或气血阴阳失调，或精气外泄，或邪气内阻等病理变化。

7. 试述五色主病。

五色即青、赤、黄、白、黑，五色变化见于面部，可反映不同脏腑的病变及病邪的性质。青色主惊风、寒证、痛证、瘀血，为气血不通，经脉瘀阻所致；赤色主热证，为血液充盈于脉络所致；黄色主虚证、湿证，与脾虚气血化源不足，或脾虚湿蕴有关；白色主虚证、寒证、失血证，为气血不荣，脉络空虚所致；黑色主肾虚、寒证、瘀血和水饮，是阳虚寒盛、气血凝滞或水饮停留所致。

8. 望小儿囟门的临床意义有哪些？

囟门望诊可以观察婴幼儿肾与脑的情况。小儿1—1.5岁时，囟门渐合。若囟门迟闭，骨缝不合，称为“解颅”，多为肾气不足；若囟门下陷者，称为“囟陷”，多属虚证，见于先天不足，发育不良，或吐泻伤津，或气血不足，或脾胃虚寒等；囟门高突，称为“囟填”，多属实热证，因外感时邪，火毒上攻所致。

9. 何谓舌诊？主要包括哪些方面？正常舌象如何？舌诊的要求有哪些？

通过观察舌象变化，以测知体内病变的方法，简称舌诊，是中医特色诊法之一。望舌主要包括望舌质和舌苔两个方面。

正常舌象为淡红舌薄白苔，表现为舌质柔软，活动自如，舌色淡红，荣润有神；舌苔薄白均匀，干湿适中。

舌诊的要求：一是光线充足，在自然光线下或白炽灯下，病人取坐位或卧位，面向光亮；二是要伸舌自然，使舌面平坦舒展，便于观察，避免用力致舌肌紧张，影响舌色和舌形；三是察舌苔时应注意除外“染苔”，如某些饮食或饮料可使苔色失真；四是察舌顺序一般先舌质后舌苔，由舌尖至舌根。

10.试述舌诊的意义。

舌诊简便易行，舌象的变化能较客观准确地反映病情，是诊断疾病、了解病情的发展变化和辨证的重要依据，可判断邪正盛衰，区别病邪性质，辨别病位浅深，推断病势进退，估计病情预后。

11. 试述脏腑在舌面上的分部。

舌尖属心肺，舌边属肝胆，中心属脾胃，舌左边属肝，右边属胆，舌根属肾。

12. 望舌质包括哪些方面。

望舌质是通过观察舌体的神、色、形、态改变，以测知脏腑病变的方法。

⑴望舌神：即观察舌质的荣枯以辨有神、无神。察舌神以辨生机。舌质红活荣润，为有神，是脏腑气血充盛，生机旺盛之象，虽病亦属善候；舌体干枯晦暗无华，为无神，是脏腑气血阴阳衰败，邪气壅盛之象，生机受损，病势危重，预后不良。

⑵望舌色：

①淡红舌：是正常舌象。即舌色淡红明润，为脏腑功能正常，气血和调，胃气充盛的表现，见于常人。或疾病初起，病较轻浅，尚未伤及脏腑气血。

②淡白舌：舌色较正常浅淡，由气血不荣所致，主虚证、寒证或气血两虚证。

③红降舌：舌色深于正常，鲜红者，称红舌；深红者，称绛舌。红绛舌主热证，有虚、实之分。

④青紫舌：舌色淡紫无红者，为青舌；舌色深绛而暗，为紫舌。青紫舌主血行瘀滞，原因有：热毒炽盛，深入营血，灼伤营阴，气血不畅；或阴寒内盛，血脉凝滞；或跌仆外伤，气血瘀滞等。青紫舌主热、寒或瘀等。

⑶望舌形：

①老嫩舌主要观察舌体的纹理。舌体纹理粗糙，形色坚敛者，为苍老舌，不论苔色如何，多主实证。是阳热炽盛，伤津耗液，舌体失润所致。若舌质纹理细腻，形色浮胖娇嫩者，为娇嫩舌，多属虚证或虚中夹实。是水湿内停，浸淫舌体所致。

②胖大舌：舌体大于正常，伸舌满口，且舌肌呈弛缓状，称胖大舌。主水肿、痰饮为病。

③肿胀舌：舌体肿大，盈口满嘴，舌肌呈胀急状，甚者不能闭口，难以缩回，称肿胀舌；主实证、热证。

④瘦薄舌：舌体较正常瘦小而薄者，称瘦薄舌。主阴血亏虚之证。

⑤裂纹舌：舌面有明显的数目不等、形状各异、深浅不一的裂沟，称裂纹舌。其裂沟中一般无舌苔覆盖，多主精血亏虚之证。

⑥点刺舌：点，指舌面上有大小不一的星点。色红者，称“红星舌”，是温毒入血或热毒乘心之征；黑点为血中热盛。刺，即芒刺，舌面红色颗粒高起如刺，摸之棘手，称“芒刺舌”。主邪热炽盛，芒刺越多，邪热越甚。常因脏腑热盛，热入营血，营热郁结充斥舌络所致。

⑦齿痕舌：舌体边缘有牙齿挤压的痕迹，称齿痕舌。主脾虚湿盛。齿痕舌常与胖大舌并见。

⑧舌下络脉：将舌尖翘起，舌系带两侧金津、玉液穴处，隐隐可见青紫色脉络，即为舌下络脉。正常人的络脉不扩张，也无分支或瘀点。若舌下络脉青紫迂曲，主血瘀气滞；若舌下出现许多青紫或紫黑色小疱，多属肝郁血瘀；舌下络脉青紫粗胀，则属痰热内阻，或为寒凝血瘀。

⑷望舌态：舌体活动灵活，伸缩自如，为正常舌态。病理舌态常见舌体强硬、震颤、歪斜、痿软、短缩等表现。

13. 望舌苔包括哪些方面？

舌苔是指附着于舌面上的一层苔垢。正常舌苔是由脾胃之气、津上蒸而成，表现为薄白苔，不滑不燥，是胃气充盛之象。病理舌苔则是胃气挟邪气上蒸而成，故舌苔与胃气的强弱、病邪的寒热等属性有关。

(1)望苔色：

①白苔：最为常见，主病也最为复杂。薄白苔：苔薄色白，细腻均匀，干湿适中，舌色淡红，为正常舌苔；厚白苔：苔白而厚，多主里证、实证。

②黄苔：是因病邪入里化热，脏腑内热，胃气夹邪热上泛熏灼，导致苔色变黄。黄苔一般主里证、热证，也可见于表证、虚证和寒证。

③灰黑苔：苔色呈浅黑色为灰苔，深灰色即为黑苔。灰苔：可见于里热证，亦主里寒证；黑苔：多由灰苔或焦黄苔转化而来，主里证、热证，又主寒证，多见于病情较重者。

(2)望苔质：苔质即舌苔的质地。望苔质是指通过观察舌苔质地的厚薄、润燥、腻腐、剥脱等变化，以诊察疾病的方法。

①薄厚苔：舌苔薄厚的分辨，以"见底"、"不见底"为标准。凡透过舌苔能隐隐见到舌体者为薄苔，又叫见底苔；不能见到舌体者为厚苔，又叫不见底苔。薄苔是由胃气、胃津熏蒸于舌而成；厚苔则常因胃气挟食浊、痰湿等邪气熏蒸，滞积于舌所致。故薄苔察胃气，厚苔辨邪气。

②润燥苔：舌苔的润燥主要根据舌面津液多少来区分。舌苔润泽有津，干湿适中者为润苔；若苔面湿润而滑，甚则流涎欲滴为滑苔；苔面干燥少津，望之枯涸者为燥苔；舌苔干而粗糙，扪之涩手者为糙苔；舌苔干而有裂纹者是裂苔。

③腐腻苔：舌面覆盖一层苔垢，苔质疏松，颗粒较大、松软，形如豆渣堆积舌面，刮之易去，称为腐苔；若苔质致密，颗粒细腻，如油腻覆盖舌面，刮之难去，为腻苔。

④剥落苔：舌苔在病程中全部或部分剥脱者称剥落苔，简称剥苔。剥落苔的形成是因胃气匮乏不得上蒸于舌，或胃阴枯涸不能上潮于口所致。

⑤真假苔：辨舌苔真假，以有根、无根为标准。舌苔坚敛着实，紧贴舌面，刮之不脱者，为有根苔，称真苔。真苔多为实证，是胃气尚存，夹食积浊气上蒸所致。若舌苔不着实，似涂浮舌上，刮之即去，为无根苔，称假苔。假苔多见于虚证，为胃气大伤，不能上蒸，难以续生新苔，而原有之苔逐渐脱离舌体之故，所以刮之即脱。

14. 试述斑疹的区别？有何临床意义？

斑疹多系血分受邪而致的皮肤改变。斑与疹不同。斑，形如锦纹，点大成片，散见于皮肤下，摸之不碍手，色红或紫暗。疹，形小如粟粒，高出肌肤，抚之碍手，色红或淡红。斑疹可见于温热病和内伤杂病。温热病见之，系因邪热郁于肺胃不得外泄，内迫营血，外发肌肤所致。内伤发斑，或为脏腑蕴热，迫血妄行，或因气虚不摄，血溢肌肤。一般而言，斑较疹为重，若斑疹同见，则系邪盛病重之征。

15. 何谓望小儿食指络脉？有何临床意义？

(1)望小儿食指络脉：是通过观察小儿食指内侧络脉的形色变化，以诊察疾病的方法。古称"望小儿指纹"，此法适用于3岁以内的小儿。

(2)小儿正常食指络脉，隐隐显露，色淡红略紫。病变时应根据其出现部位、颜色和形状的异常变化，察知病邪的性质和深浅，判断气血阴阳的盛衰，推测疾病的轻重吉凶等。

16. 什么叫谵语、郑声、狂言、独语、错语？有何临床意义？

(1)谵语：神志不清、语无伦次、声高有力的称为谵语。多属热扰心神之实证，可见于温病邪入心包或阳明腑实证。

(2)郑声：神志不清、语言重复、时断时续、声音低弱的称为郑声。属于心气大伤，精神散乱的虚脱之证。

⑶狂言：声嘶力竭、出言快、声音高、骂詈不休、喧扰妄动称为狂言，多见于痰火犯扰心神的狂证。

⑷独语：自言自语。喋喋不休、首尾不续、见人则止的称为独语。在急性热病中见此，多为邪陷心包；在情志病中见此，是痰浊内盛，上蒙心窍，神明被扰所致。见于老年人或久病者，为气血亏虚，心神失养，思维迟钝所致。

⑸错语：病人语言颠倒错乱，或言后自知说错，不能自主的称为错语，又称“语言颠倒”。是心气不足，神失所养的虚证。

17.何谓但寒不热、但热不寒、恶寒发热、寒热往来？有何临床意义？

⑴但寒不热：病人只觉怕冷而无发热的情况，称为但寒不热。由阴寒之邪侵犯人体，阳气被遏所引起；也可因体内阳气不足，阴寒内盛而导致。根据怕冷程度及特征，分为恶寒、恶风、寒战和畏寒四类。

⑵但热不寒：病人只觉发热、恶热而无怕冷的症状，称为但热不寒。主要见于阳盛或阴虚的里热证。根据热势的轻重、发热的时间、特点等，可分为壮热、潮热、微热。

⑶恶寒发热：恶寒与发热同时并见，是外感表证的主要症状。乃外邪客于肌表，卫阳奋起抗邪，正邪交争，致使卫阳郁遏不宣则发热，肌表失却温煦则恶寒。由于外邪性质不同，恶寒与发热又有轻重的区别。

⑷寒热往来：病人恶寒与发热交替而作，是邪在半表半里的特征。由于邪正相争，互为进退而相持不下，正胜则发热，邪胜则恶寒，故寒热交替发作。其中时冷时热，寒热往来无定时者，可见于少阳证；如寒战与高热交替而作，发有定时，每日发作1次，或2–3日发作1次，并兼有头痛、多汗等症者，常见于疟疾病。

18. 根据汗出性质不同汗液有何区别？有何临床意义？

⑴自汗：经常汗出不止，活动后尤甚者，称为自汗。多由于阳气虚弱，腠理不密，津液无以固摄而外泄，常伴有神疲乏力、气短懒言等症。

⑵盗汗：入睡时出汗，醒后则汗止者，谓之盗汗。多因阴虚不能制阳而阳偏盛，虚热蒸发津液外出为汗，常伴有潮热、颧红及舌红少苔等症。

⑶战汗：当病势沉重时，病人先全身战栗抖动，继而汗出者，称为战汗。是由于邪正交争剧烈，病变发展的转折点，可根据汗出后的病情病情变化来推测邪正之盛衰。若汗出热退、脉静身凉，是邪去正安的好转现象；若汗出后仍烦燥不安、脉来疾急，则为邪盛正衰的危候。

⑷绝汗：在病情危重的情况下大量出汗者为绝汗，又称“脱汗”，往往见于亡阴、亡阳的证候。若汗出如油，热而粘手，同时兼见高热烦渴、脉细疾数之症，属亡阴之汗；若汗出淋漓、清稀而冷，同时伴有身凉肢厥、脉微欲绝之症，则属亡阳之汗。

19. 何谓“五更泻”？

脾肾阳虚，多在黎明时腹痛泄泻。下利清谷，兼见形寒肢冷、腰膝酸软，又称为“黎明泄”。

20. 试述切脉的部位及方法。

⑴切脉的部位古有遍诊法、二部诊法、三部诊法和寸口诊法四种，目前临床常用寸口诊脉法。寸口诊法：又名气口、脉口，即是腕后桡动脉搏动处。寸口分寸、关、尺三部，以腕后高骨（桡骨茎突）内侧为关部，关前一指为寸部，关后一指为尺部，两手共六部脉。

⑵切脉的关键在于掌握诊脉的时间、姿势、布指、指法和指力。

21. 试述正常脉象。

健康人的脉象称为正常脉象，又称平脉、常脉。

①平脉的形象：脉位，不浮不沉，中取即得。速率，1 息 4–5 至(60–90 次 / 分)。强度，从容和缓，应指有力。形态，不大不小，不滑不涩。节律，均匀无歇止。

②平脉的特点：平脉具有胃、神、根三个特点。所谓脉有胃气，是指脉象从容和缓，节律一致；所谓脉有神，即脉象柔和有力，形体指下分明；所谓脉有根，即指沉取尺部，脉应指有力。

22. 试述常见异常脉象及其临床意义。

凡脉象异于平脉和正常变异之脉，均属病理脉象，简称病脉。

①浮脉：轻取即得，重按稍减。主病：表证。亦可见于内伤久病。

②沉脉：轻取不应，重按始得。主病：里证。有力为里实，无力为里虚。

③迟脉：脉来迟慢，1 息不足 4 至(每分钟脉搏在 60 次以下)。主病：寒证。有力为实寒，无力为虚寒。

④数脉：脉来快数，1 息 6 至(每分钟脉搏在 90 次以上)。主病：热证。有力为实热，无力为虚热。

⑤虚脉：三部脉举之无力，重按空虚。主病：虚证，多为气血两虚。

⑥实脉：三部脉举按皆有力。主病：实证。

⑦滑脉：往来流利，应指圆滑如按滚珠。主病：痰饮、食积、实热。

⑧涩脉：往来不畅，应指艰涩如轻刀刮竹。主病：精伤、血少、气滞、血瘀。

⑨洪脉：脉体大而有力，如波涛汹涌，来盛去衰。主病：热盛。

⑩细脉：应指细小如线，但起落明显。主病：虚证，多见于阴虚、血虚证，又主湿病。

⑪濡脉：浮而细软。主病：主虚证，也主湿证。

⑫弦脉：端直以长，挺然指下，如按琴弦。主病：肝胆病、痛证、痰饮。

⑬紧脉：劲急有力，左右弹指，状如牵绳转索。主病：寒、痛、宿食。

⑭缓脉：1 息 4 至，来去怠缓。主病：湿病、脾胃气虚。

⑮结脉：缓时而止，止无定数。主病：结而有力主寒、痰、瘀血、 积聚；结而无力主虚，见于气血亏虚。

⑯代脉：时有一止，止有定数，良久方来。主病：主脏气衰微，或跌打损伤、痛证、惊恐。

⑰促脉：数而时止，止无定数。主病：促而有力主阳热亢盛、气血壅滞、痰食停积等实证；促而无力多为脏腑虚衰，多见于虚脱之证。

23. 何谓辨证？包括哪些内容？

辨证是在中医学基础指导下，将四诊(望、闻、问、切)所收集的各种症状、体征等临床资料进行分析、综合，对疾病当前的病理本质做出判断，并概括为具体证名的诊断过程。包括八纲辨证、气血津液阴阳病辨证、脏腑病辨证、外感病辨证等方法。

八纲辨证是各种辨证的纲领，适用于临床各种疾病的辨证；气血津液阴阳病辨证与脏腑病辨证主要应用于内伤杂病；外感病辨证包括六经辨证、卫气营血辨证、三焦辨证等辨证方法，其中六经辨证用于外感病中“伤寒病”的辨证，卫气营血辨证与三焦辨证用于外感病中“温病”的辨证。

24. 何谓八纲辨证？

八纲即阴、阳、表、里、寒、热、虚、实八个辨证纲领。八纲辨证是指在掌握四诊收集的资料基础上，根据病位的浅深、疾病性质的寒热、正邪斗争的盛衰、疾病类别的阴阳等，运用八纲理论进行分析的辨证方法。

25. 何谓表里辨证？有何临床表现？

表里辨证是辨别疾病病位和病势趋向的两个纲领。人体的皮毛、肌腠、经络在外属表;脏腑、气血阴阳、骨髓在内属里。从病势趋向论,病势由表入里是病渐加重,由里出表是病渐减轻。

(1)表证是指六淫等外邪皮毛、口鼻侵入时所产生的证候。多见于外感病的初期,具有起病急、病程短的特点。

临床表现:恶寒(或恶风)发热,头身疼痛,鼻塞流涕,咽喉痒痛,咳嗽,舌苔薄白,脉浮。

(2)里证是病位深入于里(脏腑、气血、骨髓)的一类证候。它与表证相对而言,多见于外感病的中、后期阶段或内伤疾病。

临床表现:因病在里,或病起于里,故其基本特点是新起之寒热并见,以脏腑气血阴阳等失调的症状为其主要表现。

26. 何谓寒证和热证?

(1)寒证是指感受寒邪,或机体阴盛、阳虚所表现的证候。多因外感寒邪,或因内伤久病,阳气耗伤,或过食寒凉生冷,阴寒内盛所致。临床表现:恶寒喜暖,面色㿠白,肢冷倦卧,口淡不渴,痰、涎、涕清稀,小便清长,大便稀溏,舌苔白而润滑,脉迟或紧等。

(2)热证是指感受热邪,或机体阴虚、阳亢所表现的证候。多因外感热邪,或寒邪入里化热;或七情过激,郁而化热;或饮食不节,积蓄为热;或房室劳伤,劫夺阴精,阴虚内热等所致。临床表现:恶热喜冷,面红目赤,烦躁不宁,口渴喜冷饮,痰、涕黄稠,吐血,衄血,大便干,尿少色黄,舌红苔黄而干,脉数等。

27. 何谓气病辨证?临床上常见哪几种证候?

气病辨证是以气的相关理论分析四诊搜集的症状、体征等资料,进行辨证的思维方法。气的病变繁多,临床上常见的证候有气虚、气滞、气逆、气陷四种。其中气虚、气陷属于虚证;气滞、气逆多属于实证。

28. 何谓水肿证?

水肿证:体内水液停聚,泛溢肌肤,引起面目、四肢、胸腹甚至全身浮肿的病症。

29. 何谓饮证?

饮证是指水饮停聚,质地清稀,停聚于脏腑组织之间所表现的证候。常由外邪侵袭,或肺脾肾等脏腑机能衰退或障碍等原因所引起。

30. 何谓亡阴、亡阳?其临床表现有哪些?

(1)亡阴是指机体阴液突然大量消耗或丢失,而致全身机能严重衰竭所表现的危重证候。

临床表现:大汗淋漓,味咸而粘,面色赤,四肢温和,肌肤热,烦躁不安,呼吸急促,口舌干燥,渴喜冷饮,齿燥,目眶深陷,舌质红降而干,脉细数无力。

(2)亡阳是指机体阳气突然脱失,而致全身机能严重衰竭所表现的危重证候。常由邪盛,正不敌邪,或大汗、大出血以致阳气暴脱所引起。

临床表现:面色苍白,冷汗淋漓,四肢厥冷,呼吸微弱,精神疲惫,神情淡漠,甚则昏迷,舌淡润,脉微欲绝。

31. 何谓脏腑病辨证?有何临床意义?

脏腑辨证是指运用脏腑经络、气血津液阴阳及病因的相关理论,分析四诊所搜集的症状、体征等资料,以辩明疾病所在的脏腑部位、病因、性质以及邪正盛衰的一种辨证方法,简言之,即以脏腑的相关理论为依据,辨别脏腑疾病证候的辨证方法。

脏腑辨证主要用于内伤杂病的辨证,是临床各种疾病的诊断基础,其内容包括脏病辨证、腑病辨证和脏腑兼病辨证，其中脏病辨证是脏腑辨证的核心内容。

32. 何谓心气虚？其临床表现有哪些？

心气虚是指心气不足，鼓动无力所表现的证候。常由久病失养，或年高心气衰微所引起。其临床表现为心悸或怔忡，动则尤甚，伴见精神疲惫，气短，身倦乏力，自汗面色淡白，舌淡苔白，脉虚弱或结代。

33. 何谓脾不统血？其临床表现有哪些？

脾不统血证是指脾气不足，统血无权，血逸出脉外所表现的证候。常由久病或劳倦伤脾所引起。其临床表现为便血，尿血，崩漏，或月经量多，或皮下出血，伴见纳少，便溏，神疲乏力，
少气懒言，舌淡苔白，脉细弱。

34. 什么叫六经辨证？

六经辨证是将外感病发生、发展过程中所表现的各种证候，以阴阳为总纲，归纳为三阳证（太阳病证、阳明病证、少阳病证）、三阴证（太阴病证、少阴病证、厥阴病证）两大类。凡是抗病力强，病势亢奋的，为三阳病证；凡是抗病力弱，病势衰减的为三阴病证。六经辨证重点在于说明外感病各阶段的病变部位、性质、邪正盛衰和病势趋向及其相互转化等特点，作为指导诊断和治疗的依据。

35. 什么叫卫气营血辨证？

卫气营血辨证是根据卫气营血四种物质不同的功能和密切的相互关系，在伤寒六经辨证的基础上，将外感温热病按其发生和发展过程中浅深轻重，归纳为卫分证、气分证、营分证、血分证四个阶段，用以说明外感热病病位的浅深、病势轻重及其演变规律，从而丰富了外感病辨证的内容，弥补了六经辨证的不足。

36. 什么叫三焦辨证？

三焦辨证是将温病发展过程分成初、中、末三个阶段。上焦病证主要包括手太阴肺和手厥阴心包的病变，属温病的初期阶段；中焦病证主要包括手阳明大肠和足太阴脾的病变，属温病中期阶段；下焦病证主要包括足少阴肾和足厥阴肝的病变，属温病的末期阶段。

37. 何谓卫分证？

卫分证是指温热病邪初袭肺卫，正邪交争于肌表，卫气卫外功能失调，肺失宣降所表现的证候。多见于温热病初起阶段。

38. 何谓气分证？

气分证是指温热邪气入里，内传脏腑，表现为正盛邪实，正邪剧争，阳热亢盛的里实热证候。

39. 何谓营分证？

营分证是指温热病邪内陷心营，导致营阴受损，心神被扰所表现的证候。营分证是温热病发展过程中较为深重的阶段。多由于气分邪热失于清泄，或湿热病邪化燥化火传入营分，亦有肺卫之邪乘虚直陷营分，或温邪不经卫分、气分直入营分。营分介于气分和血分之间，若病势由营转气，是病情好转的表现，由营入血，则表示病情加重。

（三）中药学

1. 何谓药物的四气五味？各有何作用？

⑴四气：是寒热温凉四种不同的药性，又称为四性。它反映了药物对人体阴阳盛衰、寒热变化作用倾向，为药性理论重要组成部分，是说明药物作用的主要理论依据之一。

①寒凉药分别具有清热泻火、凉血解毒、滋阴除蒸、泻热通便、清热利尿、清化热痰、清心开窍、凉肝息风等作用。

②温热药则分别具有温里、散寒、助阳、益气等作用。

(2)五味是指药物有酸、苦、甘、辛、咸五种不同的味道，因而具有不同的治疗作用。有些还具有淡味或涩味，因而实际上不止五味，但五味是最基本的五种滋味。

①辛:“能散、能行”，具有发散、行气行血的作用。辛味药多用治表证及气血阻滞之证。

②甘:“能补、能和、能缓”，具有补益、和中、调和药性和缓急止痛的作用。甘味药多用于治正气虚弱、身体诸痛及调和药性、中毒解救等。

③酸:“能收、能涩”，具有收敛、固涩的作用。酸味药多用治体虚多汗、肺虚久咳、久泻肠滑、遗精滑精、遗尿尿频、崩带不止等证。

④苦味:“能泄、能燥、能坚”。具有清泄火热、泄降气逆、通泄大便、燥湿、坚阴(泻火存阴)等作用。苦味药多用于治热证、火证、喘咳、呕恶、便秘、湿证、阴虚火旺等证。

⑤咸味:“能下、能软”，即具有泻下通便、软坚散结的作用。咸味药多用治大便燥结、痰核、瘿瘤、痞块等证。

2. 何谓升降浮沉？其临床意义有哪些？

(1)升降浮沉:是药物对人体作用的不同趋向性。升，即上升提举，趋向于上；降，即下达降逆趋向于行；浮，即向外发散，趋向于外；沉，即向内收敛，趋向于内。升降浮沉也就是指药物对机体有向上、向下、向外、向内四种不同的作用趋向，它是与疾病所表现的趋向性相对而言的。

(2)药物具有升降浮沉的性能，可以调整脏腑气机的紊乱，使之恢复正常的生理功能，或作用于机体的不同部位，因势利导，驱邪外出，从而达到治愈疾病的目的。

3. 何谓归经？

归经是指药物对于机体某部分的选择性作用，即某药对某些脏腑经络有特殊的亲和作用，因而对这些部份的病变起着主要或特殊的治疗作用。药物的归经不同，其治疗作用也不同。归经指明了药物治病的适用范围，也就是说明了药效所在，包括了药物定位的概念，是指导临床用药的药性理论基本内容之一。

4. 何谓中药的配伍？各种药物的配伍关系怎样？

(1)配伍:按照病情的不同需要和药物的不同特点，有选择性地将两种以上的药物合在一起应用。药物配合使用，相互之间必然产生一定的作用，有的可以增进原有疗效，在的可以相互抵消或削弱原有的功效，有的可以降低或消除毒副作用，也有的合用可以产生毒副作用。

(2)配伍关系:有单行者，有相须者，在相使者，有相畏者，有相恶者，有相反者，有相杀者。

①单行:就是单用一味药来治疗某种病情单一的疾病。对于病情比较单纯的病证，往往选择一种针对性较强的药物即可达到治疗的目的。如独参汤。

②相须:就是两种功效类似的药物配合应用，可以增强原有药物的功效。如麻黄配桂枝，能增强发汗解表、祛风散寒的作用。

③相使:就是一种药物为主，另一种药物为辅，两药合用可以提高主药的功效。如黄芪配茯苓治脾虚水肿，黄芪为健脾益气、利尿消肿的主药，茯苓淡渗利湿，可增强黄芪益气利尿的作用。

④相畏:就是一种药物的毒副作用能被另一种药物所抑制。如半夏畏生姜。即半夏的毒副作用可以被生姜抑制。

⑤相杀:就是药物能消除另一种药物的毒副作用。如羊血杀钩吻毒；金钱草杀雷公藤毒。

⑥相恶:就是一种药物能破坏另一种药物的功效。如人参恶莱菔子，莱菔子能削弱人参的补气作用。

⑦相反:就是两种药物同用能产生剧烈的毒副作用。如甘草反甘遂。

上述配伍除单行外，相须、相使可以起协同作用，能提高药效，是临床常用的配伍方法；相畏、相杀可以减轻或消除毒副作用，以保证安全用药，是使用毒副作用较强药物的配伍方法，也可用于有毒中药的炮制及中毒解救；相恶则是因为药物的拮抗作用，抵消或削弱其中一种药物的功效；相反则是药物相互作用，能产生毒性反应或强烈的副作用。故相恶、相反则是配伍用药的禁忌。

5. 何谓"十八反"，"十九畏"？

⑴十八反：甘草反甘遂、大戟、海藻、芫花；乌头反贝母、瓜蒌、半夏、白蔹、白及；藜芦反人参、沙参、丹参、玄参、细辛、芍药。

⑵十九畏：硫黄畏朴硝，水银畏砒霜，狼毒畏密陀僧，巴豆畏牵牛，丁香畏郁金，川乌、草乌畏犀角，牙硝畏三棱，官桂畏石脂，人参畏五灵脂。

6. 试述妊娠用药禁忌。

凡具有损伤胎儿以致坠胎的副作用及服药后可能导致流产或小产，损害母子健康甚至危及生命的严重后果的药物，均属于妊娠用药禁忌范畴。根据药物对"母子"损害程度的不同，分为禁用或慎用两大类：

①禁用：大多数剧毒药、药性作用峻猛及堕胎作用较强的药，如水银、砒霜、巴豆、甘遂、大戟、斑蝥、商陆、麝香、三棱、莪术、水蛭、虻虫等。

②慎用：主要为活血祛瘀药、行气药、攻下药、温里药中的部分药，如桃仁、红花、枳实、附子、肉桂、大黄、芒硝、番泻叶等。

7. 试述汤剂的煎煮及不同剂型的药物服用方法。

⑴汤剂的煎煮法

①煎药用具：以砂锅、瓦罐为好，搪瓷罐次之，忌用铜铁锅，以免发生化学变化，影响疗效。

②煎药用水：以水质洁净新鲜为好，多用自来水、井水、蒸馏水等。

③煎药火候：有文火、武火之分。文火，是指使温度上升及水液蒸发缓慢的火候；而武火，又称急火，是指使温度上升及水液蒸发迅速的火候。

④煎煮方法：先将药材浸泡 30–60 分钟，用水量以高出药面为度。一般中药煎煮两次，第二煎加水量为第一次的 1/3–1/2。两次煎液去渣滤净混合后分 2 次服用。煎煮火候和时间，要根据药物性能而定。一般来讲，解表药、清热药宜武火煎煮，时间宜短，煮沸后煎 3–5 分钟即可；补养药需用文火慢煎，时间宜长，煮沸后再续煎 30–60 分钟。根据药物质地不同，煎法比较特殊处方上加以说明，包括有先煎、后下、包煎、另煎、溶化、泡服、冲服、煎汤代水等不同煎煮法。

⑵服药法

①服药时间：汤剂一般每日 1 剂，煎 2 次分服，两次间隔时间为 4–6 小时左右。临床用药时可根据病情增减，如急性病、热性病可 1 日 2 剂。根据病变部位和性质决定饭前饭后服用。一般来讲，病在胸膈以上者如眩晕、头痛、目疾、咽痛等宜饭后服；如病在胸膈以下，如胃、肝、肾等脏疾患，则宜饭前服；某些对胃肠有刺激性的药物宜饭后服；补益药多滋腻碍胃，宜空腹服；治疟药宜在疟疾发作前的两小时服用；安神药宜睡前服；慢性病定时服；急性病可不定时服。

②服药方法：汤剂宜温服。寒证用热药宜热服，热证用寒药宜冷服；丸剂用温开水送服；散剂用蜂蜜调和送服或装入胶囊中吞服；冲剂、膏剂用开水冲服；糖浆剂直接吞服。

8. 试述服药时的饮食禁忌。

是指服药期间对某些食物的禁忌，简称食忌，俗称忌口。一般而言忌食生冷、辛辣、油腻、腥膻，有刺激性的食物。此外，根据病情的不同，饮食宜忌也有区别，如热性病应忌食辛辣、油腻、煎炸食物；寒性病应忌食生冷；胸痹者应忌食肥肉、脂肪、动物内脏及烟、酒；肝阳上亢者忌食胡椒、大蒜、白酒等辛热助阳之品；疮疡、皮肤病病人，应忌食鱼、虾、蟹等海腥发物及辛辣刺激性食物。

9. 何谓解表药？试述其性味、归经、主治以及配伍方法与使用注意。

(1)凡以发散表邪、治疗表证为主的药物，称解表药，又叫发表药。本类药物大多辛散轻扬，主入肺经、膀胱经，偏行肌表，能促进肌体发汗，使表邪由汗出而解，从而达到治愈表证，防止疾病传变的目的。主要用治恶寒发热、头身疼痛、无汗或有汗不畅、脉浮之外感表证。部分解表药尚可用于水肿、咳喘、麻疹、风疹、风湿痹痛、疮疡初起等兼有表证者。

(2)配伍方法：表证兼虚证者，应随证配伍补气、补血、补阴、补阳药以扶正祛邪；辛凉解表药在用于温病初起时，应适当配伍清热解毒药。

(3)使用注意：解表药发汗经微微汗出为度；使用发汗作用较强的解表药时，用量不宜过大，以免发汗太过，耗阳伤阴，甚至导致“大汗亡阳”、“大汗亡阴”；对于虚证兼表证者，应用解表药须慎重，以防伤正；本类药不宜久煎，以免有效成分挥发而降低药效。

10. 试述驱虫药使用注意。

驱虫药一般应在空腹时服用，使药物充分作用于虫体而保证疗效；应用毒性较大的驱虫药，要注意用量、用法，以免中毒或损伤正气，同时孕妇、年老体弱者亦当慎用；对发热或腹痛剧烈者，暂时不宜服驱虫药，待症状缓解后，再行施用驱虫药物。

11. 毒性中药的用法用量如何？

表1-2 毒性中药的用法用量

药　名	用量用法	药　名	用量用法
砒石(红砒、白砒)	0.002~0.008g。炮制后入丸散用。	生半夏	1.5~3g。一般外用而不内服。处方多开制半夏。
砒　霜	0.002~0.004g。	生南星	1.5~3g。一般外用而不内服。此处多开制南星。
水　银	只外用不内服。	生狼毒	0.9~1.5g。一般外用。处方多开制狼毒。
生白附子	1.5~3g。处方多开制白附。入煎剂，应久煎。	藤　黄	0.03~0.06g。不能内服，只宜外用。多炮制后用。
生附子	1.5~3g。处方多开制附子(附片)。入煎剂，应久煎。	生甘遂	0.5~1.5g。多入丸散用。处方多开醋炙甘遂。
生川乌	1.5~3g。一般外用，入煎剂应久煎。	洋金花	0.3~0.6g。宜入丸散，亦可作卷烟分次燃吸。
生草乌	1.5~3g。一般外用，入煎剂应久煎。	闹羊花	0.3~0.6g。浸酒或入丸散。外用适量煎水洗或鲜品捣敷。
斑　蝥	0.03~0.06g。一般外用。	生千金子	1~3g。多去壳去油制霜入丸散用。
青娘虫	0.1~0.3g。	生天仙子	0.06~0.6g。一般外用。
红娘虫	0.15~0.3g。	蟾　酥	0.015~0.03g。多入丸散用。不入煎剂。
马钱子	一般多炮制后用。用量0.3~0.6g。处方多开制马钱子。	雪上一枝蒿	每次用量为25~50mg，外用，酒磨服。
生巴豆	不内服，仅外用蚀疮。	轻　粉	0.1~0.2g。多外用或入丸散用。
红　粉	外用适量，研细粉单用或与其他药配成散剂，或作药捻用。	雄　黄	0.15~0.3g。多入丸散用。
白降丹	只供外用，不能内服。		

二、中医药基础理论自测试题

(一)选择题

【A型选择题】(单项最佳选择题,五个备选答案中只有一个最正确的答案)

1. 阴阳之间不是静止的.不变的,而是在一定时间.一定的范围之内,处于彼此不断的相互消长中,保持其动态的平衡。
A. 阴阳的对立制约　B. 阴阳的互根互用　C. 阴阳的消长平衡
D. 阴阳的相互转化　E. 以上都不是
2. 下列不属奇恒之腑的是
A. 女子胞　B. 胆　C. 三焦　D. 脑　E. 骨
3. 既属“六腑”又属“奇恒之腑”的是
A. 胆　B. 胃　C. 小肠　D. 大肠　E. 膀胱
4. 六腑的生理功能的共同特点是
A. 传化水液　B. 传导糟粕　C. 传化水谷　D. 泌别清浊　E. 排泄水液
5. 气机是指
A. 气的升降　B. 气的变化　C. 气的运动　D. 气血津液互化　E. 气的运动形式
6. 来自于脾胃化生的水谷精气,是水谷精气中性质骠悍.运行滑利.反应迅速的部分
A. 元气　B. 营气　C. 卫气　D. 脏腑之气　E. 宗气
7. 血液的生成与哪个脏腑的关系最为密切
A. 心　B. 脾　C. 胃　D. 肝　E. 肾
8. 与肾相表里的腑是
A. 胆　B. 胃　C. 小肠　D. 大肠　E. 膀胱
9. 按照十二经脉气血流注次序,手少阴经下交
A. 肺经　B. 肾经　C. 膀胱经　D. 小肠经　E. 脾经
10. 具有约束骨骼,有利于关节的屈伸运动的是
A. 十二皮部　B. 十二经别　C. 十五别络　D. 奇经八脉　E. 十二经筋
11. 燥邪最易伤:
A. 心　B. 肝　C. 脾　D. 肺　E. 肾
12. 致病具有变幻无常和发病迅速特点的是
A. 火邪　B. 风邪　C. 湿邪　D. 暑邪　E. 疫疠
13. 在疾病发展过程中同一疾病出现了不同的病机,即所表现的证候不同,因而治疗方法也不相同。为
A. 异病同治　B. 同病异治　C. 阴病治阳　D. 阳病治阴　E. 以上都不是
14. 在气虚的基础上表现以气的升举无力为主要特征的病理状态为:
A. 气滞　B. 气逆　C. 气陷　D. 气闭　E. 气脱
15. 治疗用药的性质.作用趋向逆病证表象而治的一种常用的治法
A. 正治法　B. 反治法　C. 从治法　D. 反佐法　E. 攻邪法
16. 寒因寒用适用于:
A. 真寒假热证　B. 真热假寒证　C. 表寒里热　D. 寒热错杂　E. 阳虚内寒
17. 下列哪项不属病理舌态
A. 强硬　B. 芒刺　C. 歪斜　D. 震颤　E. 痿软

18. 入睡时出汗，醒后则汗止者为

A. 自汗　B. 盗汗　C. 战汗　D. 绝汗　E. 粘汗

19. 数而时止，止无定数。主病：促而有力主阳热亢盛. 气血壅滞. 痰食停积等实证；

A. 滑脉　B. 涩脉　C. 洪脉　D. 细脉　E. 促脉

20. “能泄. 能燥. 能坚”。具有清泄火热. 泄降气逆. 通泄大便. 燥湿. 坚阴（泻火存阴）等作用的药物为

A. 辛味药　B. 苦味药　C. 咸味药　D. 酸味药　E. 甘味药

21. 以一种药物为主，另一种药物为辅，两药合用可以提高主药的功效的为

A. 相须　B. 相使　C. 相畏　D. 相杀　E. 相恶

22. 为防止发生化学变化，影响疗效，煎药用具不宜选

A. 砂锅　B. 瓦罐　C. 搪瓷罐　D. 铜铁锅　E. 以上都不是

23. 温病初起，应选择何种性味的药物

A. 辛、温　B. 辛、凉　C. 甘、寒　D. 苦、寒　E. 甘、温

24. 药物配伍中，可以提高药效的是

A. 相须、相使　B. 相畏、相杀　C. 相杀、相恶　D. 相反、相恶　E. 相恶、相须

【B 型选择题】（配伍选择题，五个备选答案，题干 2~3 个，从备选答案中选出每一个题干的最佳答案）

A. 木　B. 火　C. 土　D. 金　E. 水

1. 具有温热、向上、升腾、等作用或特性的事物。
2. 凡具有肃杀、收敛、清洁等作用或特性的事物。
3. 具有寒凉、滋润、向下运动等作用或特性的事物。

A. 心　B. 肝　C. 脾　D. 肺　E. 肾

4. 阴中之太阴。
5. 阳中之少阴。
6. 阳中之太阳。

A. 湿邪　B. 寒邪　C. 暑邪　D. 风邪　E. 热（火）邪

7. 易致生风动血。
8. 易于损伤阳气。

A. 急则治其标　B. 缓则治其本　C. 损其有余　D. 补其不足　E. 三因制宜

9. 阳邪偏盛导致实热证，以寒清热，用″热者寒之″的方法祛除阳邪。
10. 风寒头痛采用疏风散寒法。
11. 短时间内出血量很多，甚至危及生命。

A. 得神　B. 少神　C. 失神　D. 假神　E. 神志错乱

12. 神气衰败之象。
13. 垂危病人出现精神暂时好转的假象。
14. 精神意识失常的表现。

A. 解颅　B. 囟填　C. 囟陷　D. 虚证　E. 先天不足

15. 囟门高突。
16. 囟门迟闭，骨缝不合。
17. 囟门下陷。

A. 淡白舌　B. 青舌　C. 红降舌　D. 青紫舌　E. 淡红舌

18. 主虚证. 寒证或气血两虚证。
19. 主血行瘀滞，主热. 寒或瘀。
20. 主热证。

A.浮脉　B.虚脉　C.沉脉　D.迟脉　E.数脉

21.轻取即得，重按稍减。

22.脉来迟慢，1息不足4至。

23.脉来快数，1息6至。

A.顺传　B.气营同病　C.逆传　D.气血两燔　E.卫、气、营、血俱病数脉

24.血－营－气－卫。

25.不经过气分阶段而直接深入营分、血分。

26.病邪由手太阴肺经－脾胃－肝肾。

A.辛味药　B.苦味药　C.咸味药　D.酸味药　E.甘味药

27.“能下、能软”，即具有泻下通便、软坚散结的作用。

28.“能收、能涩”，具有收敛、固涩的作用。

29.“能补、能和、能缓”，具有补益、和中、调和药性和缓急止痛的作用。

A.热服　B.开水冲服　C.蜂蜜调和送服　D.冷服　E.直接吞服

30.冲剂、膏剂。

31.用热药宜。

【X型选择题】(多项选择题，五个备选答案，正确答案为2~5个)

1.整体观念是关于人体自身的完整性及人与自然和社会环境统一性的认识，是整体思维方法在中医理论中的体现。包括以下哪几方面？

A.人是一个有机的整体　B. 自然环境是一个有机的整体

C.人与自然环境的统一性　D.人与社会环境的统一性

E.自然环境与社会环境的统一性

2.五行相克是指这一事物对另一事物的抑制、约束、拮抗作用。五行之间的递相制约的次序下列哪些是正确的

A.木克土　B.土克水　C.水克火　D.火克金　E.金克木

3.五脏、六腑的生理功能下列正确的是

A.“五脏者，藏精气而不泻，故满而不能实”　B.“六腑者，传化物而不藏，故实而不能满”

C.贮藏精气，“藏而不泻”　D.受盛和传化水谷　E.化生和贮藏精气

4.心的主要生理功能下列哪些是正确的

A.推动血液运行　B.主管生命和精神活动　C.在体合脉，其华在面

D.在液为汗，在志为喜　E.在五行中属水

5.肾的生理功能下列哪些是正确的

A.主管生长发育与生殖　B.主管一身阴阳　C.主管水液代谢

D.贮藏血液和调节血流量　E.主管纳气

6.下列脏腑之间的表里关系哪些是正确的

A.心与小肠　B.肺与大肠　C.脾与胆　D.肝与胃　E.肾与膀胱

7.脾与胃的关系在生理上主要体现在

A.阴液互资　B.燥湿相济　C.升降相因　D.水火既济　E.纳运相得

8.肝脏疏泄气机功能下列哪些是正确的？

A.调畅精神情志　B.维持气血运行　C.促进脾胃消化吸收与输布

D.协助水液代谢　E.调节生殖机能

9.五华是指：

A.皮　B.爪　C.毛　D.筋　E.面

10.饮食物的消化.吸收主要与下列哪些脏腑有关：

A. 脾　B. 肝　C. 三焦　D. 胃　E. 小肠

11. "气"是构成人体和维持人体生命活动的、具有很强活力的精微物质。具有

A. 推动作用　B. 温煦作用　C. 防御作用　D. 固摄作用　E. 营养作用

12. 气的分类:主要有

A. 元气　B. 宗气　C. 卫气　D. 戾气　E. 营气

13. 营气:

A. 行于脉中　B. 具丰富营养作用　C. 来自脾胃运化的水谷精气

D. 温养脏腑. 肌肉. 皮毛　E. 与人的视. 听. 言. 动等相关

14. 下列哪几项属气机失调

A. 气虚　B. 气滞　C. 气逆　D. 气陷　E. 气脱

15. 十二经脉的走向和交接正确的是

A. 阴经与阴经相交,是在头面部位　B. 阴经与阴经相交,是在胸腹部位

C. 阳经与阳经相交,是在头面部位　D. 阴经与阳经相交,是在手足部位

E. 阴经与阳经相交,是在背部

16. 影响体质因素:

A. 地理因素　B. 情志因素　C. 先天禀赋　D. 性别差异　E. 劳逸所伤

17. 六淫致病有以下哪些的共同特点:

A. 外感性　B. 季节性　C. 环境性　D. 相兼性　E. 转化性

18. 寒邪的性质和致病特点有

A. 寒凉、凝滞、收引的基本特性　B. 易伤阳气　C. 常致多种热病

D. 阻滞气血　E. 多见疼痛;腠理、经脉、筋脉收缩拘急

19. 下列哪几项不属于情志变化

A. 喜　B. 怒　C. 志　D. 意　E. 魄

20. 形成瘀血的原因有

A. 气虚致瘀　B. 气滞致瘀　C. 血寒致瘀　D. 血热致瘀　E. 血虚致瘀

21. 中医治疗原则包括:

A. 扶正祛邪　B. 标本先后　C. 调整阴阳　D. 正治反治　E. 因人、因时、因地制宜

22. 常采用的正治法有:

A. 通因通用　B. 寒者热之　C. 热者寒之　D. 虚则补之　E. 实则泻之

23. 塞因塞用适用于

A. 阳明腑实证　B. 阳虚水肿　C. 气虚便秘　D. 血枯经闭　E. 食滞腹胀

24. 下列属于因时制宜范畴的是

A. 夏季慎用温药　B. 冬季慎用寒药　C. 热因热用　D. 寒因寒用　E. 以上都是

25. 因人制宜应考虑哪些因素:

A. 体质　B. 年龄　C. 性别　D. 生活环境　E. 生活习惯

26. 中医诊断疾病的原则

A. 审察内外　B. 辨证求因　C. 四诊合参　D. 整体观念　E. 辨证论治

27. 属中药配伍关系的有

A. 有相合者　B. 有相须者　C. 在相使者　D. 有相畏者　E. 有相杀者

28. 下列哪些药物属于妊娠用药禁忌范畴

A. 水银、砒霜　B. 水蛭、虻虫　C. 桃仁、红花　D. 附子、肉桂　E. 番泻叶

29. 下列哪些药物宜饭后服?

A. 病在胸膈以上者　　B. 病在胸膈以下　　C. 某些对胃肠有刺激性的药物

D. 治疟药　　E. 安神药

30. 使用驱虫药时应注意

A. 一般应在空腹时服用　　B. 宜清晨起床后服用

C. 孕妇、年老体弱者亦当慎用　　D. 发热或腹痛剧烈者，暂时不宜服驱虫药

E. 毒性较大的驱虫药，注意用量、用法，以免中毒或损伤正气

(二)填空题

1. 中医学理论体系有诸多特征，其中______和________是最基本. 最重要的特点。

2. 五行的特性：《尚书·洪范》"水曰_____，火曰_____，木曰_____，金曰______，爰_____"。

3. 肺主一身之气的功能包括______、________，以及对________。

4. 中医学将病因分为_________、__________、_________和其他病因四类。

5. 影响发病的因素：______、________、生活工作条件、_________、______。

6. 养生的基本原则：__________、_________、_________、_________。

7. 常用的反治法主要有：__________；__________；__________；__________。

8. 阳偏衰不能制阴而阴盛，出现虚寒证，当补阳以制阴，又称为________或"益火之源，以消阴翳"；阴偏衰不能制阳而阳亢，出现虚热证，当养阴以制阳，又称为__________或"壮水之主，以制阳光"。

9. 中药煎煮方法：先将药材浸泡 30-60 分钟，用水量以______为度。一般中药煎煮______，第二煎加水量为第一次的________。两次煎液去渣滤净混合后分 2 次服用。煎煮火候和时间，要根据药物性能而定。一般来讲，解表药。清热药宜武火煎煮，时间宜短，煮沸后煎_______即可；补养药需用文火慢煎，时间宜长，煮沸后再续煎______。根据药物质地不同，煎法比较特殊处方上加以说明，包括有______、______、______、______、______、泡服、冲服、煎汤代水等不同煎煮法。

10. 脾的主要生理功能有一是______，二是____。这两方面的功能是气. 血. 阴. 阳共同作用的结果。脾的系统联系是在体合____、主____，其华在____，开窍于____，在液为____，在志为____。其在五行中属土，为阴中之____，通于长夏。脾喜燥而恶湿，脾气以____为主。脾通过其经脉的相互络属与____构成表里关系。

(三)判断题(对者在括号内打"√"，错者打"×")

1. 整体观念是关于人体自身的完整性及人与自然和社会环境统一性的认识，是整体思维方法在中医理论中的体现。　(　　)

2. 人是一个有机的整体。构成人体的各个组织器官，在结构上虽然不能相互沟通，但在功能上相互协调. 互相为用，在病理上互相影响。　(　　)

3. 辨证论治是中医学认识疾病和治疗疾病的基本思路，包括辨证和论治两个思维阶段。　(　　)

4. 久病泄泻、慢性水肿、哮喘等不同的病，在发展过程中都可以有肾阳不足的病理本质阶段，因而可用温补肾阳的相同方法治疗。这种方法为同病异治　(　　)

5. 阴阳互藏是指相互对立的双方，任何一方中都蕴含有另一方，即阳中蕴含有阴，阴中蕴含有阳　(　　)

6. 五行之间的递相资生的次序是：木生火、火生土、土生金、金生水、水生木。　(　　)

7. "五脏者，传化物而不藏，故实而不能满"。　(　　)

8. 肺的系统联系是在体合皮，其华在毛，开窍于鼻，在液为泪，在志为忧(悲)。其在五行中属金，为清肃之脏，喜润而恶燥，为阳中之少阴，通于秋气。　(　　)

9. 肺与肾的生理关系主要表现在水液代谢、呼吸运动和饮食物的消化三方面。　(　　)

10. "精"分为先天之精和后天之精，具有生殖繁衍，促进生长发育，生髓充脑，养骨化血，滋养濡润，防御卫外的功能。　(　　)

11. 元气主要来自脾胃运化的水谷精气，由水谷精气中的精华部分所化生。　(　　)

12. 奇经八脉具有加强十二经脉的联络与沟通，调节十二经脉中的气血与阴阳，加强了十二经脉对头面的联

系。（ ）

13."手之三阴，从脏走手；手之三阳，从手走头；足之三阳，从头走足；足之三阴，从足走腹"。（ ）

14.疫气：具有传染性强，易于流行；特异性强，症状相似；发病急骤，病情危笃的特点（ ）

15.痰饮是机体水液代谢障碍所形成的病理产物，属于继发性病因。稠浊者为饮，清稀者为痰。（ ）

16.热者寒之：热性病证出现热象，用寒凉性质的方药进行治疗。如表热证用辛凉解表法，里热证用苦寒清热法等。（ ）

17.反治是指所用药物的性质.作用趋向顺从病证的某些表象而治的一种治则。（ ）

18.阴偏衰不能制阳而阳盛，出现实热证，当补阴以制阳，又称为"阴病治阳"或"益火之源，以消阴翳"（ ）

19.闻诊是医生通过观察病人的整体神.色.形.态的变化和局部表现以及排出物的形.色.质.量改变等情况，以了解病情，察知疾病的方法。（ ）

20.五色主病中青色主惊风.寒证.痛证.瘀血，为气血不通，经脉瘀阻所致。（ ）

21.面色苍白，冷汗淋漓，四肢厥冷，呼吸微弱，精神疲惫，神情淡漠，甚则昏迷，舌淡润，脉微欲绝为亡阴。（ ）

22.脏腑辨证主要用于内伤杂病的辨证，是临床各种疾病的诊断基础。其内容包括脏病辨证.腑病辨证和脏腑兼病辨证，其中脏病辨证是脏腑辨证的核心内容。（ ）

23.卫分证是指温热病邪内陷心营，导致营阴受损，心神被扰所表现的证候。（ ）

24.凡具有损伤胎儿以致坠胎的副作用及服药后可能导致流产或小产，损害母子健康甚至危及生命的严重后果的药物，均属于妊娠用药禁忌范畴。（ ）

25.煎药用水以水质洁净新鲜为好，多用矿泉水、自来水、井水、蒸馏水等。（ ）

26.凡以发散表邪.治疗表证为主的药物称解表药。本类药物大多辛散轻扬，主入心经.膀胱经，能促进肌体发汗，使表邪由汗出而解，从而达到治愈表证，防止疾病传变的目的。（ ）

（四）名词解释

1. 阴阳 2. 同病异治 3. 异病同治 4. 相生 5. 六淫 6. 津液 7. 体质 8. 未病先防 9. 既病防变 10. 疫气 11. 七情内伤 12. 瘀血 13. 阴阳格拒 14. 气机失调 15. 养生 16. 治病求本 17. 阴病治阳 18. 阳病治阴 19. 诊法 20. 裂纹舌 21. 谵语 22. 郑声 23. 主诉 24. 寒热往来 25. 五更泻 26. 八纲辨证 27. 肾不纳气证 28. 六经辨证 29. 四气 30. 五味 31. 升降浮沉 32. 归经。

（五）分析题

1. 病例分析：

张某某，男，27岁，1996年10月15日初诊。主诉：咳嗽头身痛两天。现病史：两天前因受寒而致头痛.咳嗽。自服止痛片两片，服后微汗，病仍不解，现发热恶寒，头身疼痛，鼻塞流清涕，咽喉痒痛，无汗，脉浮紧，舌苔薄白。

2. 病例分析：

杨某某，女，38岁，1999年5月8日初诊。主诉：晨起突然大咯血不止，随见额汗如雨，神志昏迷。现病史：因患肺痨，经年不愈，X线提示，右下肺近支气管处有1cm×2cm空洞，常有痰中带血，时多时少，今晨突然大咯血不止，随见额汗如雨，神志昏迷，不省人事，查面色苍白，手足厥冷，舌淡，脉虚无力。

3. 病例分析：

陈某某，女，4岁，2001年9月1日初诊。主诉：腹痛泻下脓血，伴高热咳喘十五天。

现病史：患儿因腹痛泻下脓血，高烧昏迷而住传染病房，病情缓解，又出现咳嗽喘息，以中西医治疗病情近缓解。现仍有腹胀痛，食欲不振，有时恶心欲呕，大便时脱肛，久不能收，少气乏力，精神萎靡，苔薄白腻，脉缓弱。

4. 病例分析：

高某某，男，28岁，2000年8月8日初诊。主诉：高热，汗出，烦躁不宁三天。现在症：六天前因受凉而引起头身疼痛，咳嗽鼻塞，自服去痛片，感冒丸，止咳糖浆等药。服后身痛咳嗽稍减，但出现身热不恶寒，汗出不止，烦躁不宁，大渴引饮，喜冷饮，查体温39℃，舌红，脉洪数，面赤。自言如饮冰水反觉神清气爽。

5. 病例分析：

王某某，女，42岁，2005年8月16日初诊。主诉：头重如裹，四肢懈怠一月，加重三天。现在症：一月前因到山林中采茶，湿热相蒸，回家后感遍身不适，自服感冒清，病情不解，现头身困重，遍体不适，四肢懈怠，关节沉痛重着，屈伸不利。查患者行动迟缓，舌苔白腻，脉濡缓。

三、自测试题答案

(一)选择题

【A型选择题】

1.C　2.C　3.A　4.C　5.C　6.C　7.B　8.E　9.D　10.E
11.D　12.B　13.B　14.C　15.A　16.B　17.B　18.B　19.E　20.B
21.B　22.D　23.B　24.A

【B型选择题】

1.B　2.D　3.E　4.E　5.D　6.A　7.E　8.A　9. C　10. B
11.A　12.C　13. D　14.E　15.B　16.A　17.C　18.E　19.D　20.C
21.A　22.D　23.E　24.A　25.C　26.A　27.C　28.D　29.E　30.B
31.A

【X型选择题】

1.ACD　2.ABCDE　3.ABCDE　4.ABCD　5.ABCE　6.ABE　7.BCE　8.ABCDE　9.BCE　10.ABDE
11.ABCDE　12.ABCE　13.ABC　14.BCDE　15.BCD　16.ABCDE　17.ABCDE　18.ABDE　19.CDE　20.ABCD
21.ABCDE　22.BCDE　23.BCD　24.AB　25.ABCE　26.ABC　27.BCDE　28.ABCDE　29.AC　30.ACDE

(二)填空题

1.(1)整体观念　(2)辨证论治　　2.(1)润下(2)炎上(3)曲直(4)从革(5)稼穑
3.(1)主呼吸之气　(2)主管气的生成　(3)对全身气机运行调节
4.(1)外感病因　(2)内伤病因　(3)病理产物性致病病因
5.(1)气候的变化　(2)地域特点　(3)体质特点　(4)精神状态
6.(1)顺应自然　(2)形神兼养　(3)动静结合　(4)调养脾胃
7.(1)热因热用　(2)寒因寒用　(3)塞因塞用　(4)通因通用
8.(1)阴病治阳(2)阳病治阴
9.(1)高出药面 (2)两次 (3)1/3-1/2 (4)3-5分钟 (5)30-60分钟(6)先煎(7)后下(8)包煎(9)另煎(10)溶化
10.(1)运化　(2)统摄血液　(3)肉　(4)四肢　(5)唇　(6)口　(7)涎　(8)思　(9)至阴　(10)升　(11)胃

(三)判断题

1.√　2.×　3.√　4.×　5.√　6.√　7.×　8.×　9.×　10.√
11.×　12.×　13.√　14.√　15.×　16.√　17.√　18.×　19.×　20.√
21.×　22.√　23.×　24.√　25.×　26.×

(四)名词解释

1. 是对自然界相互关联的某些事物或现象对立双方的概括。
2. 是指同一疾病，在疾病发展过程中出现了不同的病机，即所表现的证候不同，因而治疗方法也不相同。
3. 是指不同类型的疾病，在其发展过程中出现了相同的病机，即所表现的证候相同，就可采用相同的治疗方法。

4. 是指这一事物对另一事物的促进.资助.协同作用。
5. 即风.寒.暑.湿.燥.热(火)六种外感病邪的统称。
6. 是机体一切水液的总称,包括各脏腑组织的内在体液及其正常的分泌物,如胃液、肠液和涕、泪等。
7. 是指人类个体在生命过程中,由遗传性和获得性因素所决定的表现在形态结构、生理机能和心理活动上综合的相对稳定的固有特性。
8. 是在疾病未发生之前,采取各种预防措施,以防疾病的发生。
9. 是指如果疾病已经发生,则应争取早期诊断,早期治疗,及时控制疾病的传变,防止病情的进一步发展,以达到早日治愈疾病的目的。
10. 指一类具有强烈传染性和致病性的外感病邪。又称为"疠气"、"疫疠之气"、"戾气"、"异气"、"杂气"、"乖戾之气"等。
11. 是由于突然、强烈或长期持久的情志刺激,超过了人体的生理调节范围,引起喜、怒、忧、思、悲、恐、惊七情的异常变化,使气机紊乱,脏腑损伤,阴阳失调而导致疾病的发生。
12. 是血液运行障碍、停滞所形成的病理产物,属于继发性病因,包括离经之血停积体内,以及阻滞于脏腑经络内的运行不畅的血液。又称"蓄血"、"恶血"、"败血"。
13. 由于某些原因引起阴或阳偏盛至极而壅盛阻遏于内,格拒另一方于外;亦可由于一方极度虚弱而导致另一方面相对偏盛,双方盛衰悬殊,盛者盘踞于内,将衰弱一方排斥于外,迫使阴阳之间不相交通维系,从而导致真寒假热或真热假寒。
14. 是指在疾病过程中,由于致病邪气的干扰,或脏腑功能失调,导致气的升降出入运动失常所引起的病理变化。
15. 又称道生.摄生.保生等,即保养生命。养生就是采取各种方法保养身体,增强体质,预防疾病,增强健康。
16. 是指治疗疾病时必须寻求出病证的本质,然后针对本质进行治疗。
17. 是遵循"虚则补之"的治则以助其不足,当阳偏衰不能制阴而阴盛,出现虚寒证,当补阳以制阴,又称为"益火之源,以消阴翳"。
18. 是遵循"虚则补之"的治则以助其不足,当阴偏衰不能制阳而阳亢,出现虚热证,当养阴以制阳,又称为"壮水之主,以制阳光"。
19. 是中医诊察疾病、收集病情资料的基本方法,包括望.闻.问.切四法,简称"四诊"。
20. 舌面有明显的数目不等、形状各异、深浅不一的裂沟,称裂纹舌。其裂沟中一般无舌苔覆盖,多主精血亏虚之证。
21. 神志不清、语无伦次、声高有力的称为谵语。多属热扰心神之实证,可见于温病邪入心包或阳明腑实证。
22. 神志不清、语言重复、时断时续、声音低弱的称为郑声。属于心气大伤、精神散乱的虚脱之证。
23. 是指病人就诊时感受最明显或最痛苦的主要症状、体征及其持续时间。
24. 病人恶寒与发热交替而作,是邪在半表半里的特征。由于邪正相争,互为进退而相持不下,正胜则发热,邪胜则恶寒,故寒热交替发作。
25. 脾肾阳虚者,多在黎明时腹痛泄泻,下利清谷,兼见形寒肢冷.腰膝酸软,又称为"黎明泄"。
26. 八纲,即阴、阳、表、里、寒、热、虚、实八个辨证纲领。八纲辨证是指在掌握四诊收集的资料基础上,根据病位的浅深、疾病性质的寒热、正邪斗争的盛衰、疾病类别的阴阳等,运用八纲理论进行分析的辨证方法。
27. 是指肾虚摄纳肺气功能失常所表现的证候,常由先天禀赋不足,或老年肾气虚弱所引起。
28. 是将外感病发生、发展过程中所表现的各种证候,以阴阳为总纲,归纳为三阳证(太阳病证、阳明病证、少阳病证)、三阴证(太阴病证、少阴病证、厥阴病证)两大类。
29. 是寒热温凉四种不同的药性,又称为四性。
30. 是指药物有酸、苦、甘、辛、咸五种不同的味道,因而具有不同的治疗作用。
31. 是药物对人体作用的不同趋向性。
32. 是指药物对于机体某部分的选择性作用,即某药对某些脏腑经络有特殊的亲和作用,因而对这些部份的病变起着主要或特殊的治疗作用。

(五)分析题

1. (1)八纲辨证。 (2)表寒证。 (3)辛温解表。
2. (1)气血津液辨证 (2)气随血脱证(肺痨病大咯血) (3)益气摄血固脱。
3. (1)脏腑辨证法 (2)中气下陷证 (3)益气升提,养血固本。
4. (1)六经辨证法 (2)阳明经证 (3)清热泻火。
5. (1)病因辨证法 (2)湿滞经脉证 (3)除湿通络。

(张月娟)

第二章 医学基础理论

一、医学基础理论问答

(一)人体解剖学

1.简述运动系统的组成与作用。

运动系统由骨、关节和骨骼肌组成。具有保护、支持和运动的作用。

2.试述骨的分类。

成人有206块骨头,分别为颅骨、躯干骨和四肢骨。按形态可分为长骨、短骨、扁骨、不规则骨四类。

3.试述椎骨的组成。

椎骨包括颈椎7块、胸椎12块、腰椎5块、骶椎5块、尾椎3~4块。成年后5块骶椎长合成骶骨,3~4块尾椎长合成尾骨。

4.试述胸骨位置、分段和意义。

胸骨是位于胸前壁正中的扁骨,由上而下可分为胸骨柄、胸骨体、剑突三部分。胸骨柄上缘正中有颈静脉切迹,是针灸取"天突穴"的标志。胸骨柄与胸骨体连接处微向前突的横嵴称胸骨角,平对第2肋,是计数肋的重要标志;胸骨角向后平对第4胸椎体下缘水平,可作为纵膈分部和某些器官分段的体表标志。

5.何谓翼点,有何重要意义?

在颞窝区内,有额、顶、颞、蝶骨的会合点,常构成H形的缝,称为翼点。翼点的骨质比较薄弱。其内面有脑膜中动脉沟前支经过,翼点处骨折时,容易损伤该动脉,引起硬脑膜外血肿。

6.上肢骨与下肢骨各包括哪些骨?

上肢骨包括锁骨、肩胛骨、肱骨、桡骨、尺骨和腕骨、掌骨、指骨。

下肢骨包括髋骨、股骨、髌骨、胫骨、腓骨和跗骨、跖骨、趾骨。

7.试述脊柱的生理弯曲及意义?

正常成人脊柱有颈、胸、腰、骶4个生理性弯曲。其中,颈曲和腰曲凸向前,胸曲和骶曲凸向后。

脊柱的这些弯曲增大了脊柱的弹性,对维持人体的重心稳定和减轻震荡有重要意义。颈曲支撑头的抬起,腰曲使身体重心垂线后移,以维持身体的前后平衡,保持稳固的直立姿势,而胸曲和骶曲在一定意义上扩大了胸腔和盆腔的容积。

8.试述髂前上棘的位置及意义。

髂嵴的前端为髂前上棘。自髂前上棘至腹直肌外侧缘所作的水平线即腹股沟区的上界。坐骨结节至髂前上棘的连线称奈勒通(Nelaton)线,临床上根据股骨大转子尖端与此线的关系是否正常,来判断髋关节是否脱位或股骨颈骨折。髂前上棘可作为测量下肢长度的标志;帮助确定臀部肌内注射的穿刺点和选择髂结节进行骨髓穿刺的进针部位;髂前上棘与脐连线的中外1/3为麦氏点。

9.试述消化系统的组成。

消化系统由消化管和消化腺组成。消化管是指从口腔到肛门的管道,包括口腔、咽、食管、胃、小肠(十二指肠、空肠、回肠)和大肠(盲肠、阑尾、结肠、直肠和肛管)。临床通常把口腔到十二指肠的这部分管道称为上消化道，空肠以下的部分为下消化道。消化腺包括唾液腺(腮腺、下颌下腺、舌下腺)、肝、胰以及分布于消化管壁内的小腺体。

10.试述咽峡的组成。

咽峡由腭垂、腭帆游离缘、两侧的腭舌弓和舌根共同围成，它是口腔和咽之间的狭窄部，也是口腔与咽的分界。

11.食管有哪三个生理性狭窄？

第一个狭窄是食管的起始处，正对第 6 颈椎下缘水平，距中切牙约 15cm；

第二个狭窄在左主支气管跨越食管左前方处，相当于第 4、5 胸椎体之间水平，距中切牙约 25cm；

第三个狭窄在食管穿膈肌的食管裂孔处，相当于第 10 胸椎水平，距中切牙约 40cm。

食管内异物容易滞留于三个狭窄处，它也是食管癌的好发部位。

12.试述直肠齿状线的形成及其意义。

在直肠肛门部的上段，由肛瓣的边缘和肛柱的下端共同形成锯齿状的环行线，称为齿状线，是皮肤和粘膜的分界线。

齿状线上部与下部在胚胎发生上来源不同，上皮的形态、动脉供应、静脉回流、淋巴引流和神经分布也不同。在齿状线以上发生痔者称内痔，以下者称外痔，跨越齿状线上、下者称混合痔。

13.试述胆囊的体表投影及意义。

胆囊底的体表投影位置在右锁骨中线与右肋弓交点附近。胆囊发炎时，该处可有压痛。

14.试述呼吸系统的组成。

呼吸系统是由肺外呼吸道和肺两大部分组成。呼吸道包括鼻、咽、喉、气管和支气管(含主支气管和肺内各级支气管)。肺由肺泡及肺内各级支气管等构成，进行气体交换的呼吸部主要是肺泡。临床上常把鼻、咽、喉合称为上呼吸道，把气管、支气管合称为下呼吸道。

15.左、右主支气管的形态有何不同？

左主支气管细而长，斜行，嵴下角大；右主支气管短而粗，陡直，嵴下角小，因此气管坠入的异物多进入右侧。

16.简述泌尿系统的组成和主要功能。

泌尿系统由肾、输尿管、膀胱和尿道组成。

主要功能：排出机体新陈代谢中产生的废物和多余的水，保持机体内环境的平衡和稳定。此外，肾还有内分泌功能。

17.何谓“膀胱三角”，有何临床意义？

在膀胱底内面，由两个输尿管口与尿道内口形成的三角区，称“膀胱三角”。此区域粘膜与肌层紧密相贴，少粘膜下层组织，无论在膀胱充盈或空虚时都保持平滑状态。

膀胱三角为肿瘤、结核和炎症的好发部位，膀胱镜检时应特别注意。

18. 试述男女生殖器的组成。

男女生殖器的组成见表 2–1

表 2–1 男女生殖器的组成

		男性生殖器	女性生殖器
	生殖腺	睾丸	卵巢
内生殖器	输送管道	附睾、输精管、射精管、尿道	输卵管、子宫、阴道
	附属腺	精囊腺、前列腺、尿道球腺	前庭大腺
外生殖器		阴囊、阴茎	女阴

19.输卵管可分为几部？

输卵管较为弯曲，由内侧至外侧分为四部：输卵管子宫部、输卵管峡、输卵管壶腹、输卵管漏斗。峡部是输卵管结扎术常选部位。

20.试述子宫的位置。

子宫位于骨盆的中央，膀胱与直肠之间，下端接阴道。子宫底位于小骨盆入口平面以下，朝向前上方。子宫颈的下端在坐骨棘平面稍上方。当膀胱空虚时，成人女子子宫呈轻度前倾前屈位，人体直立时，子宫体伏于膀胱上面。子宫位置异常是女性不孕的原因之一。

21.何谓阴道穹窿？

阴道的上端宽阔，包绕子宫颈的阴道部，两者间形成环形凹陷，称为阴道穹窿。可分为前、后和两侧部，以阴道后穹窿最深，并与其后上方的直肠子宫陷凹紧密相邻。

22.试述输尿管和男性尿道的狭窄部位。

输尿管的三个狭窄：①肾盂与输尿管移行处；②越过小骨盆入口处；③穿膀胱壁处。这些狭窄部位常是结石滞留处。

男性尿道的三个狭窄：①尿道内口；②尿道膜部；③尿道外口。临床上向尿道插入器械或导尿管时，以通过尿道膜部处最为困难，故应防止损伤尿道。尿道狭窄处也是尿道结石常易嵌顿的地方。

23.试述脉管系统的组成。

脉管系统是封闭的管道系统，包括心血管系统和淋巴系统，分布于人体各部。心血管系统由心、动脉、毛细血管和静脉组成，血液在其中循环流动。淋巴系统包括淋巴管道、淋巴器官和淋巴组织。

24.何谓体循环、肺循环，有何特点？

(1)体循环(大循环)：左心室收缩时，由左心室射出的动脉血注入主动脉，经各级动脉分支到达全身毛细血管，再经小静脉、中静脉，最后经上下腔静脉返回右心房，这个循环途径称体循环。

体循环的特点是行程长，流经范围广，以动脉血滋养全身各部，并将其代谢产物经静脉运回心。

(2)肺循环(小循环)：由右心室射出的静脉血注入肺动脉，经肺动脉各级分支到达肺泡周围的毛细血管网，在此进行气体交换，然后经肺静脉各级属支，再经肺静脉返回左心房，这个循环途径称肺循环。

肺循环的特点是行程短，只流向肺，主要功能是完成气体交换。

25. 试述心传导系的组成。

心传导系由特殊心肌细胞构成，包括：窦房结、结间束、房室结节、房室束，左、右束支和浦肯野(Purkinje)纤维网。

26.主动脉弓发出哪三大分支？

主动脉弓的凸侧发出三大分支，自左向右分别为左锁骨下动脉、左颈总动脉、头臂干(无名动脉)。

27.主动脉可分为哪几部分？

根据行程，主动脉可分为主动脉升部(升主动脉)、主动脉弓和主动脉降部(降主动脉)。降主动脉又分为主动脉胸部(胸主动脉)和主动脉腹部(腹主动脉)。

28.试述动脉体表搏动点。

动脉体表搏动点见表2-2

表 2-2 动脉体表搏动点

动脉	体表搏动点
锁骨下动脉	锁骨中点后上方
颈总动脉	胸锁乳突肌前缘中点的深面处
面动脉	下颌骨下缘与咬肌前缘相交处
颞浅动脉	耳屏前方
肱动脉	肘部肱二头肌腱内侧
桡动脉	桡骨下端的前面
足背动脉	足背拇长伸肌腱的外侧

29.在腹股沟中点下方处可以摸到什么动脉的搏动，其内外侧各有什么结构？

在腹股沟中点下方处可以摸到股动脉的波动。其内侧结构是股静脉，外侧结构是股神经。

30.下腔静脉的主要属支包括哪些？

下腔静脉的主要属支包括：①髂总静脉、②肾静脉、③肝静脉、④肾上腺静脉、⑤腰静脉和右生殖腺静脉（男性为右睾丸静脉，女性为右卵巢静脉）等。

31.试述大隐静脉的起源、重要行程、主要属支和收集范围。

大隐静脉是全身最长的静脉。起于足背静脉弓的内侧端，经内踝前方沿小腿内侧和大腿前内侧面上行，于耻骨结节外下方 3~4cm 处，穿阔筋膜注入股静脉。

主要属支有：①股内侧浅静脉、②股外侧浅静脉、③阴部外静脉、④腹壁浅静脉、⑤旋髂浅静脉等。

范围：足内侧部、小腿前内侧、大腿、会阴部、脐以下腹壁、臀部的浅静脉血。

32.试述门静脉的组成、特点和重要属支。

门静脉是一条短粗的静脉干，长约 6~8cm，由肠系膜上静脉和脾静脉汇合而成。

门静脉的特点：①介于两端的毛细血管之间；②缺乏功能性静脉瓣。

门静脉的重要属支：①肠系膜上静脉、②脾静脉、③肠系膜下静脉、④胃左静脉、⑤附脐静脉等。

33.试述门静脉系与腔静脉系之间的吻合部位和侧支循环。

(1)食管静脉丛：门静脉血流经胃左静脉，通过食管静脉丛与食管静脉吻合，经奇静脉、半奇静脉流入上腔静脉系。

(2)直肠静脉丛：门静脉血流经肠系膜下静脉、直肠上静脉，通过直肠静脉丛与直肠下静脉、肛门静脉吻合，流入下腔静脉系。

(3)脐周静脉丛：门静脉血流经附脐静脉，经脐周静脉丛与腹壁浅静脉、胸腹壁静脉和腹壁上、下静脉交通，然后分别汇入上、下腔静脉系。

(4)通过腹后壁属于门静脉系的肠系膜上、下静脉的小属支，与属于腔静脉系的下位肋间后静脉、膈下静脉、腰静脉、肾静脉和睾丸（或卵巢）静脉等的小属支相吻合。

34.何谓淋巴，淋巴系统有何作用？

淋巴管道和淋巴结的淋巴窦内含有淋巴液，简称为淋巴。

淋巴系统是心血管系统的辅助系统，淋巴液沿淋巴管道向心流动，最后汇入静脉，协助静脉引流组织液。此外，淋巴器官和淋巴组织具有产生淋巴细胞、过滤淋巴液和进行免疫应答的功能。

35.眼球由哪几部分组成？

眼球由眼球壁和眼球内容物两部分组成。

眼球壁:由外向内依次分为外、中、内三层。外膜(纤维膜)包括角膜和巩膜两部分;中膜(血管膜)包括虹膜、睫状体和脉络膜三部分;内膜(视网膜)包括盲部和视部两部分。

眼球的内容物:房水、晶状体和玻璃体。

36.试述角膜的特点。

角膜约占眼球壁外膜的前1/6,无色、透明、无血管,但感觉神经末梢非常丰富,由三叉神经的眼支支配。角膜发生病变时,疼痛剧烈。角膜曲度较大,外凸内凹,富有弹性,具有屈光作用。

37.试述房水的生理功能和循环途径。

房水生理功能:为角膜和晶状体提供营养,维持正常的眼内压,还有折光作用。

房水循环途径:由睫状体产生后充填于眼后房,经瞳孔至眼前房,最后经虹膜角膜间隙进入巩膜静脉窦,借睫前静脉汇入眼静脉。如虹膜后粘连或瞳孔闭锁、房水滞留于眼后房内可导致眼内压增高,临床称为继发性青光眼。

38.什么是中枢神经系统和周围神经系统?

中枢神经系统:脑和脊髓。

周围神经系统:与脑和脊髓相连的神经。包括脑神经(与脑相连),脊神经(与脊髓相连),内脏神经(通过脑神经和脊神经附于脑和脊髓)。周围神经系统又可根据不同分布而分为躯体神经和内脏神经,躯体神经分布于体表、骨、关节和骨骼肌;内脏神经分布于内脏、心血管、平滑肌和腺体。

39.何谓灰质、皮质、白质、髓质、神经核和神经节?

灰质:在中枢神经系统内,神经元胞体及其树突的集聚部位称为灰质。

皮质:构成大脑半球表面和小脑表面的灰质称为皮质(分别为大脑皮质和小脑皮质)。

白质:神经纤维在中枢部集聚的部位称为白质。

髓质:大脑皮质和小脑皮质深部的白质称为髓质。

神经核:在中枢神经系内,除皮质外,形态和功能相似的神经元胞体集聚成团,称为神经核。

神经节:在周围部,神经元胞体集聚的地方,称为神经节。

40.脑由哪六部分组成?

脑可分为六部:端脑、间脑、小脑、中脑、脑桥和延髓。通常将中脑、脑桥和延髓合称为脑干。

41.第一躯体运动区、第一躯体感觉区、视区、听区以及各语言中枢在大脑半球的什么部位?

(1)第一躯体运动区在中央前回和中央旁小叶前部;

(2)第一躯体感觉区在中央后回和中央旁小叶后部;

(3)视区在枕叶内侧面的距状裂两旁;

(4)听区在颞横回;

(5)听觉性语言中枢在颞上回后部;

(6)视觉性语言中枢在角回;

(7)书写性语言中枢在额中回后部;

(8)运动性语言中枢在额下回后部。

42.按先后顺序写出12对脑神经。

嗅神经、视神经、动眼神经、滑车神经、三叉神经、展神经、面神经、前庭蜗神经(位听神经)、舌咽神经、迷走神经、副神经、舌下神经。

43.内脏运动神经可分为哪两部分?

根据形态、机能和药理的特点,内脏运动神经可分为交感神经和副交感神经两部分。

44.何谓牵涉性痛和海德氏带？

当某些内脏器官发生病变时，常在体表的一定区域产生感觉过敏或疼痛，这种现象称为牵涉性痛。如心绞痛时，常在胸前区及左臂内侧皮肤感到疼痛。

临床上将内脏疾患时体表发生感觉过敏以及骨骼肌反射性僵硬和血管运动、汗腺分泌等障碍的部位称为海德带，该带有助于内脏疾病的定位诊断。

45.脑和脊髓的外面包有哪几层被膜？

脑和脊髓的外面包有三层被膜，由外向内依次为硬膜、蛛网膜和软膜；有支持、保护脑和脊髓的作用。

46.何谓蛛网膜下腔？蛛网膜下腔穿刺需经过哪些层次？

蛛网膜下腔是指在脑和脊髓的外面，软脑膜、软脊膜与蛛网膜之间的腔隙。内充满脑脊液，自脊髓末端至第2骶椎水平扩大，该腔称为终池。临床常在此处进行腰椎间穿刺，抽取脑脊液或注入药物而不伤及脊髓。

在行蛛网膜下腔穿刺时经过：皮肤→皮下组织→棘上韧带→棘间韧带→黄韧带→硬膜外腔→硬脊膜→蛛网膜→蛛网膜下腔。

47.何谓脑屏障，由哪几部分组成？

中枢神经系统神经元的正常功能活动，需要其周围的微环境保持一定的稳定性，而维持这种稳定性的结构称脑屏障，它能选择性地允许某些物质通过。

脑屏障组成：血－脑屏障、血－脑脊液屏障、脑脊液－脑屏障三部分组成。

48.人体有哪些内分泌器官？

机体最重要的内分泌腺为垂体以及肾上腺，分泌激素的器官还有：甲状腺、甲状旁腺、松果体、胰岛、胸腺、生殖腺等。

(二)生理学

1.何谓内环境？

细胞外液是细胞在体内直接所处的环境，故称之为内环境。

2.何谓稳态？

内环境的各种物理、化学性质保持相对稳定的状态，称为内环境的稳态。

在正常生理情况下，内环境的各种理化性质只在很小的范围内发生变动，例如保持体温维持在37℃左右，血浆pH值维持在7.4左右。这种内环境的稳态是细胞维持正常生理功能的必要条件，也是机体维持正常生命活动的必要条件。

3.何谓兴奋、兴奋性？

兴奋：细胞对刺激发生反应的过程，称为兴奋。

兴奋性：可兴奋细胞受刺激后产生动作电位的能力，称为细胞的兴奋性。可兴奋细胞受刺激后不一定发生兴奋。这一方面取决于刺激量的大小，另一方面还与细胞的反应能力有关。

4.血液有何功能？

(1)运输物质：运送营养物质、氧、代谢产物、激素、进入体内的药物等；

(2)缓冲作用：血浆中含有多种重要的缓冲物质，具有抗酸和抗碱的作用，维持血液pH值的稳定；

(3)防御功能，血液中的白细胞和各种免疫物质如免疫蛋白、补体、抗毒素、溶菌酶等，对机体有保护作用；

(4)生理止血功能：当毛细血管微小损伤后，血液中的血小板、凝血因子等能发挥止血作用，流出血液自行凝固；

(5)调节功能：通过运输激素实现体液性调节；

(6)构成机体内环境。

5.正常人的血量有多少？

正常成人的血液总量约相当于体重的7%~8%，即每公斤体重有70~80ml血液。例如，体重为60公斤的人，血量为4.2~4.8L。

6.何谓血浆晶体渗透压，何谓血浆胶体渗透压？试述其来源与作用。

血浆晶体渗透压：由血中的晶体物质所形成的渗透压，称为血浆晶体渗透压。来源于溶解在血浆中的晶体物质，其中80%来自Na^+和Cl^-。它对保持细胞内、外水的平衡和细胞的正常体积极为重要，是主要血浆渗透压。

血浆胶体渗透压：由血中的蛋白质所形成的渗透压，称为血浆胶体渗透压。来源于血浆中的白蛋白、球蛋白、脂蛋白、糖蛋白、金属结合蛋白等，其中，因白蛋白分子量小、分子数量多，故75%~80%的血浆胶体渗透压来自于白蛋白。它在调节血管内、外水的平衡和维持正常的血浆容量中起重要作用。

7.正常血浆pH值是多少，有哪些血浆缓冲物质？

正常人血浆pH值：7.35~7.45。

血浆缓冲物质：血浆主要缓冲对为$NaHCO_3/H_2CO_3$、蛋白质钠盐/蛋白质、Na_2HPO_4/NaH_2PO_4，其中以$NaHCO_3/H_2CO_3$最为重要；此外还有血红蛋白钾盐/血红蛋白、氧合血红蛋白钾盐/氧合血红蛋白、K_2HPO_4/KH_2PO_4、$KHCO_3/HC_2O_3$等缓冲对。

8.红细胞、白细胞的正常值是多少，各有何生理功能？

红细胞、白细胞正常值及生理功能见表2-3

表2-3　红细胞、白细胞正常值及生理功能

	正　常　值	生　理　功　能
红细胞	男：(4.0～5.5)×10^{12}/L 女：(3.5～5.0)×10^{12}/L	运输O_2和CO_2； 缓冲酸碱。
白细胞	总数：(4.0～10.0)×10^9/L	其变形、游走、趋化、吞噬等特性是执行防御功能的生理基础。
	↓ 中性粒细胞：50～70%	吞噬细菌； 吞噬和清除衰老红细胞及抗原-抗体复合物。
	↓ 单核细胞：3～6%	具有比中性粒细胞更强的吞噬能力(但数量少)； 间接参与免疫。
	↓ 嗜碱粒细胞：0～1%	参与过敏反应； 释放肝素抗凝血，有利于保持血管通畅。
	↓ 嗜酸粒细胞 0.5～5%	限制嗜碱性粒细胞和肥大细胞在速发型过敏反应中的作用； 参与对蠕虫的免疫反应。
	↓ 淋巴细胞：20～40%	在免疫应答反应中起核心作用。
血小板	(100~300)×10^9/L	有助维持血管壁的完整性； 生理止血。

9.何谓血沉,正常值是多少,血沉加快机制是什么?

血沉:抗凝血液在血沉管内垂直静置1小时末,红细胞下沉的速率称红细胞沉降率,简称血沉。

正常值:成年男性0~15mm/第1小时,女性为0~20mm/第1小时。

血沉加快机制:根本原因在于血浆的改变。①血浆纤维蛋白原显著增加,使红细胞叠连加速,血沉加快。如妊娠、急性感染、组织破坏。②A/G比值减小时,血液胶体状态不稳定,可加速叠连作用,使血沉加快。③血液中的免疫物质作用。如某些传染病时,红细胞吸附血液中的抗体,与抗原发生免疫反应,使红细胞凝集,加速血沉。④卵磷脂使红细胞呈球形,不易叠连,血沉减慢。但当胆囊炎或胆道阻塞时,因胆固醇能降低红细胞表面电荷,使叠连加速,血沉加快。

10.血小板正常值是多少,有何生理特性?

血小板的正常值:(100~300)X10^{12}/L。正常成人有6~10%的变动范围。

生理功能:①粘附:血小板与非血小板表面的粘着称为血小板粘附。血小板的粘附功能受损时,可能发生出血倾向。②释放:血小板受刺激后将贮存在致密体、α－颗粒或溶酶体内的物质排出的现象,称为血小板释放。③聚集:血小板与血小板之间的相互粘着,称为血小板聚集。是机体扩大止血栓,促进止血过程的重要机制。④收缩:若血小板数量减少或功能下降,可使血块回缩不良。临床上可根据体外血块回缩的情况大致估计血小板的数量或功能是否正常。⑤吸附:血小板表面可吸附血浆中多种凝血因子。有利于血管内皮破损时的血液凝固和生理止血。

11.ABO血型是如何分型的?

血型通常是指红细胞膜上特异性抗原的类型。ABO血型是根据红细胞膜是否存在A抗原和B抗原而将血液分为四型。

A型:红细胞膜上只含A抗原者(血清中只含有B抗体);

B型:红细胞膜上只含B抗原者(血清中只含有A抗体);

AB型:红细胞膜上含有A与B两种抗原(血清中没有抗A和抗B抗体);

O型:红细胞膜上均不含A和B两种抗原(血清中含有抗A和抗B两种抗体)。

12.试述交叉配血试验的方法与意义?

方法:把供血者的红细胞与受血者的血清进行配合试验,称为交叉配血试验主侧;再将受血者的红细胞与供血者的血清作配合试验,称为交叉配血次侧。

意义:①复查血型;②发现亚型(ABO血型系统有几种亚型,其中最重要的是A型中的A1和A2亚型);③如两侧都无凝集反应,则为配血相合,可以输血;④如主侧发生凝集反应,则为配血不合,不能接受此次供血者的血液;⑤如主侧无反应,次侧发生凝集反应,则只能在紧急情况下缓慢、少量输血,并密切观察受血者的情况,如有异常,立即停止。

13.试述钾的生理功能。

(1)参与细胞内糖和蛋白质的代谢;

(2)维持细胞内的渗透压和调节酸碱平衡;

(3)参与静息电位的形成,静息电位就是钾的平衡电位;

(4)维持神经肌肉的兴奋性,高钾使神经肌肉兴奋性增高,低钾使兴奋性降低;

(5)维持正常心肌舒缩运动的协调,高钾抑制心肌收缩,低钾导致心律紊乱。

14.何谓低钙血症,钙、磷有哪些主要生理功能?

低血钙:血钙含量低于2.125mmol/L称低血钙。

钙的生理功能:①降低毛细血管和细胞膜的通透性;②降低神经肌肉的兴奋性;③参与血液凝

固；④参与肌肉收缩和细胞的分泌。

磷的生理作用：①维持细胞膜的正常结构和功能；②参与维持体液酸碱平衡；③参与能量代谢；④参与核酸（DNA、RNA）和许多辅酶的构成。

15.心脏有何主要功能，如何评定？

心脏的主要功能是泵血。

对心脏泵血功能的评定，通常用单位时间内心脏射出的血量和心脏做的功作为指标。

评定指数有：心输出量，心脏指数，心力储备，射血分数，功（每搏功和每分功）。

16.何谓每搏输出量，每分心输出量，每搏功？

每搏输出量：一次心搏中由一侧心室射出的血液量，称为每搏输出量。简称搏出量。

在安静状态下，正常成年人左心室舒张末期的容积约为125ml，收缩末期容积约55 ml，二者的差值即搏出量，为70ml。

每分心输出量：一侧心室每分钟射出的血液量称为每分心输出量，简称心输出量。心输出量等于心率与输出量的乘积。一般健康成年男性在安静状态下的心输出量为4.5~6.0L/min。女性的心输出量比同体重男性的约低10%。青年人的心输出量高于老年人。

每搏功：心室一次收缩所做的功称为每搏功。每搏功可以将血液送到动脉、升高动脉血压，同时可加快血液流速。每搏功 = 搏出量 × 射血压力 + 动能。

17.何谓心泵功能贮备？

心泵功能贮备：心输出量随机体代谢需要而增加的能力，称为心泵功能贮备或心力贮备。心泵功能贮备可以用心脏每分钟能射出的最大血量来表示，即心脏的最大输出量。

健康成人在安静状态下，心输出量为5L/min左右；剧烈活动时，心输出量可达25~30L/min，为安静时的5~6倍。说明正常心脏的泵血功能有相当大的储备量。

18.何谓血压？

血压：是指血管内的血液对单位面积血管壁的侧压力，即压强。通常所说的血压指动脉血压。按国际标准计量单位规定，压强的单位为帕（Pa），我国因长期使用水银血压计，故习惯用mmHg表示血压数值。

19.何谓收缩压、舒张压、平均动脉压？

收缩压：心室收缩时，主动脉压急剧升高，在收缩期的中期达到最高值，这个血压数值称为收缩压。

舒张压：心室舒张时，主动脉压下降，在心舒末期动脉血压的最低值，称为舒张压。

平均动脉压：在一个心动周期中，每一瞬间动脉血压的平均值，称为平均动脉压。

20.影响动脉血压的因素有哪些？

（1）心脏每搏输出量：当每搏输出量增加，外周阻力和心率不变时，收缩压升高；因此，心脏每搏输出量的多少主要影响收缩压。

（2）心率：当每搏输出量增加、外周阻力不变时，心率增快，脉压减小，反之，脉压增大。

（3）外周阻力：若心输出量不变、外周阻力加大，则心舒期末存留在主动脉内的血量增多，舒张压升高；因此，舒张压的高低主要反映外周阻力的大小。

（4）主动脉和大动脉的顺应性：老年人的动脉管壁硬化，顺应性变小，大动脉的弹性贮器作用减弱，故脉压增大。动脉血管顺应性影响脉压。

（5）循环血量和血管系统容量的比例：在正常情况下，循环血量与血管容量相适应。如果失血后，血管系统的容量改变小，则体循环平均充盈压必然降低，使动脉血压降低。

21.何谓胸膜腔，何谓胸膜腔内负压？

胸膜腔：由两层胸膜构成，即紧贴于肺表面的脏层和紧贴于胸廓内壁的壁层。胸膜腔内没有气体，仅有少量浆液，这层浆液对于维持肺的扩张状态和肺通气具有重要的生理意义。

胸膜腔内负压：胸膜腔内的压力通常比大气压低，称为胸膜腔内压。胸膜腔内负压的形成与作用均与胸膜腔的两种力有关：一是肺内压，可使肺泡扩张；二是肺回缩产生的压力，可使肺泡缩小。

22.何谓肺通气量和肺泡通气量？

肺通气量：平静呼吸时，单位时间（每分钟）内吸入或呼出肺的气体量，叫肺通气量，即每分钟通气量。肺通气量 = 潮气量 × 呼吸频率，为 6~9L/min。

肺泡通气量：平静呼吸时，每分钟进入肺泡参与气体交换的气体量，叫做肺泡通气量。肺泡通气量 =（潮气量 − 无效腔气量）× 呼吸频率。潮气量约为 500ml，无效腔气量约为 150ml，呼吸频率为 12~18 次 /min，故肺泡通气量为 4~6L/min。

不同呼吸频率和深度时的肺通气量和肺泡通气量见表 2-4：

表 2-4 不同呼吸频率时的肺通气量和肺泡通气量

呼吸形式	呼吸频率（次 / 分）	潮气量（ml）	肺通气量（ml/ 分钟）	肺泡通气量（ml/ 分钟）
平静呼吸	16	500	8000	5600
浅快呼吸	32	250	8000	3200
深慢呼吸	8	1000	8000	6800

23.何谓内脏循环？

胃、肠、肝、胰及脾的血管和血流总称为内脏循环。

24.何谓消化和吸收？

消化：将大块的、不溶于水和大分子的食物变成小块（小颗粒）、溶于水和分子较小的物质，这个过程称为消化。

吸收：食物经消化后的小分子物质，以及维生素、无机盐和水透过消化道粘膜，进入血液和淋巴的过程，称为吸收。

25.简述胃液的成分与作用。

胃液的成分除水分外，主要有盐酸、胃蛋白酶、粘液、HCO^{-}_{3}和内因子。

盐酸：激活胃蛋白酶原；使食物中的蛋白质变性，易于消化；杀死随食物入胃的细菌；与钙和铁结合，形成可溶性盐，促进它们的吸收；胃酸进入小肠可促进胰液和胆汁的分泌。

胃蛋白酶原：在酸性环境中可转变为有活性的胃蛋白酶，能使蛋白质水解，生成月示、胨和少量多肽。

粘液和 HCO^{-}_{3}：可润滑胃内食糜。覆盖于胃粘膜表面。它还包含从胃粘膜脱落的死亡细胞、表面粘液细胞分泌的 HCO^{-}_{3} 等，形成粘液 − 碳酸氢盐屏障。可保护胃粘膜不受食物的摩擦损伤，有利于食物在胃内移动。

内因子：能与食物中的维生素 B_{12} 结合，形成一复合物而使后者易于被回肠主动吸收。

26.何谓基础代谢率？

在清晨、清醒、静卧，未作肌肉活动，前夜睡眠良好、测定时无精神紧张，测定前至少禁食 12 小时，室温保持在20~25℃，体温正常的状态下，单位时间内的能量代谢称为基础代谢率。

27.什么是人体的主要散热部位？机体通过哪些方式散热？

人体的主要散热部位是皮肤。

机体散热的方式主要有：辐射、传导、对流和蒸发四种。

28.肾脏可以分泌哪些激素，有何生理作用？

(1)可合成和释放肾素，参与动脉血压的调节；

(2)可合成和释放促红细胞生成素等，调节骨髓红细胞的生成；

(3)肾脏的1α-羟化酶可使25-羟维生素D_3转化成1,25-二羟胆骨化醇，从而调节钙的吸收和血钙水平；

(4)肾脏还能生成激肽、前列腺素，参与局部或全身血管活动的调节。

29.何谓渗透性利尿？

管腔液的溶质浓度增加时，晶体渗透压升高，肾小管对水的重吸收减少而导致利尿，叫渗透性利尿。如高渗葡萄糖和甘露醇的利尿作用。

30.下列哪些情况可导致排尿异常？

无张力膀胱：如膀胱的传入神经受损，膀胱充盈的传入信号不能传至骶段脊髓，则膀胱充盈时不能反射性的引起张力增加，故膀胱充盈膨胀，膀胱壁张力下降，称无张力膀胱。

溢流性尿失禁：当膀胱过度充盈时，可发生溢流性滴流，即从尿道溢出数滴尿液，称溢流性尿失禁。

尿潴留：如果支配膀胱的传出神经（盆神经）或骶段脊髓受损，排尿反射也不能发生，膀胱变得松弛扩张，大量尿液滞留在膀胱内，称尿潴留。

尿失禁：如高位脊髓受损，骶部排尿中枢的活动不能得到高位中枢的控制，虽然脊髓排尿反射的反射弧完好，仍可出现尿失禁，这种情况主要发生在脊髓休克恢复后。

31.何谓瞳孔对光反射？有何临床意义？

瞳孔对光反射：当射入强光时，瞳孔缩小；弱光时，瞳孔散大。这种由入射光亮的强弱决定瞳孔大小变化的现象，称光反射（或对光反射）。光照单侧瞳孔使双侧瞳孔缩小，叫互感性光反射。

意义：①调节进入眼球的光量；②瞳孔对光反射的中枢位于中脑，因此检查瞳孔对光反射与直径可以反映视网膜、视神经和脑干的功能状况；还可以作为判断麻醉深度和病情危重程度的一个指标。

32.瞳孔缩小和散大受哪些因素影响？

使瞳孔缩小的因素：强光刺激；视近物；副交感神经兴奋；拟胆碱药；吗啡；有机磷农药中毒；颈交感神经麻痹。

使瞳孔散大的因素：暗光；看远物；交感神经兴奋；抗胆碱药；拟肾上腺素药；缺氧；窒息；动眼神经麻痹；眼压升高。

33.何谓屈光不正、近视、远视和散光？如何纠正？

屈光不正：由于眼睛的折光能力异常，或眼球形态异常，使平行光线不能聚焦在安静未调节眼的视网膜上，称为屈光不正。

近视：由于眼球前后径过长或折光能力太强，平行光线聚焦在视网膜前，称为近视。

远视：由于眼球前后径过短或折光能力太弱，平行光线聚焦在视网膜后，称为远视。

散光：如果屈光系统呈不平的镜面，使同等距离不同径线的光线不能同时聚成一个焦点，称为散光。

纠正办法:近视眼配带凹透镜,远视眼配带凸透镜,散光配带圆柱镜片或球柱联合镜片。

34.何谓前庭器官及前庭反应?

前庭器官:包括三个半规管、椭圆囊和球囊,其感受细胞称为毛细胞,是人体对自身运动状态和头在空间位置的感受器。当机体作旋转或直线变速运动时,速度变化会刺激半规管和椭圆囊中的毛细胞。当头的位置和地球引力的作用方向出现相对关系改变时,会刺激球囊中的毛细胞。

前庭反应:①眼震颤:躯体旋转运动时刺激半规管所致,分为快动相和慢动相;②前庭植物神经性反应:如恶心、呕吐、眩晕、皮肤苍白等;③躯体调节反应:如车突然加速,人会有背肌紧张增加而后仰,突然减速时相反;电梯突然上升时,肢体伸肌抑制而腿屈,下降时相反。

35.人的嗅觉有何特点?

(1)人类能够明确辨别的气味约2000~4000种。各种不同嗅觉感受由至少7种基本气味组合而成,如樟脑味、麝香味、花草味、薄荷味、乙醚味、腐腥味。

(2)每一种嗅觉细胞只对一种或两种特殊的气味发生反应。

(3)对不同物质的敏感程度不同:麝香远敏于乙醚。

(4)适应快。当气味突然出现时,可引起明显嗅觉,如这种物质持续存在,感觉很快减弱,甚至消失。

36.皮肤有哪些重要的感觉功能?

(1)触、压觉:感受器是游离神经末梢、毛囊感受器、环层小体等;在鼻、口唇、指尖分布密度最高,胸腹次之,手腕、足最低。

(2)温度觉:分别由冷、热两种感受器兴奋引起。

(3)痛觉:主要由伤害性刺激引起。

37.何谓去大脑僵直,有何临床意义?

去大脑僵直:在中脑上丘与下丘之间横断脑干,动物出现肌紧张亢进(角弓反射)的现象叫去大脑僵直。

意义:中脑水平脑干损害时可出现去大脑僵直现象,因此,去大脑僵直现象提示病变侵犯脑干,预后不佳。

38.何谓小脑性"共济失调"?

小脑具有维持身体平衡、调节肌张力、协调随意运动的功能。如小脑损伤,运动时有控制速度、力量、距离上的障碍;表现为平衡失调,站立不稳,走路抬腿过高,迈步过大,过度伸开手指,不能准确用手指点鼻,不能作快速交替动作等,临床上称小脑性"共济失调"。

39.何谓激素?

由内分泌腺、分散的内分泌细胞和某些神经细胞(如下丘脑的视上核和室旁核)所分泌的高效能生物活性物质统称为激素。

40.试述激素的作用。

(1)与神经系统配合,调节机体各种功能。

(2)影响中枢神经系统与自主性神经系统的发育与活动,与学习、记忆、行为有关。

(3)调节物质代谢与水盐代谢,维持稳态。

(4)促进细胞的分裂、分化、发育、成熟、衰老。

(5)促进生殖器官的发育、成熟,调节妊娠、泌乳等生殖过程。

41.试述腺垂体分泌的激素及其作用。

(1)生长激素:促进物质代谢和生长发育。对机体各器官均有影响,尤其对骨骼、肌肉及内脏器官的作用更为明显。

(2)催乳素:对乳腺、性腺发育均起重要作用。

(3)促黑激素:促使皮肤黑色素细胞合成黑色素,使皮肤颜色加深。

(4)促甲状腺激素:促进甲状腺细胞增殖并使甲状腺激素合成与分泌增加。

(5)促肾上腺皮质激素:促进肾上腺皮质束状带与网状带增殖,并使糖皮质激素合成与分泌增加。

(6)促性腺激素:①卵泡刺激素:在女性刺激卵泡生长发育,在黄体生成素协助下使卵泡分泌雌激素。在男性则促进曲细精管的发育和精子的生成,故又叫配子生成素。②黄体生成素:在女性与卵泡刺激素协同作用使卵泡分泌雌激素,促使卵泡成熟、排卵,并使排卵后的卵泡形成黄体。在男性则刺激间质细胞分泌雄激素,故又叫间质细胞刺激素。

42.甲状腺激素有何生物学作用?

(1)对代谢的影响:①产热效应:提高机体绝大多数组织的耗氧量和产热量,尤其以心、肝、骨骼肌和肾脏最为明显。②对物质代谢的影响:A、加速蛋白质的合成。对蛋白质的影响是双向的。给予缺乏甲状腺激素的儿童小量甲状腺激素可以增进蛋白质的合成; 但给予大量的甲状腺激素时,则使蛋白质分解代谢增强。B、糖代谢:促进小肠粘膜对糖的吸收,使血糖增高;增强外周组织对糖的利用,使血糖降低。③脂肪代谢:促进脂肪酸氧化,加速胆固醇降解,并增进儿茶酚胺与胰高血糖素对脂肪的分解作用。

(2)对生长与发育的影响:是维持机体的正常生长、发育不可缺少的激素,特别是对骨和脑的发育尤为重要。胚胎时期缺碘而导致甲状腺激素合成不足或出生后甲状腺功能低下的婴幼儿,脑的发育有明显障碍,智力低下,且身体矮小,称为呆小症。

(3)对神经系统的影响:甲状腺激素不仅影响胚胎时期脑的发育,对已分化成熟的神经系统的活动也有作用。表现交感神经兴奋,失眠、情绪激动、神经过敏、手指震颤。

(4)对心血管活动的影响:心率加快,心输出量增加,外周阻力降低,脉压加大。甚至心肌过度劳累导致心力衰竭。

(5)其他:影响生殖功能。

43.哪些激素影响血钙水平?

(1)甲状旁腺激素:保钙排磷,血钙升高。

(2)1,25-$(OH)_2D_3$:保钙保磷,血钙升高。

(3)降钙素:排钙排磷,血钙降低。

44.胰岛素有何生理功能?

(1)对糖代谢影响:增加糖原的去路,减少糖的来源,使血糖降低;

(2)对脂肪代谢影响:促进脂肪酸的合成和储存,减少脂肪分解;

(3)对蛋白质代谢影响:促进蛋白质合成,抑制其分解。

(4)其他:与生长激素发挥明显的协同效应。

45.测定尿17-羟皮质类固醇的含量有何临床意义?

尿中17-羟皮质类固醇约70%来自糖皮质激素代谢, 测定它可以反映肾上腺皮质的功能状态。正常男性为14~41μmol/24小时尿,女性为11~28μmol/24小时尿。肾上腺皮质功能亢进时,尿17-羟皮质类固醇含量增高;肾上腺皮质功能低下时,尿中17-羟皮质类固醇排出减少。

46.睾丸有何功能?

睾丸的曲细精管产生精子,睾丸的间质细胞产生雄激素。

47.卵巢分泌哪些激素?

雌激素、孕激素和少量雄激素。

48.孕激素有何生理作用?

主要作用是保证受精卵的着床和维持妊娠。

(1)对腺垂体激素的分泌起调节作用:排卵前有协同作用,排卵后呈负反馈调节作用。

(2)影响生殖器官的生长发育和功能活动:使处于增生期的子宫内膜进一步增厚,并进入分泌期,为受精卵的生存和着床提供适宜环境;抑制子宫收缩,抑制母体对胎儿的排异反应,降低子宫对催产素的敏感性。

(3)对乳腺的作用:在雌激素作用的基础上,促进乳腺腺泡的发育和成熟,并与催产素等激素一起,为分娩后泌乳作准备。

(4)使基础体温增高:女性的基础体温在卵泡期较低,排卵日最低,排卵后可升高0.5℃左右,直至下次月经来临。临床上常将基础体温的变化作为判断有无排卵的标志之一。

(三)病理生理学

1.什么是疾病?

疾病是指机体在一定条件下由病因与机体相互作用而产生的一个损伤与抗损伤斗争的有规律过程,体内有一系列功能、代谢和形态的改变,临床出现许多不同的症状与体征,机体与外环境间的协调发生障碍。

2.小儿体液含量与水代谢有何特点?

小儿体液含量:在不同年龄间存在有差异。新生儿约占体重的80%;婴幼儿约占体重的70%;学龄儿童约占体重的65%。

特点:因小儿体重轻,体积小,体表面积相对较大,蒸发水分多,加上小儿代谢旺盛,以及小儿机体发育不全,各种调节功能较差,故小儿比成年人更容易发生水代谢紊乱。

3.何谓低容量性低钠血症,其常见原因和主要特征是什么?

低容量性低钠血症:失 Na^+ 多于失水,血清 Na^+ 浓度<130mmol/L,血浆渗透压<280mmol/L,伴有细胞外液量的减少,也可称为低渗性脱水。

常见原因:①肾内或肾外丢失大量的液体;②液体积聚在“第三间隙”后处理措施不当。

主要特征:细胞外液量减少。

4.为什么低容量性低钠血症容易发生休克?

因细胞外液量减少;同时,细胞外液低渗状态,水分可从细胞外液向渗透压相对较高的细胞内转移,从而进一步减少细胞外液量,致血容量进一步减少,故此,容易发生低容量性休克。病人早期有直立性眩晕、血压下降、四肢厥冷、脉搏细速等症状。

5.何谓高渗性脱水?

高渗性脱水:失水多于失钠,血清 Na^+ 浓度>150mmol/L,血浆渗透压>310mmol/L,细胞外液量和细胞内液量均减少,又称低容量性高钠血症。

6.高渗性脱水的主要原因是什么?

(1)水摄入减少:多见于水源断绝、进食或饮水困难等情况;某些中枢神经系统损害的病人、严重疾病或年老体弱的病人也因无口渴感而造成摄水减少。

(2)水丢失过多。

①经呼吸道失水,任何原因引起的过度通气(如癔病和代谢性酸中毒等)都会使呼吸道粘膜不显性蒸发加强,如果持续时间过长又未得到水分的补充,则由于其损失的都是不含任何电解质的水分,故可以引起低容量性高钠血症。

②皮肤失水,高热、大量出汗和甲状腺功能亢进时,均可通过皮肤丢失大量低渗液体,如发热时,体温每升高1.5℃,皮肤的不显性蒸发每天约增加500 ml。

③经肾失水,中枢性尿崩症时因ADH产生和释放不足,肾排出大量低渗性尿液。使用大量脱水剂如甘露醇、葡萄糖等高渗溶液,以及昏迷的病人鼻饲浓缩的高蛋白饮食,均可产生溶质性利尿而导致失水。

④胃肠道丢失:呕吐、腹泻及消化道引流等可导致等渗或含钠量低的消化液丢失。

7.何谓脱水热?

高渗性脱水时,由于从皮肤蒸发的水分减少,使散热受到影响,从而导致体温升高,称之为脱水热。

8.何谓水肿?

过多的液体在组织间隙或体腔内积聚称为水肿。水肿不是独立的疾病,而是多种疾病的一种重要的病理过程。如水肿发生于体腔内,则称之为积水,如心包积水、胸腔积水、腹腔积水、脑积水等。

9.何谓低钾血症,有哪些原因引起?

低钾血症指血清钾浓度低于3.5 mmol /L。

主要原因:

(1)钾的跨细胞分布异常;

(2)钾摄入不足:日摄钾低于20~30 mmol,一周左右可产生轻度缺钾;

(3)钾丢失过多。

10.低钾血症对心肌有何影响?

对心肌生理特性的影响:心肌兴奋性↑,传导性↓,自律性↑,收缩性↓。

低钾血症的心电图表现有:T波低平,U波增高,ST段下降,心率增快和异位心律,QRS波增宽。心肌功能损害的具体表现:心律失常,对洋地黄类强心药物毒性的敏感性增高。

11.何谓高钾血症,其原因有哪些?

高钾血症是指血清钾浓度大于5.5mmol/L。是由于钾摄入过高,排出受阻和跨细胞分布异常而引起。其原因按临床重要性分别为:

(1)肾排钾障碍:①肾小球滤过率的显著下降,主要见于急性肾功能衰竭的少尿期;②远曲小管、集合小管的泌K^+功能受阻皆可导致钾排出减少,血K^+升高,醛固酮不足,肾上腺皮质功能不全。

(2)钾的跨细胞分布异常,细胞内K^+移出,超过了肾脏代偿排出能力时,血钾浓度升高,见于:①酸中毒,高氯性代酸时表现得比较明显;②高血糖合并胰岛素不足,可促进K^+外移,使血K^+升高;③某些药物:如β受体阻滞剂可妨碍细胞摄钾。

(3)摄钾过多:如静脉途径输钾过快或浓度过高引起。

(4)假性高钾血症:如采集血样时发生溶血等。

12.为什么输入大量库存血可导致高钾血症?

库存血中的红细胞裂解可释放出钾而使血清钾浓度升高。库存时间越久,血清钾越高。一般库存2周血清钾可增高4~5倍。库存3周后,血清钾可高达10倍。因此,输入大量库存血会导致高钾血症。

13.高钾血症可出现哪些心电图表现?

(1)T波高尖:由于膜对K^+的通透性升高,动作电位中对应于心电图T波的3相钾外向电流加速,使T波突出,成高尖状。在高钾血症早期,血清钾超过5.5 mmol/L时即可出现。

(2)P波和QRS波振幅降低,间期增宽,S波增深:主要由于传导性明显下降所致。严重高血钾时与后面的T波相连成正弦状波,此时,即可发生心室停搏或室颤。

(3)多种类型的心律失常心电图:由于自律性降低,可出现窦性心动过缓,窦性停搏;由于传导性降低,出现各类型的传导阻滞,如房室、房内、室内传导阻滞等;以及因传导性、兴奋性异常等的共同影响出现室颤。

14.何谓血液缓冲系统?

由弱酸(缓冲酸)及其相对应的缓冲碱组成,血液的缓冲系统主要有碳酸氢盐缓冲系统、磷酸盐缓冲系统、血浆蛋白缓冲系统、血红蛋白和氧合血红蛋白缓冲系统5种。

15.何谓动脉血CO_2分压,有何临床意义?

动脉血CO_2分压是血浆中呈物理溶解状态的CO_2分子产生的张力。是反映呼吸性酸碱平衡紊乱的重要指标。正常值为33~46mmHg,平均值为40 mmHg。$PaCO_2<33$ mmHg,表示肺通气过度,CO_2排出过多,见于呼吸性碱中毒或代偿后的代谢性酸中毒;$PaCO_2>46$ mmHg,表示肺通气不足,有CO_2潴留,见于呼吸性酸中毒或代偿后的代谢性碱中毒。

16.何谓阴离子间隙,有何临床意义?

阴离子间隙(AG)是一项受到广泛重视的酸碱指标。AG是一个计算值,指血浆中未测定的阴离子(UA)与未测定的阳离子(UC)的差值,即AG=UA-UC。波动范围是12±2mmol/L。临床实际测定时,限于条件及需要,一般仅测定阳离子中(Na^+),阴离子中的(Cl^-和HCO_3^-)。目前多以AG>16 mmol/L,作为判断是否有AG增高代谢性酸中毒的界限。AG降低在诊断酸碱失衡方面意义不大。

17.何谓代谢性酸中毒?

代谢性酸中毒是指细胞外液H^+增加和(或)HCO_3^-丢失而引起的以血浆HCO_3^-减少为特征的酸碱平衡紊乱。

18.哪些原因可引起代谢性酸中毒?

(1)HCO_3^-直接丢失过多:①因胰液、肠液和胆液中碳酸氢盐大量丢失;②II型肾小管性酸中毒时HCO_3^-尿中排出增多。

(2)固定酸产生过多,HCO_3^-缓冲消耗:①乳酸酸中毒;② 酮症酸中毒。

(3)外源性固定酸摄入过多,HCO_3^-缓冲消耗:①水杨酸中毒,②含氯的成酸性药物摄入过多。

(4)肾脏泌氢功能障碍:在严重肾功能衰竭病人,体内固定酸不能由尿中排泄,H^+浓度增加导致HCO_3^-浓度降低。

(5)血液稀释,使HCO_3^-浓度下降 见于快速输入大量无HCO_3^-的液体或生理盐水。

(6)高血钾:各种原因引起细胞外液K^+增多时,K^+与细胞内H^+交换,引起细胞外H^+增加,导致代谢性酸中毒。

19.何谓呼吸性酸中毒?

呼吸性酸中毒是指CO_2排出障碍或吸入过多引起的以血浆H_2CO_3浓度升高为特征的酸碱平衡紊乱类型。

20.严重呼吸性酸中毒未改变通气功能前,能使用碳酸氢钠吗?

不能。因呼吸性酸中毒时,由于有肾保碱的代偿作用,碳酸氢根离子浓度很高;若在通气功能改善之前用碳酸氢钠,即可在体内解离成钠离子和碳酸氢根离子;碳酸氢根离子与氢离子结合生成碳酸后,即可加重呼吸性酸中毒。故对这类病人必须保证有足够通气,使得及时排出过多的二氧化碳后,方可慎用碳酸氢钠治疗。

21.何谓代谢性碱中毒?

代谢性碱中毒是指细胞外液碱增多或H^+丢失而引起的以血浆HCO_3^-增多为特征的酸碱平衡紊乱类型。

22.有哪些原因可引起代谢性碱中毒?

凡是使H^+丢失或HCO_3^-进入细胞外液增多的因素,都可以引起血浆HCO_3^-浓度升高。如酸性物质丢失过多,HCO_3^-过量负荷,H^+向细胞内移动。

23.何谓呼吸性碱中毒?

呼吸性碱中毒是指肺通气过度引起的血浆H_2CO_3浓度原发性减少为特征的酸碱平衡紊乱类型。

24.有哪些原因可引起呼吸性碱中毒?

引起呼吸性碱中毒的原因:①低张性缺氧;②精神性通气过度;③代谢过盛(如发热、甲亢);④某些药物的作用;⑤呼吸机使用不当造成通气量过大等。

25.何谓血氧饱和度,其正常值是多少?

血红蛋白氧饱和度:是指血红蛋白与氧结合的百分数,简称血氧饱和度。主要取决于血氧分压,两者的关系可用氧合血红蛋白解离曲线表示。

正常值:动脉血氧饱和度(SaO_2)为95%~97%;静脉血氧饱和度(SvO_2)为75%。

26.何谓发绀?

低张性缺氧时,动脉血和静脉血中,脱氧血红蛋白增多。当毛细血管血液中脱氧血红蛋白的平均浓度超过5g/dl时,皮肤与粘膜呈青紫色,称为发绀。

27.试述各型缺氧的血氧变化特点。

各型缺氧的血氧变化见表2-5

表2-5 各型缺氧的血氧变化

缺氧类型	动脉血氧分压	血氧含量	动脉血氧含量	动脉血氧饱和度	动-静脉血氧含量差
低张性缺氧	下降	正常或升高	下降	下降	下降或正常
血液性缺氧	正常	下降或正常	下降	正常	下降
循环性缺氧	正常	正常	正常	正常	升高
组织性缺氧	正常	正常	正常	正常	下降

28.氧疗对哪型缺氧效果最好,为什么?

吸氧是治疗缺氧的基本方法,对各种类型的缺氧均有一定疗效,但对低张性缺氧的效果最好。因为这一型缺氧病人动脉血压及动脉血氧饱和度明显低于正常。吸氧可提高肺泡氧分压,使动脉血氧分压及动脉血氧饱和度增高、血氧含量增多,因而对组织的供氧增加。

29.何谓发热?

由于致热原的作用使体温调定点上移而引起调节性体温升高(超过0.5℃)时,就称之为发热。发热不是独立的疾病,而是多种疾病的重要病理过程和临床表现,也是疾病发生的重要信号。

30.何谓外致热原,它包含哪几类?

来自体外的致热物质称为外致热原。常见的外致热原包含:①细菌,包括革兰阳性菌、革兰阴性菌、分枝杆菌等;②病毒,流感和SARS等病,最主要的症状之一就是发热;③真菌;④螺旋体;⑤疟原虫等。

31.何谓内生致热原,它包含哪几类?

产EP细胞在发热激活物的作用下,产生和释放的能引起体温升高的物质,称之为内生致热原。内生致热原包含:白细胞介素—1、肿瘤坏死因子、干扰素、白细胞介素—6等。

32.何谓肿瘤?

是机体在各种致瘤因素作用下,局部组织的某个细胞在基因水平上失去对其生长的正常调控,导致其克隆性异常增生而形成的新生物。这种新生物形成的过程也称为肿瘤形成。

33.肿瘤有哪些生长方式,各生长方式有何特点?

(1)膨胀性生长:是大多数良性肿瘤所表现的生长方式。其特点是:瘤细胞生长缓慢,不侵袭周围正常组织,与周围组织分界清楚。

(2)外生性生长:发生在体表、体腔表面或管道器官(如消化道,泌尿生殖道)表面的肿瘤,常向表面生长,形成突起的乳头状、息肉状、蕈状或菜花状的肿物。恶性肿瘤在外生性生长的同时,其基底部往往也呈浸润性生长。由于生长迅速,血液供应不足,容易发生坏死脱落而形成底部高低不平、边缘隆起的恶性溃疡。

(3)浸润性生长:为大多数恶性肿瘤的生长方式。其特点是没有包膜,与邻近的正常组织紧密连接而无明显界限。

34.肿瘤有哪些扩散途径?

肿瘤扩散途径有:直接蔓延;转移(淋巴道转移,血道转移,种植性转移)。

35.何谓应激性溃疡?

指病人在遭受各类重伤(包括大手术)、重病和其他应激情况下,出现胃、十二指肠粘膜的急性病变。主要表现为胃、十二指肠粘膜的糜烂、浅溃疡、渗血等。少数溃疡可较深或穿孔,当溃疡发展侵蚀大血管时,可引起大出血。应激性溃疡不同于一般的消化性溃疡,但应激可促进和加剧消化性溃疡的发展。

36.何谓弥散性血管内凝血(DIC)?

是指在某些致病因子的作用下,凝血因子和血小板被激活,大量促凝物质入血,引起微循环中广泛的微血栓形成,同时或继发纤溶亢进,导致病人出现明显的出血、休克、器官功能障碍和溶血性贫血等临床表现,称为DIC。DIC是一种危重综合征。

37.简述DIC常见的原因和发病机制。

引起DIC的原因有很多,最常见的是感染性疾病,其中包括细菌、病毒等感染和败血症等;其次为恶性肿瘤。产科意外、大手术创伤也较常见。

其主要机制为：组织因子的释放、血管内皮细胞损伤及凝血、抗凝功能失调、血细胞的破坏和血小板激活以及某些促凝物质入血等。

38.试述休克的概念。

休克是多病因、多发病环节、有多种体液因子参与，以机体循环系统功能紊乱，尤其是微循环功能障碍为主要特征，并可能导致器官功能衰竭等严重后果的复杂的全身调节紊乱性病理过程。

39.休克的病因有哪些？

导致休克发生的病因很多，常见有：①失血与失液；②烧伤；③创伤；④感染；⑤过敏；⑥强烈的神经刺激；⑦心脏和大血管病变。

40.休克分为哪几期？

(1)休克Ⅰ期(微循环缺血性缺氧期)，亦称休克早期、休克代偿期。其临床表现：该期病人脸色苍白、四肢湿冷、脉搏细速、尿量减少、神志清楚，血压可骤降(如大失血)，也可略降，甚至正常(代偿)，但脉压明显减小。

(2)休克Ⅱ期(微循环淤血性缺氧期)，亦称休克进展期、可逆性失代偿期。其临床表现：病人神志淡漠甚至转入昏迷，血压进行性下降，少尿甚至无尿，皮肤发凉加重、发绀，可出现花斑。

(3)休克Ⅲ期(微循环衰竭期)，亦称休克晚期、休克难治期。其临床表现：由于微血管反应性降低，血压进行性下降，给升压药难以恢复；脉搏细弱而频速，中心静脉压降低，静脉塌陷，出现循环衰竭，可致病人死亡。

41.何谓多器官功能障碍综合征(MODS)，有何特点？

MODS是指在严重创伤、感染和休克时，原无器官功能障碍的病人在短时间内相继出现两个以上系统和器官功能障碍。

特点：①全身性病理性连锁性变化；②各器官病变轻重不一；③一旦治好，不留后遗症。

42.何谓心力衰竭？

在各种致病因素的作用下，心脏的收缩和/(或)舒张功能障碍，使心输出量绝对或相对下降(即心泵功能减弱)，不能满足机体代谢需要的病理过程或综合征，称为心力衰竭。

43.常见心力衰竭的病因有哪些？

(1)原发性心肌舒缩功能障碍；

(2)心脏负荷过度。

44.试述心力衰竭的三大主征。

心力衰竭的三大主征见图2-1

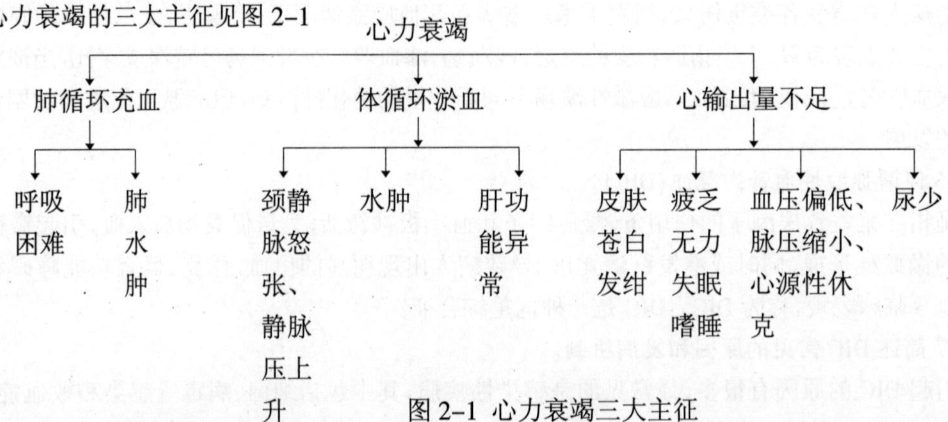

图2-1 心力衰竭三大主征

45.何谓呼吸衰竭,有哪些主要血气指标?

指外呼吸功能严重障碍,导致 PaO_2 降低或伴有 $PaCO_2$ 增高的病理过程。诊断呼吸衰竭的主要血气指标是 PaO_2 低于 60mmHg,伴有或不伴有 $PaCO_2$ 高于 50mmHg。

46.何谓Ⅰ型呼吸衰竭,何谓Ⅱ型呼吸衰竭?

Ⅰ型呼吸衰竭:只有 PaO_2 降低,不伴有 $PaCO_2$ 增高,故又称低氧血症型;Ⅱ型呼吸衰竭:既有 PaO2 降低,又伴有 $PaCO_2$ 增高,故又称高碳酸血症型呼吸衰竭。

47.缺氧时中枢神经系统有何变化?

中枢神经系统对缺氧最敏感,当 PaO_2 降至 60mmHg 时,可出现智力和视力轻度减退。如 PaO_2 迅速降至 40~50mmHg 以下,就会引起一系列神经精神症状,如头痛、不安、定向与记忆障碍、精神错乱、嗜睡,以致惊厥和昏迷。CO_2 潴留使 $PaCO_2$ 超过 80mmHg 时,可引起头痛、头晕、烦躁不安、言语不清、扑翼样震颤、精神错乱、嗜睡、抽搐、呼吸抑制等,称 CO_2 麻醉。

48.何谓肝功能不全?

各种病因严重损害肝脏细胞,使其代谢、分泌、合成、解毒、免疫等功能严重障碍,机体可出现黄疸、出血、感染、肾功能障碍及肝性脑病等临床综合征称肝功能不全。

49.肝性脑病分几期?

肝性脑病按神经精神症状的轻重分为四期:一期(前驱期):轻微的神经精神症状,可表现出:欣快、反应迟缓、睡眠节律的变化。有轻度的扑翼样震颤等。二期(昏迷前期):一期症状加重,可出现:行为异常、嗜睡、定向理解力减退及精神错乱。经常出现扑翼样震颤等。三期(昏睡期):有明显的精神错乱、昏睡等症状。四期(昏迷期):神志丧失,不能唤醒,没有扑翼样震颤等。

50. 肝性脑病为什么不能用肥皂水灌肠?

肥皂液是碱性,导致肠内呈碱性,使氨根离子转变为氨气增多,吸收入血后,可使血氨升高,促进肝性脑病发生。

51.何谓急性肾功能衰竭?

急性肾功能衰竭(ARF)是指各种原因在短期内引起肾脏泌尿功能急剧障碍,以致机体内环境出现严重紊乱的病理过程,临床表现有水中毒、氮质血症、高钾血症和代谢性酸中毒。

52.何谓少尿、无尿?

成人 24 小时尿量少于 400 ml 或每小时尿量少于 17 ml 者称少尿;24 小时尿量少于 100ml 者,称无尿。

53.何谓尿毒症?

尿毒症是急慢性肾功能衰竭的最严重阶段,除水电解质、酸碱平衡紊乱和肾脏内分泌功能失调外,还出现内源性毒性物质蓄积而引起的一系列自身中毒症状,故称之为尿毒症。

54.何谓意识障碍?

意识障碍指不能正确认识自身状态和/或客观环境,不能对环境刺激做出反应的一种病理过程,其病理学基础是大脑皮层、丘脑和脑干网状系统的功能异常。意识障碍通常同时包含有觉醒状态和意识内容两者的异常,常常是急性脑功能不全的主要表现形式。

55. 意识障碍的主要表现形式有哪些?

意识障碍的主要表现形式有:

(1)谵妄:是一种以意识内容异常为主的急性精神错乱状态,常有睡眠–觉醒周期紊乱以及错觉、幻觉、兴奋性增高为主的精神运动性改变等；

⑵精神错乱：觉醒状态和意识内容两种成分皆出现异常，处于一种似睡似醒的状态，并常有睡眠-觉醒周期颠倒；

⑶昏睡：觉醒水平、意识内容降至最低水平，强烈疼痛刺激可使病人出现睁眼、眼球活动等反应，但很快又陷入昏睡状态，病人几乎无随意运动，但腱反射尚存；

⑷昏迷：指觉醒状态、意识内容、随意运动持续(至少6小时)、完全丧失的极严重意识障碍，昏迷时出现病理反射，强烈的疼痛刺激偶可引出简单的防御性肢体运动，但不能使之觉醒。

(四)药理学

1.何谓药理效应？

药理效应是药物作用的结果，是机体反应的表现。实际上药理效应是机体器官原有功能水平的改变，功能提高称为兴奋、亢进，功能降低称为抑制、麻痹。过度兴奋转入衰竭，是另外一种性质的抑制。

2.何谓治疗效果？

治疗效果，也称疗效，是指药物作用的结果有利于改变病人的生理、生化功能或病理过程，使患病的机体恢复正常。

3.什么叫首关消除？

某些药物在通过肠粘膜及肝脏时经灭活代谢，使其进入体循环的药量减少，该过程称首关消除(亦称首关效应或第一关卡效应)。

4.何谓药物半衰期？

药物半衰期是指血浆药物浓度下降一半所需的时间。

5.什么是药物不良反应？药物的不良反应有哪些表现形式？

凡不符合用药目的并为病人带来不适或痛苦的有害反应统称为药物不良反应。其主要表现形式有：①副反应；②毒性反应；③后遗反应；④停药反应；⑤变态反应：亦称过敏反应；⑥特异质反应。

6.何谓习惯性和成瘾性？

习惯性是指反复应用某药或某些嗜好一旦停止后会感到不适，例如停止抽烟、饮酒，并不会出现严重的病理状态。

成瘾性是由于长期、反复使用某些药物后，病人产生用药后的舒适感，因有继续使用的欲望。一旦停药，即可出现戒断症状，如疲倦、乏力、恶心、呕吐、流涎等，甚至意志消沉、人格丧失及异常行为等。

7.试述药物的剂量、治疗量、极量、中毒量、致死量的含义。

⑴剂量：一般成人应用药物能产生治疗作用的一次平均用量。

⑵治疗量：指药物的常用量，是临床常用的有效治疗范围。

⑶极量：指治疗量的最大限度，即安全用药的极限，超过极量就有可能发生中毒。

⑷中毒量：超过极量，产生中毒症状的剂量。

⑸致死量：超过中毒量，导致死亡的剂量。

8.简述乙酰胆碱的药理作用。

(1)对心血管系统主要作用:血管舒张、减慢心率、减弱心肌收缩力等。

(2)兴奋胃肠道:胃、肠平滑肌蠕动增加,胃、肠分泌增加,出现恶心、嗳气、呕吐、腹痛等。

(3)泌尿道平滑肌蠕动增加,膀胱逼尿肌收缩、膀胱排空。

(4)泪腺、气管和支气管腺体、唾液腺、消化道腺体和汗腺分泌增加,支气管收缩,颈动脉和主动脉体化学受体兴奋。

9.简述毛果芸香碱的药理作用。

毛果芸香碱能直接作用于副交感神经节后纤维支配的效应器的M胆碱受体,尤其对眼和腺体作用较明显。滴眼后可引起缩瞳、降低眼内压和调节痉挛等作用;可使汗腺、唾液腺分泌明显增加。

10.试述新斯的明的药理作用及其主要临床应用。

新斯的明为季胺类化合物,对效应器有一定的选择作用。对骨骼肌及胃肠道、膀胱平滑肌兴奋作用较强;对心血管、腺体、眼和支气管平滑肌作用较弱。

主要临床应用:①重症肌无力。②手术后腹气胀和尿潴留。③阵发性室上性心动过速。④非去极化型骨骼肌松弛药过量中毒的解救(如筒箭毒碱中毒)。

11.有机磷农药中毒时,为什么用阿托品、解磷定来解救?

有机磷农药属于有机磷酸酯类,是一类持久的、难逆的胆碱酯酶抑制剂。被抑制的胆碱酯酶不能水解体内乙酰胆碱,乙酰胆碱大量蓄积,致全身中毒而出现M样、N样作用及中枢症状等。

抢救有机磷农药中毒主要采用两种药物:

(1)M受体阻断药,即常用的阿托品类。阿托品可对抗体内蓄积的乙酰胆碱所致的M受体兴奋的症状,如瞳孔缩小、流涎、流涕、出汗、腹泻、大小便失禁及支气管痉挛等。此外,还可对抗部分中枢神经系统中毒症状。阿托品能迅速缓解中毒症状,是有机磷农药中毒时的重要拮抗药。

(2)胆碱酯酶复活药,常用者有解磷定、氯磷定等肟类衍生物,可以使胆碱酯酶迅速恢复活性,发挥水解乙酰胆碱的作用,减少或消除乙酰胆碱的蓄积。此外,解磷定也能直接与体内游离的有机磷酸酯类结合,使之成为无毒的化合物排出体外。这类药物宜早期使用,若待中毒酶已“老化”则无效。

12.试述阿托品的药理作用和临床用途。

阿托品为M胆碱受体阻断药,与M胆碱受体结合后,能竞争性地拮抗乙酰胆碱对M胆碱受体的激动作用,出现M胆碱受体阻断效应。阿托品具有广泛的药理作用和用途。

(1)抑制腺体分泌,对唾液腺与汗腺的作用最敏感。常用于全身麻醉前给药,以减少呼吸道分泌。

(2)使瞳孔括约肌和睫状肌松弛,出现扩瞳、眼内压升高和调节麻痹。可用于扩瞳查眼底及治疗虹膜睫状体炎,还可用于验光配镜。

(3)对多种内脏平滑肌具松弛作用,尤其对过度活动或痉挛的平滑肌作用更为显著。适用于各种内脏绞痛,对胃肠绞痛,膀胱刺激症状疗效较好,但对胆绞痛或肾绞痛疗效较差,常需与阿片类镇痛药合用。

(4)能阻断迷走神经对心脏的抑制,增快心率,加速房室传导。可用于治疗迷走神经过度兴奋所致窦房阻滞、房室阻滞等缓慢型心律失常。

(5)解除小血管痉挛,改善微循环。大剂量的阿托品可用于治疗感染性休克者。

(6)解救有机磷酸酯类中毒。

13.简述间羟胺的药理作用。

间羟胺又名阿拉明,性质较稳定,主要作用是直接激动 α 受体,对 β_1 受体作用较弱。间羟胺收缩血管，升高血压作用较去甲肾上腺素弱而持久，略增加心肌收缩性，使休克病人的心排出量增加。对心率的影响不明显；有时血压升高反射地使心率减慢，很少引起心律失常，对肾脏血管的收缩作用也较弱，但仍能显著减少肾脏血流量。

14.为什么过敏性休克应首选肾上腺素？

过敏性休克是由抗原抗体在体内发生反应，释放组织胺类物质，使血管扩张，血管通透性增加，有效循环血量减少，血压下降，支气管平滑肌收缩引起呼吸困难。

肾上腺素激动 α 受体，收缩小动脉和毛细血管前括约肌，降低毛细血管的通透性；激动 β 受体可改善心功能，缓解支气管痉挛，减少过敏性介质释放，扩张冠状动脉，可迅速缓解过敏性休克的临床症状，为治疗过敏性休克的首选药物。

15.多巴胺作用机制如何？

作用机理：(1)激动心脏 β_1 受体；也能使肾脏、肠系膜、脑和冠状血管等血管扩张。大剂量时使血管收缩。(2)具有释放去甲肾上腺素作用。

16.酚妥拉明的主要临床应用有哪些？

(1)用于外周血管痉挛性疾病，如肢端动脉痉挛性病等；

(2)在静脉滴注去甲肾上腺素发生外漏时，可用酚妥拉明 10mg 溶于 10～20ml 生理盐水中，作皮下浸润注射。也用于肾上腺素等拟交感胺药物过量所致的高血压；

(3)用于肾上腺嗜铬细胞瘤的诊断，其骤发高血压危象以及手术前的准备，能使嗜铬细胞瘤所致的高血压下降；

(4)用于抗休克，改善休克状态时内脏血液灌注，解除微循环障碍。尤其对休克症状改善不佳而左室充盈压增高者疗效好。适用于感染性、心源性和神经性休克；

(5)有报告用酚妥拉明等血管扩张药治疗其他药物无效的急性心肌梗死及充血性心脏病所致的心力衰竭；

(6)可用于男性勃起功能障碍。

17.常用的 β 受体阻断药有哪些？

β 受体阻断药临床较常用应用的有：

(1)非选择性 β 受体阻断药：即 β_1、β_2 受体阻断药。代表性药物有普萘洛尔，纳多洛尔，噻吗洛尔及吲哚洛尔等；

(2)选择性 β 受体阻断药:代表药物有美托洛尔,阿替洛尔,艾司洛尔及醋丁洛尔等；

(3)a、β 受体阻断药：拉贝洛尔。

18.β 受体阻断药主要用于治疗哪些心血管系统疾病？

(1)心律失常；(2)心绞痛和心肌梗死；(3)高血压；(4)充血性心力衰竭；(5)其他：甲亢及甲亢危象，偏头痛、肝硬化的上消化道出血等。

19.简述普萘洛尔的药理作用及临床应用。

普萘洛尔具较强的 β 受体阻断作用，对 β_1 和 β_2 受体的选择性很低，没有内在拟交感活性。用药后使心率减慢，心肌收缩力和排出量减低，冠脉血流量下降，心肌耗氧明显减少，对高血压病人可使血压下降，支气管阻力也有一定程度的增高。可用于治疗心律失常、心绞痛、高血压、甲状腺功能亢进等。

20.什么是镇静催眠药？

能缓和激动、消除躁动，恢复安静情绪的药物称镇静药。能促进和维持近似生理睡眠的药物称催眠药。但同一药物,在较小剂量时起镇静作用,在较大剂量时则起催眠作用。可见,镇静药和催眠药之间并无本质的区别,因此统称为镇静催眠药。

21.试述苯二氮卓类催眠药的主要临床适应证。

(1)抗焦虑:在小于镇静剂量时即可产生抗焦虑作用,能改善病人的紧张、忧虑、激动和失眠等症状;

(2)镇静催眠:随着剂量的加大,本类药物可引起镇静及催眠,用于麻醉前给药,但不致全身麻醉;

(3)抗惊厥、抗癫痫:本类药物抗惊作用很强,其中地西泮的作用尤为显著。临床上可用于辅助治疗破伤风、子痫、小儿高热惊厥及药物中毒性惊厥。地西泮为治疗癫痫持续状态之首选药物。

(4)中枢性肌肉松弛:本类药物可松弛肌肉而不影响正常活动。临床可用于多种由中枢神经病变引起的肌张力增强或局部病变所致肌肉痉挛(如腰肌劳损)。

22.巴比妥类随剂量变化作用有何不同?

其效应随剂量的增加而变化。小剂量镇静;中剂量催眠,抗惊厥;大剂量产生麻醉;中毒剂量可麻痹呼吸中枢而致死。

23.为什么临床上常用度冷丁,而少用吗啡?

度冷丁是人工合成的镇痛药,镇痛作用虽比吗啡弱,但对各种剧痛均有效,同时,由于疼痛的缓解,可消除紧张、焦虑情绪,使病人安静。

度冷丁与吗啡均属于成瘾性镇痛药,但度冷丁成瘾性较吗啡小,戒断症状较吗啡轻,且一般不发生吗啡所引起的腹胀、便秘和尿潴留等不良反应。所以,本品已成为临床上常用和较好的吗啡代用品。

24.吗啡为什么能治疗心源性哮喘而不能治疗支气管哮喘?

心源性哮喘时,注射吗啡可解除病人的气促与窒息感,促进肺水肿液的吸收。其机制如下:

(1)扩张外周血管,降低外周阻力从而降低心脏的前后负荷;吗啡亦降低肺动静脉压,有利于肺水肿的消除;

(2)吗啡的中枢镇静作用可消除病人的恐惧、濒危感与忧郁情绪;

(3)降低呼吸中枢对二氧化碳的敏感性,减弱了反射性的呼吸兴奋作用。

支气管哮喘的病人则禁用吗啡,这是由于吗啡可抑制呼吸中枢与咳嗽反射,并释放组胺使支气管收缩而加重哮喘与呼吸衰竭。

25.简述中枢兴奋药的分类。

中枢兴奋药是能提高中枢神经系统功能活动的一类药物。根据其主要作用部位可分为三类:(1)主要兴奋大脑皮层的药物,如咖啡因等;(2)主要兴奋延脑呼吸中枢的药物,又称呼吸兴奋药,如尼可刹米等;(3)主要兴奋脊髓的药物,如士的宁等。

26.简述阿司匹林的基本作用。

(1)解热作用:其作用部位在丘脑下部的体温调节中枢,通过抑制PG合成而发挥解热作用,用药后能使发热病人体温下降,而对正常体温无影响。

(2)镇痛作用:其镇痛作用部位主要在外周,能减弱炎症时所产生的活性物质(如缓激肽)对末梢化学感受器的刺激,对各种慢性钝痛如头痛、牙痛、神经痛、肌痛、关节痛及痛经等有良好的镇痛效果。

(3)抗炎抗风湿作用:阿司匹林对风湿性及类风湿性关节炎有肯定疗效,但无病因治疗作用。

(4)抗血栓形成:阿司匹林有抗血小板聚集及抗血栓形成作用。但此作用只在低剂量的阿司匹林才具有，大剂量阿司匹林反而无抗血栓形成作用。

27.阿司匹林的主要不良反应有哪些？如何避免？

(1)胃肠道反应：最为常见。口服可直接刺激胃粘膜，引起上腹不适、恶心、呕吐。血浓度高则刺激延脑催吐化学感应区，也可致恶心呕吐。较大剂量口服可引起胃溃疡及不易察觉的胃出血；原有溃疡病者，症状加重。饭后服药，将药片嚼碎，同服抗酸药如碳酸钙，或服用肠溶片可减轻或避免以上反应。

(2)凝血障碍：一般剂量阿司匹林就可抑制血小板聚集，延长出血时间。大剂量(5g/日以上)或长期服用，还能抑制凝血酶原形成，延长凝血酶原时间，维生素K可以预防。严重肝损害、低凝血酶原血症、维生素K缺乏等均应避免服用阿司匹林。手术前一周应停用。

(3)过敏反应：少数病人可出现荨麻疹、血管神经性水肿、过敏性休克。某些哮喘病人服阿司匹林或其他解热镇痛药后可诱发哮喘，称为“阿司匹林哮喘”。哮喘、鼻息肉及慢性荨麻疹病人禁用阿司匹林。

(4)水杨酸反应：阿司匹林剂量过大(5g/日)时，可出现头痛、眩晕、恶心、呕吐、耳鸣、视、听力减退，总称为水杨酸反应，是水杨酸类中毒的表现，严重者可出现过度呼吸、酸碱平衡失调，甚至精神错乱。严重中毒者应立即停药，静脉滴入碳酸氢钠溶液以碱化尿液，加速水杨酸盐自尿排泄。

(5)瑞夷综合征：据国外报道患病毒性感染伴有发热的儿童或青年服用阿司匹林后有发生瑞夷综合征的危险，表现为严重肝功能不良合并脑病，虽少见，但可致死，宜慎用。

28.钙拮抗药在心血管疾病中有哪些临床应用？

(1)心律失常：对于阵发性室上性心动过速，维拉帕米为首选药物，能有效地恢复窦性节律。用于房颤、房扑时可降低心室率，少数病人可转为窦性节律。

(2)心绞痛：对变异型心绞痛，钙拮抗药疗效显著，其中硝苯地平最为有效；对典型心绞痛及不稳定型也有应用价值。

(3)高血压：硝苯地平、维拉帕米等，均能有效地降低血压，可用于各型高血压的治疗，尤适于高血压并发冠心病、心肌缺血、哮喘等病人。

(4)心肌梗死：钙拮抗药能增加侧支循环，减少耗氧，因而可能缩小梗死范围，也可预防梗死后反复出现的心肌缺血。

(5)保护心肌：冠脉阻断后心肌缺血及恢复灌流后常因细胞内钙离子过多，线粒体内钙离子积蓄，干扰ATP的产生而使缺血细胞坏死。若先给予钙拮抗药可因境地细胞内钙离子而保护心肌免于坏死，临床用于心脏直视手术的停搏液中。

其他心血管疾病：如心功能不全、肥厚性心肌病、肺动脉高压、脑血管痉挛、偏头痛及雷诺病等。

29.简述尼莫地平的药理作用及临床应用。

尼莫地平为一强效脑血管扩张药。其脂溶性高，可迅速通过血脑屏障，脑脊液中的药物浓度约为血浆的10%。其在降压作用不明显时就表现出对脑血管的舒张作用，并对脑细胞有保护作用。其治疗量能逆转脑血管痉挛，增加脑血流量，改善脑循环。用于脑血管疾病，如蛛网膜下腔出血，缺血性脑卒中，脑血管灌注不足，脑血管痉挛，痴呆、偏头痛等。

30.快速心律失常如何选用药物治疗？

应根据快速型心律失常的类别，病情的紧迫性，以及病人的心功能等选用药物。

(1)窦性心动过速：首选β受体阻断药(如普萘洛尔等)，也可选用维拉帕米。

(2)心房颤动或扑动：首选强心苷，转律用奎尼丁，预防复发可加用或单用胺碘酮。控制心室频率用强心苷,亦可加用维拉帕米或普萘洛尔。

(3)房性早搏:首选普萘洛尔,维拉帕米,胺碘酮,次选奎尼丁,普鲁卡因胺。

(4)阵发性室上性心动过速:可用维拉帕米、普萘洛尔、胺碘酮、奎尼丁。

(5)室性早搏:首选普鲁卡因胺、美西律、胺碘酮;急性心肌梗死时宜用利多卡因、艾斯洛尔,强心苷中毒者用苯妥英钠、妥卡尼。

(6)阵发性室性心动过速:选用利多卡因、普鲁卡因胺、美西律。

(7)心室纤颤:选用利多卡因、普鲁卡因胺。

31.简述利多卡因的临床应用。

利多卡因对各种室性心律失常疗效显著,主要用于转复和预防室性快速性心律失常,如急性心肌梗死病人的室性早搏、室性心动过速及心室颤动,可作为首选药,此外,对各种器质性心脏病引起的室性心律失常,包括洋地黄、外科手术所引起的均可使用。特别适用于危急病例,能迅速到达有效血药浓度。

32.简述强心苷的主要临床用途。

强心苷主要用于治疗心功能不全和某些心律失常。

(1)慢性心功能不全:多种疾患如高血压、心瓣膜病、心肌缺血、先天性心脏病、各种心肌炎、严重贫血等均可引起慢性心功能不全,强心苷能有效的改善动脉系统缺血、静脉系统淤血症状,取得对症治疗的效果,但强心苷对各种原因引起的心功能不全的疗效有所差异。

(2)某些心律失常:

①心房颤动:强心苷为首选药。它有减慢房室结区和房室束传导的作用,使来自心房过多的冲动不能传导到心室,使心室频率降低。

②心房扑动:强心苷是治疗心房扑动的最常见的药物。它能缩短心房不应期,因而引起更多折返,使心房扑动转为心房颤动,继而通过减慢传导降低心室率。

③阵发性室上性心动过速:强心苷通过减慢房室传导作用而达到疗效。

33.地高辛中毒如何救治?

停药,对过速性心律失常者可静脉滴注钾盐,轻者口服。因细胞外 K^+ 可阻止强心苷与膜 Na^+-K^+-ATP 酶的结合,故能阻止毒性的发展。对严重者,还需用苯妥英钠,它与强心苷争夺 Na^+-K^+-ATP 酶,能抑制早搏、心动过速,并不减慢房室传导。也可用利多卡因解救室性心动过速及心室颤动。对危及生命的极严重中毒者,宜用地高辛抗体 Fab 片段作静脉注射,它能迅速结合并中和地高辛,使后者脱离 Na^+-K^+-ATP 酶而解除毒性,静脉注射 Fab 在 20 分钟内见效,80 分钟效应最高,Fab 每 80mg 能拮抗 1mg 地高辛。

34.硝酸酯类及亚硝酸酯类药物防止心绞痛的主要作用机制是什么?

(1)降低心肌耗氧量:硝酸酯类和亚硝酸酯类药物,对阻力血管和容量血管都有扩张作用。用药后的综合结果是减轻了心脏的前后负荷,心肌耗氧量明显降低,有利于消除心绞痛。

(2)使冠脉血流量重新分配:硝酸酯和亚硝酸酯类能增加心内膜下供血,使血液易从心外膜区域向心内膜下缺血区流动;能明显舒张较大的心外膜血管及侧支血管,而对阻力血管的舒张作用微弱。

35.高血压药分为哪几类?有哪些药物?

根据药物在血压调节系统中的主要影响及作用部位,可将抗高血压药物分成以下六类:

(1)利尿药,氢氯噻嗪等。

(2)血管紧张素Ⅰ转化酶抑制药及血管紧张素II受体阻断药。

①血管紧张素Ⅰ转化酶抑制药，卡托普利等；②血管紧张素II受体阻断药，氯沙坦等。

(3) β 受体阻断药普萘洛尔等。

(4)钙拮抗药，硝苯地平等。

(5)交感神经抑制药：①中枢性抗高血压药，可乐定等；②神经节阻断药，美加明等；③抗去甲肾上腺素能神经末梢药，利舍平和胍乙啶等；④肾上腺素受体阻断药：α 受体阻断药，酚妥拉明、酚苄明等；α_1受体阻断药，哌唑嗪、乌拉地尔等；α 和 β 受体阻断药，拉贝洛尔。

(6)扩血管药：①直接舒张血管药，肼屈嗪，硝普钠。②钾通道开放药，吡那地尔等。③其他扩血管药，吲达帕胺、酮色林。

36.试述可乐定的临床特点。

(1)降压作用中等偏强，适用于治疗中度高血压。

(2)抑制胃肠的分泌和运动，因而适用于兼患溃疡病的高血压病人。

(3)少数病员长期服用可乐定突然停药可出现“反跳”现象，即出现短时的交感神经功能亢进现象，如心悸、出汗、血压突然升高等，此时可用酚妥拉明或再用可乐定取消之。

(4)久用可致钠、水潴留而降低疗效，合用利尿药能避免此缺点。

37.卡托普利的降压机制是什么？

(1)抑制整体循环血管紧张素转化酶，减少血管紧张素Ⅱ的形成，减弱其血管收缩作用。

(2)抑制局部血管紧张素转化酶，降低血管壁中的血管紧张素Ⅱ或作用于中枢神经系统而降压。

(3)血管紧张素转化酶抑制后，缓激肽分解减少，加强其血管舒张作用。

38.什么是利尿药？分为哪几类？

利尿药是作用于肾脏，增加电解质和水排泄，使尿量增多的药物。临床主要用于治疗各种原因引起的水肿，也用于其他疾病，如高血压、肾结石、尿崩症、高钙血症等的治疗。常用利尿药按它们的效能和作用部位分为三类：

(1)高效利尿药：主要作用于髓袢升支粗段髓质部和皮质部，如呋塞米、布美他尼、依他尼酸等。

(2)中效利尿药：主要作用于近曲小管近端，如噻嗪类、氯噻酮等。

(3)低效利尿药：主要作用于远曲小管和集合管，如螺内脂、氨苯蝶啶、阿米洛利等以及作用于近曲小管的利尿药，如乙酰唑胺等。

39.呋塞米为什么是高效利尿剂？主要临床适应证有哪些？

呋塞米利尿作用快而强，它作用于肾脏，抑制钠离子、氯离子的重吸收，导致排钠利尿。使肾稀释功能和浓缩功能均降低，故利尿作用强大。

临床适应证：

(1)顽固性水肿：如心、肝、肾性水肿，尤其是适合其他药物无效者；

(2)局部重要器官水肿：对于急性肺水肿和脑水肿，用药后有良效；

(3)急性肾功能衰竭的预防和早期治疗：呋塞米能增加肾血流量，改善肾脏缺血缺氧；

(4)其强大的利尿作用有助于冲洗阻塞的肾小管，防止其萎缩、坏死；

(5)加速某些毒物的排泄：某些药物或毒物的急性中毒，高效利尿药可强迫利尿，再配合输液，即可加速毒物的排泄，对以原型尿排出的药物及毒物有效。

40.简述利尿药的临床应用。

(1)消除水肿；(2)慢性心功能不全的治疗；(3)高血压的治疗；(4)加速某些毒物的排泄；(5)尿

崩症；(6)特发性高尿钙症和钙结石；(7)高钙血症。

41.氨茶碱为什么既能治疗支气管哮喘又能治疗心源性哮喘？

氨茶碱扩张支气管作用的原理是抑制磷酸二酯酶，使 cAMP 降解减少，细胞内 cAMP 水平提高，另外，氨茶碱尚有阻断腺苷受体作用，因而使平滑肌松弛。用药后可缓解症状，增加肺通气量；氨茶碱可减少炎症细胞向支气管浸润，具有抗炎作用。故氨茶碱用于治疗支气管哮喘。

氨茶碱有直接兴奋心肌，增加心肌收缩力和心输出量的作用，还有扩张冠脉，松弛支气管和利尿作用，这些都有助于缓解循环系统功能的不足。因此，氨茶碱对心源性哮喘也有一定的治疗作用。

42.避孕药的避孕原理是什么？

避孕药由不同类型的雌激素和孕激素组成，其避孕原理主要是：(1)抑制卵泡成熟和排卵；(2)改变宫颈粘液的性质，不利于精子的通过和受精；(3)改变子宫内膜，不利于孕卵着床。

43.糖皮质激素的适应症有哪些？

(1)替代疗法：用于急、慢性肾上腺皮质功能减退症（包括肾上腺危象）；用于垂体前叶功能减退及肾上腺次全切除术后作替代疗法。

(2)严重急性感染：如中毒性菌痢、暴发性流脑、中毒性肺炎、猩红热及败血症等。病毒性感染一般不宜用激素，因可减低机体的防御功能，反而使感染扩散加剧。

(3)防止某些炎症后遗症：用于结核性脑膜炎、脑炎、心包炎、风湿性心瓣膜炎、关节炎、睾丸炎及烧伤后疤痕挛缩等。对虹膜炎、角膜炎、视网膜炎和视神经炎等非特异性眼炎，激素能消炎止痛，防止角膜混浊，预防疤痕粘连的发生。

(4)自身免疫性疾病和过敏性疾病：自身免疫性疾病，如风湿热、风湿性心肌炎、风湿性及类风湿性关节炎、全身性红斑狼疮、皮肌炎、自身免疫性贫血及肾病综合征等，用激素后多可缓解症状，对过敏性疾病，如荨麻疹、枯草热、血清病、血管神经性水肿、过敏性鼻炎、支气管哮喘和过敏性休克等，激素有良好的辅助治疗作用。

(5)抗休克治疗：对感染中毒性休克、过敏性休克、心源性休克、低血容量性休克有辅助治疗作用。

(6)血液病：用于急性淋巴细胞性白血病、再生障碍性贫血、粒细胞减少症、血小板减少症和过敏性紫癜等。

(7)异体脏器或皮肤移植术：激素可抑制排异反应。

(8)局部应用：糖皮质激素对接触性皮炎、湿疹、肛门瘙痒、牛皮癣等有一定疗效，宜用氟轻松、氢化可的松及泼尼松龙。

44.简述甲状腺激素的药理作用。

(1)维持生长发育；(2)促进代谢：甲状腺激素能促进物质氧化，增加氧耗，提高基础代谢率，使产热增多；(3)神经系统及心血管效应：呆小病病人的中枢神经系统的发育发生障碍，甲状腺功能亢进时出现神经过敏、急躁、震颤、心率加快、心输出量增加等现象。因甲状腺激素可增强心脏对儿茶酚胺的敏感性。

45.胰岛素制剂有几种？如何选用？

(1)短效胰岛素：又称普通胰岛素或正规胰岛素。皮下注射后，作用维持 6 到 8 小时，可肌内或静脉注射，由于作用快，维持时间短，适用于严重或伴有并发症的病人，也适用于早期病人。

(2)中效胰岛素：有低精蛋白锌胰岛素和珠蛋白锌胰岛素，他们吸收较慢，作用时间可维持 18 到 24 小时，适用于一般中、轻度糖尿病。

(3)长效胰岛素：制剂为精蛋白锌胰岛素，作用维持 24 到 36 小时，适用于需长期用药的糖尿病人，也可用于口服降血糖药不能控制的慢性糖尿病病人。

46.什么叫化学治疗？

细菌和其它微生物、寄生虫及癌细胞（恶性肿瘤细胞）所致疾病的药物治疗统称为化学治疗（简称化疗）。

47.什么叫抗菌谱？

抗菌药物的抗菌范围称抗菌谱。某些抗菌药物仅作用于单一菌种或局限于一属细菌，其抗菌谱窄，为窄谱，如异烟肼只对抗酸分支杆菌有效。另一些药物抗菌范围广泛称之为广谱药，如四环素类和氯霉素，它们不仅对革兰氏阳性菌、阴性菌有抗菌作用，而且对衣原体、肺炎支原体、立克次体及某些原虫等也有抑制作用。

48.治疗流行性脑脊髓膜炎时为什么首选磺胺嘧啶？

治疗流行性脑脊髓膜炎首选药物必须具备两个条件，即该药对脑膜炎双球菌高度敏感并容易通过血脑屏障进入脑脊液。SD具有上述条件。另一重要因素是在磺胺嘧啶的血浆蛋白结合最低，而在脑脊液中的浓度高。因此，SD是治疗流行性脑脊髓膜炎的首选药物。

49.简述庆大霉素的临床应用。

(1)严重的革兰阴性杆菌的感染如败血症、骨髓炎、肺炎、脑膜炎等的治疗，属首选；

(2)与羧苄西林合用治疗绿脓杆菌感染，如绿脓杆菌心内膜炎，但不宜混合滴注，免使抗菌活力下降；

(3)与羧苄西林、头孢菌素联合用于未明原因的革兰阴性杆菌混合感染；

(4)口服作肠道术前准备与治疗肠道感染。

50.奎诺酮药物的发展近况及临床应用情况如何？

奎诺酮类是人工合成的一类抗菌药。其作用机制为通过抑制细菌的DNA回旋酶，导致DNA降解及细菌死亡。该类药物有：

第一代奎诺酮类：萘啶酸。抗菌谱窄，口服吸收差，血浓度低，现已淘汰。

第二代奎诺酮类：吡哌酸，抗菌活性高于萘啶酸，且对绿脓杆菌及部分革兰阳性菌如金葡萄有效。口服吸收好，用于急慢性尿路感染，革兰阴性杆菌引起的肠道感染和胆道感染等。

第三代奎诺酮类：药物有诺氟沙星、氧氟沙星、环丙沙星、氟罗沙星、依诺沙星、洛美沙星、司氟沙星等。其特点有：多数口服吸收较好，血药浓度相对较高；半衰期相对较长；与血浆蛋白结合率低；体内分布广，可进入骨、关节、前列腺等，组织的药物浓度常等于或大于血药浓度。

51.磺胺甲恶唑(SMZ)和甲氧苄啶(TMP)合用为何能协同增效？

SMZ和TMP均能干扰细菌的叶酸代谢，前者抑制二氢叶酸合成酶，后者抑制二氢叶酸还原酶，两者合用能双重阻断细菌的叶酸代谢；同时，两者血浆高峰浓度相近，使抗菌作用协同。临床所用复方新诺明即由上述两种药物组成，每片含SMZ 400mg，TMP 80mg。

52.磺胺类药有哪些常见的不良反应？如何防治？

(1)肾脏损害：某些磺胺及其乙酰化物在酸性尿液中溶解度降低，易析出结晶损害肾脏，出现结晶尿、血尿、管型尿、尿少或尿闭等。为避免这些反应可多饮水，并同时服用碳酸氢钠以碱化尿液。

(2)过敏反应：以皮疹、药热较常见。常见的皮疹是固定型药疹，此外尚有光敏性皮炎，猩红热及麻疹样皮疹。偶见有眼、口及尿道粘膜溃疡。

(3)血液系统反应：偶见粒细胞缺乏症和再生障碍性贫血及血小板减少症。

(4)其他：主要为消化系统的中枢症状，如恶心、呕吐、眩晕、乏力等，但较轻微，不必停药。但驾驶员、高空作业者应用磺胺类药应慎重。

53.治疗尿路感染时，如何选用抗生素？

治疗尿路感染，应首先选用奎诺酮类、SIZ、SMZ或呋喃妥英。这些药物可口服，疗效确实，价格低廉。若使用抗生素治疗尿路感染时，可掌握以下三原则：

(1)选用在尿液中浓度高的抗生素：如链霉素、庆大霉素、四环素、土霉素、多西环素、米诺环素、氯霉素、氧氟沙星等。

(2)根据致病菌选用抗生素：泌尿系统以革兰阴性杆菌最常见，其中大肠杆菌和副大肠杆菌占60%～80%。必要时做尿细菌培养和药物敏感试验，药物有氨基苷类，美西林等。

(3)合理加用碱性药或酸性药：改变尿液的酸碱度，常可增强抗生素的疗效。碱化尿液增强疗效的抗生素有链霉素、庆大霉素、多粘菌素(抗大肠杆菌等)；酸化尿液增强疗效的抗生素有四环素、土霉素、多西环素、多粘菌素(抗绿脓杆菌时)。

54.异烟肼有哪些特点？

(1)性质稳定，价廉。

(2)给药途径广泛，可口服、肌内注射、腔内注射等。

(3)体内分布均匀，易于达到病变部位。

(4)疗效高、毒性小。

55.抗菌药联合用药的目的是什么？

(1)发挥药物的协同抗菌作用以提高疗效；

(2)延缓或减少耐药菌的出现；

(3)对混合感染或不能作细菌学诊断的病例，联合用药可扩大抗菌范围；

(4)可减少个别药物剂量，从而减少毒副反应。

56.何谓细胞周期特异性药物？常用的有哪些？

细胞周期特异性药物是指对增殖周期中某一期有较强的作用的药物。这类药物杀灭癌细胞的能力在一定的情况下随剂量的增加而加强，但达到一定剂量后若再加大剂量，不再有更多的癌细胞被杀灭，因剩留的癌细胞不是其选择作用的细胞。周期特异性药物选择作用于S期的有巯嘌呤、氟尿嘧啶、甲氨蝶呤、羟基脲、阿糖胞苷等；作用于M期的有长春碱类、紫杉醇、三尖杉酯碱等。

57.何谓细胞周期非特异性药物？常用的有哪些？

细胞周期非特异性药物时指能杀灭增殖细胞群中各期细胞的药物。该类药物对癌细胞的杀灭作用遵循一级动力学规律，药物杀灭癌细胞的能力随剂量的增加而加强。临床可采用间隙大剂量用药，以求最大限度的杀灭癌细胞。药物有烷化剂类的氮芥、环磷酰胺、噻替派、马利兰、卡莫司汀、洛莫司汀、甲环亚硝脲等；抗癌抗生素的博来霉素、丝裂霉素、阿霉素、柔红霉素；顺铂与卡铂。

(五)医学微生物

1.何谓微生物？微生物有哪些种类？

微生物是存在于自然界中一群体积微小、结构简单、肉眼看不见，必须借助于光学显微镜或电子显微镜放大几百倍或几万倍才能观察到的微小生物。

微生物的种类繁多，自然界存在的微生物达数十万种以上。根据微生物有无细胞基本结构、分化程度、化学组成等特点，可分为三类。

(1)非细胞型微生物：无细胞结构，无产生能量的酶系统，由单一核酸(RNA 或 DNA)和蛋白质衣壳组成，具有严格的活细胞内寄生性。病毒属此类微生物。

(2)原核细胞型微生物：细胞核分化程度低，只有 DNA 盘绕而成的拟核，无核仁和核模。除核糖体外，无其他细胞器。这类微生物包括细菌、衣原体、支原体、立克次体、螺旋体和放线菌。

(3)真核细胞型微生物：细胞核的分化程度高，有核膜、核仁和染色体，胞浆内有多种细胞器(如内质网、高尔基体、线粒体等)，真菌属此类微生物。

2.细菌的基本形态有哪些？了解其形态有何意义？

细菌的种类虽然多，但其基本形态只有三种：球菌(葡萄球菌、双球菌、链球菌、四联球菌、八叠球菌)、杆菌、螺形菌(弧菌和螺菌)。根据细菌的基本形态，可初步鉴定细菌，协助临床诊断，为进一步了解细菌的致病性，指导临床防治细菌感染性疾病均具有一定的意义。

3.何谓革兰阳性细菌？何谓革兰阴性细菌？

细菌涂片后经革兰(Gram)染色镜检为紫兰色细菌，即为革兰阳性(G^+)细菌；镜检为红色细菌，即为革兰阴性(G^-)细菌。

4.简述革兰染色的医学意义。

(1)可以协助鉴定细菌，细菌种类虽多，但经革兰染色后可将细菌分为 G^+ 菌和 G^- 菌两大类，为细菌的进一步鉴定提供初筛依据。

(2)为临床选用抗生素提供依据。

(3)有助于了解和分析细菌的致病性，如革兰阳性细菌的致病物质主要为外毒素，而革兰阴性细菌的致病物质主要为内毒素，掌握这些知识，对治疗和抢救由内毒素或外毒素引起的休克尤为重要。

5.何谓正常菌群？何谓菌群失调症？

寄居在正常人的体表和与外界相通的眼结膜、口腔、鼻咽、肠道、泌尿生殖道等腔道粘膜中的不同种类和数量且对人体无害而有益的微生物称为正常微生物群。其中以细菌为主，故将正常微生物群通称为正常菌群。

由于长期使用抗生素或滥用抗生素，机体某些部位的正常菌群中，各种细菌的正常比例关系发生变化，称为菌群失调。例如长期使用抗生素治疗腹泻的病人，可使肠内正常的大肠杆菌数目大量减少，而导致金黄色葡萄球菌及白念珠菌大量繁殖，引起假膜性肠炎，此类疾病称为菌群失调症。为防止菌群失调症的发生，在临床工作中，必须合理使用抗生素。

6.何谓菌血症、败血症、毒血症、脓毒血症？

菌血症：病原菌由局部侵入血流，并在其中少量繁殖，引起轻微的症状，细菌短暂地出现于血循环中所引起的这种轻微症状称为菌血症。

败血症：病原菌侵入血流并在其中大量生长繁殖、产生的毒性代谢产物等所引起的全身严重的中毒症状(如高热、皮肤粘膜淤血、肝脾肿大、肾衰竭等)称为败血症。

毒血症：产生外毒素的病原菌在局部组织生长繁殖，外毒素进入血循环，并损害特定的靶器官和组织所出现毒性症状称为毒血症。

脓毒血症：是指化脓性病原菌侵入血流，并在血液中大量生长繁殖。细菌通过血流扩散到机体某些组织和器官，产生新的化脓性病灶而引起中毒症状称为脓毒血症。

7.何谓条件致病菌？其致病条件是什么？

在正常条件下，寄居于人体表以及与外界相通的腔道如口腔、鼻咽腔、肠道、泌尿生殖道的正常微生物，对人体无害，但在一定条件下可致病，称为条件致病菌。

其致病条件为：寄居部位改变或异位，如大肠杆菌在肠道内不致病，但进入泌尿生殖道，或手术时不慎使之进入腹腔，进入血液均可引起化脓性感染。当机体的抵抗力下降时，如使用免疫抑制剂、抗肿瘤药物、放射治疗等，也可导致感染。当长期大量使用某种抗菌素时，敏感的正常菌群被抑制或杀灭，耐药性菌株或致病菌大量繁殖，即可引起菌群失调症。如金黄色葡萄球菌引起的假膜性肠炎。

8.破伤风杆菌的致病物质是什么？主要症状及防治原则有哪些？

致病物质主要是破伤风杆菌产生的外毒素，即破伤风痉挛毒素。

主要症状：骨骼肌痉挛强直、牙关紧闭、角弓反张等现象。初期有轻度发热、头痛、不适、肌肉酸痛等前驱症状，随后出现局部肌群抽搐、张口困难、咀嚼痉挛，病人牙关紧闭、苦笑面容，随后颈部、躯干及四肢肌肉发生强直性痉挛，角弓反张，全身肌肉强直性收缩，颜面发绀，全身颤抖，呼吸困难，最后可因窒息而死亡。

防治原则：

(1)人工自动免疫：用破伤风类毒素预防接种，刺激机体产生破伤风抗毒素以获得免疫力。特别是对容易受外伤的人员及儿童、军人要有计划地施行类毒素预防接种。

(2)受伤后处理：对外伤严重特别是有泥土、污物的伤口应及时清创、扩创，用双氧水冲洗伤口，并注射破伤风抗毒素作紧急预防，但必须作皮肤试验。对已发病的病人，用破伤风抗毒素治疗，但必须作皮试，皮试阳性者采用脱敏疗法(少量多次)。抗毒素注射应早期足量，具体剂量、途径、次数因病情而定。除特异性防治外，还需用青霉素抑制伤口局部破伤风杆菌的繁殖，并对其他混合感染的细菌也有抑制或杀灭作用。

为了减轻病人的痛苦和防止病人因呼吸肌痉挛而窒息死亡，适当的镇静剂和肌肉解痉药物亦可使用。

9.引起食物中毒的细菌有哪些？如何进行确诊？

细菌性食物中毒可分为感染型食物中毒和毒素型食物中毒。

感染型食物中毒的常见细菌有：沙门菌、变形杆菌、副溶血性弧菌。

毒素型食物中毒的细菌有：产肠毒素的金黄色葡萄球菌、肉毒杆菌。此外，还有蜡样芽胞杆菌亦可引起食物中毒。

对食物中毒的诊断，必须符合下列几点：

(1)发病有群体性：多则数百人，少则一个家庭中几个成员。

(2)发病与进食有关：发病者都食用同一食物后发病。

(3)有急性胃肠炎症状：病人有上呕下泻及腹痛等症状。

(4)从剩余的食物中、病人的呕吐物中，或粪便中分离出同一细菌，对诊断食物中毒具有重要的意义。

10.结核杆菌的致病性如何？有何特异性防御措施？

结核杆菌主要是通过呼吸道、消化道和受损的皮肤侵入易感机体。因此，结核杆菌可引起多脏器组织的结核病，其中以肺结核多见。

特异性预防措施是接种卡介苗。接种对象主要是儿童，1岁以内的婴儿可直接接种；但有明显结核接触史的1岁以上的儿童，须作结核菌素试验(OT试验)，阴性者方可接种。

11.何谓病毒？其主要特性有哪些？

病毒是一类体积微小,结构简单的非细胞型微生物。

病毒的主要特性有:

(1)结构简单,病毒的基本结构是由核酸和蛋白质衣壳组成。其核酸只含有RNA或DNA。蛋白质衣壳由许多壳粒组成(每一壳粒被称为形态亚单位)。

(2)由于病毒缺乏增殖所需的酶系统,因此,病毒只能在活细胞内增殖,而且对细胞具有选择性,故被认为是一种介于生命和非生命之间的微小生物。

(3)病毒体积微小,绝大多数不能用光学显微镜检查,而需用电镜才能观察。

(4)病毒以复制方式进行增殖。即吸附与穿入、脱壳、生物合成、组装成熟与释放等五个步骤,称之为复制周期。

(5)病毒对抗菌类药物不敏感,因此病毒性疾病无特效药物防治。

12.什么是干扰素?有何作用?

干扰素是病毒或其他干扰素诱生剂刺激人或动物细胞所产生的一类分泌性蛋白,它具有抗病毒、抗肿瘤和免疫调节等多种生物学活性。

干扰素具有广谱抗病毒作用,它在控制病毒感染、阻止病毒在机体内扩散及促进病毒性疾病的痊愈等方面都起着重要作用。另外,干扰素也有调节免疫功能和抑制肿瘤细胞生长的作用。是抗病毒的主要生物试剂,在防治病毒性疾病中发挥重要的作用。

13.引起人类肿瘤相关的病毒有哪些?

病毒与人类肿瘤发生有密切关系。常见有:

(1)EBV与非洲儿童恶性淋巴瘤(Burkitt淋巴瘤)和鼻咽癌的发生有密切关系。

(2)HBV、HCV与肝癌的发生有关。

(3)单纯疱疹病毒II型和人乳头瘤病毒与人类宫颈癌发生有关。

(4)疣病毒与人类的传染性软疣有关,但为一种良性肿瘤。

14.常见的呼吸道病毒有哪些?其共同特点是什么?

常见的呼吸道病毒有:流感病毒、副流感病毒、麻疹病毒、腺病毒、鼻病毒、腮腺炎病毒、呼吸道合胞病毒、冠状病毒、SARS冠状病毒、呼肠弧病毒等。

共同特点:

(1)除腺病毒及鼻病毒外,均有包膜,对乙醚及氯仿敏感。

(2)除呼吸道合胞病毒、鼻病毒及冠状病毒外,均含血凝素,能凝集不同动物的红细胞。

(3)它们都是侵犯呼吸道粘膜上皮细胞,引起呼吸道感染。

(4)它们均能刺激机体产生SIgA,发挥局部抗感染作用。

15.主要病源性真菌有哪些?各致何种疾病?

主要致病性真菌有皮肤癣菌,它引起体癣。新生隐球菌,可致新生球菌性脑膜炎。白色念珠菌,它可导致多种疾病,如皮肤粘膜感染可致皮肤溃疡、鹅口疮、阴道炎等;亦可致内脏感染而引起肺炎、肾盂肾炎等;还可致中枢神经系统感染而引起脑膜炎、脑脓肿等。

(六)免疫学

1.什么是免疫?免疫系统有哪些基本功能?

免疫即通常所指免除疫病(传染病)及抵抗多种疾病发生的能力。

免疫由机体内的免疫系统执行,其基本功能主要为以下几个方面:

(1)免疫防御功能:即防止外界病原体的入侵及清除已入侵的病原体及有害的生物性分子。

(2)免疫耐受功能:即免疫系统对自身组织细胞表达的抗原不产生免疫应答,而对外来病原体及有害的生物分子表达的抗原则产生免疫应答,予以清除。也可以说免疫系统具有"区分自我及非我"的功能。

(3)免疫监视功能:即监督机体内环境出现的突变细胞及早期肿瘤,并予以清除。

(4)免疫调节系统:与神经系统及内分泌系统一起,共同构成神经-内分泌-免疫网络调节系统,参与机体整体功能的调节,同时也调节免疫系统本身的功能。

2.简述免疫系统的组成。

免疫系统由免疫组织和器官、免疫细胞和免疫分子三大部分组成。其中免疫器官又分为中枢免疫器官和周围免疫器官。中枢免疫器官包括胸腺、骨髓(或囊上腔),是淋巴细胞起源、发育、成熟的场所;周围免疫器官包括淋巴结、脾、粘膜相关淋巴组织等,是淋巴细胞定居及产生免疫应答的场所。免疫细胞主要包括淋巴细胞、吞噬细胞、粒细胞、NK 细胞等。免疫分子可分为膜型免疫分子,如 T 细胞抗原受体(TCR)、B 细胞抗原受体(BCR)、CD 分子等,以及分泌型分子,如免疫球蛋白、细胞因子、补体等。

3.什么是抗原?抗原的基本特性是什么?

抗原指刺激免疫系统产生抗体或致敏淋巴细胞,并能与相应抗体或致敏淋巴细胞结合而产生免疫效应的物质。

抗原一般具有两个基本特性:

(1)免疫原性或抗原性:即抗原刺激机体产生免疫应答,诱生抗体或致敏淋巴细胞的能力。

(2)反应原性或免疫反应性:即抗原与其所诱生的抗体或致敏淋巴细胞有特异性结合能力。同时具有免疫原性和抗原性的物质为完全抗原,即通常所称的抗原;仅具有抗原性而不具备免疫原性的物质,称为不完全抗原,又称半抗原。

4.何谓补体系统?有哪几条补体激活途径?

补体系统是存在于血清、组织液和细胞膜表面的一组不耐热的经活化后具有酶活性的蛋白质,包括 30 余种可溶性蛋白和膜结合蛋白,故被称为补体系统。补体广泛参与机体抗微生物防御反应以及免疫调节,也可介导免疫病理的损伤性反应,是体内具有重要生物学作用的效应系统和效应放大系统。有三条补体激活途径:经典途径、MBL 途径(甘露醇结合凝集素途径)、旁路途径。

5.补体系统具有哪些生物学作用?

(1)参与宿主早期抗感染免疫:溶解细胞、细菌和病毒;调理作用;引起炎症反应。

(2)维持机体内环境稳定:清除免疫复合物;清除凋亡细胞。

(3)参与获得性免疫:补体参与免疫应答的诱导、增殖分化、效应阶段;参与免疫记忆。

(4)补体与其他酶系统相互作用:补体系统与凝血、纤溶、激肽系统间存在着十分密切的相互影响及相互调节关系,其综合效应是介导炎症、超敏反应、休克、DIC 等病理过程发生发展的重要机制之一。

6.什么是人类白细胞抗原(HLA)?

HLA 系人类的主要组织相容性抗原,是存在于人有核细胞、血小板表面的一类糖蛋白分子,因其首先在人白细胞中发现故名。HLA 的主要功能是提呈抗原肽,启动和调控免疫应答。HLA 分子也是决定人类异基因移植排斥反应的主要抗原。

7.简述巨噬细胞的生物学功能。

(1)识别、清除病原体等抗原性异物。

(2)参与和促进炎症反应。

(3)对肿瘤和病毒感染等靶细胞的杀伤作用。

(4)加工提呈抗原,启动适应性免疫应答。

(5)免疫调节作用。

8.何谓外源性抗原和内源性抗原?

外源性抗原指来源于APC(抗原提呈细胞)细胞外的抗原,如被吞噬的细胞或细菌等。内源性抗原指APC细胞内合成的抗原,如被病毒感染细胞合成的病毒蛋白和肿瘤细胞内合成的蛋白等。

9.什么是细胞免疫应答?细胞免疫应答可分为哪几个阶段?

T淋巴细胞介导的免疫应答称细胞免疫应答,可分为三个阶段:

(1)T细胞特异性识别抗原阶段。

(2)T细胞活化、增殖和分化阶段。

(3)效应性T细胞的产生及效应阶段。

10.何谓免疫调节?何谓免疫干预?

免疫调节是指机体在长期进化过程中发育完善形成的一系列反馈性上调和下调免疫系统功能,将免疫应答控制在有效而适度范畴内,以维持内环境稳定的生理性调节称为免疫调节。

免疫干预是指为改变免疫应答格局和后果,而对免疫应答涉及的一系列正常动态变化过程的不同环节所作的人为的阻断或增强。

11.什么叫超敏反应?超敏反应分为哪几型?

超敏反应是指机体受到某些Ag刺激时,出现生理功能紊乱或组织细胞损伤的异常适应性免疫应答,又称为变态反应。

超敏反应分为四型,分别为:I型超敏反应、II型超敏反应、III型超敏反应、IV型超敏反应。

12.简述I型超敏反应的特点。

(1)反应发生快、消退也快。

(2)参与Ab为结合在细胞膜上的IgE。

(3)主要表现为生理功能紊乱。

(4)有明显的个体差异和遗传背景。

(5)没有补体参与。

13.什么叫人工自动免疫?什么叫人工被动免疫?分别有哪些主要制剂?

人工自动免疫:是指用人工制备的疫苗接种机体,使之产生特异性免疫应答,从而预防感染的措施。人工自动免疫制剂主要包括死疫苗,减毒活疫苗和类毒素。

人工被动免疫:是给人体注射含特异性抗体的免疫血清或细胞因子等制剂,用以治疗或紧急预防感染的措施。人工被动免疫制剂主要包括抗毒素,人免疫球蛋白制剂,细胞因子制剂和单克隆抗体制剂。

14.何谓计划免疫?计划免疫有何意义?

计划免疫是指根据某些特定传染病的疫情监测和人群免疫状况分析,按照规定的免疫程序有计划地进行人群预防接种,提高人群免疫水平,达到控制以至最终消灭相应传染病的目的而采取的重要措施。

计划免疫的意义在于通过制定合理的免疫程序，严格按照程序实施接种，提高效率，充分发挥疫苗的效果，使人群达到和维持较高的免疫水平，有效控制传染病的流行。

15.什么是自身免疫？什么是自身免疫性疾病？

自身免疫：是指机体免疫系统对自身成分发生免疫应答的能力，存在于所有的个体，在通常情况下不对机体产生伤害。

自身免疫性疾病：是指机体对自身成分发生免疫应答而导致的疾病状态。病人体内可检测到自身抗体或自身反应性T淋巴细胞，造成组织损伤或功能障碍。

16.何谓获得性免疫缺陷病？简述诱发获得性免疫缺陷病的因素。

获得性免疫缺陷病是后天因素造成的、继发于某些疾病或使用药物后产生的免疫缺陷性疾病。诱发获得性免疫缺陷病的因素有感染性因素和非感染性因素，其中感染性因素包括某些病毒、细菌和寄生虫感染，如人类免疫缺陷病毒、麻疹病毒、风疹病毒、巨细胞病毒、EB病毒以及结核杆菌、麻风杆菌等，对人类危害最大的是感染人类免疫缺陷病毒后诱发的获得性免疫缺陷综合征；非感染性因素包括恶性肿瘤（如霍奇金病、骨髓瘤等免疫系统肿瘤），营养不良和医源性免疫缺陷（如免疫抑制药物和放射性损伤等）。

17.简述同种异型移植排斥的类型和其病理变化。

根据移植排斥发生的快慢和病理变化的特点，同种异型移植排斥的类型有超急性排斥、急性排斥、慢性排斥。超急性排斥病理变化为血管内凝血，急性排斥病理变化为急性血管炎和间质炎，慢性排斥病理变化为间质纤维化，移植物内血管硬化。

18.比较沉淀反应和凝集反应的异同。

沉淀反应和凝集反应的相同之处：都是经典的抗原抗体反应，均需在电解质的参与下，在一定pH，一定温度下才能形成可见反应。

不同点：①参与抗原的物理性质不同：沉淀反应为可溶性抗原，凝集反应为颗粒性抗原。②可见反应产物不同：沉淀反应为出现沉淀物，凝集反应为出现凝集块。

(七)卫生学

1.简述常见的影响健康的心理因素。

(1)生活事件；(2)生活挫折；(3)不良人际关系；(4)紧张的工作；(5)现代化的城市生活。

2.简述现代医学的组成部分及其相互关系。

现代医学由基础医学、临床医学和预防医学三部分组成。在临床实践中，既要依靠基础医学和临床医学的知识和技能进行临床科研和临床诊治，还要用预防医学的基本观念，结合病人所处的社会和自然环境，考虑疾病的防治措施。

3.何谓生物圈、生态系统和生态平衡？

有生物生存的地球表层叫生物圈。物质、能量和信息的连续流动系统叫生态系统。生态系统各个环节的质和量相对稳定和相互适应状态称之为生态平衡。

4.环境对健康的损害表现在哪几方面？

(1)特异性损害：主要表现为：①急性及亚急性中毒；②慢性中毒，这是最多见的；③致癌作用，许多癌症都与环境因素有关，其中物理因素约占5%，病毒、寄生虫等生物因素约占5%，而90%是与化学因素有关；④致畸作用；⑤致突变作用；⑥影响免疫功能。

(2)非特异性损害：如人群常见病、多发病的发病率增高、人体抵抗力下降、劳动能力降低等。

5.简述饮用水的卫生学要求。

流行病学上是安全的；感观性状良好；化学性状良好，不含任何有害化学物。

6.简述食物与健康的关系。

食物是人类生存和维持健康必不可少的物质。当食物被污染或食物中营养素摄入过多或过少时都可直接危害人体健康。

(1)食物被污染：可引起食物中毒如化学性食物中毒，细菌性食物中毒，动植物毒素食物中毒等。有时食物污染后可引起致癌、致畸、致突变等慢性危害，如黄曲霉毒素污染食物可引起肝癌。

(2)营养素不足：可导致营养缺乏病如蛋白质热能营养不良，缺铁性贫血，佝偻病等。

(3)营养素过多：过量摄入营养素可导致营养过剩或中毒，如肥胖症、维生素A中毒等。

7.何谓合理膳食？简述其基本卫生学要求。

合理膳食是指人体为获得全面而平衡的营养的膳食。合理膳食应满足以下基本要求：

(1)能供给足量的营养素和热能，以保证机体生理活动和劳动的需要。

(2)应保持各种营养素摄入量和消耗量的平衡和营养素之间的平衡。

(3)食物应具有良好的色、香、味，能引起食欲。

(4)食物本身无毒，无病原体和农药等化学物质污染加入的食品添加剂应符合卫生要求。

8.何谓营养素？简述其种类和功能。

营养素是指人体为维持生存和健康，保证生长发育和体力劳动所必须从外界以食物形式摄入的物质。营养素包括蛋白质、脂肪、碳水化合物、无机盐、维生素和水六大类。其主要功能有以下三个方面：

(1)供给机体生理活动和劳动所需的热能，如蛋白质、碳水化合物、脂肪。

(2)构成机体组织成分，如蛋白质。

(3)调节机体生理功能，如各种维生素、无机盐及蛋白质。

9.什么叫蛋白质的互补作用？

由于各种蛋白质中必需氨基酸的含量和比值不同，故可将富含某种必需氨基酸的食物与缺乏该种必需氨基酸的食物互相搭配而混合使用，使混合蛋白质的必需氨基酸成分更接近合适的比值，从而提高蛋白质的生物学价值。

10.简述碳水化合物的营养价值。

碳水化合物包括淀粉、蔗糖、果糖、葡萄糖、粗纤维等。碳水化合物是能量的主要来源。摄入过多可致肥胖及高甘油三酯血症，摄入不足可致热能不足，生长发育迟缓，体重减轻等，粗纤维包括藻类多糖、果胶、半纤维素、纤维素与木质素等，后三者称膳食纤维。膳食中含大量膳食纤维可降低结肠炎、结肠癌的发病率，可降低血胆固醇、餐后血糖，还能吸附某些食品添加剂、农药、洗涤剂等。但过多的膳食纤维可影响食物的消化吸收率，影响微量元素的吸收。

11.简述肥胖症的发病原因及其主要并发症。

(1)饮食习惯。多食、贪食、食欲亢进。

(2)体质和遗传因素。

(3)内分泌因素。甲状腺功能低下使基础代谢降低，能量消耗减少。

(4)运动量少。

最常见的并发症是糖尿病、冠心病、高甘油三酯及动脉粥样硬化。

12.简述食物中毒的特征与种类。

食物中毒是指进食被致病性细菌及其毒素、真菌毒素所污染的食物或误食含有自然毒素的食物或被化学毒物污染的食物所引起的急性中毒性疾病。

食物中毒的特征有:突然暴发,潜伏期短;临床表现多呈胃肠道症状;易集体发病;发病者与某种食物有明确的联系,停止食用该种食物后,发病即停止。

食物中毒分类:细菌性食物中毒:如沙门菌属、副溶血性弧菌、肉毒杆菌等食物中毒;自然毒食物中毒:如河豚鱼,毒贝,毒蕈,四季豆,发芽马铃薯等食物中毒;化学性食物中毒:如金属,亚硝酸盐,农药等食物中毒。

13.简述食物中毒事件的处理原则。

(1)迅速赶赴事件现场抢救病人。

(2)禁止可疑食物继续食用或出售(可疑食物是指全部中毒者均吃过而健康者未吃过的食物)。

(3)采集可疑食物,病人排泄物、呕吐物、洗胃液等样品立即化验。

(4)对中毒事件进行卫生学调查。

(5)确定食物中毒后,应根据《食品中毒调查报告办法》及时向当地食品卫生监督部门报告。

14.简述食品添加剂的概念及常用的食品添加剂。

食品添加剂是指为改善食品品质和色、香、味以及防腐和加工工艺的需要而加入食品中的化学合成或天然物质。常用的食品添加剂有:(1)防腐剂:有苯甲酸及其钠盐,山梨酸及其钾盐;(2)抗氧化剂:丁基羟基茴香醚,二丁基羟基甲苯,没食子酸丙酯,异抗坏血酸钠等;(3)护色剂:有硝酸钠(0.5g/kg)和亚硝酸钠(0.15g/kg);(4)甜味剂:有天然甜味剂,如蔗糖、果糖、葡萄糖等,人工合成甜味剂,如糖精、甜蜜素和甜味素等;(5)增味剂:如谷氨酸钠(味精);(6)着色剂:如红曲色素、姜黄胡萝卜素等天然着色剂和苋菜红、胭脂红等人工合成着色剂。

15.简述常见的职业有害因素及其对健康的影响。

(1)生产性毒物,包括金属,类金属,有机溶剂,刺激性气体,窒息性气体,农药,高分子化合物生产中的单体,佐剂等,其主要危害是引起急、慢性中毒,还可致癌、致畸、致突变等。

(2)生产性粉尘:如矽尘、石棉尘、煤尘、水泥尘、棉尘等,这些粉尘均可引起肺尘埃沉着病。

(3)物理因素:常见的有异常气象条件,如高温,高湿,强辐射,低气流等可引起中暑;高气压下工作一定时间后,如减压过快可引起减压病;高空飞行或高原作业时,机体不适应低压、低氧环境可致航空病、高山病;紫外线照射可引起电光性眼炎;红外线照射可引起白内障;电离辐射如X射线,γ 射线,β 粒子等可引起放射病;噪声可引起耳聋;振动可引起末梢循环障碍等。

(4)生物性因素:如兽毛、皮革加工业可接触到炭疽杆菌和布氏杆菌而引起炭疽杆菌病和布氏杆菌病;森林作业人员受蜱叮咬可感染远东型脑炎病毒。

(5)生产过程中的不良因素:如强迫体位的工作姿势可引起扁平足、下肢静脉曲张、脊柱变形等;运动系统长期处于过度紧张可引起肩周炎、滑囊炎、神经疼痛、肌肉疼痛等。

16.简述我国规定的职业病范围及诊断原则和依据。

目前我国规定的职业病有九大类100多种。职业病的诊断是一项政策性和科学性很强的工作,它涉及劳保待遇、劳动能力鉴定,关系到国家及病人的切身利益,诊断时需注意以下几个方面:

(1)根据国家颁布的职业病诊断标准及有关规定,力求防止误诊,漏诊。

(2)综合分析,集体诊断,由诊断小组确诊。

(3)诊断主要根据三方面的资料:即详细的职业史,生产环境的卫生调查资料,临床表现及实验室或特殊检查。

17.职业病的健康监护包括哪些内容?

健康监护(health surveillance)是对接触职业性有害因素工人的健康状况进行系统检查和分析,从而发现早期健康损害的重要措施,其工作内容如下:

(1)就业前健康检查:掌握工人就业前的健康状况及有关的基础数据;确定该工人健康状况是否适合从事某种作业。

(2)定期健康检查:系按一定时间间隔对从事某种作业工人的健康状况进行检查,其目的是及时发现职业性有害因素对工人健康的早期损害或可疑征象,并为评价生产环境提供资料。

(3)职业病的普查:在接触某种职业性有害因素的人群中普遍进行健康检查,以检出职业病病人和观察对象;同时,还可检出职业禁忌证的人。

18.简述慢性职业性铅中毒的三级预防。

一级预防:又称病因预防。(1)主要控制和消除空气中铅的含量,使之低于国家最高容许浓度。(2)开展就业前的体检,有神经系统、贫血、高血压、肝及肾病者等不能从事铅的作业。(3)对从事铅作业人群进行卫生宣传教育,加强体育锻炼和营养,采取各种措施增进健康。(4)定期检测环境空气中铅的浓度。

二级预防:对从事铅作业人群定期进行体格检查,以早期发现急、慢性铅中毒。做到早发现,早诊断,早治疗,争取早期治愈,不致使疾病加重。

三级预防:积极有效的治疗措施,如首选的药物为依地酸二钠钙。促进康复,预防其病情恶化,防止病残,延长寿命。

19.粉尘对人体的的致病作用有哪些?

(1)局部刺激作用:吸入粉尘首先作用于呼吸道黏膜,引起鼻炎、咽炎、喉炎和气管、支气管炎。刺激性强的铬盐酸尚可引起鼻黏膜糜烂、溃疡,甚至发生鼻中隔穿孔。

(2)中毒作用:吸入铅、锰、砷等有毒粉尘,可致全身中毒。

(3)变态反应:棉、大麻、对苯二胺等粉尘可致支气管哮喘及湿疹等。

(4)光感作用:沉着于皮肤的沥青粉尘,在日光照射下产生光化学作用,可引起光照性皮炎。

(5)致癌作用:如放射性物质、镍、铬酸盐可引起肺癌,石棉尘可引起胸膜间皮瘤。

(6)致纤维化作用:长期吸入矽尘、石棉尘可引起肺尖埃沉着病。

20.恶性肿瘤的一级预防措施有哪些?

(1)加强劳动保护、环境保护及食品卫生立法,减少或消除环境中的致癌因素。

(2)消除职业致癌因素:尤其对已经明确的致癌物质的消除和控制是十分重要的措施。

(3)合理使用医药:切忌滥用药物及放射线,尤其是妇女的诊断性照射,以防止白血病、骨肉瘤、皮肤癌等。

(4)注意饮食卫生:避免高脂肪、低维生素及低纤维膳食,防止食用霉变粮食及烟熏的食物等。

(5)讲究卫生,改变不良生活方式,如戒除或节制烟酒等。

(6)加强防癌健康教育,特别对高危人群应提高他们的认识和自我保健能力。

21.试述统计资料的类型。

统计资料可分为计数资料、计量资料和等级资料三种类型。

(1)计数资料:凡是将观察单位按某一属性来分类计数的资料称为计数资料。每个个体之间只有质的不同,没有量的差别。如化验结果的阳性与阴性,临床治疗的有效与无效。

(2)计量资料:是指以测量所得的每个观察单位按数值大小来表示的资料,如身高、体重等。

(3)等级资料:是指将观察单位按某一属性的不同程度分组计数得到的各组观察单位数。如临床常用的治愈、显效、好转、无效等。

22.何谓总体、抽样与样本?

总体是根据研究目的所确定的,加以具体条件规定的性质相同的所有个体的研究指标值的集合。从总体中随机抽取部分个体的过程称为抽样,所抽得的部分个体的集合称为样本。

23.何谓误差?误差有哪几种?

误差是指观察值与实际值之差。

根据产生误差的根源,将误差分为过失误差、系统误差和随机误差。

过失误差是由于观察过程中不认真仔细造成错误地判断或记录所致观察值与实际值之差,是可以避免的。

系统误差是由于观察过程中仪器、试剂等未经校准,使观察值统一的偏高或偏低。

24.临床医学通常进行哪些方面的调查?其调查设计内容及方法如何?

临床医学常用的调查有:临床近期疗效观察;流行病学调查;病因学调查;临床远期疗效观察;卫生学调查。

调查设计内容包括:调查目的;调查对象;调查范围;观察单位;调查项目;调查表格;指标数量化。

常用的调查方法有:

(1)横断面调查:这是对现场正在发生或存在的情况进行调查。

(2)前瞻性调查:这是预先设计暴露组与未暴露组,观察其反应,最后对两组的结果作分析,这是"从因到果"的方法。

(3)回顾性调查:这是在现象发生之后,通过回顾调查,比较暴露组和未暴露组的发病率或死亡率的方法。是一种"从果推因"的方法。

(4)追踪调查:这是对观察对象作较长时间的、不间断的追踪观察的调查方法。

(八)医院感染学

1.什么是医院感染暴发流行?

医院感染暴发流行是指在某医院、某科室的住院病人中,短时间内,医院感染病例发病率突然明显增加的现象,如呼吸机相关肺炎暴发流行,手术切口感染暴发流行等。

2.医院感染可分为哪几类?

根据病人在医院中获得病原体的来源不同,医院感染可分为外源性感染和内源性感染两大类。外源性感染又有交叉感染、医源性感染、带入感染三种。

3.医院感染的病原有什么特点?

(1) 90%为条件致病微生物,少数为致病微生物。

(2) 一种病原引起多部位感染或一个部位有多种细菌感染(复数菌感染)。

(3) 近年来G^-杆菌中非发酵菌和G^+球中的表皮葡萄球菌以及真菌有增多趋势。

(4) 多为耐药菌或多重耐药菌。

(5) 免疫功能低下病人的病原谱广，包括细菌、真菌、病毒、寄生虫等，病原随抗生素应用或免疫功能缺损程度而有变迁。

4.医院感染的人群分布有什么特点？

人群分布的特点为：⑴不同年龄人群医院感染的发生率存在很大差别，其中以婴幼儿及老年人的感染率最高；⑵医院感染的发生无性别差异，但特殊部位的感染有所不同，如泌尿道感染女性较男性高；⑶在不同疾病的住院病人中，医院感染的发生率有明显差别。

⑷医院感染在有无相应危险因素病人中的发生率不同，表现为有危险因素的病人群体明显比无危险因素群体容易发生感染，如心脏外科术后行气管插管病人，插管时间 >4 日者为 <4 日者的 20.1 倍，手术时间 >5h 者为 <5h 者的 3.7 倍。

5.医源性传播的方式主要有哪几种？

医源性传播是医院感染传播的特点之一。常见的传播方式主要有医疗器械和设备、血液及血液制品、输液制品、药品及药液。

6.常见的引起医院感染的易感人群主要有几种？

⑴ 机体免疫功能严重受损者。⑵接受各种介入性操作的病人。⑶ 长期使用广谱抗菌药物者。⑷ 手术时间或住院时间长的病人。

7.医院感染发生的原因有哪些？

⑴领导对医院感染预防控制的重要性缺乏足够重视。⑵医院内交叉感染。⑶不合理使用抗生素及抗菌制剂。⑷医院消毒隔离和灭菌操作不严格。⑸临床治疗方式的改变及现代社会人口老龄化。

8.什么情况下属医院感染？

下述情况属于医院感染：

(1) 无明显潜伏期的感染为入院 48h 后发生者属医院感染；有明确潜伏期的感染为入院至发病时间超过该感染平均潜伏期者为医院感染。

(2) 本次感染与上次住院密切相关。

(3) 在原有感染的基础上出现其他部位新的感染（除外脓毒血症迁延病灶），或在原感染基础上又分离出新的病原体（除外污染和原来的混合感染）的感染。

(4) 新生儿在分娩过程中或产后获得的感染。

(5) 由于诊疗措施所激活的潜伏性感染，如疱疹病毒感染、结核菌感染。

(6) 医务人员在医院工作期间获得的感染。

9.什么情况下不属医院感染？

下述情况不属于医院感染：

(1) 皮肤粘膜开放性伤口只有细菌定植而无炎症表现。

(2) 新生儿经胎盘获得的感染（多为出生 48h 内发病），如单纯疱疹、弓形病、水痘等。

(3) 由于物理化学因素刺激而产生的炎症反应。

(4) 病人原有的慢性感染在医院内急性发作。

(5) 感染病灶自然扩散。

10.医院感染的具体诊断标准可分为几类？

医院感染的具体诊断标准据感染部位共分为 12 类，即下呼吸道感染、伤口感染、泌尿道感染、胃肠道感染、血液感染、皮肤软组织感染、骨与关节感染、生殖感染、中枢神经系统感染、心血管系统感染、眼耳鼻喉和口腔感染及全身感染。

11.什么是医院感染监测？它主要包括哪些监测？

医院感染监测是指长期、系统、连续地观察、收集、分析医院感染在医院一定人群中的发生、分布及其影响发生和分布的因素，并将结果报送和反馈给有关人员和单位。有效的医院感染监测为制定医院感染的预防控制策略和管理措施提供科学依据。

医院感染监测主要包括三个方面：医院感染病例监测、消毒灭菌效果监测和环境卫生学监测，分别了解医院感染病例的发生、分布情况和医院感染的危险因素。

12.医院感染监测的主要任务有哪些？

医院感染监测的主要任务有：(1)评价医院现行的预防医院感染措施的效果，根据日常监测结果，提出预防方案和建议，防止可能发生的相关医院感染事件。(2)对已发生的医院感染，快速查明原因，采取有针对的紧急措施，尽快控制传播。(3)判断采取的经常性或特殊性措施是否适宜，并评价其效果。

13.医院感染的监测方法有哪些类型？

医院感染的监测方法主要有全面综合性监测和目标性监测，靶位监测。目前推荐开展目标性监测。

14.根据《医院感染管理规范》医务人员必须遵守哪些消毒灭菌原则？

必须遵守下列消毒灭菌原则：(1)进入人体组织或无菌器官的医疗用品必须灭菌；接触皮肤粘膜的器具和用品必须消毒。(2)用过的医疗器材和物品，应先去污染，彻底清洗干净，再消毒或灭菌；其中感染症病人用过的医疗器材和物品，应先消毒，彻底清洗干净，再消毒或灭菌。所有医疗器械在检修前应先经消毒或灭菌处理。(3)根据物品的性能选用物理或化学方法进行消毒灭菌。

15.医疗用品消毒灭菌效果监测的要求有哪些？

(1) 进入人体无菌组织、器官或接触破损皮肤、粘膜的医疗用品必须无菌。

(2) 接触粘膜的医疗用品：细菌菌落总数应≤20cfu/ml；不得检出致病微生物。

(3) 接触皮肤的医疗用品：细菌菌落总数应≤200cfu/ml；不得检出致病微生物。

16.如何进行医院的环境卫生学监测？

内容：空气，物体表面，医务人员（医护人员手）。

需每月监测者：手术室、ICU、产房、母婴室、新生儿室、骨髓移植室、血液透析室、供应室无菌区、治疗室、换药室。这些部位是重点监测部门。

什么时候需随时监测？根据医院感染管理规范应每月进行，特别是怀疑医院感染的流行或暴发流行与医院环境有关时，应该随时进行监测。在医院的其他部门，若怀疑医院感染的流行与医院环境有关时，也应随时监测，如医院营养室、洗衣房等。

17.血液透析系统的监测有什么要求？

用于配置透析溶液的水（即反渗水）的细菌菌落总数应≤200cfu/ml；不得检出致病微生物。配置好的透析溶液：细菌菌落总数≤2000cfu/ml；不得检出致病微生物。疑有透析液污染或有严重感染病例时，应增加采样点如原水口、软化水出口、透析液配液器。

18.简述手术室的合理布局。

手术室的布局首先应符合功能流程及清洁与污染的分区要求。为此要设双走廊或多通道，以便使清洁与污染分流，人与物分流。手术室通常可划分为三个区，即污染区、清洁区及无菌区：污染区包括接收病人处、更衣室(内有厕所、浴室)、值班室、休息室、杂用室、换鞋处和车床交换处等;清洁区包括办公室、洗涤室、器械室、灭菌消毒室等;无菌区包括麻醉间、手术准备间、手术间、洗手间及无菌物品存放间等。区与区之间应有明显分界屏障。

19.手术室一般采用什么方式来控制空气中的细菌含量?

一般采用以下三种方式来控制空气中的细菌含量:洁净技术、循环风紫外线空气消毒器、静电吸附式空气净化机。

20.灭菌时间由哪几部分组成?并分别阐述。

灭菌时间是指在灭菌室内达到规定温度后灭菌所需的持续时间,通常由热穿透时间、热死亡时间、安全时间三部分组成。

热穿透时间:指物品中心达到规定温度所需的时间。

热死亡时间:指微生物在某种温度作用下致死所需要的时间,一般以细菌芽孢的热死亡时间为准。

安全时间:指为保证灭菌成功而有意识地延长的时间(安全系数),一般为热死亡时间的50%。

21.什么是隔离预防?隔离的目的是什么?

隔离预防是防止感染因子从病人或带菌者传播给他人的一种措施。

隔离的目的是切断感染链中的传播途径,防止微生物在病人、医务人员、陪护人员及媒介物中扩散,并最终消灭或控制感染源。

22.产房的医院感染管理在病房医院感染管理基础上应达到哪些要求?

产房周围环境必须清洁,无污染源,应与母婴室和新生儿室相邻,相对独立,便于管理。

(1) 布局合理,严格划分无菌区、清洁区,区域之间标志明确,无菌区内设置正常分娩室、隔离分娩室、无菌物品存放间;清洁区内设置刷手间、待产室、隔离待产室、器械室、办公室;污染区内设置更衣室、产妇接收区、污物间、卫生间、车辆转换处。

(2) 墙壁、天花板、地面无裂隙,表面光滑,有良好的排水系统,便于清洗和消毒。

(3) 应根据标准预防的原则实施消毒隔离。现阶段对患有或疑似传染病的产妇,还应隔离待产、分娩,按隔离技术规程护理和助产,所有物品严格按消毒灭菌要求单独处理;用后的一次性用品及胎盘必须放入黄色塑料袋内,密闭运送,无害化处理;房间应严格进行终末消毒处理。

23.简述母婴同室的消毒隔离制度。

(1) 传染病的母亲和婴儿应进行隔离;对感染性较强的疾病,如脓疱病、新生儿眼炎、鹅口疮等应及时隔离,并查找原因,以便对健康者采取预防措施。

(2) 凡患呼吸道感染、皮肤化脓性疾病和健康带菌者,不得接触新生儿。

(3) 新生儿使用过的被服、衣物、尿布(最好使用纸尿裤)和浴巾等物品,必须经过灭菌处理后方可再使用;澡盆用毕先消毒后清洗,再送灭菌处理。出院后床、被、褥垫及时进行终末消毒。

24.常用控制医院感染的措施有哪些?

(1) 有效的医院感染监测系统。(2) 正确的清洗消毒灭菌措施、隔离措施。(3) 严格执行一次性医疗用品、消毒药械的采购管理制度。(4) 加强抗菌药物管理,合理使用抗菌药物。(5) 落实医院重点部门的医院感染管理。(6) 作好医院感染控制和管理知识的培训工作。(7) 医疗废物的管理。

二、医学基础理论自测试题

(一)选择题

【A 型选择题】(单项最佳选择题,五个备选答案中只有一个最正确的答案)

1. 属于髂内动脉壁支的是

A. 闭孔动脉　B. 脐动脉　C. 子宫动脉　D. 阴部内动脉　E. 中动脉

2. 肱骨中上段骨折时,可能损伤的神经是

A. 尺神经　B. 桡神经　C. 正中神经　D. 腋神经　E. 副神经

3. 影响水盐代谢的激素是

A. 生长激素　B. 甲状腺激素　C. 甲状旁腺激素

D. 糖皮质激素　E. 促黑激素

4. 有关高钾血症的错误描述是

A. 血清钾浓度大于 5.5mmol/L　B. 输入大量库存血会导致高钾血症

C. 高血糖合并胰岛素不足,可促进 K^+ 外移,使血 K^+ 升高　D. T 波低平

E. 可诱发代谢性酸中毒

5. 发热病人不会出现

A. 乳酸的产量大增　B. 尿氮比正常人增加约 5 倍

C. 消化液分泌减少,各种消化酶活性降低　D. 体温每上升 1℃,心率约增加 18 次 /min

E. 呼吸加快加强

6. 休克时最早发生损伤的部位是

A. 细胞膜　B. 线粒体　C. 溶酶体　D. 细胞膜和线粒体　E. 线粒体和溶酶体

7. 哪种情况可引起压力负荷过度

A. 高动力循环状态　B. 肺动脉瓣狭窄　C. 二尖瓣关闭不全

D. 主动脉瓣关闭不全　E. 血容量减少

8. 呼吸衰竭引起代谢性酸中毒时可引起

A. 高血钾、低血氯　B. 低血钾、高血氯　C. 高血钾、高血氯

D. 低血钾、低血氯　E. 低血钾、高血钠

9. 肾上腺素受体激动药不包括

A. 去甲肾上腺素　B. 可乐定　C. 肾上腺素　D. 阿替洛尔　E. 沙丁胺醇

10. 普萘洛尔的药理作用及临床应用不包括

A. 对 β_1 和 β_2 受体的选择性很低　B. 对高血压病人可使血压下降

C. 使皮肤、粘膜、骨骼肌血管收缩　D. 用药后使心率减慢,心肌收缩力和排出量减低

E. 使冠脉血流量下降,心肌耗氧明显减少

11. 属于可乐定的降压机制是

A. 抑制整体循环血管紧张素转化酶,减少血管紧张素Ⅱ的形成

B. 激动中枢的 α_2 受体及 I_1- 咪唑啉受体,使外周交感神经活性降低

C. 使细胞外液和血容量减少

D. 使血管平滑肌对去甲肾上腺素等收缩物质的反应性降低

E. 激动中枢的 α_2 受体及 I_1- 咪唑啉受体,使外周交感神经活性增高

12. Ⅰ型超敏反应的特点不包括

A. 参与 Ab 为结合在细胞膜上的 IgE　B. 有明显的个体差异和遗传背景
C. 反应发生迟缓、消退也迟缓　D. 没有补体参与
E. 参与 Ab 为结合在细胞膜上的 IgG

13. 属于医院感染的是
A. 新生儿经胎盘获得的感染　B. 本次感染与上次住院密切相关
C. 原有的慢性感染在医院内急性发作　D. 感染病灶自然扩散
E. 皮肤粘膜开放性伤口只有细菌定植而无炎症表现

14. 不符合《医院感染管理规范》的消毒灭菌原则是
A. 进入人体组织或无菌器官的医疗用品必须灭菌
B. 接触皮肤粘膜的器具和用品必须消毒
C. 所有医疗器械在检修前应先经消毒或灭菌处理
D. 感染症患者用过的医疗器材和物品，应清洗干净，再消毒或灭菌
E. 根据物品的性能选用物理或化学方法进行消毒灭菌

【B 型选择题】(配伍选择题，五个备选答案，题干 2~3 个，从备选答案中选出每一个题干的最佳答案)

A. 胸骨柄上缘正中的颈静脉切迹　B. 胸骨柄与胸骨体连接处微向前突的横嵴
C. 胸骨角向后平对第 4 胸椎体下缘水平　D. 胸骨体　E. 剑突

1. 针灸取〞天突穴〞的标志是
2. 计数肋的重要标志

A. 间脑、中脑和延髓　B. 中脑、脑桥和延髓　C. 颞上回后部
D. 中央后回和中央旁小叶后部　E. 角回

3. 合称为脑干
4. 视觉性语言中枢

A. $NaHCO_3/H_2CO_3$　B. 蛋白质钠盐 / 蛋白质　C. Na_2HPO_4/NaH_2PO_4
D. 参与对蠕虫的免疫反应　E. 参与过敏反应

5. 血浆中最重要的缓冲对
6. 嗜酸粒细胞生理功能

A. 潮气量×呼吸频率　B. 潮气量、补吸气量与补呼气量之和
C. (潮气量－无效腔气量)×呼吸频率　D. (潮气量－补吸气量)×呼吸频率
E. 潮气量＋呼气量

7. 肺通气量是
8. 肺活量是

A. 增强神经肌肉的兴奋性　B. 维持细胞外液的渗透压
C. 参与细胞内糖和蛋白质的代谢　D. 降低毛细血管和细胞膜的通透性
E. 维持细胞膜的正常结构和功能

9. 钾的生理功能
10. 钙的生理功能

A. 容易发生低容量性休克　B. 又称之为水中毒
C. 血清 Na^+ 浓度＞150mmol/L，血浆渗透压＞310mmol/L
D. 血清 Na^+ 浓度＞130mmol/L，血浆渗透压＞280mmol/L
E. 血清 Na^+ 浓度＜130mmol/L，血浆渗透压＜310mmol/L

11. 低容量性低钠血症
12. 低容量性高钠血症

A. 正常值为 33～46mmHg，平均值为 40mmHg
B. 正常范围是 22～27mmol/L，平均为 24mmol/L
C. 正常值为 7.35～7.45，平均值是 7.40
D. 正常值为 45～52mmol/L，平均值为 48mmol/L
E. 正常值范围为 -3.0～+3.0mmol/L

13. 动脉血 CO_2 分压
14. 标准碳酸氢盐

A. "少灌少流，灌少于流"　　B. 低排低阻型休克
C. 皮肤发凉加重、发绀，可出现花斑　　D. 低排高阻型休克
E. 可能诱发 DIC

15. 休克Ⅱ期
16. 冷休克

A. 只有 PaO_2 降低，不伴有 $PaCO_2$ 增高　　B. 既有 PaO_2 降低，又伴有 $PaCO_2$ 增高
C. PaO_2 迅速降至 40-50mmHg 以下　　D. 劳力性呼吸困难
E. 夜间阵发性呼吸困难

17. 左心衰竭的典型表现
18. Ⅰ型呼吸衰竭

A. 不能正确认识自身状态和／或客观环境，不能对环境刺激做出反应
B. 以意识内容异常为主的急性精神错乱状
C. 觉醒状态和意识内容两种成分皆出现异常
D. 觉醒水平、意识内容降至最低水平
E. 觉醒状态、意识内容、随意运动持续(至少 6 小时)、完全丧失的极严重意识障碍

19. 谵妄
20. 昏睡

A. 普萘洛尔　B. 毛果芸香碱　C. 阿托品　D. 酚妥拉明　E. 去甲肾上腺素

21. α 受体激动药
22. β 受体阻断药

A. 一般成人应用药物能产生治疗作用的一次平均用量
B. 指药物的常用量　　C. 指治疗量的最大限度
D. 超过极量的剂量　　E. 超过中毒量的剂量

23. 极量
24. 剂量

A. 缩瞳、降低眼内压和调节痉挛　　B. 对骨骼肌及胃肠道、膀胱平滑肌兴奋作用较强
C. 有机磷农药中毒时的重要拮抗药　　D. 直接激动 α 受体，对 β_1 受体作用较弱
E. 收缩小动脉和毛细血管前括约肌

25. 新斯的明
26. 阿托品

A. 治疗心源性哮喘　　B. 治疗支气管哮喘　　C. 兴奋大脑皮层
D. 兴奋延脑呼吸中枢的药物　　E. 兴奋脊髓的药物

27. 士的宁
28. 吗啡

A. 阵发性室上性心动过速首选药　　B. 变异型心绞痛

C. 心房颤动或扑动首选　D. 急性心肌梗死时

E. 心脏直视手术的停搏液

29. 维拉帕米物

30. 强心苷

31. 利多卡因

A. 病毒　B. 细菌　C. 支原体　D. 螺旋体　E. 真菌

32. 非细胞型微生物

33. 真核细胞型微生物

A. EBV　B. HBV　C. 单纯疱疹病毒 II 型和人乳头瘤病毒

D. SARS 冠状病毒　E. 呼肠弧病毒

34. 与人类宫颈癌发生有关

35. 与肝癌的发生有关

【X 型选择题】(多项选择题,五个备选答案,正确答案为 2~5 个)

1. 食管有哪三个生理性狭窄

A. 第一个狭窄是食管的起始处,距中切牙约 15cm

B. 第二个狭窄在左主支气管跨越食管左前方处,距中切牙约 25cm

C. 第三个狭窄在食管穿膈肌的食管裂孔处,距中切牙约 25cm

D. 第三个狭窄在食管穿膈肌的食管裂孔处,距中切牙约 40cm

E. 食管内异物容易滞留于第二个狭窄处,它也是食管癌的好发部位

2. 泌尿系统的组成和作用是

A. 由肾、输尿管、膀胱和尿道组成　B. 排出机体新陈代谢中产生的废物和多余的水

C. 保持机体内环境的平衡和稳定　D. 有内分泌功能　E. 有消化功能

3. 脑屏障组成是

A. 血 - 脑屏障　B. 血 - 脑脊液屏障　C. 脑膜 - 脑屏障

D. 脑脊液 - 脑屏障　E. 胸—脑屏障

4. 肾脏可以分泌哪些激素

A. 合成和释放肾素　B. 合成和释放促红细胞生成素　C. 生成激肽、前列腺素

D. 使 25- 羟维生素 D_3 转化成 1,25- 二羟胆骨化醇　E. 产生精子

5. 大脑皮层的语言功能受损可出现哪些表现

A. 流畅性失语症　B. 运动性失语症　C. 失写症

D. 感觉性失语症　E. 失读症

6. 高渗性脱水正确的原因、症状是

A. 可因过度通气经呼吸道失水导致　B. 可出现口渴和尿比重降低

C. 可出现脑出血和蛛网膜下腔出血　D. 细胞外液量和细胞内液量均减少

E. 小儿高渗性脱水时可导致体温升高

7. 可引起代谢性酸中毒的原因包括

A. 快速输入大量无 HCO_3^- 的液体或生理盐水

B. 因胰液、肠液和胆液中碳酸氢盐大量丢失　C. 缺氧或组织低灌流时

D. 糖尿病、严重饥饿和酒精中毒　E. 严重腹泻、肠道瘘管或肠道引流等

8. 缺氧可引起

A. 脑血管扩张,脑血流量和脑毛细血管内压降低

B. 毛细血管壁通透性增加,造成间质性脑水肿

C. ATP 生成减少,细胞膜钠泵功能障碍,细胞内钠水潴留

D. 缺氧时神经细胞膜电位降低,神经介质合成减少、能量代谢障碍

E. 以上均不是

9. 心力衰竭时心外代偿反应有

A. 血容量增加　B. 血流重分布　C. 红细胞增多

D. 组织细胞利用氧的能力增强　E. 红细胞减少

10. 肝性脑病可出现的神经精神症状是

A. 前驱期可表现出欣快、反应迟缓、睡眠节律的变化

B. 昏迷前期可出现行为异常、嗜睡、定向理解力减退及精神错乱

C. 昏睡期有明显的精神错乱、昏睡等症状　D. 昏睡期有轻度的扑击样震颤

E. 昏迷期有神志丧失,不能唤醒等症状

11. 乙酰胆碱的药理作用有

A. 血管舒张、减慢心率、减弱心肌收缩力　B. 支气管收缩

C. 泌尿道平滑肌蠕动增加,膀胱逼尿肌收缩　D. 消化道腺体和汗腺分泌增加

E. 胃、肠平滑肌蠕动增加,胃、肠分泌增加

12. 酚妥拉明的主要临床应用有

A. 用于静脉滴注去甲肾上腺素发生外漏时　B. 用于肾上腺嗜铬细胞瘤的诊断

C. 用于抗休克　D. 用于外周血管痉挛性疾病

E. 防止某些炎症后遗症

13. 糖皮质激素的适应症包括

A. 垂体前叶功能减退及肾上腺次全切除术后作替代疗法　B. 严重急性感染

C. 可用于男性勃起功能障碍　D. 自身免疫性疾病和过敏性疾病

E. 抗休克治疗

14. 病毒的主要特性有

A. 由核酸和蛋白质衣壳组成　B. 缺乏增殖所需的酶系统　C. 以复制方式进行增殖

D. 核酸只含有 RNA 或 DNA　E. 只能在活细胞内增殖

15. 医院感染的病原特点是

A. 复数菌感染　B. G^-球中的表皮葡萄球菌以及真菌有增多趋势

C. 多为耐药菌或多重耐药菌　D. 免疫功能低下患者的病原谱广

E. 病原随抗生素应用或免疫功能缺损程度而有变迁

(二)填空题

1. 骶骨后侧有 4 对骶后孔,有骶神经后支通过,骶后孔相当于_____的位置。

2. 在颞窝区内,有____________________的会合点,常构成H形的缝,称为翼点。翼点的骨质比较薄弱。其内面有__________经过,翼点处骨折时,容易损伤该动脉,引起硬脑膜外血肿。

3. ________________相交处为胆囊底的体表投影。

4. ____主支气管细而长,斜行,嵴下角大;_____主支气管短而粗,陡直,嵴下角小,因此气管坠入的异物多进入此侧。

5. 主动脉弓的凸侧发出三大分支,自左向右分别为左锁骨下动脉、左颈总动脉、______。

6. 门静脉系与腔静脉系之间的吻合部位是食管静脉丛、直肠静脉丛、________。

7. 正中神经的皮支分布于______________以及它的背侧中节和远节至指尖的皮肤。

8. 坐骨神经皮支分布于除____________________以外的小腿和足部皮肤。

9. 三叉神经的三大分支是______________。主要分布于头面部的皮肤和眶、鼻腔、口腔,管理________;支配咀

嚼肌;司下颌关节运动。

10. 根据形态、机能和药理的特点,内脏运动神经可分为＿＿＿＿两部分。

11. 内脏感觉神经特点是＿＿＿＿＿＿＿＿＿＿。

12. 机体最重要的内分泌腺为＿＿＿＿＿＿＿＿＿。

13. 内环境的各种＿＿＿保持相对稳定的状态,称为内环境的稳态。

14. 血液有运输物质、＿＿＿、防御功能、＿＿＿、调节功能、构成机体内环境等功能。

15. 正常人血浆 pH 值为＿＿＿。血小板的正常值为＿＿＿/L 。

16. 当铁的摄入不足或吸收障碍时,可引起＿＿＿＿贫血,缺乏叶酸或维生素 B_{12} 时,可导致＿＿＿＿贫血。

17. 交叉配血试验是把＿＿＿的红细胞与＿＿＿的血清进行配合试验,称为交叉配血试验主侧。

18. 影响动脉血压的因素有心脏每搏输出量、＿＿＿＿、＿＿＿＿、循环血量和血管系统容量的比例。

19. 影响心输出量的因素有＿＿＿＿、＿＿＿＿、心肌收缩能力、心率。

20. 中心静脉压能反映＿＿＿＿、可作为临床＿＿＿＿的标志。

21. 胸膜腔内负压的形成与作用均与胸膜腔的两种力有关,一是＿＿＿,可使肺泡扩张;二是＿＿＿产生的压力,可使肺泡缩小。

22. 胃液的成分除水分外,主要有＿＿＿、＿＿＿、粘液、HCO_3^- 和内因子。

23. 小肠有＿＿＿运动、蠕动、＿＿＿运动三种运动形式。

24. 尿生成三个基本过程是:血浆在肾小球毛细血管处滤过,形成＿＿＿;肾小管的重吸收;通过＿＿＿＿,最后形成尿液。

25. 视网膜的＿＿＿(视神经始端)无感光细胞,故无光的感受刺激,造成偏颞侧局限性视野缺损,叫生理盲点。

26. 在中脑上丘与下丘之间横断脑干,动物出现肌紧张亢进(角弓反射)的现象叫＿＿＿。

27. 低容量性低钠血症,其常见原因和主要特征是＿＿＿＿。

28. 小儿高渗性脱水时,由于从皮肤蒸发的水分减少,使散热受到影响,从而导致体温升高,称之为＿＿＿。

29. 体内钙磷代谢主要由＿＿＿、1,25-$(OH)_2D_3$ 和降钙素三个激素作用于肾脏,骨骼和＿＿＿三个靶器官调节的。

30. 血液 pH 值取决于 HCO_3^- 与 H_2CO_3 的浓度之比,pH7.4 时其比值为＿＿。HCO_3^- 浓度含量主要受＿＿＿因素的影响,H_2CO_3 含量主要受＿＿＿因素的影响。

31. 血液酸碱平衡的常用检测指标是①pH 值,②＿＿＿,③标准碳酸氢盐和实际碳酸氢盐,④缓冲碱,⑤碱剩余,⑥＿＿＿。

32. 呼吸性碱中毒是指肺＿＿＿＿引起的血浆 H_2CO_3 浓度原发性减少为特征的酸碱平衡紊乱。

33. 动脉血氧分压约为＿＿＿mmHg;静脉血氧分压为 40mmHg。动脉血氧饱和度(SaO_2)为 95%~97%;静脉血氧饱和度(SvO_2)为＿＿＿。

34. 当毛细血管血液中脱氧血红蛋白的平均浓度超过＿＿＿＿时,皮肤与粘膜呈青紫色,称为发绀。

35. 当某部分肺泡气 PO_2 降低时,可引起该部位肺小动脉收缩,使血流转向通气充分的肺泡,这是肺循环独有的生理现象,称为＿＿＿＿。

36. 肿瘤生长方式包括膨胀性生长、＿＿＿、浸润性生长。

37. 机体＿＿＿＿受威胁扰乱后出现的一系列生理和行为的适应性反应。称为全身适应综合症。

38. 应激性溃疡形成的必要条件是＿＿＿＿＿。

39. 低血容量性休克在临床上出现"三低一高"是指＿＿＿、心输出量(CO)、动脉血压(BP)降低,＿＿＿＿增高。

40. 心力衰竭发病的关键环节是＿＿＿。

41. 心力衰竭的三大主征是＿＿＿＿、＿＿＿、心输出量不足 。

42. 急性＿＿＿是左心衰竭最严重的表现。

43. 成人 24 小时尿量少于＿＿＿＿或每小时尿量少于＿＿＿＿者称少尿;24 小时尿量少于 100ml 者,称无尿。

44. 腹水发生的机制是门脉高压、________、淋巴循环障碍、钠、水潴留。

45. 药理效应是机体器官________的改变，功能提高称为兴奋、亢进，功能降低称为抑制、麻痹。

46. 阿托品的药理作用和临床用途有抑制腺体分泌、_______、对多种内脏平滑肌具松弛作用、能阻断迷走神经对心脏的抑制、_______、解救有机磷酸酯类中毒。

47. 肾上腺素能激动 α 受体，收缩小动脉和毛细血管前括约肌，降低_______；激动 β 受体可改善心功能，缓解支气管痉挛，扩张冠状动脉，为治疗_______的首选药物。

48. 对于治疗伴有心收缩力减弱和尿量减少的休克病人最为适合药物是_____。

49. β_1、β_2受体阻断药的代表性药物有______，纳多洛尔，噻吗洛尔及吲哚洛尔等。

50. 苯二氮卓类催眠药抗惊作用很强，其中______的作用尤为显著。

51. 硫酸镁对于各种原因所致的惊厥，尤其是______，有良好的抗惊厥作用。过量时，引起呼吸抑制，血压骤降以至死亡。静脉缓慢注射______，可立即消除 Mg^{+} 的作用。

52. 阿司匹林的基本作用是解热、镇痛、抗炎抗风湿、______。

53. 抗心律失常的ⅠA类药物可以适度阻钠，可减慢传导，延长复极；代表药有______、普鲁卡因胺。

54. 地高辛中毒救治是停药，对过速性心律失常者轻者可口服_____，稍重可以静脉滴注。

55. ____利尿作用快而强，它作用于肾脏，抑制钠离子、氯离子的重吸收，导致排钠利尿。

56. 短效胰岛素皮下注射后 ，作用可维持______小时，可肌内或静脉注射。

57. 治疗流行性脑脊髓膜炎时首选_______。严重的革兰阴性杆菌感染如败血症、骨髓炎、肺炎、脑膜炎等，应首选______药物治疗。

58. 为防止某些磺胺药析出结晶损害肾脏，可多饮水，并同时服用_____以碱化尿液。

59. 治疗尿路感染，应首先选用______、SIZ、SMZ 或呋喃妥英。

60. ____能有效地杀灭间日疟、3 日疟和恶性疟红细胞内期的裂殖体，_____对血吸虫病具有速效、高效作用。

61. _____药物是指对增殖周期中某一期有较强的作用的药物；长春碱类作用于___期。

62. 革兰阳性细菌的致病物质主要为____；而革兰阴性细菌的致病物质主要为____。

63. 病原菌侵入血流并在其中_____、产生的毒性代谢产物等所引起的全身严重的中毒症状，如高热、_______、肝脾肿大、肾衰竭等称为败血症。

64. 干扰素是病毒或其他干扰素诱生剂刺激人或动物细胞所产生的一类_____，它具有抗病毒、抗___和免疫调节等多种生物学活性。

65. 免疫系统由免疫组织和器官、免疫细胞和____组成。中枢免疫器官包括____、骨髓。

66. 补体系统是存于血清、组织液和细胞膜表面的一组不耐热的经活化后具有____的蛋白质。

67. 现代医学由基础医学、临床医学和_____医学三部分组成。

68. 临床医学常用的调查有临床近期疗效观察；_______调查；病因学调查；临床远期疗效观察；卫生学调查。

69. 医院感染可分为外源性感染和内源性感染两大类。外源性感染又有交叉感染、_____、带入感染三种。

70. ______是医院感染传播的特点之一。常见的传播方式主要有医疗器械和设备、血液及血液制品、_____、药品及药液。

71. 常见的引起医院感染的易感人群主要有机体免疫功能严重受损者、_______的病人、长期使用广谱抗菌药物者、手术时间或住院时间长的患者。

72. 医院感染监测主要包括三个方面：医院感染病例监测、_______监测和环境卫生学监测，分别了解医院感染病例的发生、分布情况和医院感染的危险因素。

73. 医院感染的监测要求接触粘膜的医疗用品细菌菌落总数应____cfu/ml；不得检出致病微生物。

(三)名词解释

1. 椎间盘脱出症　2. 膀胱三角　3. 灰质　4. 髓质　5. 神经核　6. 牵涉性痛　7. 硬膜外腔　8. 蛛网膜下腔　9. 兴奋、兴奋性　10. 每搏输出量　11. 中心静脉压　12. 压力负荷　13. 基础代谢率

14.肺活量 15.无张力膀胱 16.屈光不正 17.激动剂 18.拮抗剂 19.血液缓冲系统 20.发热
21.细胞凋亡 22.应激反应 23.心力衰竭 24.肝功能不全 25.急性肾功能衰竭(ARF)
26.药物半衰期 27.药物不良反应 28.剂量 29.化学治疗 30.菌群失调症 31.条件致病菌
32.抗原 33.超敏反应 34.医院感染暴发流行

(四)判断题(对者在括号内打“√”,错者打“×”)

1.淋巴器官和淋巴组织具有产生淋巴细胞、过滤淋巴液和进行免疫应答的功能。 ( )

2.司瞳孔开大的神经为交感神经节前纤维,起自脊髓第一、二胸节的侧角,在交感干颈上节换神经元,其节后纤维支配瞳孔开大肌。 ( )

3.细胞内液约占人体2/3的体液,占体重的40%,分布在细胞内;细胞外液中1/4分布在全身的组织间隙中,即组织液。 ( )

4.75%~80%的血浆胶体渗透压来自于球蛋白。 ( )

5.冠脉循环特点是血压高、动-静脉氧差大、主要靠收缩期供血、代谢产物增多时冠脉舒张。 ( )

6.胃、肠、肝、胰及脾的血管和血流总称为内脏循环。 ( )

7.由于眼球前后径过长或折光能力太强,平行光线聚焦在视网膜前,称为远视。 ( )

8.肾上腺素的作用是以心脏为主,而去甲肾上腺素的作用是以血管为主,故肾上腺素用作强心剂,而去甲肾上腺素用作升压药。 ( )

9.正常成人每日代谢水600ml、呼吸蒸发350ml。 ( )

10.过多的液体在组织间隙或体腔内积聚称为水肿。水肿是独立的疾病。 ( )

11.低钾血症对洋地黄类强心药物毒性的敏感性增高。 ( )

12.碳酸氢盐缓冲系统占血液缓冲总量的1/2以上,可缓冲所有的固定酸,不能缓冲挥发酸。 ( )

13.血液性缺氧时动脉血氧分压正常、血氧容量下降或正常、动脉血氧含量下降、动脉血氧饱和度正常、动-静脉血氧含量差下降。 ( )

14.细胞增殖过程包括三个组成部分,即细胞生长、DNA复制和细胞分裂。其中最关键是细胞分裂期。 ( )

15.肿瘤扩散途径有直接蔓延、转移(淋巴道转移,血道转移2种)。 ( )

16.组织液回流进入血管的“自身输液”作用,是休克时增加回心输血量的“第一道防线”。 ( )

17.MODS是指在严重创伤、感染和休克时,有器官功能障碍的患者在短时间内相继出现两个以上系统和器官功能障碍。 ( )

18.体力活动略受限制,一般体力活动时可出现气急心悸属于一级心功能状态。

19.肝细胞功能障碍可导致低血糖。 ( )

20.肝性脑病用肥皂水灌肠可以减少氨根离子转变为氨气,以利于血氨降低,防止肝性脑病发生。 ( )

21.成瘾性是指反复应用某药后一旦停止后会感到不适,但不会出现严重的病理状态。 ( )

22.有机磷农药属于有机磷酸酯类,是一类持久的、但可逆的胆碱酯酶抑制剂。 ( )

23.间羟胺升高血压作用较去甲肾上腺素弱而持久,略增加心肌收缩性,使休克病人的心排出量增加。 ( )

24.多巴胺能激动心脏β_1受体;也能使肾脏、肠系膜、脑和冠状血管等血管扩张,大剂量时使血管收缩,同时具有释放去甲肾上腺素作用。 ( )

25.左旋多巴能使肝昏迷的患者意识从昏迷转变为清醒。 ( )

26.严重肝损害、低凝血酶原血症、维生素K缺乏等应服用阿司匹林。 ( )

27.尼莫地平为一强效脑血管扩张药。其在降压作用不明显时就表现出对脑血管的舒张作用,并对脑细胞有保护作用。 ( )

28.硝酸酯和亚硝酸酯类能增加心内膜下供血,使血液易从心外膜区域向心内膜下缺血区流动;特别对阻力血管的舒张作用大。 ( )

29.氨茶碱只能治疗支气管哮喘,不能治疗心源性哮喘。 ( )

30. 病毒性感染一般不宜用激素，因可减低机体的防御功能，反而感染扩散加剧。 （ ）
31. 奎诺酮类作用机制为通过抑制细菌的 DNA 回旋酶，导致 DNA 降解及细菌死亡。 （ ）
32. 碱化尿液增强疗效的抗生素有四环素等；酸化尿液增强疗效的抗生素有链霉素等。 （ ）
33. 抗菌药联合用药对混合感染可不作细菌学诊断的病例，可减少所有药物剂量，从而减少毒副反应。（ ）
34. 细胞周期非特异性药物时指能杀灭增殖细胞群中各期细胞的药物。药物有烷化剂类的氮芥、环磷酰胺、巯嘌呤，抗癌抗生素有博来霉素、丝裂霉素等。 （ ）
35. 破伤风杆菌的致病物质主要是破伤风杆菌产生的外毒素，即破伤风痉挛毒素。抗毒素注射应早期足量，除特异性防治外，还需用青霉素。 （ ）
36. 结核杆菌主要是通过呼吸道、消化道和受损的皮肤侵入易感机体。特异性预防措施是接种卡介苗。儿童可直接接种，只有成人才须作 OT 试验、实验结果阴性者方可接种。 （ ）
37. B 淋巴细胞介导的免疫应答称细胞免疫应答，可分为特异性识别抗原、B 细胞活化增殖和分化、效应性 3 个阶段。 （ ）
38. 人工被动免疫制剂主要包括抗毒素，类毒素，人免疫球蛋白制剂，细胞因子制剂。 （ ）
39. 细菌性食物中毒有沙门菌属、副溶血性弧菌、肉毒杆菌等等。 （ ）
40. 按职业性铅中毒的三级预防原则，有神经系统疾病者不能从事铅的作业。 （ ）
41. 无明显潜伏期的感染为入院 48h 后发生者属医院感染；有明确潜伏期的感染为入院至发病时间超过该感染平均潜伏期者为医院感染。 （ ）
42. 隔离预防是防止感染因子从患者或带菌者传播给他人的一种措施。 （ ）

三、自测试题答案

（一）选择题

【A 型选择题】

1. A　2. B　3. D　4. D　5. B　6. A　7. B　8. C　9. D　10. C　11. B　12. C　13. B　14. D

【B 型选择题】

1. A　2. B　3. B　4. E　5. A　6. D　7. A　8. B　9. C　10. D　11. A
12. C　13. A　14. B　15. C　16. D　17. E　18. A　19. B　20. D　21. E　22. A
23. C　24. A　25. B　26. C　27. E　28. A　29. A　30. C　31. D　32. A　33. E
34. C　35. B

【X 型选择题】

1. ABD　2. ABCD　3. ABD　4. ABCD　5. ABCDE　6. ACDE　7. ABCDE　8. BCD　9. ABCD
10. ABCE　11. ABCDE　12. ABCD　13. ABDE　14. ABCDE　15. ACDE

（二）填空题

1. 八髎穴　2. (1) 额、顶、颞、蝶骨　(2) 脑膜中动脉沟前支　3. 右肋弓下缘与右腹直肌外缘
4. (1) 左 (2) 右　5. 头臂干（无名动脉）　6. 脐周静脉丛　7. 掌心、桡侧三个半手指掌面
8. 小腿内侧面和足内侧缘　9. (1) 眼神经、上颌神经、下颌神经　(2) 躯体一般感觉
10. 交感神经和副交感神经　11. 痛阈较高、弥散的内脏痛　12. 垂体以及肾上腺
13. 物理、化学性质　14. (1) 缓冲作用　(2) 生理止血功能
15. (1) 7.35～7.45　(2) (100～300)×10^{12}　16. (1) 低色素小细胞性（或缺铁性）　(2) 巨幼红细胞性

17. (1) 供血者 (2) 受血者 18. (1) 外周阻力 (2) 主动脉和大动脉的顺应性
19.(1)心室肌的前负荷 (2)心室肌的后负荷 20.(1)心脏机能和回心血量(2)控制输液速度和输液量
21.(1)肺内压 (2)肺回缩 22.(1)盐酸 (2)胃蛋白酶 23.(1)分节(2)移行性复合
24.(1)超滤液 (2)肾小管和集合管的分泌 25.视神经乳头部 26.去大脑僵直 27.细胞外液量减少
28.脱水热 29.(1)甲状旁腺素 (2)小肠 30.(1)20/1 (2)代谢性(3)呼吸性
31.(1)动脉血 CO_2 分压 (2)阴离子间隙 32.通气过度 33.(1)100 (2)75% 34. 5g/dl
35. 缺氧性肺血管收缩 36.外生性生长 37.自稳状态 38.胃腔内 H^+ 向粘膜内的反向弥散
39.(1)中心静脉压(CVP) (2)总外周阻力 40.心输出量减少 41.(1)肺循环充血 (2)体循环淤血
42.肺水肿 43.(1)400 ml (2)17 ml 44.血浆胶体渗透压降低 45.原有功能水平
46.(1)使瞳孔括约肌和睫状肌松弛 (2)解除小血管痉挛,改善微循环
47.(1)毛细血管的通透性 (2)过敏性休克 48.多巴胺 49.普萘洛尔 50.地西泮
51.(1)子痫 (2)氯化钙 52.抗血栓形成 53.奎尼丁 54.钾盐 55. 呋塞米 56. 6~8
57.(1)磺胺嘧啶(2)庆大霉素 58.碳酸氢钠 59.奎诺酮类 60.(1)氯奎 (2)吡奎酮
61.(1)细胞周期特异性 (2)M 62.(1)外毒素 (2)内毒素 63.(1)大量生长繁殖 (2)皮肤粘膜淤血
64.(1)分泌性蛋白 (2)肿瘤 65.(1)免疫分子 (2)胸腺 66.酶活性 67.预防 68.流行病学
69.医源性感染 70(1)医源性传播 (2)输液制品 71.接受各种介入性操作 72.消毒灭菌效果
73.≤20

(三)名词解释

1.当纤维环破裂时,髓核容易向后外侧脱出,突入椎管或椎间孔,压迫相邻的脊髓或神经根而引起牵涉性痛,临床称为椎间盘脱出症。

2.膀胱底内面,由两个输尿管口与尿道内口形成的三角区,称"膀胱三角"。

3.在中枢神经系统内,神经元胞体及其树突的集聚部位称为灰质。

4.大脑皮质和小脑皮质深部的白质称为髓质。

5.在中枢神经系内,除皮质外,形态和功能相似的神经元胞体集聚成团,称为神经核。

6.当某些内脏器官发生病变时,常在体表的一定区域产生感觉过敏或疼痛,这种现象称为牵涉性痛。

7.硬脊膜与椎管内骨膜间的疏松腔隙称为硬膜外腔。

8.蛛网膜下腔是指在脑和脊髓的外面,软脑膜、软脊膜与蛛网膜之间的腔隙。

9.细胞对刺激发生反应的过程,称为兴奋。可兴奋细胞受刺激后产生动作电位的能力,称为细胞的兴奋性。

10.一次心搏中由一侧心室射出的血液量,称为每搏输出量。简称搏出量。

11.中心静脉压指右心房和胸腔内大静脉的压力。

12.是指心室肌收缩之后所遇到的阻力或负荷,又称压力负荷。

13.在清晨、清醒、静卧,未作肌肉活动;前夜睡眠良好,测定时无精神紧张;测定前至少禁食 12 小时;室温保持在 20-25℃;体温正常的状态下,单位时间内的能量代谢称为基础代谢率。

14.肺活量是指尽力吸气后,从肺内所能呼出的最大气体量。成年男性肺活量约 3500ml,女性约 2500ml。肺活量是潮气量、补吸气量与补呼气量之和。

15.如膀胱的传入神经受损,膀胱充盈的传入信号不能传至骶段脊髓,则膀胱充盈时不能反射性的引起张力增加,故膀胱充盈膨胀,膀胱壁张力下降,称无张力膀胱。

16.由于眼睛的折光能力异常,或眼球形态异常,使平行光线不能聚焦在安静未调节眼的视网膜上,称为屈光不正。

17.能与受体发生特异性结合并产生生物效应的化学物质,称为受体激动剂。

18.能与受体发生特异性结合,但不产生生物效应的化学物质,称为受体拮抗剂。

19.由弱酸(缓冲酸)及其相对应的缓冲碱组成,血液的缓冲系统主要有碳酸氢盐缓冲系统、磷酸盐缓冲系统、血浆蛋白缓冲系统、血红蛋白和氧合血红蛋白缓冲系统 5 种。

20. 由于致热原的作用使体温调定点上移而引起调节性体温升高(超过 0.5℃)时,就称之为发热。
21. 体内外因素触发细胞内预存的死亡程序而导致的细胞死亡过程称为细胞凋亡,也称为程序性细胞死亡。
22. 任何躯体或心理的刺激,只要达到一定的强度,除了引起与刺激因素直接相关的特异性变化外,都可以引起一组与刺激因素的性质无直接关系的全身性非特异反应。这种对各种刺激的非特异性反应称为应激或应激反应,而刺激因素被称为应激原。
23. 在各种致病因素的作用下,心脏的收缩和/(或)舒张功能障碍,使心输出量绝对或相对下降(即心泵功能减弱),不能满足机体代谢需要的病理过程或综合征,称为心力衰竭。
24. 各种病因严重损害肝脏细胞,使其代谢、分泌、合成、解毒、免疫等功能严重障碍,机体可出现黄疸、出血、感染、肾功能障碍及肝性脑病等临床综合征称肝功能不全。
25. 是指各种原因在短期内引起肾脏泌尿功能急剧障碍,以致机体内环境出现严重紊乱的病理过程,临床表现有水中毒、氮质血症、高钾血症和代谢性酸中毒。
26. 药物半衰期是指血浆药物浓度下降一半所需的时间。
27. 凡不符合用药目的并为病人带来不适或痛苦的有害反应统称为药物不良反应。其主要表现形式有:①副反应;②毒性反应;③后遗反应;④停药反应;⑤变态反应:亦称过敏反应;⑥特异质反应。
28. 一般成人应用药物能产生治疗作用的一次平均用量。
29. 细菌和其它微生物、寄生虫及癌细胞(恶性肿瘤细胞)所致疾病的药物治疗统称为化学治疗(简称化疗)。
30. 由于长期使用抗生素或滥用抗生素,机体某些部位的正常菌群中,各种细菌的正常比例关系发生变化,称为菌群失调。
31. 在正常条件下,寄居于人体表以及与外界相通的腔道如口腔、鼻咽腔、肠道、泌尿生殖道的正常微生物,对人体无害,但在一定条件下可致病,称为条件致病菌。
32. 抗原指刺激免疫系统产生抗体或致敏淋巴细胞,并能与相应抗体或致敏淋巴细胞结合而产生免疫效应的物质。
33. 是指机体受到某些 Ag 刺激时,出现生理功能紊乱或组织细胞损伤的异常适应性免疫应答,又称为变态反应。
34. 医院感染暴发流行是指在某医院、某科室的住院患者中,短时间内,医院感染病例发病率突然明显增加的现象,如呼吸机相关肺炎暴发流行,手术切口感染暴发流行等。

(四)判断题

1. √	2. √	3. X	4. X	5. X	6. √	7. X	8. √	9. X	10. X
11. √	12. √	13. √	14. X	15. X	16. X	17. X	18. X	19. √	20. X
21. X	22. X	23. √	24. √	25. √	26. X	27. √	28. X	29. X	30. √
31. √	32. X	33. X	34. X	35. √	36. X	37. X	38. X	39. √	40. √
41. √	42. √								

(陈　燕　彭丽丽)

第二篇 临床护理基本知识问答与自测试题

第三章 临床医技基本知识

一、临床医技基本知识问答

(一)临床检验学

1.如何客观地评价检验结果？

(1)正确评价医学检验结果的临床价值。日常开展的化验项目上千种，从临床价值而言，可粗略地分为两类：一类是特异性的，如各种病原体检查；一类是非特异性的，它包括：①针对性强的检验项目。即某种疾患时，某项化验指标有所改变，且有较强的针对性；但这一指标的改变不一定就是某种病。如甲胎蛋白是原发性肝癌的标志物之一，原发性肝癌病人血中甲胎蛋白浓度增高，但甲胎蛋白一般性增高不一定是肝癌；当然甲胎蛋白持续低水平阳性可能是肝癌，但其他某些病理状态亦可以出现阳性结果；因甲胎蛋白只不过是原发性肝癌的相关抗原，而非特异性抗原。因此即使针对性强的检验项目，如甲胎蛋白这样的血清肿瘤标志物，目前也只是初筛试验，并非特异者，必须结合临床和其他资料分析。②常规检验项目。这类化验亦无特异性，但已成为医疗常规，如某些病人必须作血、尿、粪三项常规检验；贫血病人在治疗过程中必须定期检查血红蛋白和红细胞数；疑为肝炎病人必须作肝功能检测及有关化学和免疫学检查等。

(2)正确认识某些检验内容的生理性变化：某些实验内容特别是血常规检验项目生理性变化很大，在分析结果时应该注意。如血红蛋白和红细胞计数，新生儿期均明显增高，2周后才逐渐下降到正常水平；高山居民和精神因素如激动、兴奋、恐惧、冷水浴刺激等，两者亦均暂时增高。白细胞计数在新生儿期增高，个别可达 $30\times10^9/L$，通常在3~4天才降到 $10\times10^9/L$，妊娠分娩时可高达 $34\times10^9/L$，产后2~5天内恢复正常；运动、疼痛和情绪均可使白细胞计数值增高；日间变化也大，一般而言，安静、松弛时白细胞计数较低，一日内最高值与最低值可相差1倍。由于白细胞生理波动大，因此通常白细胞计数波动于50%以内，在临床上无诊断意义，故必须定时反复观察。

2.哪些客观因素对实验结果有影响？

(1)药物的影响：很多药物对检验的影响往往被人们忽视。如检查病原微生物，如已用过对该微生物有效的药物，即使病人临床症状符合，培养出现阴性结果，其意义也是有限的。如作出血时间测定，应于1周内停服对血管壁和血小板有影响的药物如阿司匹林。一些药物如氯丙嗪、异烟肼、奎宁、水杨酸制剂以及乙醇、有机磷等均可使丙氨酸氨基转换酶(ALT)活性增高。酚酞等可干扰一些显色反应试验如酚红排泌试验、血清总蛋白测定等。特别应注意的是已知上百种药物可影响尿常规检验项目，如右旋糖酐、造影剂可引起尿比密显著增高；苯妥英钠、维生素B2等可改变尿液颜色；至少有几十种药物可使尿蛋白检验出现假阳性，这些药物包括常用的非那西丁、阿司匹林、异烟肼、奎宁、放射造影剂、磺胺药以及很多抗生素如青霉素、庆大霉素。但应注意尿液中含有同样一种药物，用不同方法检查尿蛋白质可出现不同反应，如病人服用奎宁、奎宁丁和嘧啶等在强碱性尿情况下，干化学法可出现假阳性，而磺基水杨酸法则假阴性；病人使用大量青霉素后，尿蛋白检测在磺基水杨酸法为假阳性，而干化学法则为假阴性。

(2)饮食的影响：由于进餐可使血液中很多化学成分发生变化，因此制定临床化学的参考值一般均采用空腹血，故抽血化验除一些急诊化验标本外一般亦均采取空腹血，特别是进餐后对血糖和血脂影响更明显；另外食高蛋白饮食或高核酸食物，可分别引起血中尿素或尿酸增高；而营养不足可使血中总胆固醇浓度降低；长期饥饿、营养不足还可使尿中酮体试验出现阳性反应；如检查粪便隐血化学法(除愈创木酯法外)，应于实验前3天禁食动物血、肉、肝脏及含丰富叶绿素食物。

(3)样品质量的影响：要保证试验质量，样品质量甚为重要，样品质量差或代表性差，即使最准确的方法，最标准的操作和最好的试剂，也不能获得最佳结果。如作血气分析的血样品不能有气泡，亦不能凝固；厌氧培养样品应严格防止接触空气；溶血样品对大多数临床化学检测是不适宜的，如很多酶试验、血清钾测定，因红细胞中含有大量的某些酶和钾离子，溶血后将影响多种酶试验及血清钾的结果；溶血样品对红细胞沉降率、红细胞比积测定都有影响；多数试验是要求新鲜样品特别是酶学检查和血糖测定；有的试验有时间规定，如红细胞沉降率必须3小时内完成，因此采血后必须立即送检；有的样品如作冷凝集试验的血样品不要冷藏，等等。

(4)抗凝剂和防腐剂的影响：有的血样品必须抗凝，有的尿样品必须防腐。如使用抗凝剂和防腐剂不当，则影响检验结果。使用抗凝剂防止血液凝固，有的采用粉末，以防溶液将样品稀释；有的使用液体抗凝剂，必须严格按比例执行。临床化学检验几乎全部使用血清标本，少数如血气分析用肝素抗凝。临床血液学检验根据检测项目以及各医院的习惯，可选用下列抗凝剂：乙二胺四乙酸盐(EDTA)、肝素、枸橼酸钠等。红细胞沉降率测定用109mmol/L枸橼酸钠0.4ml(准确)加血1.6ml混合送检。这些都不能弄错，否则将导致误差。防腐剂在临床检验工作中主要用于尿液防腐。常用浓盐酸作为尿液某些特殊化学定量分析如17-羟皮质类固醇、17-酮类固醇、3-甲氧4羟苦杏仁酸(VMA)、儿茶酚胺等防腐，每100ml尿加浓盐酸1ml，24小时尿用10-15ml即可。甲苯是临床化学检验最合适的防腐剂，因其可在尿液表面形成一层薄层，但若尿液已被污染，则甲苯不能制止细菌繁殖；作尿蛋白质和糖定量常用甲苯，可于100ml尿中加1ml甲苯；作尿液细胞计数可用福尔马林，每100ml尿加0.5ml福尔马林。但福尔马林，绝不能用于尿糖测定的防腐。此外应注意：氯仿可干扰尿糖测定和尿沉渣镜检，麝香草酚可影响蛋白质及17-酮类固醇的检测，盐酸也不能用于细胞计数。凡使用防腐剂必须于排尿前即倾入盛尿容器内，或第一次排尿后立即倾入容器并立即混匀，而且容器应该是干净、干燥的。

(5)采取样品时间的影响：由于病原体感染机体的部位及在周围血中出现的时间不一，各种化学成分代谢各有其规律，故应选择最佳时期采取样品，才能获得事半功倍的效果。如作细菌培养或寻找其他病原体，最好是用药以前取样。要找间日疟原虫或三日疟原虫最好是发作后数小时至十余小时采血，因为此时期血中疟原虫的形态易于鉴别，故检出率较高；而找恶性疟原虫则应于发作后20小时左右采血；找微丝蚴采血时间应在是上午9~12时前后，而且应待病人于静卧片刻后；找回归热螺旋体则应在发热期；找蛲虫则应在病人晚上睡熟后或清晨从肛门周围寻找。如前所述，一般而言，血液生化检查是清晨空腹采血，但有些情况不能受此限制，如心肌梗死病人的血清酶学检查，其中门冬氨酸氨基转换酶(AST)和乳酸脱氢酶(LDH)在发病6~12小时显著增高，分别于48小时和30~60小时达到高峰，约于3~5天和7~14天恢复正常；而肌酸激酶(CK)则在心肌梗死发病后2~4小时开始增高，可高达正常上限的10~12倍，但仅持续2~4天即恢复正常。抓住这些时机抽血检测，对协助诊断价值很大。作交叉配血试验的病人血标本不要求空腹血，但必须是在输血前3天内采血。又如尿胆原在一天内的排泄量有差异，排出峰值多在中午到下午4时之间，因而一般留取下午2时左右的尿液检测尿胆原，诊断意义较好。

(6)方法的影响：医护人员还应了解，同一检验项目由于方法不同，结果亦有差异。如检测甲胎蛋白，以前用琼脂单扩散法，灵敏度为3000ng/ml；后改用对流免疫电泳法，灵敏度提高到300ng/ml；后又采用放射火箭电泳自显影法，灵敏度又提高了10倍；近年采用放射免疫法不仅灵敏度更加提高，而且还可定量。由于方法不同，灵敏度有了改变，因而对结果亦有不同解释。

(二)临床病理学

1.活检标本来源有哪些？

(1)小块活体组织：临床医生为了诊断目的，通过手术或穿刺取小块组织，送病理科检查，如身体某处包块或肿大的淋巴结、肝脏、肾脏、乳腺包块、前列腺穿刺活检等。

(2)内窥镜活体组织：如胃镜、结肠镜、纤维支气管镜等检查时，从病变部位夹取少量组织检查。

(3)细胞学检查：包括各种体液如痰、尿、胸腹水等；进行脱落细胞学检查，主要是检查肿瘤细胞，也可做穿刺液涂片或组织印片，进行细胞学诊断。

(4)手术切除的大标本：如手术切除的阑尾、胆囊、肝叶、乳腺、肾、胃、癌的根治术标本，以及截断的肢体等。检查此类标本，大多是为了进一步明确病变的性质、类型和范围；如果是恶性肿瘤，还需了解有无转移及其扩散程度。

为了达到活检诊断的准确、及时，临床医生与病理医生之间的密切配合是非常重要的。病理医生必须对病人临床表现，手术所见，以及其他临床资料有全面了解，才可能结合局部病变的观察，进行正确诊断。

2.活检标本送检的注意事项有哪些？

(1)活检标本常规使用10%福尔马林固定。如有特殊要求则采取特殊固定液，例如需作电镜的标本要用戍二醛固定，糖原染色要用酒精固定。固定液一般是送检组织标本的4~5倍，组织应全部浸泡在固定液中。装标本的瓶口应比标本直径大，以免不易取出而损伤标本。

(2)送检标本瓶一定要贴好姓名，写明取材部位，以免出现差错。

(3)痰抹片要送鲜晨痰，并应立即做抹片固定或立即送病理科做抹片固定，固定系置于等量的乙醚和酒精混合液中或无水酒精中固定。

(4)胸腹水抽出后，立即送病理科离心沉淀做抹片检查。

3.尸体解剖的意义是什么？

尸体解剖(简称尸检)是对死亡病人进行解剖，观察病变所在部位和性质，查找死亡原因，有利于积累经验和提高医疗水平。这是病理学的基本研究方法之一。尸体解剖可较全面地观察疾病过程中各器官的病理改变，结合死者生前一系列临床表现得出正确的诊断，并查明死亡原因，从而验证活检诊断或临床表现得出正确的诊断，并查明死亡原因，从而验证活检诊断或临床诊断是否正确。通过尸检还能及时发现和确诊某些传染病、地方病、流行病，为防治措施提供依据。同时还可通过对常见病、多发病以及其他疾病的尸检，为深入研究这些疾病提供大量人体病理材料，是研究疾病的极其重要的方法和手段。一个国家尸检率的高低往往可以反映其文明进步的程度。世界上不少国家尸检率达到90%以上，有的国家在法律中对尸检作了明文规定。我国的尸检率还很低，因此医护人员均应关心和支持尸检工作，同时应做好舆论宣传工作，争取尸检率的提高。在医院分级管理中，三级甲等医院尸检率要达到≥15%，二级甲等医院要达到≥10%。

(三)医学影象学

1.透视的注意事项有哪些？

(1)掌握透视检查的适应症和限度，做到检查目的性明确，有的放矢。(2)提供必要的临床病史资料，特别是以往X线检查情况，供透视检查时对比参考。(3)透视前应作好暗适应，透视条件55~65kV，2~3mA，间断开闭脚闸曝光。(4)透视复查间隔时间不宜过短，每次透视时间不宜过长，早孕妇女和婴幼儿应当避免盆腔和性腺区透视。

2.摄片的注意事项有哪些？

(1)认真填写照片申请单，包括简要病史、检查部位、目的要求等，以供投照和诊断时参考。如系复查病人需填写老照片号码。(2)做好摄片前准备。例如除去检查部位敷料和膏药，对不合作的儿童适当使用镇静药，腹部摄片前的禁食和清洁灌肠等。(3)危重病人应先作适当的治疗处理，待病情平稳后再由医护人员陪送到放射科检查。(4)摄片目的性明确，复查间隔和急诊条件掌握适度。

3.造影检查的注意事项有哪些？

(1)按照各种造影检查要求，认真做好各项造影检查前的准备工作，以确保造影检查的顺利实施。(2)注射碘剂造影前需行碘过敏试验；使用气体造影者应预防空气栓塞。(3)做好严重造影反应急救处理的准备，当发生过敏性休克、惊厥、心脏停搏、喉头或肺水肿等严重反应时，应立即停止检查，积极进行抗过敏、抗休克以及对症治疗处理。(4)心、肺、肝、肾功能不全及全身衰竭和过敏体质病人，宜慎用造影检查，且选择非离子型对比剂。(5)危重病人应有医护人员陪同进行检查。

4.数字减影血管造影(DSA)的注意事项有哪些？

(1)术前准备：包括碘过敏试验；术前肌内注射安定5~10mg；腹部检查者应清洁肠道等。(2)病人选择：心、肝、肾功能不全者，严重心律失常者，全身感染或出血性疾病，不能屏气和有不自主运动者禁忌此种检查。(3)预防移动性伪影：观察腹部血管在注射对比剂前静脉注射胰高血糖素1ml或654–21ml，并适当压迫腹部；使用心电图门控触发X线脉冲曝光时间，可消除心脏搏动的影响。(4)术后处理：穿刺部位加压包扎，并注意无端动脉搏动和皮肤颜色、温度；鼓励病人多饮水，注意尿量和造影后反应；使用抗生素2~3天，预防感染。

5.计算机体层摄影(CT)的注意事项有哪些？

(1)扫描前需禁食3~4小时；腹部扫描前需口服1%~2%泛影葡胺300~500ml以充盈显示肠管；盆腔扫描需使膀胱充胀，肛门注气500~1000ml扩张直肠和结肠，以显示肠壁病变，女性病人盆腔扫描时需放置阴道塞。(2)烦躁不安病人和不合作儿童，需作适当镇静处理，以保证扫描图像清晰。(3)为了提高病变检出率，或确定病变的性质、范围和供血情况，需行增强CT扫描，故扫描前宜做好碘过敏试验。(4)提供过去全部X线和CT照片资料，以供扫描定位和诊断时参考。

6.磁共振成像(MRI)的注意事项有哪些？

(1)由于磁场吸引金属物质移位导致损害；同时金属物质可破坏磁场的均匀度，影响图像的质量，故凡装有心脏起搏器、金属关节和假肢、金属牙托、血管银夹和金属避孕环者，禁行MRI检查。检查前应询问眼球异物史或行眼眶摄片以排除眼内金属异物。(2)进入机房时，应除去随身携带的金属物品,例如金、银首饰、钥匙、钢笔、金属发夹、纽扣和扣环等,维修工具、电子仪器、病人推车和氧气筒等不得进入机房。(3)静脉注射 Gd—DTPA 对比剂增强,可进一步提高病变的定位和定性诊断率。(4)严重心脏病和危急病人不适宜作 MRI检查。

(四)临床核医学

1.什么叫临床核医学?

临床核医学是一门利用开放型放射性核素诊断和治疗疾病及进行疾病研究的学科。它又分为诊断核医学和治疗核医学两大部分。

诊断核医学主要包括体外诊断:如放射免疫分析、发光免疫分析、免疫放射分析等;以及体内诊断如:脏器显像、脏器功能测定等。核素脏器显像诊断是医学影像技术的重要组成部分。

治疗核医学主要包括放射性核素内照射治疗和敷贴治疗。

2.核医学诊断检查的注意事项有哪些?

(1)甲状腺疾病病人在服药检查或治疗前若干天,须停用含碘的饮食和药物,以及抗甲状腺类药物。用 131 碘治疗甲亢和功能性甲状腺癌转移病灶病人,需住院服药治疗者,大、小便需集中存放,经稀释后排放于下水道。

(2)心血管疾病应于检查前两日停服扩张冠状血管药物、β 阻断剂和异搏定等钙拮抗剂。检查当日须空腹,并口服过氯酸钾 200~400mg 以封闭甲状腺;心肌灌注显像检查时,于注射心肌显像剂 1 小时后进食脂肪餐,以促使肝胆道内的显像剂排出,使图像清晰;运动负荷试验时,病人应有心脏专科医护人员陪同,以防发生意外;急性心肌梗死于发病后 12~72 小时阳性检出率最高,此时进行核素显像检查效果最佳。

(3)泌尿系统核医学检查的病人,应停服利尿剂和磺胺类药物 1~2 天,检查时先排空小便,以免膀胱内放射性的干扰。全身骨显像的病人注射药物后,须多饮水、排尿;检查时先排空膀胱,以保证图像良好的对比度。

(4)不合作的病人如儿童和重症者,可预先给镇静剂,以保持良好的检查体位。

(5)放射免疫检测的血样品应避免溶血,否则会影响结果的准确性。急性心肌梗死做肌红蛋白、肌钙蛋白免疫分析测定时,应在 2~12 小时(前者)、6~24 小时内采血送检,诊断意义最大。监测地高辛血药浓度,要于服药后 6~8 小时待血药浓度达平衡后取血,结果才有价值。胃泌素放免测定要在空腹取血后 2 小时之内送检,否则胃泌素产生降解,将影响结果的准确性。

(6)对核素治疗的病人,应向病人做好宣传工作,消除病人对核素的不理解和恐惧心理,宣传核素治疗的特点和注意事项。如甲亢服 131I 后应注意:①服用 131 碘后 2 小时方能进食。②1 个月内禁食海带、紫菜及其他海产食品和含碘类药物。适当补充营养,多服高蛋白、高热能、易消化的饮食。③服药后如感颈部不舒服或轻度疼痛,不要用手掐、揉。④注意休息,避免重体力劳动或过度劳累或剧烈活动,避免感冒等其他感染性疾病。⑤服药后一般无不良反应,偶有口干、乏力、心慌等,休息后即可好转;如感特别难受,发热、心跳超过 120 次 /min 以上,呼吸困难、大汗等,请去当地正规医院就诊。⑥定期复查,6 个月内避免妊娠。如 90Sr 及 32P 敷贴治疗的病人应注意:①局部皮肤病变部位避免刺激,如避免用肥皂擦洗,防止感染,一旦发生感染,要及时就医。②病人应避免辛辣等刺激性饮食。

(五)超声诊断学

1.什么叫医用超声诊断？

医用超声诊断是利用超声波在人体组织内传播过程中，经过声反射等原理，将获得的信息加以分析综合，借以探索体内器官生理、病理变化，并由此判断疾病的一种诊断方法。

2.超声检查的注意事项有哪些？

(1)先向病人简要说明超声诊断是一种安全、无损的检测方法，反复检测对身体也无伤害。

(2)要充分暴露待检部位，并先涂上导声耦合剂，这样才能使声能顺利进入人体。耦合剂不会污染衣服，皮肤对其亦无过敏。

(3)腹部脏器检查应避免肠气干扰，故检查胆、胰、胃肠道等应先禁食8~10小时；检查结肠前，必要时可先作清洁灌肠。

(4)检查过程中有时要给被检查者饮用一定量的水或消气的液体，这同样是为了驱除肠气，形成好的透声，便于显示病变部位。

(5)作盆腔检查时，不要先排空小便，而要使膀胱适当充盈，目的同样是排除肠气干扰。

(6)如被检查者同时申请胃镜、钡餐或钡灌肠，超声检查应安排在上述检查之前进行，否则可干扰超声检查；如已做过上述检查，则应于1~2天后再进行超声检查。

二、临床医技基本知识自测试题

(一)选择题

【A型选择题】(单项最佳选择题，五个备选答案中只有一个最正确的答案)

1.白细胞计数在什么情况下不增高

A.新生儿 B.情绪激动 C.激烈运动 D.睡眠 E.妊娠分娩时

2.浓盐酸不能用作尿中何种检验的防腐剂

A.17酮类固醇 B.17羟皮质类固醇 C.VMA D.儿茶酚胺 E.细胞计数

3.关于甲胎蛋白的叙述，下列哪项是错误的

A.血中甲胎蛋白增高即为肝癌 B.甲胎蛋白不是原发性肝癌的特异性抗原

C.甲胎蛋白低浓度持续阳性可能是肝癌 D.肝硬化时，血甲胎蛋白浓底亦可增高

E.血甲胎蛋白是原发性肝癌的血清标志物

4.正常静脉肾盂造影，肾盂盏显影最浓的时间是静脉内注射造影剂后

A.1-2分钟 B.3-5分钟 C.6-10分钟 D.15-30分钟 E.60-120分钟

5.甲状腺核素显像检查最有诊断意义的疾病是

A.异位甲状腺的定位诊断 B.鉴别甲状腺炎 C.判断甲状腺癌转移病灶

D.判别甲状腺瘤的良恶性质 E.诊断甲亢

6.放射免疫检测血清肌红蛋白水平诊断急性心肌梗死，须于患者发病后多少时间内采血送检，才能保证结果的可靠性

A.1周 B.5天 C.3天 D.2天 E.2-12小时

【B型选择题】(配伍选择题，五个备选答案，题干2~3个，从备选答案中选出每一个题干的最佳答案)

A.脑血流量测定诊断 B.脑池显像诊断 C.核素脑血管造影诊断

D.局部脑血流断层显像诊断　　E.神经受体显像诊断

1.脑脊液鼻(耳)漏 检查选择

2.脑梗死检查选择

A.碘化油　B.碘番酸　C.碘苯酯　D.泛影葡胺　E.胆影葡胺

3.口服胆囊造影选用

4.静脉尿路造影选用

A.平片检查　B.体层摄影　C.血管造影　D.CT 扫描　E.MRI 检查

5.急性脑血管意外应首选

6.脊髓肿瘤的最佳影像检查方法为

【X 型选择题】(多项选择题,五个备选答案,正确答案为 2~5 个)

1.协助诊断淋病,实验室一般采用的方法有

A.生殖器分泌物直接涂片作革兰染色　B.动物接种　C.细胞培养

D.从血中分离淋病双球菌　E.USR

2.金属异物严禁进入 MRI 扫描区,是为了避免

A.磁场对人体的不良影响　B.磁场的强度降低　C.磁场均匀度破坏

D.磁共振信号过于增强　E.幽闭恐怖症

3.核医学显像诊断的特点是

A.放射性核素显像诊断是一种功能性显像,对某些疾病可早期发现

B.核素显像是较好的特异性显像　C.能进行连续动态和静态显像诊断

D.安全、简便、非创伤性的诊断方法　E.显像图像比 X-CT 更清晰

4.局部脑血流断层显像的临床应用有价值的疾病有

A.短暂性脑缺血发作和脑梗死的早期发现　B.癫间定位　C.痴呆分型

D.脊髓蛛网膜下腔阻塞　E.脑血管畸形

5.甲状腺疾病诊断和治疗的患者,在服药前须注意的主要事项有

A.停服若干大含碘类饮食和药物　B.检查当日禁食脂餐

C.停服抗甲状腺类药物若干天　D.服药后须多饮水,检查时预先排空小便

E.检查前半小时需服过氯酸钾 200-400mg

(二)填空题

1.检测 ESR,应准确加______mmol/L 枸橼酸钠_____ml 于小试管内,再准确抽______ml 血于内,并立即混匀。

2.溶血标本可使红细胞沉降率_______。

3.找蛲虫应是在______周围,而且是患者_______或_______。

4.交叉配血试验的病人血样品应是输血前_____天以内的血样。

5.颅骨疾病应首选_____检查;而颅内病变则以_____为首选检查方法。

6.造影检查前准备十分重要,钡餐检查前应_____,钡灌肠检查前应_____。

7.131I 用以治疗______和______。

(三)判断题(对者在括号内打"√",错者打"×")

1.尿糖定量测定可用福尔马林防腐。　(　)

2.伤寒病人血中未培养出伤寒杆菌即不能确诊伤寒。　(　)

3.白细胞计数在正常情况下,一天内最高值与最低值可相差 1 倍。　(　)

4.观察右侧颈椎椎间孔,宜摄取左后斜位颈椎照片。　(　)

5.胃穿孔 X 线检查,应当摄取常规腹部平片。　(　)

6.腹部脏器疾病,CT 扫描为首选检查方法;但胃肠道疾病,仍以钡剂造影检查为主。　(　)

7. 凡进行核医学检查的患者都无须做任何准备，这是核医学诊断的最大优点。（ ）
8. B 超检查宫内节育器不论金属或塑料结构均能检出，且可确定在宫内的位置是否适合。（ ）
9. B 超诊断肾实质性病变是根据病人肾脏形状和大小来决定的。（ ）
10. 住院病人申请 B 超以了解胆囊情况，检查前先让病人进食油煎鸡蛋后再送检。（ ）

三、自测试题答案

(一)选择题

【A 型选择题】

1. D　2. E　3. A　4. D　5. A　6. E

【B 型选择题】

1. B　2. D　3. B　4. D　5. B　6. E

【X 型选择题】

1. AC　2. AC　3. ABCD　4. ABC　5. AC

(二)填空题

1. (1)109　(2)0.4　(3)1.6　2. 增高　3. (1)肛门　(2)睡熟后　(3)清晨　4. 3
5. (1)颅骨平片　(2)CT 扫描　6. (1)禁食　(2)清洁灌肠　7. (1)甲亢　(2)功能性甲状腺癌转移病灶

(三)判断题

1. ×　2. ×　3. √　4. √　5. ×　6. √　7. ×　8. √　9. ×　10. ×

(李晓屏)

第四章 护理基础基本知识

一、护理基本知识问答

(一)护理学导论

1.何谓整体？整体概念强调了什么？

所谓整体是指按一定方式、目的、有秩序排列的各个个体(要素)的有机集合体。整体的概念强调两点：第一，组成整体的各要素是相互作用、相互影响的，任何一个要素发生变化，都将引发其他要素的相应变化；第二，整体所产生的行为结果大于各要素单独行为的简单相加。

2.“人的基本需要”指的是什么？大致分为哪些方面？

指的是个体为了维持身心平衡并求得生长、成长与发展，在生理和心理上最低限度的需要。大致分为生理、社会、情感、认知、精神等方面的需要。

3.人的成长与发展过程的基本原则是怎样的？

(1)人的成长与发展是按持续的、有顺序的、有规律的和可预测的方式进行的；

(2)每个人都要经过相同的发展过程；

(3)每个人的发展都是按自己独特的方式和速度通过各发展阶段的(由遗传基因与环境互动所决定)；

(4)每个发展阶段各具特征，并都有一定的发展任务，每个人都是在完成一个阶段任务后才进入下一阶段；

(5)每个人的态度、气质、生活方式和行为等都会受到婴幼儿期发展的影响；

(6)发展是通过逐步的成熟和不断的学习而获得的。

4.马斯洛需要层次理论的一般规律是什么,对护理工作有什么意义？

(1)马斯洛需要层次理论的一般规律是：①生理、安全、爱与归属、自尊、自我实现等需要是人类普遍存在的；②一般情况下，生理需要是最重要的；③有些需要需立即和持续予以满足(如空气)，而有些需要可以暂缓(如食物、睡眠)，但它们最终是需要得到满足的；④通常是低层次需要被满足后，高一层次的需要才出现；⑤各层次需要间可相互影响；⑥随着需要层次的向上移动，各种需要的意义受个人愿望、社会文化影响，因人而异；⑦层次越高的需要，满足的方式越有差异。

(2)马斯洛需要层次论对护理的意义在于帮助护士：①识别服务对象未满足的需要，这些未满足的需要就是需要护士提供帮助和解决的护理问题。②能更好地领悟和理解病人的言行。③预测病人尚未表达的需要，或对可能出现的问题采取预防性措施。④系统地收集和评估病人的基本资料，以避免资料的遗漏。亦可作为评估病人资料的理论框架。⑤按照基本需要的层次，识别护理问题的轻、重、缓、急，以在制定护理计划时妥善地排列先后次序。

5.韩德森对护理人员的基本任务是怎样看的？

韩德森是美国杰出的护理理论家、教育家与护理活动家。他认为护理人员的基本任务是协助病人去满足其基本需要。“需要”即是基本的护理要素。并归纳出十四项病人的需要。指出护士独特功能是协助病人或健康人从事有益于健康、恢复健康与安详死亡的活动。这种功能是通过满足人的基本需要来实现的。

6.什么叫“人的自我概念”,是如何产生的?

自我概念是指一个人对自己的看法,即个人对自己的认同感。

自我概念不是与生俱来的,它是随着个体与环境的不断互动,综合环境中他人对自己的看法以及自我觉察和自我认识而形成的。有学者认为一个人的自我概念是基于对自身的工作表现、认知功能、自身形象和外在吸引力、是否受人喜欢、解决问题的能力、特别的天赋以及其他如性吸引力和性功能、自立情况、经济情况等的感知和评价而产生的。

7.影响人类健康状况的主要因素有哪些?

(1)环境因素:①自然环境;②社会环境:包括政治制度、社会经济因素、文化教育等因素。

(2)机体的生物学因素:包括①遗传因素②心理因素

(3)生活方式

(4)获得保健设施的可能性

8.艾瑞克森的心理社会发展过程及每一时期面对危机的正性或负性的社会心理发展结果是怎样的?

艾瑞克森的心理社会发展过程见表3-1

表3-1 艾瑞克森的心理社会发展过程

阶 段	年 龄	危 机	正性解决指标	负性解决指标
婴儿期(口感期)	出生至18个月	信任对不信任	学会相信别人	不信任、退缩或疏远别人
幼儿期(肛-肌期)	18个月至3岁	自主对羞愧	学会自控而不失自尊,能与人共处	时常出现过度自我约束或依从别人的行为
学龄前期(生殖运动期)	3～5岁	主动对内疚	敢于有目的地去影响和改变环境,并能评价自己的行为	缺乏自信,态度消极,怕出错,过于限制自己的活动
学龄期(潜在期)	6～12岁	勤奋对自卑	求得创造与自我发展,并能控制自己的世界	对自己失望,并从学校的学习及同学的交往中退缩下来
青春期	12～18岁	自我认同对角色紊乱	有自我认同感及发展自身潜能的计划	角色模糊不清,难以进入角色要求
青年期(成年早期)	18～25岁	亲密对孤独	与异性建立起亲密关系,对工作与家庭尽职尽责	缺乏人际交往,逃避工作或家庭中的责任
成年期(中年期)	25～65岁	繁殖对停滞	富有创造性,生活充实,关心他人	纵容自己,自私,缺乏责任心与兴趣
老年期	65岁以上	完善与失望	感到一生值得,能乐观对待死亡	失望感,鄙视他人

9.弗洛伊德心理发展的五个阶段与护理应用是怎样的？

弗洛伊德心理发展阶段见表 3-2

表 3-2 弗洛伊德心理发展 5 个阶段

阶 段	年 龄	特 点	护 理 应 用
口欲期	0～1 岁	口部成为快感来源的中心	喂养可为婴儿带来快乐、舒适和安全感，因此喂养应及时，且方法得当
肛门期	1～3 岁	肛门和直肠是快感来源的中心	对大便的控制和最终排泄可带来快感。对小孩大小便训练时，应留给他愉快的经历，利于健康人格的发展
性蕾期	3～6 岁	生殖器成为快感的来源	孩子对异性父母的认识有助于日后建立起自己正确的道德观与良好的两性关系。鼓励其对性别的认同
潜伏期	6～12 岁	精力在智力与身体活动上	鼓励孩子追求知识，积极锻炼
生殖期	13 岁以后	能量和精力逐步转向建立成熟的异性关系	鼓励自立、自强和自己做决定

10.皮亚杰的认知发展学说将儿童发展分哪几个阶段？各期特点如何？

(1)感觉运动期：: 0 ~ 2 岁时的思维特点是通过身体的动作与感觉来认识周围世界。

(2)前运思期：2 ~ 7 岁时以自我为中心，观察事物只能集中在问题的一个方面且不能持久。

(3)具体运思期：7 ~ 11 岁时看事物较客观和实际，具有时空感，开始有了逻辑思维能力。

(4)形式运思期：12 岁以后思维迅速发展，进入抽象和假设领域。能单独整理自己的思想，按所有的可能性作推测和判断。

11. 何谓整体护理？其包括有哪些内涵？

整体护理是在以病人为中心的护理思想影响下出现的护理观点和护理方式。它是以现代护理观为指导，以护理程序为框架，将临床护理与护理管理各个环节系统化的工作方式。是根据病人的身心、社会、文化需要，提供适合个体的最佳护理。其基本内涵包括：①人是一个整体，其健康可受各因素影响，护理应满足其生理、心理社会等方面的整体需求；②人生各阶段都有不同的健康需求，护理必须针对个体给予相应的照顾和健康指导；③个体生病影响到家庭乃至社会，护理必须延伸到家庭社区。

12.整体护理的实施，为护理领域带来了一场重大的变革，具体表现在哪些方面？

(1)充实和改变了护理研究的方向和内容。整体护理在注重疾病护理的同时，更注重对疾病的“载体”— 人的研究.因此护理中充实了许多有关人的心理、社会、行为、伦理、道德等方面的内容。

(2)拓宽了护理的服务范围，改变了护士的传统形象。整体护理过程中，护士不仅需要作为健康服务的照料者，而且还需要成为有关健康的教育者、管理者、研究者等。

(3)有助于建立新型的医护关系和护患关系。 护士不再仅仅是医生的助手，而是相互合作相互补充的新型的合作伙伴。在生理、心理、社会等各方面病人受到护理人员的重视，护患关系得以加强。

(4)提出了新型护理管理观。护理管理者以病人为中心，一切管理手段与管理行为均以增进和恢复病人健康为目的。不再过多的强调传统的护理管理观念如对病房各单元的物资设备整齐划一，操作时仅重视操作本身，漠视病人感受等。

⑸改变了护理教育的课程设置。要求护士不仅能针对疾病有护理的能力，而且应有丰富的人文、社会科学知识与沟通交流技巧等。

13.护士的任务是什么？

1978 年 WHO 指出：“护士作为护理的专业工作者，其唯一任务就是帮助病人恢复健康，帮助健康人促进健康。”国际护士会规定护士的权利与义务为：“保持生命，减轻痛苦，促进健康”。

14.何谓健康、疾病？

WHO 给健康的定义是：不但是没有疾病和身体缺陷，还要有完整的生理、心理状况与良好的社会适应能力。

疾病，指的是机体在一定内外因素作用下出现的一定部位的功能、代谢或形态结构的改变，表现为机体内部及机体与环境间的平衡的破坏或偏离正常状态。

15.影响人的成长与发展的因素有哪些？

(1)遗传因素

(2)环境因素：①家庭，②学校。③宗教、社会、文化、生活经验等。

16.什么叫治疗性环境？治疗性环境主要需考虑些什么？

治疗性环境指的是专业人员在以治疗为目的的前提下创造的适合病人恢复身心健康的环境。

治疗性环境主要考虑两方面的因素：

(1)安全 要求医院建筑设计、设施配套以及治疗护理过程等都有安全防护意思和行为。

(2)舒适 包括温度、湿度、光线、声响、清洁以及良好的服务态度和人文环境等。

17.护理概念的演变经过哪几个阶段？各有何特点？

现代护理发展经历了三个阶段：

(1)以疾病为中心。此期特点是：①护理成为一门专门的职业其从业人员需经过特殊的培训；②逐步形成了一套规范的疾病护理常规与护理技术操作规程；③只见病不见人，轻视对人的全面照顾；④束缚了护理人员的思维，局限了护理学的研究领域。

(2)以病人为中心。此期特点是：①逐步形成护理学知识体系；②实施整体护理；③应用科学的工作方法 – 护理程序；④护士工作场所局限在医院，服务对象是病人。

(3)以人的健康为中心。此期特点是：①护理学发展为现代科学体系中综合人文、社会、自然科学知识的、独立的为人类健康服务的应用学科；②任务范围扩展至对所有人、人的生命周期的所有阶段的护理，场所扩大到社会、社区、家庭等；③仍以护理程序为工作方法。

18.南丁格尔奖章的由来和颁发是怎样的？

1912 年国际红十字会在美国华盛顿召开第九届大会正式确定颁发南丁格尔奖章，每两年一次，每次不超过 50 枚，授予各国最优秀的护理人员(包括以身殉职的)。发奖日期定在国际护士节。要求公布名单后，由国家元首或红十字会会长亲自颁发。我国第一次参与 1983 年的第 29 次的颁奖，中华护理学会副理事长王琇瑛是第一位获得南丁格尔奖章的中国护士。至 2005 年我国已有 43 名护理工作者获得此荣誉。

19.“中华护理学会”成立于何时，名称有何变化？

1909 年成立于江西牯岭，名为“中国护士会”；1923 年改为“中华护士会”；1937 年改名“中华护士学会”，在南京建立永久会所；1964 年定名为“中华护理学会”。

20.简述国际护士会。

1899年成立于英国伦敦，1966年会址迁日内瓦。宗旨是致力于增进各国护理人员之间的国际交流，关注护理人员在全球广泛、基本的保健需要中的作用，各国护理学术团体的作用和他们与其国家政府有关部门的关系，以及护士的社会、经济福利等问题。每四年召开一次会议。我国自1922年加入，为第11名成员国。现正在争取恢复会员资格。

21.我国现阶段的卫生工作的方针是什么？

(1)以农村为重点：包括落实初级卫生保健计划；积极稳妥地发展和完善合作医疗制度；加强农村卫生组织建设，完善县、乡、村三级网以及巩固与提高基层卫生队伍等。

(2)预防为主：包括各级政府对公共卫生和预防保健工作的全面负责，加强机构的建设和保证必需的资金；认真作好食品、环境、职业、学校等方面的卫生工作；重视健康教育及依法保护重点人群(妇、幼、老年和残疾人)等。

(3)中西医并重：包括加强领导，逐步增加投入为中医药的发展创造条件；加强中西医的团结，互相学习，促进中西医结合；正确处理继承与创新的关系，坚持“双百”方针；积极发展中药产业，推进中药生产和质量的现代化、科学化管理等。

(4)依靠科技与教育：突出重点，集中力量攻关，使我国卫生领域的主要学科和关键技术逐步接近或达到国际先进水平；办好医学教育，培养一支适应社会需求，结构合理、德才兼备的专业卫生队伍；加强职业道德教育，开展创建文明行业活动。

(5)动员全社会参与：包括在城乡开展爱国卫生运动，坚持除“四害”等。以实现为人民健康服务，为社会主义现代化服务。

22.何谓初级卫生保健，具体任务有哪些？

初级卫生保健即人们所能得到的最基本的保健照顾，包括促进健康、预防疾病和及时诊断和治疗各种疾病。

具体任务有以下八个方面：

(1)宣传当前存在的主要卫生问题，提出预防和控制这些问题的方法。

(2)改善食物供应和提供合理营养。

(3)提供充足的饮水和基本的环境卫生。

(4)搞好计划生育工作及妇幼保健。

(5)主要传染病的预防接种。

(6)地方病的控制和预防。

(7)常见病及外伤的恰当处理。

(8)提供基本药物。

1981年又增加了预防和控制非传染性疾病和促进精神卫生的内容，并明确提出了预防职业病、肿瘤和由不良生活方式所致的慢性病的任务。

23.在医疗服务中实施的三级预防指的是什么？

第一级预防 采用自我保健或预防措施，预防疾病的发生，又称病因预防。

第二级预防 早期发现、早期诊断、早期治疗，以防止疾病的发展。又称为三早预防。

第三级预防 积极治疗、预防并发症并采用各种促进身、心健康的措施，以防止疾病进一步恶化和各种伤残，以达到最大可能地恢复健康，又称临床预防。

24.何谓护理程序，有何特点？

(1)护理程序是一种系统的科学地为护理对象确认问题和解决问题的工作方法。是一个持续的、循环的、动态的过程。

(2)护理程序具有以下特点:①以护理对象为中心。②有特定目标。③是一个循环的、动态的过程。④有组织性和计划性。⑤具互动性和协作性。⑥使用范围广泛。⑦具创造性。⑧有理论依据

25.护理程序对护理实践有何指导意义?

(1)病人方面:由于护理程序本身具备以病人为中心,创造性和需要护患合作等特点,故在护理实践中运用护理程序能促使病人参与健康问题的确定、护理计划的制定和护理效果的评价,从而能够提高护理质量。

(2)护理人员方面:①护理程序是系统化整体护理的核心,实践中运用护理程序,使护理工作摆脱了过去多年来执行医嘱加常规的被动工作局面。②护理程序是一种系统的、科学的工作方法,它能帮助护士有效地利用时间和资源。③护理程序能促进医务人员之间的协作,从而能创造出一种和谐的工作氛围。④护理程序在护理实践中的运用使得护士这一专业角色作出独特的贡献,能够与其他的职业角色区别开来。⑤有利于护士明确自己的职责范围和专业标准。

26.进行护理评估的目的是什么?评估的范围包括哪些?

进行护理评估的目的是为确定护理对象的健康问题,以形成正确的护理诊断,选择适当的护理措施和为评价护理效果提供依据,同时也为护理科研积累资料。

护理评估所涉及的范围为护理对象在生理、心理、社会文化、发展和精神五个方面的资料以及社会支持状况。

27.何谓护理诊断?

护理诊断是护士对服务对象个人、家庭或社区对存在的和潜在的健康问题以及生命过程的反应的临床判断。是护士为达到预期目标选择护理措施的基础,这些目标应是由护士负责的。(北美护理诊断协会 1990 第九次会议通过的)

28.护理诊断由哪几部分组成,书写格式如何?

由四个部分组成:即诊断的名称、定义、诊断依据和相关因素。

护理诊断的基本书写格式有:①一部分陈述(P):只用护理诊断名称,②两部分陈述(PE):问题+原因。③三部分陈述(PES):问题+原因+症状和体征。

29. 护理措施的实施过程应注意什么?

(1)护理活动应以科学知识、护理科研和护理标准为基础,具有科学依据。

(2)护理活动应以病人为中心,尽可能适应病人的需要。

(3)护士在执行医嘱和护嘱时,应明白其意义,对于不明白之处应提出质疑。

(4)护理措施必须安全,严防并发症发生

(5)应鼓励病人积极主动的参加护理

(6)实施过程中应注意与病人交流,给予教育、支持和安慰。

(7)护士在实施计划时,不要机械地完成任务,而要把病情观察和收集资料贯穿在实施过程中,酌情灵活实施。

30.“人际关系”指的是什么?

指人与人之间在心理上的吸引与排斥关系,反映人与人之间在心理上的亲疏远近距离。

31.什么叫角色,病人角色有何特点?

角色是社会心理学中的一个专门的术语。指的是对某特定位置的行为期待与行为要求。是一

个人在多层面、多方位的人际关系中的身份及地位。

病人角色特点有：

(1)病人对于其陷入疾病的状态是没有责任的，他们有权利接受帮助。

(2)病人可以免除或部分免除正常的社会责任，即免除其平日的角色行为所承担的社会责任。

(3)病人有配合医疗和护理的义务。

(4)病人有恢复健康的义务。

32.病人在适应病人角色或从病人角色过渡到其他角色时常出现许多心理和行为上的改变的，大致可分为哪几类？

(1)病人角色行为冲突：主要发生于由常态下的社会角色转向病人角色时。因病前角色所形成的心理过程、状态及个性特征和病人对某种需要的迫切要求等强烈地干扰着病人对角色的适应，以至产生心理冲突和行为矛盾。表现为焦虑不安、烦恼、茫然、或悲伤。

(2)病人角色行为的强化：是病人角色适应中的一种变态现象。即当一个人由病人角色转向常态角色时，仍然“安于”病人角色，产生退缩及依赖心理，表现为依赖性增强，害怕出院，害怕离开医务人员.对正常的生活缺乏信心等。

(3)病人角色行为的消退：是指一个人已经适应了病人角色.但由于某种原因，使他又重新承担起原扮演的其他角色，而不能履行病人角色的义务。

(4)病人角色行为缺如：是指没有进入病人角色，不愿意承认自己是病人，这是一种心理防御的表现。常发生于由健康角色转向病人角色及疾病突然加重或恶化时。

(5)病人角色的行为异常：久病或重病病人对病人角色常有悲观、厌倦、绝望甚至自杀等行为表现。

33. 一个完整的沟通过程需包括哪些基本要素？

包括有：①沟通当时的情景。②信息的发出者。③信息。④信息的接收者。⑤途径。⑥反馈。

34.鲍威尔(Powell)将沟通大致分为五个层次,请简述其各自沟通效果？

(1)一般性交谈,也称作陈词滥调式沟通。是参与程度最差的沟通交流方式，彼此分享感觉最差。

(2)陈述事实的沟通。是一种只罗列客观事实的说话方式，不加入个人意见或牵涉人与人之间的关系。是护士评估了解病人时非常重要的一种沟通方式,此时不要用语言或非语言行为去阻止对方的诉说。

(3)分享个人的想法和判断。将自己的一些想法和判断说出来并希望与对方分享。发生在建立相互关系的过程中有了信任感时。

(4)分享感觉。很愿意告诉对方自己的信念或对事的反应,只有在相互信任的基础上，有了安全感时才能做到。

(5)沟通的高峰。指互动双方达到了一种短暂的、“一致性”的感觉，或者不用对方说话就知道他的体验和感受，谓之“心有灵犀一点通”。

35.何谓语言性沟通？包括哪些技巧？

使用语言或文字进行的沟通称为语言性沟通交流 。其技巧可包括这么几个方面：①合适的话题和词汇；② 适当的语速；③调整情绪，适当的语调、声调；④恰当的幽默 。

36.非语言性沟通交流是一个人真实感情更准确的流露，故需注意哪些方面？

(1)仪表和身体的外观 着装和修饰可以提供其社会地位、身体健康状况、婚姻状况、职业、文化、自我概念及宗教信仰等。

(2)身体的姿势和步态 身体的姿势和步态可以反映一个人的情绪状态、身体健康情况和自我概念。

(3)面部表情 面部表情是人类的一种共同的语言,可以展示六种主要的情绪:惊奇、害怕、生气、高兴、悲哀和厌恶。

(4)目光的接触 一方面表示尊重对方并愿意去听对方的讲述,另一方面可以密切地观察对方的一些非语言表示。

(5)手势 可以用来强调、加强或澄清语言信息。

(6)触摸 可以表达关心、体贴、理解、安慰和支持。但常受家庭、宗教信仰、社会阶层、文化等多方面因素的影响。需在专业范围内,审慎地、有选择地使用。

37.影响沟通交流的因素有哪些?

概括起来主要有两大类:

(1)个人方面的因素:①情绪;②身体;③感知;④价值观;⑤生长发育;⑥性别;⑦知识水平

(2)环境方面的因素:①物理环境:包括噪声、缺乏隐秘性、交流者的距离、建筑设计等;②社会因素:包括期望他人的存在或不期望他人的存在。

38.何谓健康信念、健康行为?

所谓健康信念是指一个人对健康问题的认识和看法。而这些认识和看法又往往受到个人的文化背景的影响。

健康行为指的是个体为保持或恢复健康所采取的一切受思想支配而表现出来的活动。

社会心理学家贝克认为"信念"是产生希望的最重要的成分。

39.实施健康教育时,影响病人学习的因素有哪些?

影响病人学习的因素可分为内在因素和外在因素。

(1)内在因素:指来自病人自身的因素。包括病人的学习动机(即学习的欲望)、健康信念、文化背景(语言和价值观、所受教育及经历)、支持系统(对病人有重要影响的人的态度)、经济条件和学习的准备程度(指在体能、智能、心理等身心的准备)等。

(2)外在因素:包括学习的环境、进行健康教育选择的时间、护士的语言表达情况。

40.护士引导病人学习健康知识应遵循哪些原则?

(1)与病人之间必须建立融洽的关系

(2)必须具备与病人清楚、准确交流的能力,交流时必须使用恰当的词句。

(3)在制定教学计划前必须了解影响病人学习的因素,使教学计划个案化,即更适合个人的具体情况。

(4)教学活动由护患双方共同来确定学习目标,以能使病人达到该学习的目标。一般病人的预期行为改变以其生活方式和生活条件为基础。

(5)设法鼓励和促进病人在新的学习环境中以过去所学的知识与技能为基础,学习新的技能,并积极主动地参与制定学习计划。

(6)选用教学方法时需考虑病人喜欢的学习方式,使用多感官的教学活动将会提高和将强化其学习的效果。

41.何谓职业道德?职业道德有何特征?

职业道德指的是从事一定职业的人们在其特定的职业活动中形成的、指导自己行为的道德规范的总和。

职业道德的特征包括如下方面:

(1)在内容方面,它要鲜明地表述职业义务和职业责任及职业行为上的道德准则。

(2)在形式上,职业道德比较具体、多样,具有较大的实用性。往往以制度、章程、守则、誓词、保证、条例、公约等方式表达,便于从职人员接受和实践,并较容易地形成本职业所要求的道德习惯。

(3)在调节范围上,职业道德主要调节两方面的关系,一方面是从事本职业人员的内部关系,另一方面是从职人员同其服务对象的关系。主要用来约束从事本职业人员的思想和行为。

(4)在功效上,职业道德一方面是一定社会或阶级的道德原则和规范的职业化,促进整个社会道德水平的提高;另一方面又是个人道德品质的成熟化。

42.什么叫生命伦理学,它研究什么?

生命伦理学是由生命(bio)和伦理学(ethics)构成。这里的生命主要指人类生命。是根据道德价值和原则对生命科学和卫生保健领域内人类行为进行系统研究的科学,其中包括医学伦理学及护理伦理学。

生命伦理学除研究传统的医德和医学伦理学外,还研究生物科学和行为研究(不论是否与临床有关,如人体实验),与医学有关的广泛的社会问题(如人口与生育、自杀等),与生命有关的价值问题(如缺陷新生儿),人类的生态环境伦理问题(动物、植物与人类的关系)。

43.护理伦理学主要研究的对象是什么?

护理论理学是研究护理学在为病人、为社会服务中应遵循的道德原则的科学,其主要研究的对象是:①护理人员与服务对象的关系;②护理人员与其他医务工作者的关系;③护理人员与护理学、医学的关系;④护理人员与社会之间的关系。

44.何谓护理职业道德?有何特点?

护理职业道德是指护理人员在其职业活动中,正确处理个人与他人、个人与社会关系的行为准则及规范的总和,并以此作为评价护理人员的标准。

护理道德除具有一般职业道德的特点外,还具有以下特殊性:

(1)护理工作的广泛性、社会性与护理道德关系的多维性。

(2)护理的严格性与道德的进取性。

(3)护理的整体性。

(4)护理工作的艺术性。

45.护理道德的基本规范有哪些?

护理道德的基本规范是护士的具体行为准则,也是评价护理人员职业道德的具体标准。国际性的护理道德规范有《国际护士会伦理法典》、《国际护理道德规则》等。我国卫生部 1981 年 10 月 8 日颁发的《医院工作人员守则》也提出了护理人员的道德规范要求。

具体规定如下:

(1)救死扶伤、实行人道主义原则。

(2)热爱护理专业,首先应作到自尊、自强。

(3)尊重病人的尊严及权利,注意保守其隐私和秘密。

(4)廉洁奉公,维护病人的利益和安全。

(5)同情、体贴病人.满足病人的心理需要。

(6)工作认真负责、任劳任怨。

(7)与其他人员团结协作.互尊互助。

(8)不断更新知识、勤学不辍。

46.从中国的国情出发,病人有哪些权利与义务?

⑴病人的权利有:①医疗、护理、保健、康复的享有权 ②疾病认知权和知情同意权 ③自由选择权包括病人有权根据医疗条件或自己的经济条件选择医院、医护人员、医疗及护理方案的权利 ④享有个人隐私的保密权 ⑤免除部分社会责任和义务的权利 ⑥监督自己的医疗及护理权益实现的权利

⑵病人在享有权利的同时,也应尽以下义务:①自我保健义务即改变不良的生活习惯、发挥自身在预防疾病和增进健康中的能动作用,掌握自身健康的主动权 ②主动求医、积极配合治疗、护理的义务 ③支持医学科学发展的义务

47.现代医学模式的特点是什么?

现代医学模式是生物、心理、社会医学模式。其特点是:把生物因素、心理因素、社会因素三者结合起来考虑人的基本的发生、发展和转归。在此过程中,或者某个因素起主要作用,但三者总是互相联系、相互依存。

(二)护理学基础

1.简述人类环境的范围。

环境是指人类生存或生活的空间。人类环境分为内环境和外环境。内环境包括生理和心理两方面。外环境有物理环境和社会环境组成。

2.简述环境中影响健康的因素。

环境中影响健康的因素包括:

⑴ 物理因素 ①大气污染 ②水污染 ③土壤污染 ④噪声污染 ⑤吸烟污染 ⑥温度过高或过低 ⑦辐射 ⑧废料 ⑨室内空气污染

⑵社会因素 ①社会经济 ②社会阶层 ③文化因素 ④生活方式 ⑤社会关系 ⑥卫生情况

3.试述护士在保护和改善人类环境中所承担的职责。

在保护和改善人类环境中护士的职责是:

⑴帮助发现环境对人类的不良影响及积极的影响。

⑵护士在与个体、家庭、社区和社会的接触的日常工作中,应告知他们如何防护具有潜在危害的化学制品 有放射线的废物等,并应用环境知识指导预防和减轻潜在性的危害。

⑶采取措施预防环境因素对健康所造成的威胁。同时加强宣传,教育个体、家庭、社区及社会对环境资源如何进行保护。

⑷与卫生部门共同协作,提出住宅区对环境与健康的威胁。

⑸帮助社区处理环境卫生问题。

⑹参加研究和提供措施,早期预防各种有害于环境的因素;研究如何改善生活和工作条件。

4.简述创建医院物理环境应考虑的因素。

创建医院环境应考虑的物理因素有:

⑴空间 为方便操作和护理,以及为了保证病人有适当的空间,病床之间的距离不得少于 1m。

⑵温度 一般室温保持在 18-22℃较为适宜。新生儿及老年病人,室温以保持在 22-24℃为佳。

⑶湿度 病室湿度以 50%-60%为宜。

⑷通风 一般通风30min即可达到置换室内空气的目的。

⑸噪声 工作人员应做到四轻:说话轻、走路轻、操作轻、关门轻。

⑹光线 应避免光线直接照射病人的脸部。为了夜间照明及保证特殊检查及治疗护理需要,病室必须备妥人工光源,如地灯装置,立式鹅颈灯等。

⑺装饰 病室应布置简单,整洁美观,并注意优美与悦目。

5.简述护患关系的主要影响源。

影响源主要包括护理人员的⑴语言⑵行为举止⑶情绪⑷工作态度

6.简述运用人体力学的原则。

运用人体力学的原则包括:⑴利用杠杆作用 ⑵扩大支撑面 ⑶降低重心 ⑷减少身体重力线的偏移 ⑸尽量使用大肌肉或多肌群 ⑹用最小量的肌力作功

7.简述一般病人的入院护理。

⑴准备病人床单位 接受住院处通知后,护士应该立即根据病情需要准备病人床单位。将备用床改为暂空床。备齐病人所需用物,如面盆、痰杯、热水瓶、拖鞋等;根据病情可在床上加铺橡胶单和中单。

⑵迎接新病人 以热情的态度迎接新病人至指定的病室床位,妥善安置。向病人作自我介绍,说明自己将为病人提供的服务及职责,为病人介绍邻床病友。以自己的行动和语言消除病人的不安情绪,使病人有宾至如归的感觉。以增强病人的安全感和对护士的信任。

⑶通知负责医生诊视病人,通知营养室为病人准备膳食。

⑷测量体温、脉搏、呼吸、血压及体重,需要时测量身高。

⑸ 填写住院病历和有关护理表格 ①用蓝色钢笔逐项填写住院病历眉栏及各种表格② 用红色钢笔将入院时间纵行填写在当日体温单相应时间的40~42℃横线之间。③ 记录首次体温、脉搏、呼吸、血压体重及身高值。④ 填写入院登记本、诊断卡(一览表卡)、床头(尾)卡。

⑹ 介绍与指导 向病人及家属介绍病房环境、有关规章制度、床单位及其设备的使用方法,指导常规标本的留取方法、时间及注意事项。

⑺ 执行入院医嘱及给予紧急护理措施。

⑻按护理程序进行入院评估,对病人的健康状况进行评估,以了解病人的基本情况和健康问题以及身心需要,为制定护理计划提供依据。

8.简述急诊病人的入院护理。

⑴准备床单位 接到住院处电话通知后,护士应该立即准备好床单位,将病人安置在危重病室或急救室,并在床上加铺橡胶单和中单。若为急诊手术病人应铺好麻醉床。

⑵准备好急诊器材及药品,如氧气、吸引器、输液器具、急救车等。通知有关医生做好抢救准备。

⑶密切观察病情变化,积极配合医生进行抢救,并作好护理记录。

⑷不能正确叙述病情和要求的病人(语言障碍、听力障碍等),意识不清病人,或婴幼儿等,需暂留陪送人员,以便询问病史。

9.试述分级护理的适用对象和护理内容。

分级护理的适用对象和护理内容见表3-3:

表3-3 分级护理适用对象及护理内容

护理别级	适用对象	护理内容
特级护理	①严重的脏腑功能衰竭、各种原因引起的神昏、脱症、厥症等危重患者。②特殊复杂或新开展的大手术。③严重外伤、大面积烧伤等患者。	①设专人护理，昼夜守护，严密观察病情变化，急救药品、器材准备齐全，随时准备抢救。②建立危重患者护理记录单。根据病情及抢救的经过，及时、客观、准确、真实地记录生命体征、24小时出入水量、护理措施及效果。并严格交接班。③一切护理由护理人员承担，不得依靠陪人。④认真做好基础护理，严防并发症。⑤对神志清楚的患者，做好情志护理。⑥保持室内整洁，空气清新，并做好清毒隔离工作，防止院内感染。
一级护理	①危重症或手术后需卧床休息以及生活不能自理的患者。②生活部分可以自理，但病情随时可能发生变化的患者。	①绝对卧床休息，解决生活上的各种需要。②及时巡视患者，密切观察病情变化，发现异常及时报告医师外理。客观真实记录病情、护理措施和效果。③一切护理由护理人员承担，不得依靠陪人。④做好基础护理，严防并发症。⑤加强情志护理，做好健康宣教，帮助患者树立战胜疾病的信心，根据病情减少会客。⑥保持室内整洁，空气新鲜，做好清毒隔离工作，防止院内感染。
二级护理	①病重期急性症状消失，特殊复杂手术及大手术后，病情稳定(如出血停止，高热已退，神昏已转清醒的患者)，但仍需卧床休息的患者。②慢性病及老年病、限制活动、生活大部分可以自理的患者。③行牵引、卧石膏床等生活不能完全自理的患者。④一般手术后，轻型先兆子痫。	①卧床休息，可在床上或室内适当运动，生活上给予必要协助；②经常巡视，注意观察病情变化，客观真实地记录病情、护理措施及效果，发现异常及时报告医生处理。③协助做好晨、晚间护理，注意皮肤、口腔等清洁，防止并发症；④做好情志护理及健康宣教。
三级护理	①各种病症的恢复期患者。②轻症慢性病患者。③一般手术前准备阶段，术后恢复期，正常产妇。	①在医护人员指导下生活自理，根据病情可适当参加一些室内集体活动。②注意观察病情，每日各班至少巡视一次，客观真实记录病情等情况。③指导患者遵守病区制度，做好饮食调理，情志调节，活动锻炼等，注意劳逸给合。④如系传染病应做好消毒隔离工作，限制活动范围。

10.简述病人的出院护理。

病人的出院护理包括病人出院前的护理，出院当日的护理以及出院后的护理。

(1)出院前的护理 ①医生开出院医嘱，护士据医嘱协助病人及家属做好出院的准备 ②进行健康教育，指导出院后的需注意的事项 ③注意病人的情绪变化 ④征求病人对医院医疗护理等各项工作的意见

(2)出院当日的护理 ①执行出院医嘱 ②填写病人出院护理记录 ③协助病人清理用物，归还寄存的物品，收回病人住院期间所借的物品并消毒处理 ④协助病人或家属办理完出院手续，护士在

接到出院通知单后，护送病人出院

(3) 出院后的护理 ①病人离开病床出院后方可整理床单位 ②处理出院病人的床单位 ③按要求整理病历，交病案室保存 ④铺好备用床，准备迎接新病人

11.简述病人的运送方法。

病人的运送方法包括：轮椅运送法、平车运送法、担架运送法。

12.试述引起病人不舒适的原因。

引起病人不舒适的原因包括：

(1) 身体方面 ①个人卫生 ②姿势和体位不当 ③压力和摩擦 ④机体内部原因

(2) 社会方面 ①缺乏支持系统 ②角色适应不良

(3) 心理精神方面 ①焦虑、恐惧 ②不受关心与尊重

(4) 环境方面 ①通风不良 ②陌生的环境 ③异味 ④噪声及干扰

13.简述常用卧位的种类。

常用卧位包括 ①仰卧位 ②侧卧位 ③半坐卧位 ④端坐位 ⑤俯卧位 ⑥头低足高位 ⑦头高足低位 ⑧膝胸位 ⑨截石位

14.试述半坐卧位的适用范围。

半坐卧位的适用范围：

(1) 某些面部及颈部手术后病人。

(2) 急性左心衰竭病人。

(3) 心肺疾病所引起呼吸困难的病人。

(4) 腹腔、盆腔手术后或有炎症的病人。

(5) 腹部手术后病人。

(6) 疾病恢复期体质虚弱的病人。

15.简述疼痛的原因。

疼痛的常见原因包括 ①温度刺激 ②化学刺激 ③物理损伤 ④病理改变 ⑤心理因素

16.简述影响疼痛的因素。

影响疼痛的常见因素包括 ①年龄 ②社会文化背景 ③个人经历 ④注意力 ⑤情绪 ⑥疲乏 ⑦个体差异 ⑧病人的支持系统 ⑨治疗及护理因素

17.简述疼痛病人的评估内容。

疼痛病人的评估内容包括 ①健康史 ②身体运动情况 ③声音 ④病人控制疼痛的模式 ⑤评估疼痛程度

18.试述世界卫生组织对疼痛程度的分级。

世界卫生组织将疼痛程度分为四级：

0 级：无痛。

1 级（轻度疼痛）：有疼痛感但不严重，可忍受、睡眠不受影响。

2 级（中度疼痛）：疼痛明显、不能忍受、睡眠受干扰、要求用镇痛药。

3 级（重度疼痛）：疼痛剧烈、不能忍受、睡眠严重受干扰，需要用镇痛药。

19.试述国际上常用的疼痛程度评分法。

目前国际上常用的疼痛程度评分法有三类：

(1)数字评分法 用数字代替文字表示疼痛的程度。在一条直线上分段，按 0–10 分次序评估疼

痛程度。0 分时表示无痛，10 分时表示剧痛，中间次序表示疼痛的程度，请病人自己评分。

此评分法宜用于疼痛治疗前后效果测定对比。

(2) 文字描述评分法 把一直线等分成五份，每个点表示不同的疼痛程度，0= 无痛，2= 中度疼痛，3= 重度疼痛，4= 剧痛，不能忍受。请病人按照自身疼痛的程度选择合适的描述。

(3)视觉模拟评分法 用一条直线不作任何划分仅在直线的两端分别注明不痛和剧痛，请病人根据评估时自己对疼痛的实际感觉在线上标记疼痛的程度。这种评分法使用灵活方便，病人有很大的选择自由，不需要仅选择特定的数字或文字。

20.简述疼痛病人的护理措施。

疼痛病人的护理措施包括:

(1)止痛措施 减少或消除引起疼痛的原因,解除疼痛刺激原。如:药物止痛;物理止痛;针炙止痛。

(2)心理护理

(3)促进舒适 如取用正确的姿势;舒适整洁的床单位;良好的采光和通风设备;适宜的室内温度等。

21.简述疼痛病人的心理护理措施。

疼痛病人的心理护理措施包括 ①建立信赖关系 ②尊重病人对疼痛的反应 ③介绍有关疼痛的知识 ④减轻心理压力 ⑤分散注意力 ⑥松驰法

22.简述影响病人安全的因素。

影响病人安全的因素有:机械性损伤、温度性损伤、化学性损伤、生物性损伤、医源性损伤等。

23.简述常用的保护具。

常用的保护具有:

(1)床档 多功能床档、半自动床档、木杆床档等。

(2)约束带 宽绷带约束带、肩部约束带、膝部约束带、尼龙搭扣约束带等。

(3)支被架

24.简述医院感染的概念。

医院感染又称医院获得性感染,是指住院病人在医院内获得的感染,包括在住院期间发生的感染和在医院内获得而出院后发生的感染;但不包括入院前已开始或入院时处于潜伏期的感染。医院工作人员在医院内获得的感染也属于医院感染。

25.简述医院感染主要感染源。

医院感染主要感染源包括:

(1)已感染的病人及病原携带者。

(2)病人自身正常菌群。

(3)动物感染源。

(4)医院环境。

26.简述医院感染的主要传播途径。

医院感染的主要传播途径有:

(1)接触传播 ①直接接触 ②间接接触

(2)空气传播 ①飞沫传播 ②飞沫核传播 ③菌尘传播

(3)饮水、饮食传播

(4) 注射、输液、输血传播

(5)生物媒介传播

27.简述医院感染的类型。

医院感染的类型按其感染源分为内源性感染和外源性感染。内源性感染又称自身感染，感染源是病人自己，只有当病人的免疫功能受损，健康状况不佳或抵抗力下降时才会发生感染。外源性感染又称交叉感染，感染源不是病人自己，病原微生物通过医院内其他人或环境传播给病人而引起的感染。

28.简述医院感染的管理内容。

医院感染的管理内容包括：

(1)建立三级监控体系。

(2)健全各项规章制度。

(3)认真落实医院感染管理措施。

(4)加强医院感染学教育，明确医务人员在医院感染管理中的职责。

29.试述医务人员在医院感染管理中的职责。

医务人员在医院感染管理中应履行以下职责：

(1)严格执行技术操作规程等医院感染管理的各项规章制度。

(2)掌握抗感染药物的临床合理应用原则，做到合理使用。

(3)掌握医院感染诊断标准。

(4)发现医院感染病例及时送病原学检验及药敏实验，查找感染源、感染途径，控制蔓延，积极治疗病人，如实填表报告；发现有医院感染流行趋势时，及时报告感染管理科，并协助调查。发现法定传染病，按《传染病防治法》的规定报告。

(5)参加预防与控制医院感染的知识培训。

(6)掌握自我防护知识，正确进行各项技术操作，预防锐器刺伤。

30.简述清洁、消毒、灭菌的概念。

清洁 是指用物理方法清除物体表面的污垢、尘埃和有机物，其目的是去除和减少微生物，并非杀灭微生物。常用的清洁方法有水洗、机械去污和去污剂去污。

消毒 是用物理或化学方法清除或杀灭除芽孢以外的所有病原微生物，使其达到无害程度的过程。

灭菌 是指用物理或化学方法去除或消灭全部微生物的过程。包括致病微生物和非致病微生物，也包括细菌芽孢和真菌孢子。

31.试述物理消毒灭菌法的种类。

物理消毒灭菌法是利用物理因素作用于病原微生物，将之清除或者杀灭，常用的有：

(1)热力消毒灭菌法 主要利用热力破坏微生物的蛋白质、核酸、细胞壁和细胞膜，从而导致其死亡，分干热法和湿热法两类。干热灭菌又可分为燃烧法和干烤法；湿热消毒灭菌又可以分为煮沸消毒法、压力蒸汽灭菌法、低温蒸汽消毒法和流通蒸汽消毒法。

(2)光照消毒法，又称辐射消毒 主要利用紫外线的杀菌作用，使菌体蛋白质发生光解、变性而致死亡。常用的有日光暴晒法、紫外线灯管消毒法、臭氧灭菌灯消毒法。

(3)电离辐射灭菌法

(4)微波消毒灭菌法

(5)机械除菌

32.试述压力蒸汽(下排式和预真空)灭菌法的原理。

下排式压力蒸汽灭菌是利用重力置换的原理,使热蒸汽在灭菌器中自上而下,将冷空气由下排气孔排出,全部由饱和蒸汽取代,利用蒸汽释放的潜热使物品达到灭菌。预真空压力蒸汽灭菌器是利用机械抽真空的方法,使灭菌柜内形成2.0~2.7kPa的负压蒸汽得以迅速穿透物品内部进行灭菌。

33.试述压力蒸汽灭菌法的注意事项。

压力蒸汽灭菌法的注意事项包括：

⑴器械或物品灭菌前必须清洗干净并擦干或晾干,包装不宜过大、过紧,体积不超过30cm×30cm×30cm,盛装物品的容器有孔,必须时将容器盖打开以利于蒸汽进入。

⑵灭菌包装合理,各包之间留有空隙,布类物品放于金属、搪瓷类物品之上。

⑶尽量排除灭菌器内的冷空气。

⑷注意安全操作,操作人员要经过专业训练合格才能上岗。

⑸控制加热速度,使柜室温度的上升与物品内部的温度上升一致。

⑹随时观察压力及温度情况。

⑺被灭菌物品待干燥后才能取出备用。

⑻定期检测灭菌结果。

34.简述紫外线的杀菌机制。

紫外线的杀菌机制包括：

(1)作用于微生物的DNA,使菌体DNA失去转换能力而死亡。

(2)破坏菌体蛋白质中的氨基酸,使菌体蛋白光解变性。

(3)降低菌体内氧化酶的活性。

(4)使空气中的氧电离产生具有极强杀菌作用的臭氧。

35.试述紫外线灭菌法的注意事项。

紫外线灭菌法的注意事项包括：⑴由于紫外线辐射能量低,穿透力弱,紫外线灯管消毒法主要用于空气消毒和物品消毒。用于空气消毒,每10m² 安装30W紫外线灯管一支,有效距离不超过2m消毒时间为30~60min；用于物品消毒,有效距离为25~60cm,消毒时将物品摊开或挂起,使其表面受到直接照射,消毒时间为20~30min。⑵经常保持灯管清洁,灯管表面经常用乙醇棉球轻轻擦拭,以除去灰尘和污垢。⑶紫外线对人的眼睛和皮肤有刺激作用,直接照射30s就会引起眼炎或皮炎,照射过程中产生的臭氧对人也不利,故照射时人应该离开房间,必要是戴防护镜、穿防护衣。⑷紫外线消毒的适宜温度为20~40℃,适宜湿度为40%~60%。⑸紫外线灯使用过程中由于其辐射强度逐渐降低,故应定时检测,以保证灯管照射强度不低于70μW/cm² 或记录使用时间,凡使用时间超过1000h,需更换灯管。⑹消毒时间需从灯亮后5~7min开始记时。消毒时间＝杀灭目标微生物所需要的照射剂量÷紫外线灯管的辐射强度,关灯后,如需再开起,应间歇3~4min,照射后应开窗通风。⑺定期监测灭菌结果。

36.试述化学消毒灭菌法的原理。

化学消毒灭菌法是利用化学药物杀灭病原微生物的方法。化学消毒灭菌的原理是使菌体蛋白凝固变性,酶蛋白失去活性,抑制细菌代谢和生长,或破坏细菌细胞膜的结构,改变其通透性,使细胞破裂、溶解,从而达到消毒灭菌的作用。

37.试述理想的化学消毒剂应具备的条件。

理想的化学消毒剂应具备的条件包括：杀菌谱广；有效浓度低；作用速度快；性质稳定；作用时间长；易溶于水；可在低温下使用；不易受有机物酸、碱及其他物理化学因素的影响；无刺激性；腐蚀性；不引起过敏反应；无色无味无臭；毒性低而且使用后易于除去残留药物；不易燃烧、爆炸；用法简便；价格低廉。

38.试述化学消毒剂的使用原则。

化学消毒剂的使用原则包括：

⑴根据物品的性能和各种病原微生物的特性，选择合适的消毒剂。

⑵严格掌握消毒剂的有效浓度、消毒时间及使用方法。

⑶消毒剂应定期更换，易挥发的要加盖，并定期检测，调整浓度。

⑷待消毒的物品必须先洗净、擦干。

⑸消毒液中不能置放纱布、棉花等物，因这类物品可吸附消毒剂降低消毒效力。

⑹消毒后的物品在使用前用无菌生理盐水冲洗，以避免消毒剂刺激人体组织。

39.化学消毒剂的使用方法。

化学消毒剂的使用方法包括：

⑴浸泡法　是将被消毒的物品洗净，擦干后浸没在消毒液内的方法。

⑵擦拭法　是用化学消毒剂擦拭被污染物体的表面或进行皮肤消毒的方法。

⑶喷雾法　是用喷雾器将化学消毒剂均匀的喷洒在空气或物体表面进行消毒的方法。

⑷熏蒸法　是将消毒剂加热或加入氧化剂，使其产生其气体进行消毒的方法。

40.简述医院用品的危险性分类。

医院用品的危险性分类如下:(1)高度危险性物品　是穿过皮肤、粘膜而进入无菌的组织或器官内部的器械或与破损的组织、皮肤粘膜密切接触的器材和用品，如手术器械、注射器、血液和血液制品、脏器移植物等。(2)中度危险性物品　仅和皮肤、粘膜相接触，而不进入无菌组织内，如体温表、血压计袖带、压舌板、胃肠道内镜、便器等。(3)低度危险性物品　不进入人体组织、不接触粘膜，仅直接或间接地和健康无损的皮肤相接触。如果没有足够数量的病原微生物污染，一般并无危害。如口罩、衣被、毛巾等。

41.简述医院消毒中选择消毒、灭菌方法的原则。

医院消毒中选择消毒、灭菌方法的原则包括：

⑴根据物品污染后的危害程度选择消毒灭菌的方法　凡是高度危险性物品必须选用灭菌法灭菌以杀灭一切微生物。凡是中度危险性物品一般情况下达到消毒即可，可选择中效消毒或高效消毒法；凡是低度危险性物品，一般可用消毒法或只作一般的清洁处理即可。

⑵根据污染微生物的种类和数量选择消毒，灭菌的方法以及使用剂量对受到致病性芽孢、真菌孢子和抵抗力强、危险程度大的病毒污染物品，选用灭菌法或消毒法对受到致病性细菌、真菌、亲水病毒、螺旋体、支原体、衣原体污染的物品，选用中效以上的消毒法；对受到一般细菌和亲脂病毒污染的物品，可选用中效或低效消毒法。消毒物品上微生物污染特别严重时，应加大处理剂量并延长消毒时间。

⑶　根据消毒物品的性质选择消毒方法　耐高温、耐湿物品和器材应首选压力蒸汽灭菌法；怕热、忌湿和贵重物品，应选择甲醛或环氧乙烷气体消毒、灭菌；金属器械的浸泡灭菌，应选择腐蚀性小的灭菌剂；在选择表面消毒时，应考虑到表面性质，光滑表面可选择紫外线消毒或液体消毒剂擦拭，多孔材料表面可选择喷雾消毒法。

⑷严格遵守消毒程序　凡是受到感染症病人排泄物、分泌物、血液污染的器械和物品，应先预消毒，再清洗，再按物品污染后危险性的种类，选择合理的消毒、灭菌方法进行消毒或灭菌。

42.试述各类环境空气物体表面医务人员手的消毒卫生标准。

各类环境空气物体表面医务人员手的消毒卫生标准见表3–4:

表3–4 环境空气物体表面医务人员手的消毒卫生标准

环境类别	范围	标准		
		空气 cfu/m^3	物品表面 cfu/m^2	医务人员手 cfu/m^2
Ⅰ类	层流洁净手术室、层流洁净病房	≤10	≤5	≤5
Ⅱ类	普通手术室、产房、婴儿室、早产儿室普通保护隔离室、供应室无菌区、病区治疗室、烧伤病房、重症监护病房	≤200	≤5	≤5
Ⅲ类	妇产科检查室、注射室、换药室、普通治疗室、供应室清洁区、急诊室、化验室、儿科病区、各类普通病区和诊室	≤500	≤10	≤10
Ⅳ类	传染病科及病区	—	≤15	≤15

另外:不得检出乙型溶血性链球菌、金黄色葡萄球菌及其他致病性微生物。母婴同室、早产儿室、婴儿室、新生儿室及儿科病房的物品表面和医务人员的手上,不得检出沙门氏菌。

43.试述医疗物品消毒效果的监测标准。

医疗物品消毒效果的监测标准要求:进入人体无菌组织、器官或直接接触破损皮肤、粘膜的医疗用品必须无菌,不得检出任何微生物;接触粘膜的医疗用品细菌菌落总数应≤ 20cfu/ $100cm^2$, 不得检出致病性微生物; 接触皮肤的医疗用品细菌菌落总数应≤200cfu/ $100cm^2$, 不得检出致病性微生物。

44.试述消毒液与灭菌液的监测标准。

消毒液的监测标准要求:定期监测消毒液中的有效成分,符合规定的含量;使用中的消毒液含菌量≤100cfu/ml, 不得检出致病性微生物。使用中的灭菌液,不得检出任何微生物。

45.试述压力蒸汽灭菌效果的监测标准。

压力蒸汽灭菌效果的监测标准要求:主要有化学监测法和生物监测法两种。化学监测法是利用化学指示卡或化学指示胶带在121℃、20min或130℃、4min后的颜色或性状改变来判定灭菌是否合格;生物监测法主要是利用对热耐受较强的非致病性嗜热脂肪杆菌芽孢作为指示剂,制成每片含 10^6 个嗜热脂肪杆菌芽孢的菌纸片,使用时将10片菌片分别放于灭菌器四角及中心,待灭菌完毕,用无菌镊取出放入溴甲酚紫葡萄糖蛋白胨水培养基内,在56℃温箱中培养48h至一周,如全部菌片均无细菌生长则表明灭菌合格。

46.试述紫外线消毒效果的监测标准。

紫外线肉眼不可见,其照射强度和杀菌效能主要用物理、化学、微生物方法测定。将紫外线强度计置于所测紫外线灯管的正中垂直1m处, 开灯照射5min后判断结果: 普通30W新灯辐照强度≥90 $\mu W/cm^2$ 为合格;使用中紫外线灯管辐照强度≥70 $\mu W/cm^2$ 为合格。应用紫外线强度与消毒剂量指示卡来测定紫外线灯管是否合格,并可判断对水、空气、物体表面消毒的效果和测定消毒所需照射剂量。应用标准菌片,在紫外线消毒后计算杀菌率来评价紫外线消毒效果。

47.简述医务人员手消毒的评估要求。

医务人员在下列情况下必须进行手的消毒:

(1)实施插入性操作前。

(2)护理免疫力低下的病人或新生儿前。

(3)接触血液、体液和分泌物后。

(4)接触被致病性微生物污染的物品后。

(5)护理传染病人后。

48.简述隔离的概念。

隔离是将传染病病人、高度易感人群安置在指定的地方,暂时避免和周围的人群接触。对传染病人采取传染源隔离,其目的是控制传染源,切断传染途径;对易感人群采取保护性隔离。

49.试述隔离工作区域的划分及隔离要求。

⑴清洁区 未被病原微生物污染的区域.如医护办公室、治疗室、配餐室、更衣室、值班室等场所以及病区以外的地区,如食堂、药房、营养室等。隔离要求:病人以及病人接触过的物品不得进入清洁区;工作人员接触病人后需刷手,脱去隔离衣及鞋方可进入清洁区。

⑵半污染区 有可能被病原微生物污染的区域。如走廊、检验室、消毒室等。隔离要求:病人或穿了隔离衣的工作人员通过走廊时,不得接触墙壁、家具等;各类检验标本有意思的存放盘和架,检验完的标本及容器等应严格按要求分别处理。

⑶污染区 病人直接或间接接触的区域,如病房、病人的洗手间等。隔离要求:污染区的物品未经消毒处理,不得带到他处;工作人员进入污染区时,务必穿隔离衣、带口罩、帽子,必要时换隔离鞋;离开前脱隔离衣、鞋,并消毒双手。

50.试述隔离的原则。

⑴病房和病房门前悬挂隔离标志,门口放用消毒液浸湿的脚垫,门外设立隔离衣悬挂架(柜或壁橱),备消毒液、清水各一盆及手刷、毛巾、避污纸。

⑵工作人员要进入隔离室应按规定戴口罩、帽子、穿隔离衣,只能在规定的范围内活动。一切操作要严格遵守隔离的规程,接触病人或污染的物品后必须消毒双手。

⑶穿隔离衣前,必须将所需的物品备齐。各种护理操作应有计划并集中的执行以减少穿脱隔离衣的次数和刷手的频率。

⑷病人接触过的物品或落地的物品应视为污染,消毒后方可给他人使用;病人的衣服、信件、钱币等经熏蒸消毒后才能交给家人带回;病人的排泄物、分泌物、呕吐物须消毒处理后方可排放;需送出病区处理的物品,置污染袋内,袋外有明显的标记。

⑸病室每日进行空气消毒,可用紫外线照射或消毒液喷雾;每日晨间护理后,用消毒液擦拭床及床旁桌椅。

⑹了解病人的心理情况,尽量接触病人因隔离产生的恐惧、孤独、自卑等心理反应。

⑺传染性分泌物三次培养均为阴性或已渡过隔离期,医生开出医嘱后,方可解除隔离。

⑻终末消毒处理 是指对出院、转科或者死亡病人及其所住病室、用物、医疗器械等进行的消毒处理。①病人的终末处理 病人出院或转科前应沐浴、换上清洁的衣服,个人用物须消毒后一并带出。如病人死亡,须用消毒液做尸体护理,并用浸透消毒液的棉球塞口、鼻、耳、阴道、肛门等孔道,然后用一次性尸单包裹尸体。②病室的终末处理 关闭病室门窗、打开窗旁桌、摊开棉被、竖起床垫,用消毒液熏蒸或用紫外线照射,然后打开门窗,用消毒液擦拭家具、地面;体温计用消毒液浸泡,a

血压计及听诊器送熏蒸箱消毒;被服类消毒处理后在清洗;床垫、棉被和枕芯可用日光暴晒处理或用紫外线消毒。

51.试述隔离的种类,常用隔离标志有哪些?

(1)隔离种类按传播途径不同分为以下几种:①严密隔离 ②呼吸道隔离 ③肠道隔离 ④接触隔离 ⑤血液-体液隔离 ⑥昆虫隔离 ⑦保护性隔离

(2)隔离标志:①黄色——严格隔离 ②棕色——肠道隔离 ③橙色——接触隔离 ④绿色——引流物/分泌物隔离 ⑤蓝色——呼吸道隔离 ⑥粉红色——体液/血液隔离 ⑦灰色——抗酸杆菌隔离

52.试述严密隔离的主要措施。

严密隔离的主要措施有:

(1)病人应住单间病室,通向过道的门窗须关闭。室内用具力求简单、耐消毒,室外挂有明显标志。禁止病人出病室,并禁止探视与陪护。

(2)接触病人时,必须戴好帽子和口罩,穿隔离衣和隔离鞋,必要时戴手套,消毒措施必须严格。

(3)病人的分泌物、呕吐物和排泄物应严格消毒处理。

(4)污染敷料装袋标记后送焚烧处理。

(5)室内空气及地面用消毒液喷洒或紫外线照射消毒,每天一次。

53.试述呼吸道隔离的主要措施。

呼吸道隔离的主要措施有:

(1)同一病原菌感染者可同住一室,有条件时尽量使隔离病室远离其他病室。

(2)通向走道的门窗须关闭,病人离开病室需戴口罩。

(3)工作人员进入病室需戴口罩,并且保持口罩干燥,必要时穿隔离衣。

(4)为病人准备专用的痰杯,口鼻分泌物需经消毒处理后方可丢弃。

(5)室内空气用紫外线照射或消毒液喷洒,每天一次。

54.试述肠道隔离的措施。

肠道隔离的措施有:

(1)不同病种的病人最好能分室居住,如同居一室,须作好床边隔离,每一病床应加隔离标记,病人不得互相交换物品。

(2)接触不同病种病人时,须分别穿隔离衣,接触污染物时戴手套。

(3)病室应有防蝇设备,并做到无蟑螂、无鼠。

(4)病人的食具、便器各自专用,严格消毒,剩余的食物或排泄物均应消毒处理后才能倒掉。

(5)被粪便污染的物品要随时装袋,做好标记后送消毒或焚烧处理。

55.试述接触隔离的措施。

接触隔离的措施有:

(1)病人应住单间病室,不许接触他人。

(2)接触病人时需戴口罩、帽子、手套,穿隔离衣;工作人员的手或皮肤有破损者应避免接触病人,必要时戴手套。

(3)凡病人接触过的一切物品,如被单、衣物、换药器械均应先灭菌然后再进行清洁、消毒、灭菌。

(4)被病人污染的敷料应装袋标记后送焚烧处理。

56.试述血液-体液隔离的措施。

血液-体液隔离的措施有:

⑴同种病原体感染者可同室隔离,必要时单人隔离。

⑵若血液或体液可能污染工作服时需穿隔离衣。

⑶接触血液或体液时应戴手套。

⑷注意洗手,严防被注射针头等利器刺破,如手被血液、体液污染或可能污染,应立即用消毒液洗手,护理另一个病人前也应洗手。

⑸被血液或体液污染的物品,应装袋标记后送消毒或焚烧;病人用过的针头应放入防水、防刺破并有标记的容器内,直接送焚烧处理。

⑹被血液或体液污染的室内表面物品,立即用消毒液擦拭或喷洒。

⑺探陪人员应采取相应的隔离措施。

57.试述保护性隔离的措施。

保护性隔离也称反向隔离,适用于抵抗力低或极易感染的病人,如严重烧伤、早产儿、白血病、脏器移植及免疫缺陷病人等。其隔离的主要措施有:

⑴设专用隔离室,病人住单间病室隔离。

⑵凡进入病室内应穿戴灭菌后的 隔离衣、帽子、口罩、手套及拖鞋。

⑶接触病人前、后及护理另一位病人前均应洗手。

⑷凡患呼吸道疾病者或咽部带菌者,包括工作人员均应避免接触病人。

⑸未经消毒处理的物品不可带入隔离区。

⑹病室内空气、地面、家具等均应严格消毒并通风换气。

⑺探视者应采取相应的隔离措施。

58.简述压疮发生的原因。

压疮发生的原因有:

⑴压力因素 ①垂直压力 ②摩擦力 ③剪切力

⑵营养状况

⑶潮湿

⑷年龄

59.简述压疮的临床分期。

压疮的临床分期为:①瘀血红润期 ②炎性浸润期 ③浅度溃疡期 ④坏死溃疡期

60.简述压疮的易患人群。

压疮的易患人群为:①患神经系统疾病者 ②老年人 ③肥胖者 ④身体衰弱,营养不佳者 ⑤水肿病人 ⑥疼痛病人 ⑦石膏固定病人 ⑧大、小便失禁病人 ⑨发热病人 ⑩使用镇静剂的病人

61.简述压疮的易患部位。

压疮的易患部位为:

仰卧位好发于:枕骨粗隆、肩胛部、肘、脊椎体隆突处、骶尾部、足跟。

侧卧位好发于:耳部、肩峰、肘部、髋部、膝关节的内外侧、内外踝。

俯卧位好发于:耳、颊部、肩部、女性乳房、男性生殖器、髂嵴、膝部、脚趾。

坐位好发于:坐骨结节。

62.试述压疮的预防措施。

(1)避免局部组织长期受压:间歇性解除压力是有效预防压疮的关键。经常翻身是卧床病人最简单而有效地解除压力的方法。一般每 2 小时翻身一次,必要时每半小时翻身一次。

（2）避免摩擦力和剪切力：摩擦易损害皮肤角质层，所以应防止病人身体滑动。

（3）保护病人的皮肤：保护病人皮肤和床单的清洁干燥是预防压疮的重要措施。

（4）背部按摩护理：促进皮肤血液循环，预防压疮等并发症的发生。

（5）增进病人营养：对易出现压疮的病人应给予高蛋白、高热量、高维生素饮食，保证正氮平衡，促进创面愈合。

（6）鼓励病人活动：鼓励病人在不影响疾病治疗的情况下，积极活动，防止因长期卧床不动而导致的各种并发症。

63.简述满足休息的条件。

满足休息的条件包括：

（1）充足的睡眠 这是得到休息的最基本的先决条件。

（2）心理上的放松。

（3）生理上的舒适。

64.试述影响睡眠的因素。

影响睡眠的因素包括：

（1）年龄因素 随年龄增长，人的睡眠时间逐渐减少。

（2）环境因素 病人入院后环境的改变，会影响睡眠情况。特点为异相睡眠减少，入睡时间延长，觉醒次数增多等。

（3）内分泌变化 如妇女月经期、绝经期都会影响睡眠。

（4）疾病影响 如甲状腺功能减退症及各种原因引起的疼痛，未能及时缓解，都会引起睡眠活动的改变。患有精神分裂症，恐怖症等病人，常处于过度觉醒状态。

（5）药物影响 长期用安眠药，停药后往往会出现睡眠障碍加重。

（6）心理因素 紧张、焦虑等都会干扰睡眠，住院病人由于对疾病的诊断，治疗感到焦虑、不安和恐惧而产生心理压力等，也会影响其睡眠。

（7）个人睡眠习惯 一些人喜欢睡前洗热水澡、喝杯牛奶等，如这些习惯改变，可能会使其出现睡眠障碍。

（8）食物因素 含L-色氨酸的食物，如肉类、乳制品和豆类会促进入睡，少量喝酒能促进放松和睡眠，咖啡、浓茶会干扰睡眠。

（9）体育锻炼 睡前几个小时内进行体育锻炼有助于肌肉放松和睡眠。

65.试述睡眠失调的类型。

睡眠失调的类型为：

（1）原发性失眠症：包括难以入睡、睡眠中多醒或早醒。

（2）药物依赖性失眠症：因原发性失眠症滥用药物而导致。

（3）发作性睡眠：控制不住的短时间的嗜睡。

（4）睡眠过度：过度睡眠，可持续几小时到几天，难以唤醒及处于混乱状态。

（5）睡眠性呼吸暂停：是在睡眠间发生自我抑制、没有呼吸的现象，可分为中枢性和阻塞性呼吸暂停两种类型。

（6）其他：梦游症，主要见于儿童。

66.简述住院病人的睡眠特点。

住院病人的睡眠特点为：①昼夜性节律去同步化 ②睡眠减少 ③睡眠中断 ④诱发补偿现象

67.病人睡眠资料的收集包括哪些方面?

病人睡眠资料的收集包括:

(1)每晚习惯睡多少小时。

(2)通常什么时间就寝。

(3)一天中通常小睡几次,都在什么时间。

(4)睡眠前的习惯如:吃点心或饮料;洗漱活动;阅读或看电视;放松活动的形式;是否使用安眠药;睡眠时有无陪伴;床的种类;是否需要留灯;声响情况。

(5)入眠需要多少时间。

(6)睡着后是否容易被惊醒,是否会打鼾。

(7)夜间醒来得次数和原因。

(8)睡眠过程中有无异常情况如失眠、梦游、说梦话等。

(9)晨起后是否会觉得睡眠很好。

68.试述促进病人睡眠的护理措施。

(1)创造良好的物理环境 ①室内温、湿度适宜:一般冬季为18℃~22℃,夏季为25℃左右,湿度以50%~60%为宜。②保持安静:夜间将各种噪声降到最低限度。③尿、便、呕吐物等应及时除去,避免异味,保持清洁。④床铺应铺设安全、舒适。⑤多人同住病室应用布帘或屏风等分隔,以保证个人的空间。

(2)满足病人的睡眠习惯,作好就寝前的准备工作 ①护理人员应尽可能的满足病人在就寝前的一些常规习惯。②做好晚间护理。③注意检查声身体各部位引流管。④对于机体有疼痛的病人,护士应根据医嘱给予镇痛药。

(3)合理安排护理措施 ①常规的护理措施应安排在白天,特殊情况下则将活动安排尽量间隔90分钟。②四轻:走路轻、说话轻、操作轻、关门轻。

(4)加强心理护理 护理人员通过观察了解关心和体贴病人,多与病人交谈达到良好的信任关系。

(5)健康教育

(6)合理使用药物 对于失眠病人可适当使用安眠药,但要掌握其性能及对睡眠的影响。

(7)合理护理睡眠失调

69.简述病人活动的评估内容。

病人活动的评估内容包括:①病人的一般资料 ②病人的心肺功能状态 ③骨骼肌肉的状态 ④关节功能状态 ⑤机体活动能力 ⑥病人目前的患病情况 ⑦社会心理状态

70.试述机体肌力程度的分级。

肌力程度一般分为6级:

0级 完全瘫痪、肌力完全丧失

1级 可见肌肉轻微收缩但无肢体运动。

2级 肢体可移动位置但不能被抬起

3级 肢体能抬离床面但不能对抗阻力

4级 能作对抗阻力的运动,但肌力减弱

5级 肌力正常

71.试述机体活动功能的分度。

机体活动功能可分为5度:

0度 完全能独立,可自由活动

1度 需要使用设备或器械(如拐杖,轮椅)

2度 需要他人的帮助、监护和教育

3度 既需要有人的帮助,也需要设备和器械

4度 完全不能独立,不能参加活动

72.试述促进病人活动的目的。

促进病人活动的目的为:

(1)维持关节的活动性。

(2)预防关节僵硬、粘连和挛缩。

(3)促进血液循环,有利于关节营养供给。

(4)修复关节丧失的功能。

(5)维持肌张力。

73.试述肌肉锻炼注意事项。

肌肉锻炼注意事项为:

(1)根据肌力练习的基本原则,掌握运动量及频度,使每次练习达到肌肉适度疲劳,每次练习后有适当间歇,让肌肉充分复原,一般每日或隔日练习一次。

(2)肌肉练习效果与练习者的主观努力密切相关,须使病人充分理解,合作并使其掌握练习要领。要经常进行鼓励,及时显示练习效果以增强其信心。

(3)肌力练习不应引起明显疼痛。疼痛常为损伤信号,且反射性地引起前角细胞抑制,妨碍肌肉收缩,无法达到练习效果。

(4)强力肌力练习前后应作准备及放松运动。

(5)注意肌肉等长收缩引起的升压反应及增加心血管负荷的作用。有轻度高血压、冠心病或其它心血管病变时慎用肌力练习,有较严重心血管病变者忌作肌力练习。

74.试述机体(以口腔温度为例)发热程度的划分。

以口腔温度为例,机体发热程度可划分为:

低　热　37.3~38.0℃

中等热　38.1~39.0℃

高　热　39.1~41.0℃

超高热　41.0℃以上

75. 试述常见的热型。

常见的热型为:

(1)稽留热 体温持续在39~40℃左右,达数天或数月,24h波动范围不超过1℃。多见于肺炎球菌性肺炎、伤寒等。

(2)弛张热 体温在39℃以上,24h内温差达1℃以上,体温最低时仍高于正常水平。多见于败血症、风湿热、化脓性疾病等。

(3)间歇热 体温骤然升高至39℃以上,持续数小时或更长,然后下降至正常或正常以下,经过一个间歇,又反复发作。即高热期和无热期交替出现。见于疟疾等。

(4)不规则热 发热无一定规律,且持续时间不定。见于流行性感冒、癌性发热等。

76. 试述体温过高的护理措施。

体温过高的护理措施为：

(1)降低体温 ①物理降温：局部冷疗(用冷毛巾、冰袋、化学致冷袋)及全身冷疗(温水擦浴、乙醇擦浴) ②药物降温：注意药物剂量。

(2) 加强病情观察 ①生命体征：定时测体温，一般每日测量 4 次，高热时每 4 小时测量一次，待体温恢复正常 3 天后，改为每日 1 至 2 次。②伴随症状：是否出现及其程度。③原因及诱因：有无解除。④治疗效果：比较治疗前后全身症状及实验室检查结果。⑤观察饮水量、饮食摄取量、尿量及体重变化。

(3) 补充营养和水分 给予高热量、高蛋白、高维生素、易消化的流质或半流质食物。鼓励病人多饮水，每日宜 3000ml，促进毒素和代谢产物排出。

(4) 促进病人舒适 ①休息 ②口腔护理 ③皮肤护理

(5) 心理护理 经常探视病人，耐心解答各种问题，尽量满足病人的需要，给予精神安慰。

77.试述影响脉率的因素。

影响脉率的因素为：

(1)年龄 儿童脉率平均约 90 次 / 分，随年龄的增长而逐渐减低。

(2)性别 女性比男性稍快，约相差 7 ~ 8 次 / 分。

(3)体形 身材细高者常比矮壮者的脉率慢。

(4)活动、情绪 运动、兴奋、恐惧、愤怒等使脉率增快；休息、睡眠则使脉率减慢。

(5)饮食、药物、浓茶或咖啡等能使脉率增快；禁食、使用镇静剂等能使脉率减慢。

78.试述间歇脉、脉搏短绌的概念。

间歇脉：是指在一系列正常规则的脉搏中，出现一次提前而较弱的脉搏，其后有一较正常延长的间歇，称间歇脉。

脉搏短绌：是指在单位时间内，脉率少于心率的现象。

79.简述机体(以肱动脉为标准)的正常血压值。

正常成人安静状态下肱动脉的正常血压值为：

收缩压 90 ~ 140mmHg(12 ~ 18.6kPa)

舒张压 60 ~ 90mmHg(8 ~ 12kPa)

脉 压 30 ~ 40mmHg(4 ~ 5.3kPa)

80.试述影响血压生理变化的因素。

影响血压生理变化的因素包括：

(1)年龄：血压随年龄的增长，收缩压和舒张压均有逐渐增高的趋势，但收缩压升高比舒张压的升高更为显著。

(2)性别：女性在更年期前，血压低于男性，更年期后血压升高，差别较小。

(3)昼夜和睡眠：清晨血压最低，傍晚血压最高。睡眠不佳血压可稍升高。

(4)环境：高温环境血压可略下降；寒冷环境血压可略升高。

(5)体形：高大、肥胖者血压较高。

(6)体位：立位血压高于坐位血压，坐位血压高于卧位血压。

(7)身体不同部位：一般右上肢高于左上肢；下肢血压高于上肢 20 ~ 40mmHg(2.67 ~ 5.33kPa)此外情绪激动、紧张、兴奋、吸烟等可使血压升高；饮酒、摄盐过多、药物对血压也有影响。

81.试述世界卫生组织和国际高血压联盟(WHO/ISH)的高血压标准。

WHO/ISH 的高血压标准分级见表 3-5:

表 3-5 WHO/ISH 高血压标准分级

分 级	收缩压(mmHg)	舒张压(mmHg)
理想血压	<120	<80
正常血压	<130	<85
正常高值	130-139	85-89
1 级高血压(轻度)	140-159	90-99
亚组:临界高血压	140-149	90-94
2 级高血压(中度)	160-179	100-109
3 级高血压(重度)	≥180	≥110
单纯收缩期高血压	>140	<90
亚组:临界收缩期高血压	140-149	<90

82.简述高血压病人的健康教育内容。

高血压病人的健康教育内容包括:

(1)教会病人家属正确使用血压计和测量血压,帮助病人创造在家中自测血压的条件。

(2)教会病人及家属正确判断血压测量结果,以便能动态监测血压变化。

(3)正确判断降压效果,及时调整用药。

(4)采用合理的生活方式,提高自我保健能力。

83.试述潮式呼吸、间断呼吸的概念及产生机制。

潮式呼吸:又称陈-施呼吸,是一种呼吸由浅慢逐渐变为深快,然后再由深快转为浅慢,再经一段呼吸暂停(5-30s)后,又开始重复以上的周期性变化,其形态就如潮水起伏。产生机制是由于呼吸中枢的兴奋性降低,只有当缺氧严重,二氧化碳积聚到一定程度,才能刺激呼吸中枢,使呼吸恢复或加强,当积聚的二氧化碳呼出后,呼吸中枢又失去有效的兴奋,呼吸又再次减弱而暂停,从而形成了周期性变化。

间断呼吸:又称毕奥呼吸,表现为有规律的呼吸几次后,突然停止呼吸,间隔一个短时间后又开始呼吸,如此反复交替。即呼吸和呼吸暂停现象交替出现。其产生机制同潮式呼吸,但比潮式呼吸更严重,预后更为不良,常在临终前发生。

84.试述呼吸困难的分类及特点。

可分为三种:

(1)吸气性呼吸困难 其特点是吸气显著困难,吸气时间延长,有明显的三凹症。

(2)呼气性呼吸困难 其特点是呼气费力,呼气时间延长。

(3)混合性呼吸困难 其特点是呼气、吸气均感费力,呼吸频率增加。

85.简述清除呼吸道分泌物的方法。

清除呼吸道分泌物的方法包括:

(1)教病人有效咳嗽的方法。

(2)用手叩打胸背部,借助振动,使分泌物松脱而排出体外。

(3)置病人于特殊体位将肺及支气管所存积的分泌物引流出来。

(4)用吸痰器吸出。

86.试述缺氧分类及氧疗适应症。

缺氧分类及氧疗适应症为：

(1)低张性缺氧 由于吸入气体中氧分压降低，外呼吸功能障碍，静脉血分流入动脉引起。常见于高山病、慢性阻塞性肺部疾病、先天性心脏病等。

(2)血液性缺氧 由于血红蛋白数量减少或性质改变，造成血氧含量减低或血红蛋白结合的氧不易释放所致。常见于贫血、一氧化碳中毒、高铁血红蛋白症等。

(3)循环性缺氧 由于组织血流量减少使组织供氧量减少所致。常见于休克、心力衰竭等。

(4)组织性缺氧 由于组织细胞利用氧异常所致。常见于氰化物中毒、大量放射线照射等。

87.试述缺氧程度的判断。

缺氧程度分为：

(1)轻度低氧血症 PaO_2>6.67kPa(50mmHg),SaO_2>80%,无发绀，一般不需要氧疗。如呼吸困难，可给予低流量、低浓度(氧流量1~2L/min)氧气。

(2)中度低氧血症 PaO_2 4~6.67kPa(30~50mmHg),SaO_2 60%~80%,有发绀、呼吸困难，需氧疗。

(3)重度低氧血症 PaO_2<4kPa(30mmHg),SaO_2<60%,显著发绀、呼吸极度困难、出现三凹症，是氧疗的绝对适应症。

88.试述氧疗的监护内容。

氧疗的监护内容包括：

(1)缺氧症状 病人由烦躁不安变为安静、心率变慢、血压上升、呼吸平稳、皮肤红润温暖、发绀消失，说明缺氧症状改善。

(2)实验室检查指标 可做为氧疗监护的客观指标。主要观察氧疗后PaO_2(正常值12.6~13.3kPa或95~100mmHg)、$PaCO_2$(正常值4.7~5.0kPa或35~45mmHg)、SaO_2(正常值95%)、PvO_2等。

(3)氧疗装置 有无漏气、是否通畅。

(4)氧疗的副作用氧中毒、肺不张、呼吸道分泌物干燥、晶状体后纤维组织增生、呼吸抑制等。

89.试述氧疗的副作用及预防措施。

氧疗的副作用：当氧疗浓度高于60%、持续时间超过24小时，可出现氧疗副作用。常见的有：

(1)氧中毒 其特点是肺实质改变，主要症状是胸骨下不适、疼痛、灼热感、呼吸增快、恶心、呕吐等。应避免长时间、高浓度氧疗及经常做血气分析，动态观察效果。

(2)肺不张 主要症状是烦躁、呼吸、心率增快，血压上升，出现呼吸困难、发绀、昏迷等。应鼓励病人作深呼吸，多咳嗽和经常变换体位，防止分泌物阻塞。

(3)呼吸道分泌物干燥 应加强湿化和雾化吸入。

(4)晶状体后纤维组织增生 仅见于新生儿、早产儿。应控制氧浓度和吸氧时间。

(5)呼吸抑制：见于Ⅱ型呼吸衰竭者，应对这类病人给予低浓度、低流量(1~2L/min)给氧，维持PaO_2在8kPa即可。

90.简述冷、热疗法的概念。

冷疗法是用低于人体温度的物质，作用于机体的局部或全身，以达到止血、止痛、消炎和退热的治疗方法。

热疗法是用高于人体温度的物质，作用于机体的局部或全身，以达到促进血液循环、消炎、解痉和舒适的治疗方法。

91.简述冷热疗法的作用。

冷疗法的作用有减轻局部充血或出血、控制炎症扩散、减轻疼痛、减低体温等。热疗法的作用有促进炎症消退,解除疼痛,减轻深部组织充血及保暖。

92.简述冷、热疗法的继发反应。

是机体为了组织免受损伤而产生的防御作用,动物实验可见持续用冷1h后,即出现10~15min的小动脉扩张,持续用药1h后,扩张的小动脉会发生收缩,这种转换机体对冷或热刺激所产生的生理作用而出现短暂的相反的作用称为继发效应。

93.试述冷、热疗法的禁忌。

冷疗法的禁忌症:①循环障碍 ②组织损伤、破裂 ③水肿 ④慢性炎症或深部化脓病灶 ⑤对冷过敏者 ⑥禁忌部位:枕后、耳廓、阴囊、心前区、腹部、足心等

热疗法的禁忌症:①软组织扭伤、挫伤早期 ②未经确诊的急性腹痛 ③鼻周围三角区感染 ④脏器出血 ⑤恶性肿瘤 ⑥有金属移植物者

94.简述冷热疗法的方法。

冷疗法可以分为:

(1)局部冷疗 ①冰袋 ②冰囊 ③冰帽 ④冰槽 ⑤冷湿敷法和化学致冷袋

(2)全身冷疗 ①温水擦浴 ②乙醇擦浴 ③冰盐水灌肠等

热疗法可以分为:

(1)干热疗法 ①热水袋 ②化学加热袋 ③烤灯 ④暖箱

(2)湿热疗法 ①热湿敷法 ②坐浴 ③温水浸泡等

95.为病人进行科学合理的饮食护理,应先作哪些方面的评估?

(1)生理因素 年龄、活动量、身高和体重、特殊生理状况(如妊娠、哺乳)。

(2)心理社会文化因素 情绪、饮食方式、进食环境、食物的色香味以及宗教信仰等。

(3)病理因素 疾病状况、食物过敏和不耐受。

(4)用药与饮酒

96.怎样作好病人的饮食护理?

(1)病人进食前 ①做好病人的饮食健康教育。②提供舒适的进食环境。③去除不舒适因素。④暂停非必须治疗护理。⑤协助取合适姿势。⑥注重饮食的色香味和餐具的清洁美观。

(2)进食中,掌握病人当日当餐的特殊饮食 ①鼓励病人自行进食。②巡视病人同时作饮食健康教育。③对不能自行进食的病人给予帮助。

(3)进食后 ①及时撤去餐具及食物残渣,作好整理。②根据需要做护理记录。③对暂时禁食或延迟进食者做好交接班。

97. 何谓治疗饮食?

在基本饮食的基础上,根据病情的需要,适当调整总热能和某些营养素,以达到辅助治疗或治疗目的的一种饮食。

98.哪些病人的脂肪量应减少?

肝、胆、胰疾病,高脂血症,动脉硬化,冠心病,肥胖及腹泻等病人应低脂饮食。

99.哪些病人应注意蛋白质的饮食?

高蛋白饮食:长期消耗性疾病,如结核、恶性肿瘤、甲状腺功能亢进、营养不良、贫血、大面积烧伤、肾病综合征、低蛋白血症、孕妇、乳母等。

低蛋白饮食：限制蛋白质摄入者，如急性肾炎、尿毒症、肝性昏迷等

100.合理的成人饮食要求三大营养素摄入比例占总热量的多少？

成人的合理饮食要求三大营养素之间有适当的比例，一般蛋白质供应热能占总热能的10%～14%，脂肪占20%～25%，碳水化合物占60%～70%。

101.什么叫管饲饮食？其目的如何？适应症有哪些？

管饲饮食是将营养丰富的流质饮食或营养液、水和药物通过导管注入胃内的方法。其目的是为保证病人摄入足够的热能和蛋白质等多种营养素，满足其对营养的需要，以利早日康复。适用于以下各种病人：①不能由口进食者，如口腔疾患、口腔术后、昏迷或病情危重的病人、早产儿；②不能张口者，如破伤风病人；③拒绝进食者。

102.何谓要素饮食?使用要素饮食应注意哪些?

要素饮食又称元素饮食,是一种化学精制食物。含有全部人体所需的易于吸收的营养成分,包含游离氨基酸,单糖,主要脂肪酸,维生素,无机盐类和微量元素的水溶性营养合成剂,不含纤维素，不需消化过程。

使用要素饮食应注意:①配制要素饮食需严格执行无菌操作原则;②一般原则是由低浓度、少量,慢速度开始,酌情逐步增加。③配制好的溶液保存在4℃以下并应于当日用完。④要素饮食的口服温度为37℃左右,鼻饲或经造瘘口注入的温度41～42℃。⑤管饲前后用温开水或生理盐水冲净管腔。⑥滴注过程中应经常巡视病人，及时发现异常并查明原因，予以调整。⑦定期检查血糖，尿糖，血尿素氮，电解质，肝功能等指标，观察尿量，大便次数及性状，记录体重，做好营养评估。⑧停用要素饮食时应逐渐减量，避免骤停引起低血糖反应。

103.何谓尿潴留？常见的原因有哪些？

尿液大量存留在膀胱内而不能自主排出，称为尿潴留。常见原因有①机械性梗阻：膀胱颈部或尿道有梗阻性病变，如前列腺肥大或肿瘤压迫尿道造成排尿受阻。②动力性梗阻：由于排尿功能障碍引起，而膀胱和尿道并无器质性梗阻病变，如外伤，某些疾病或使用麻醉剂所致脊髓初级中枢活动障碍或抑制，不能形成排尿反射。③其他各种原因引起的不能用力排尿或不习惯卧床排尿，包括某些心理因素，如焦虑，窘迫使得排尿不能及时的进行。

104.何谓真性尿失禁、假性尿失禁、压力性尿失禁？

(1)真性尿失禁 膀胱稍有尿液便会不自主的流出，膀胱处于空虚状态。

(2)假性尿失禁（充溢性尿失禁）即膀胱内的充盈达到一定压力时，即可不自主溢出少量尿液。当膀胱内的尿液压力降低时，排尿立即停止，膀胱仍呈胀满状态尿液不能排空。

(3)压力性尿失禁 因咳嗽、喷嚏、运动等致腹内压升高时少量尿液不自主排出。

105.如何护理尿潴留病人？

(1)作好心理护理，使其消除焦虑和紧张情绪。

(2)提供隐藏的排尿环境。

(3)酌情协助病人取适当体位。

(4)诱导排尿，如听流水声、温水冲淋会阴等。

(5)热敷、按摩或采用针刺中极、曲骨、三阴交，灸关元等。

(6)指导病人养成定时排尿的习惯。

(7)必要时根据医嘱肌内注射药物等。

(8)非机械性尿潴留经上述处理仍不能解除时，可采用导尿术。若为机械性尿潴留需及时行导

尿术。

106.如何帮助尿失禁病人重建正常排尿功能?

(1)尊重病人,给予安慰、鼓励,使其建立信心,积极配合治疗护理。

(2)安排排尿时间表,初始白天每隔 1-2h 使用便器一次,夜间每 4h 一次,以后逐渐延长间隔时间。或采用保留导尿,定时放尿。

(3)指导每日白天摄入液体 2000-3000ml,(肾功能衰竭、心肺疾患等除外)睡前限制饮水,以保证睡眠。

(4)骨盆底部肌肉训练。(缓慢收紧盆底肌肉,再缓缓放松,每次 10s,连续 10 次,每日数次。)

107."严格遵守安全给药的原则",指的是什么?

(1)按医嘱要求准确给药,有疑问需及时提出。

(2)严格执行查对制度。

(3)按需要进行过敏试验。

(4)征得病人同意后使用。

(5)了解所用药物的作用和副作用,密切观察用药情况。

108.药疗护士的主要职责有哪些?

(1)严格遵守安全给药的原则。

(2)熟练掌握正确的给药方法与技术。

(3)采取措施促进疗效及减轻药物不良反应。

(4)指导病人合理用药。

(5)参与药物管理。

109.注射给药的原则包括那些?

(1)认真执行查对制度,要求①严格执行"三查七对";②仔细检查药物质量;③同时注射几种药物时,须查实确无配伍禁忌。

(2)严格遵守无菌操作原则 ①注射前必须洗手,带口罩并衣帽整洁;②保持注射器的活塞、针头与针梗无菌;③按要求消毒注射部位皮肤;④药液现抽现用。

(3)选择合适的注射器和针头。注射器需完整无裂缝,不漏气;针头锐利、无钩、无弯曲;注射器与针头的衔接紧密;一次性注射器的包装密封并在有效期内使用。

(4)选择合适的注射部位 ①避开大的血管神经处,不可在局部皮肤肌肉有炎症、损伤、硬结或瘢痕处进针。②对需长期进行注射的病人经常更换注射部位。

(5)注射前应排除注射器内空气,掌握合适的进针深度,进针后检查有无回血,再根据需要注射药液。

(6)减轻病人的不适与痛苦:①作好解释,消除不安,②取适当的姿势,③注射时"两快一慢",④多种药物注射,先注射刺激性小的。⑤刺激性强的药物做深部注射。

110.何谓常规消毒?

即先用 2%碘酊棉签以注射点为中心,由内向外呈螺旋式涂擦,消毒范围直径在 5 厘米以上,待干后,用 70%乙醇以同样方式脱碘。

111.小儿头皮静脉有何特点,如何与头皮动脉鉴别?

小儿头皮静脉特点有:分支多,互相沟通交错成网,表浅易见,不易滑动,易于固定。

头皮静脉与头皮动脉鉴别见表 3-5:

表 3-5 头皮静脉与头皮动脉的鉴别

特 征	头皮静脉	头皮动脉
颜色	微蓝	暗红或与皮肤同色
搏动	无	有
管壁	薄、易压瘪	厚、不易压瘪
血流方向	多向心	多离心
血液颜色	暗红	鲜红
注药	阻力小	阻力大,局部有树枝状突起,颜色苍白;患儿疼痛,尖叫

112.股静脉穿刺如何定位?

腹股沟中 1/3 与内 1/3 交界点,距股动脉内侧约 0.5cm 处。

113.动脉穿刺用于什么情况?

(1)抢救重度休克,尤其是创伤性休克病人。

(2)施行某些特殊检查,如脑血管造影、下肢动脉造影等。

(3)区域性化疗,经动脉注射抗癌药物作区域性化疗,如头面部疾患采用颈总动脉;上肢疾患采用锁骨下动脉;下肢疾患采用股动脉

114.药物过敏有何特点,如何防止过敏反应的发生?

(1)药物过敏反应是异常的免疫反应,其特点为:①仅发生于少数人。②与所用药物的药理作用和用药的剂量无关。

(2)为防止过敏反应,在使用致敏性高的药物前需:①询问病人用药史、过敏史。②作药物过敏试验,结果阴性才可用药。

115. TAT 脱敏注射的机理是怎样的?

基本原理是:小剂量注射时变应原所致生物活性介质的释放量少,不至于引起临床症状;短时间内连续多次药物注射时可以逐渐消耗体内已经产生的 IgE,最终可以全部注入所需药量而不致发生过敏反应。

116. 静脉输液的原理是怎样?药液自输液瓶经输液管通过针头输入到静脉内应具备什么条件?

(1)原理 大气压和液体静压形成的输液系统内压高于人体静脉压。

(2)应具备的条件为 ①输液体瓶必须有一定的高度,即需要具有一定的水柱压;②液体上方必须与大气相通(除液体软包装袋外),液体受大气压的作用,向压力低的方向流动;③管道通畅,无扭曲受压,针头不堵塞,并保证在静脉血管内。

117. 颈外静脉穿刺点如何定位?

取下颌角和锁骨上缘中点联线之上 1/3 处,颈外静脉外缘为穿刺点。

118. 输液引起发热反应的原因是什么?有何症状?应怎样护理?

(1)原因 由于输液瓶清洁灭菌不彻底、输入的溶液或药物制品不纯、消毒保存不良、输液器消毒不严格或被污染、输液过程中未能严格执行无菌操作等输入致热物质所致。

(2) 症状 病人表现为发冷,寒战和高热.轻者体温在 38℃左右,停止输液后数小时可自行恢复

正常;严重者初起寒战,继之高热,体温可达41℃,并伴有头疼,恶心,呕吐,脉速等全身症状。

(3)护理措施 ①输液前认真检查药液质量,输液器包装及灭菌日期,有效期,严格无菌技术操作。②通知医生。反应轻者,可减慢滴速,高热者需停止输液,给以物理降温,必要时遵医嘱给予抗过敏药物或激素治疗。③观察生命体征,尤其体温的变化。④剩余溶液和输液器进行检测,查找反应原因。

119.输液导致急性肺水肿的原因是什么?

⑴由于输液速度过快,短时间内输入过多液体,使循环血容量急剧增加,心脏负荷过重引起。

⑵病人原有心肺功能不良,急性左心功能不全者尤多见。

120.如何处理输液所致急性肺水肿?

⑴立即停止输液,并通知医生。

⑵病情允许时,使病人取端坐位,以减少下肢静脉回流,减轻心脏负担。

⑶必要时进行四肢轮扎,每5~10min轮流放松一个肢体上的止血带,以减少静脉回心血量。

⑷给予以30%酒精湿化的高流量氧气吸入,以提高肺泡内氧分压,增加氧的弥散。

⑸遵医嘱给予镇静、平喘、强心、利尿和扩血管等药物。⑹解除病人的紧张情绪,密切观察。

121.输液引起静脉炎是何因所致?有何表现?如何处理?

(1)原因 ①长期输注高浓度强刺激的药液。②静脉留置管内放置时间过长。③输液过程中未严格执行无菌操作。

(2)症状 沿静脉走向出现条索状红线,局部组织红、肿、热、痛,或伴畏寒、发热等全身症状。

(3)处理 ①停止此部位的输液,抬高患肢并制动。②局部湿敷50%硫酸镁溶液。③超短波理疗。④中药如意金黄散加醋调成糊状外敷局部。⑤遵医嘱给予抗生素治疗。

122.输液时发生空气栓塞有何表现?如何处理?

(1)表现 异常不适或有胸骨后疼痛,继而呼吸困难和发绀,有濒死感。听诊心前区可闻及响亮的、持续的"水泡声",心电图呈现心肌缺血和急性肺源性心脏病的改变。

(2)处理措施 ①立即取头低脚高左侧卧位;②同时高流量氧气吸入;③酌情行中心静脉导管插管抽出空气;④严密观察病情变化,对症处理。

123.何谓输液微粒污染?如何防止?

(1)输液微粒污染 指在输液过程中将非代谢性颗粒杂质(直径为1~15μm)带入人体,对人体造成严重危害的过程。

(2)防护措施 ①加强制剂生产方面的管理。②规范输液操作:采用密闭式一次性医用输液器;注意空气净化;严格无菌操作;认真检查输入液体质量,瓶身瓶盖有无异常,瓶签是否清晰及有效期等;输入药液应现配现用。

124.输同型血为什么要做交叉合血实验?

目的在于检查供血者与受血者之间的血液有无不相容的抗体。

125.为什么输血浆不做交叉合血?

血浆是全血分离后所得的液体部分,主要成分是血浆蛋白,不含血细胞,无凝集原,所以输血浆不要做交叉合血。

126.为什么大量输血要补钙?

大量输血同时也输入大量枸橼酸钠。枸橼酸钠中的枸橼酸根离子和血中游离钙结合形成络合物而使血钙下降,致使凝血功能障碍,毛细血管张力减低,血管收缩不良和心肌收缩无力等,为防止低血钙应予补钙。

127.何谓溶血反应,导致溶血反应的原因有哪些?

(1)溶血反应是指输入的红细胞或受血者的红细胞发生异常破坏,大量血红蛋白散布到血浆和组织中,导致机体出现一系列病理改变和临床症状,是输血中最严重的反应。

(2)引起溶血的原因有:①输入异型血;②输入变质血;③血中加入高渗或低渗溶液或能影响血液 pH 变化的药物。

128.血管内溶血反应有哪些主要症状?

第一阶段,由于红细胞凝集成团,阻塞部分小血管,引起头胀痛,四肢麻木,腰背部剧烈疼痛和胸闷、心悸等症状。

第二阶段,由于凝集的红细胞发生溶解,大量血红蛋白散布到血浆中,出现黄疸和血红蛋白尿。同时伴有寒战、高热、呼吸急促和血压升降等症状。

第三阶段,由于大量血红蛋白从血浆中进入肾小管,遇酸性物质形成结晶而阻塞肾小管。表现为少尿,无尿等肾功能衰竭症状,严重者可导致死亡。

129.如何处理输血时发生的溶血反应?

(1)停止输血并通知医生,保留余血,采集病人血标本重做血型鉴定和交叉配血试验。

(2)维持静脉输液通道,供给升压药和其他药物。

(3)静脉注射碳酸氢钠碱化尿液,防止血红蛋白结晶阻塞肾小管。

(4)双侧腰部封闭,并用热水袋敷双侧肾区,解除肾血管痉挛,保护肾脏。

(5)严密观察生命体征和尿量,并做好记录,对少尿,尿闭者,按急性肾功能衰竭处理。

(6)出现休克症状,即配合抗休克治疗。

130.咽拭子标本应在何处采集?

采集腭弓两侧、咽、扁桃体处的分泌物。

131.抽取血标本时怎样防止溶血?

(1)注射器、针头和试管必须干燥。

(2)选择稍粗的针头。

(3)抽血用力不过猛过快。

(4)止血带缚扎时间不能过久。

(5)抽血后取下针头沿试管壁缓缓注入血液。

(6)尽快送检。

132.做好病情观察,护士必须具备什么样的条件?

(1)具备广博的医学知识。

(2)严谨的工作作风。

(3)高度的责任心。

(4)训练有素的观察能力。

(5)做到“五勤”,即:勤巡视、勤观察、勤询问、勤思考、勤记录。

(6)有目的、有计划的观察。通过及时、准确地掌握或预见病情变化,为危重病人的抢救赢得时间。

133.何谓基础生命支持技术(BLS)?BLS 技术主要包括哪些?实施的目的是什么?

(1)基础生命支持技术又称为现场急救,是心肺脑复苏中的初始急救技术。主要是针对任何原因所致的心搏骤停和呼吸停止的急症病人加以施救。

(2)BLS 技术主要包括:开放气道(A),人工呼吸(B),胸外心脏按压(C)。

(3)其目的是:通过实施基础生命支持技术,建立病人的循环和呼吸功能,保证重要脏器的血液供应,尽快恢复心跳,呼吸,促进脑功能的恢复。

134.如何判断心搏,呼吸停止?

主要观察神志、瞳孔、大动脉搏动、呼吸情况。常见于:①突然面色死灰,意识丧失。②大动脉搏动消失。③呼吸停止。④瞳孔散大。⑤皮肤苍白或发绀。⑥心尖搏动及心音消失。⑦伤口不出血等。

135.洗胃的适应症、禁忌症有哪些?

(1)适应症 非腐蚀性毒物中毒,如有机磷、安眠药、重金属类与生物碱等及食物中毒的病人。

(2)禁忌症 强腐蚀性毒物(如强酸、强碱)中毒、肝硬化伴食管胃底静脉曲张、胸主动脉瘤、近期内有上消化道出血及胃穿孔病人禁忌洗胃。上消化道溃疡、癌症病人不宜洗胃。

136.人工呼吸机的工作原理是怎样的?使用呼吸机时应观察什么?

(1)工作原理:应用机器装置建立肺泡与气道通口的压力差,从而产生肺泡通气的动力。当气道通口的压力超过肺泡压,气体进入肺内,产生吸气动作;释去压力,肺泡压高于大气压,肺泡气排出体外,产生呼气动作。

(2)使用呼吸机应观察以下几个方面:①神志、脉搏、呼吸、血压等变化及面色口唇等缺氧症状有无改善。定期进行血气分析和电解质测定。②两侧胸廓运动是否对称,呼吸音是否一致,机器与病人是否同步呼吸。③有无并发症现象,④注意观察呼吸机工作是否正常,有无漏气,各接头连接处有无脱落。⑤撤离指标:神志清楚,引起呼吸困难的原因解除,缺氧完全纠正,内环境正常;肺功能良好,吸入氧分数<0.4,氧分压为100mmHg,呼吸频率 <30次/分,血气分析基本正常;心功能良好,循环稳定,无严重心律紊乱发生;无威胁生命的并发症。

137.对危重病人的支持性护理有那些措施?

(1)严密观察病情变化,做好抢救准备。

(2)保持呼吸道通畅。

(3)加强临床护理,如做好眼睛,口腔,皮肤护理。

(4)进行肢体被动锻炼。

(5)补充营养和水分。

(6)维持排泄功能,协助病人大小便,必要时给予人工通便及在无菌操作下行导尿术。

(7)保持各类导管通畅。

(8)确保病人安全,合理使用保护带。

(9)作好心理护理。

138.何谓临终关怀?

临终关怀又称善终服务、安宁照顾、安息所等。是向临终病人及其家属提供一种全面的包括生理、心理、社会等方面照料,使临终病人的生命得到尊重,症状得到控制,生命质量得到提高,家属的身心健康得到维护和增强,使病人在临终时能够无痛苦、安宁、舒适地走完人身的最后旅程。

139.临终关怀的理念是怎样的?

(1)以治愈为主的治疗转变为以对症为主的照料。

(2)以延长病人的生存时间转变为提高病人的生命质量。

(3)尊重临终病人的尊严和权利。

(4)注重临终病人家属的心理支持。

140.何谓濒死、死亡、脑死亡?

(1) 濒死即临终。指病人已接受治疗性和姑息性的治疗后，虽然意识清楚，但病情加速恶化，各种迹象显示生命即将终结。濒死是生命活动的最后阶段。

(2)死亡即指个体的生命功能永久终止。

(3)脑死亡即全脑死亡，包括大脑、中脑、小脑和脑干的不可逆死亡。1968 年美国哈佛大学提出的脑死亡标准为：①无感受性及反应性，②无运动、无呼吸，③无反射，④脑电波平坦。上述标准 24 小时内反复复查无改变，并排除体温过低（低于 32℃）及中枢神经抑制剂的影响，即可作出脑死亡的诊断。

141.人们将死亡过程分为几期？有何表现？

分三期,分别表现为：

(1)濒死期 意识模糊或丧失，各种反射减弱或迟钝，肌张力减弱或消失，心跳减弱，血压下降，呼吸微弱或出现潮式呼吸及间断呼吸。

(2)临床死亡期 心跳或呼吸完全停止，瞳孔散大，各种反射消失，但各种组织细胞仍有微弱而短暂的代谢活动，及时采取积极有效的急救措施仍有复苏的可能。

(3)生物学死亡期 整个中枢神经系统及各器官功能代谢相继停止,并出现不可逆的变化,机体不可能复活。

142.尸冷、尸斑、尸僵、尸体腐败发生时间是怎样的？

(1)尸冷 尸体最先出现的现象，随室温发生改变。一般死后 10 小时下降速度为每小时 1 度，10 小时后 0.5 度，24 小时左右与环境温度相同。

(2)尸斑 出现时间是死亡后 2~4 小时。

(3)尸僵 死后 1~3 小时出现，4~6 小时扩展全身，12~16 小时发展到高峰。

(4)尸体腐败 一般在死亡 24 小时后出现。

143.医疗和护理文件的管理要求有哪些？

(1)各种医疗与护理文件按规定放置，记录和使用后必须放回原处。

(2)必须保持医疗与护理文件的清洁、整齐、完整、防止污染、破损、拆散、丢失。

(3)病人及家属不得随意翻阅医疗和护理文件的记录资料，不得擅自将医疗护理文件带出病区。

(4)医疗与护理文件应妥善保存。各种记录保存期限为：①体温单、医嘱单、特别护理记录单作为病历的一部分随病历 放置，病人出院后送病案室长期保存。②病区交班报告本保存 1 年，医嘱保存 2 年。

144.何谓长期医嘱?长期备用医嘱?临时医嘱?临时备用医嘱?

(1)长期医嘱指有效时间在 24h 以上至医嘱停止。

(2)长期备用医嘱指有效时间在 24h 以上,必要时用（须注意每两次的间隔时间），由医生注明停止日期后方失效。

(3)临时医嘱指有效时间在 24h 以内,应立即执行或在短时间内应执行,一般只执行一次。

(4)临时备用医嘱指仅在医生开出医嘱时起 12h 内有效,必要时用，过期未执行则失效。

145.处理医嘱时须注意些什么？

(1)医嘱必须经医生签名后方为生效。一般情况下不执行口头医嘱，在抢救或手术过程中医生提出口头医嘱时，执行护士先复诵一遍，双方确认无误后方可执行，并应及时补写医嘱。

(2)医嘱需每班、每日核对，每周总查对，查对后签全名。

(3)对有疑问的医嘱，必须核对清楚后方能执行。

⑷凡需下一班执行的临时医嘱要交班，并在护士交班记录上注明。

⑸凡已写在医嘱单上而又不需执行的医嘱，不得贴盖，涂改，应由医生在该项医嘱的标记栏内用红笔写"取消"，并在医嘱后用蓝钢笔签全名。

146.对病人的健康教育主要包括哪些？

⑴疾病的诱发因素、发生与发展过程。

⑵可采取的治疗护理方案。

⑶有关检查的目的及注意事项。

⑷饮食与活动的注意事项。

⑸疾病的预防及康复措施。

155.病人的出院指导包括哪些方面？

包括病人出院后的活动、饮食、服药、伤口观察及处理、随访时间等方面进行指导。

(三)护理理论概念新进展

1.当今世界护理界影响较大的护理模式有哪几种？

包括有：①罗杰斯(Rogers)的生命过程模式。②奥瑞姆(Orem)的自理模式。③罗伊(Roy)的适应模式。④约翰逊(Johnson)的行为模式。⑤莱宁格(M.Leiminger)的适应文化背景护理模式。⑥纽曼(Neuman)的系统护理模式。

2.奥瑞姆的自理模式的基本内容是什么？

奥瑞姆是美国的护理学家，曾任临床护士、带习教师、护理教育咨询专家等。她于1991年与同事们一道提出了自理模式。认为护理是为了维护生命和健康，帮助人们从疾病的损伤中尽快得到恢复。Orem的自理模式基本内容分成以下三个理论结构。

⑴自理理论结构：自理是个人为维持生命和健康而需要自己进行的自我照顾活动。包括：一般自理需要；发展的自理需要；健康不佳时自理需要。

⑵自理缺陷理论结构：指个人在迎合其治疗性自理需要方面，无论是质或量上出现问题时，即为自理缺陷，亦称治疗性自理需要。治疗性自理需要主要侧重于健康偏差性的自理需要，指需要进行护理活动的自理需要即为一个人不能或不完全能进行连续有效的自我护理时，就需要护理照顾和帮助。如在人体结构改变，身体功能改变和日常生活习惯改变时所导致的需要。

⑶护理系统理论结构：根据病人自理需要和自理能力，护理系统分为三种：①完全补偿系统：护理人员对没有能力进行自我照顾的病人提供全面帮助，如昏迷病人的护理。②部分补偿系统：护理人员对病人无法执行自理的部分需要给予协助，如术后病人的下床活动。③辅助教育系统：指一些治疗性自理需要必须经过护士的辅导和教育，才能实现自理，如糖尿病病人的饮食指导及自行注射胰岛素技术。

Orem在阐述上述三个理论结构的基础上，其护理缺陷理论是自理模式的核心，它明确了护理人员的工作任务就是在于帮助病人克服影响实现自理活动的阻力。帮助、教育或引导那些无法维持自理的人逐渐走向自理，达到自我照顾的目的。

3.罗伊适应模式的基本内容是什么？

罗伊是美国护理理论家，先后获得过护理学学士和硕士学位、社会学硕士、博士学位。她注意到儿童对自身生理和心理变化的适应能力和潜能，认识到用适应学说是说明护理问题的好方法，即而产生了适应模式。

罗伊适应模式的内容包括五个方面：①护理对象。②护理目标。③护理活动。④健康概念。⑤环境概念。她强调护理人员的首要任务是改善护理对象的适应方式，促进病人生理、自我概念、角色功能和相互依赖这四个方面的适应性反应，而且对作用于人的各种刺激加以控制，以护理活动有意识地使所有刺激落在病人的适应区，帮助、支持病人创造性地运用自身的适应机制，保持健康。

4.纽曼系统模式的基本内容是什么？

纽曼是美国的护理理论家，曾经获得过护理学学士学位、精神保健硕士学位、临床心理学博士学位，是精神卫生保健护理的开创者，在精神护理领域开创了独特的护理教育和实践方法，1972 年公开发表自己和护理学说，1989 年再版。

纽曼的系统模式主要包括四个部分：①与环境互动的人。②压力源。③机体防御。④护理的预防措施。她将个体（可以是个人或家庭或社区）设定为四个部分：核心、弹性防线、正常防线、抵抗线；将所有改变系统稳定的环境因素（包括机体内环境、人际关系、机体外环境）称之为压力源；她认为压力源的综合作用可破坏人的三种防线，甚至损害机体的基本结构（核心），引起整个系统失调；并针对特定压力源及其影响程度制定了三个不同级别的预防措施，这些预防措施是护理人员的主要工作内容之一。

5.各种护理理论(模式)对护理工作有哪些共同要求？

不同护理理论（模式）的特点虽然存在有差异，但是对护理工作的要求均可归纳为：①对病人实施整体护理。②必需针对个体差异。③人类有自我照顾的需要。④护理工作走向家庭、社会。⑤对护理学科高要求。

6.何谓临床路径？

临床路径是 20 世纪 80 年代美国医疗机构为顺应当时医院内部和外部环境的改变而产生的一种新的医疗服务模式，是用来控制医疗费用和保证医疗服务质量的一种成功的手段，它运用医学、管理学、社会学、经济学、成本学等现代科学知识，研究如何对病人采取最有效的康复路径，缩短病人的治疗过程，让医疗服务产生事倍功半的效果。

通过初级医疗筛选、个案管理和资源利用评价等多种方法来控制医疗服务的资源利用和费用支出，并为病人提供价格合理的高品质的健康服务。

7.何谓循证医学？

是近年来国际上提出的医学新概念，其核心是运用最新最好的科学证据为服务对象提供服务。是包括当前所能获得的最先进的研究证据，临床医生个人的专业技能和临床经验，病人的价值观和愿望三者的完美结合，制定出病人治疗措施的一种医学模式。

8.何谓循证护理？

循证护理又称“实证护理”“证据本位护理”，是受循证医学思想影响而产生的，可简单理解为遵循证据的护理。也即护理人员在护理实践中运用现有的最新最好的科学证据对病人实施护理。包含有三个基本要素：①科研得出的最适宜的护理研究成果。②护士的个人技能和临床经验。③病人的实际情况、价值观和愿望。

9.何谓多元文化护理？

又称“泛文化护理”“跨文化护理”，指针对各种民族的不同文化所进行的护理。护理本质是满足病人身心、社会、精神、文化的需求，将民族文化、传统文化、饮食文化、现代文化等各种文化渗透到护理过程中，以缓解文化对病人的冲击。

10.何谓文化休克？

当一个人从自己熟悉的文化区域来到一个完全陌生的文化区域后，短时间内产生的一种精神紧张综合征，称为文化休克，又称"文化冲击"。

(四)与护理有关的法律法规

1.何谓医疗事故？具有哪些特征？

医疗事故是指医疗机构及其医务人员在医疗活动中，违反医疗卫生管理法律、行政法规、部门规章和诊疗护理规范、常规，过失造成病人人身损害的事故。

医疗事故特征有如下：

(1)医疗事故的责任主体必须是医务人员，包括医生、护士、护理员等各类医疗卫生技人员。

(2)主观上必须有过失，主要表现在不负责任，违反操作规程等。

(3)必须对病人造成严重的危害结果，包括病人死亡、残废、组织器官损伤导致功能障碍等。

(4)危害行为和危害结果之间必须是直接的因果关系。

(5)必须是发生在诊疗护理工作中，包括为此服务的后勤及管理。

2.《医疗事故处理条例》执行时间是什么时候？将医疗事故分为哪几类？

(1)执行时间为：2002 年 9 月 1 日起施行。

(2)医疗事故分为四级：

一级医疗事故：造成病人死亡、重度残疾的；

二级医疗事故：造成病人中度残疾、器官组织损伤导致严重功能障碍的；

三级医疗事故：造成病人轻度残疾、器官组织损伤导致一般功能障碍的；

四级医疗事故：造成病人明显人身损害的其他后果的。

3.医疗事故的法律责任包括哪些？

(1)行政责任 对造成事故的直接责任人员，医疗单位应根据事故的等级、情节严重程度、本人态度和一贯表现，给予不同的行政处分。

(2)民事责任 处理时多以经济补偿为主 暂停 6 个月以上执业活动，吊销执业证书。

(3)刑事责任 1997 年 10 月 1 日起颁布施行的新《刑法》，增加了医疗事故罪的规定，医务人员由于严重不负责任，造成病人健康严重损害或死亡的，即构成此罪。判处 3 年以下有期徒刑。

4.护理立法的意义？护理立法概况是怎样的？

(1)护理法是关于护理教育和护理服务的法律。包括国家立法机关颁布的护理法规，也包括地方政府的有关法令。护理法制定受国家宪法制约。其立法的意义在：①使护理管理法制化，保障护理安全及护理质量。②促进护理教育及护理学科的发展。③促进护理人员不断学习和接受培训。④明确护士的基本权益，使护士的执业权利受到法律的保护。⑤有利于维护病人及所有服务对象的正当权益。

(2)护理立法始于 20 世纪初。1919 年英国率先颁布了英国护理法。1921 年荷兰颁布了护理法。1947 年国际护士委员会发表了一系列有关护理立法的专著。1953 年 WHO 发表了第一份有关护理立法的研究报告。1968 年国际护士委员会成立了专家委员会，制定了护理立法史上划时代的文件——“系统制定护理法规的参考指导大纲（Apropos guide for formulating nursing legislation）”，为各国护理法必须涉及的内容提供了权威性的指导。中国护理立法概况：建国以后，国家先后发布了《医士、药剂士、助产士、护士、牙科技士暂行条例》、《卫生技术人员职称及晋升条例》、《关于加强护理工作的意见》等法规、规章和文件，1985年卫生部开始起草《中华人民共和国护士法》，为了配合《医疗机构管理条例》的实施，于1993年3月26日发布了《中华人民共和国护士管理办法》。有了严格的考试、注册及执业管理等制度，医疗护理质量保证，护士的基本权益得到保障。

5.护理工作中的法律范围包括哪些？

(1)护理质量标准 护理质量标准一般来源于：①护理法规。②专业团体的规范标准。③工作机构的有关要求、政策及制度。

(2)执业考试与执业注册制度。

6.护士在护理工作中的法律责任有哪些？

(1)处理及执行医嘱 医嘱是护士对病人实施治疗及护理的法律依据。在执行医嘱时，应准确及时地加以执行,随意篡改或无故不执行医嘱均属违法行为。如果对医嘱有疑问，需核查无误后才能执行；如果发现医嘱有明显的错误时，有权拒绝执行；如果明知医嘱有错，却不提出质疑，或护士由于疏忽大意而忽视了医嘱中的错误，由此造成的严重后果，护士与医生共同承担法律责任。

为了保护病人和自己，护士在执行医嘱时还应注意以下几点：①如果病人对医嘱提出疑问，应核实医嘱的准确性；②如果病人病情发生变化，应及时通知医生，与医生协商是否应暂停医嘱；③一般不执行口头或电话医嘱。在急诊等特殊情况下，必须执行口头医嘱时，护士应向医生重复一遍医嘱，确信无误后方可执行。在执行完医嘱后，应让医生及时补上书面医嘱；④慎重对待“必要时”等形式的医嘱。

(2)完成独立进行的护理活动时，需明确自己的职责范围、工作单位的政策及工作要求，超出自己职能范围或没有遵照规范要求，对病人产生了伤害，护士负有不可推卸的法律责任。

(3)委派别人实施护理时，应作到心中有数，即须明确被委托人有胜任此项工作的资格、能力及知识，否则，由此产生的后果委派者负有不可推卸的责任。

(4)书写临床护理记录时，应及时准确无误、完整。丢失、涂改、隐匿、伪造或销毁，都是法律所不允许的。在诉讼之前对原始记录进行添删或随意篡改都是非法的。

(5)有关入院与出院 ①护士接收病人入院的唯一标准是病情的需要。护士没有任何权利将病人拒之门外。 ②病人出院时，护士需根据自己的职权范围，严格按照医院的规章制度办事。病人自动要求出院，不能说服时应让病人或其法定监护人在自动出院一栏上签字，同时做好护理记录。不允许非法侵权扣留病人。

(6)病人死亡及有关问题的处理 病人死亡前可能请护士作为遗嘱的见证人，护士作见证人时必须明确以下程序：①应有2～3个见证人参与；②见证人必须听到或看到，并记录病人的遗嘱的内容；③见证人应当场签名，证实遗嘱是该病人的；④病人的遗嘱是在其完全清醒、有良好的判断及决策能力的情况下所立的；⑤遗嘱应该有公证机关的公证。如果护士是遗嘱的受惠者，应在病人立遗嘱时回避，且不能作为见证人，防止产生法律及道德上的争端。

病人死亡，需详细记录病人的死亡时间及填写有关卡片如病人生前同意尸检或捐献自己的遗体或组织器官，应有病人或家属签字的书面文件；其遗物清点需有两人在场的情况 。

(7)麻醉药品及其它物品的管理：①麻醉药品主要指鸦片、哌替啶及吗啡等，不能随意窃取、盗卖或自己使用这些药物。② 如果利用职务之便将被服、医疗办公用品以及病人贵重物品等物品据为己有，情节严重者，将触犯刑律。

7.护生在临床实习中的法律责任有哪些？

护生是学生，护生只能在专业教师或执业护士的指导或监督下，才能对病人实施护理。在执业护士的指导下，护生因操作不当给病人造成损害，可以不负法律责任。但如果脱离专业护士或教师的监督指导，擅自行事并损害了病人的利益，护生应对自己的行为负法律责任。

8.简述护理工作中潜在的法律问题。

(1)侵权与犯罪 ①损害护理对象的生活利益和恢复的健康进程，为侵权。譬如随意拆看病人的书信、谈论病人隐私，应视为侵犯了病人的隐私权；因为病情需要限制其饮水、进食或活动范围，不属侵权，但必须向病人作好耐心细致的解释工作。②因失职而致人死亡，属渎职罪。如没有给病人做过敏试验而注射青霉素，导致病人的死亡。

(2)疏忽大意与玩忽职守罪：①可预见自己的行为能发生危害社会的后果，但因疏忽大意而没有预见，以致发生危害社会的后果。 如给药错误，热水袋过热而烫伤病人等。这种过失给病人带来一定程度的损失和痛苦，但未构成法律上的损害，属于失职。②玩忽职守罪是指国家工作人员严重不负责任，以致公共财产、国家和人民利益遭受重大损失的行为。其特征是主观方面有疏忽大意或过于自信的过失.客观方面必须有玩忽职守，以至造成不可挽回的损害。如护士因疏忽大意而使病人自床上坠地而致残或死亡，即属玩忽职守罪。

(3)受贿 主动或示意并收取法律规定的额度则构成索贿、受贿罪。

9.什么是职业保险？与法律判决有何关系？

职业保险是指从业者通过定期向保险公司交纳保险费，使其一旦在职业保险范围内突然发生责任事故时，由保险公司承担对受损害者的赔偿。目前世界上大多数国家的护士几乎都参加这种职业责任保险。她们认为：

(1)保险公司可在政策范围内为其提供法定代理人，以避免其受法庭审判的影响或减轻法庭的判决。

(2)保险公司可在败诉以后为其支付巨额赔偿金，使其不致因此而造成经济上过大的损失。

(3)因受损害者能得到及时合适的经济补偿，而减轻自己在道义上的负罪感，较快达到心理平衡。

10.我国1994年1月1日执行的《中华人民共和国护士管理办法》中为保证护理质量有何规定？

护士首先必须取得《中华人民共和国护士执业证书》，然后每两年按规定条款进行注册，且每年必须取得一定的继续教育学分才给予注册；中断注册五年以上者，必须按省卫生厅等有关行政部门的规定参加临床实践三个月，并向注册机关提交有关证明方可再次注册。

11.病人有权复印或者复制的病历资料有哪些？

门诊病历、住院志、体温单、医嘱单、化验单(检验报告)、医学影像检查资料、特殊检查同意书、手术同意书、手术及麻醉记录单、病理资料、护理记录以及国务院卫生行政部门规定的其他病历资料。

12.疑似输液、输血、注射、药物等引起不良后果的如何处理？

医患双方共同对现场实物进行封存和启封，封存的现场实物由医疗机构保管；需要检验的，应当由双方共同指定的、依法具有检验资格的检验机构进行检验；双方无法共同指定时，由卫生行政部门指定。 疑似输血引起不良后果，需要对血液进行封存保留的，医疗机构应当通知提供该血液的采供血机构派员到场。

13.下列情形不属于医疗事故。

(1)在紧急情况下为抢救垂危病人生命而采取紧急医学措施造成不良后果的。

(2)在医疗活动中由于病人病情异常或者病人体质特殊而发生医疗意外的。

(3)在现有医学科学技术条件下,发生无法预料或者不能防范的不良后果的。

(4)无过错输血感染造成不良后果的。

(5)因病人原因延误诊疗导致不良后果的。

(6)因不可抗力造成不良后果的。

14.以医疗事故为由,寻衅滋事、抢夺病历资料,扰乱医疗机构正常医疗秩序和医疗事故技术鉴定工作的应如何处理?

由法律部门依照刑法关于扰乱社会秩序罪的规定,依法追究刑事责任;尚不够刑事处罚的,依法给予治安管理处罚。

15.护士如何进行自我保护?

(1)高度的责任意识。

(2)遵守规章制度,严格执行各项技术操作规程。

(3)不断学习,有扎实的护理专业知识。

(4)精湛而娴熟的技术操作。

(5)写好临床护理记录。

(6) 明确自己的职业功能范围,对疑难问题,及时请教、汇报、不擅自盲目处理,不感情用事。

(7)忠诚老实、实事求是,一旦发生失误,不论问题大小、轻重,立即报告,把不良后果缩小到最低限度。

(8)严格遵守科学的方法,具有科学的工作态度。

16.《护士伦理学国际法》的基本内容是什么?

国际护士协会在1953年7月召开的国际护士会议上通过了护士伦理学国际法。于1956年6月,在德国法兰克福大议会予以修订并被采纳。本法典固有的基本概念是:护士相信人类的本质的自由和人类生命的保存。

(1)护士的基本职责有三个方面:保护生命,减轻痛苦,增进健康。

(2)护士必须始终坚持高标准的护理工作和职业作风。

(3)护士对工作不仅要有充分的准备,而且必须保持高水平的知识和技能。

(4)尊重病人的宗教信仰。

(5)护士应对信托给他们的个人情况保守秘密。

(6)护士不仅要认识到职责,而且要认识到他们职业功能限制。若无医嘱,不予推荐或给予医疗处理,护士在紧急的情况下可给予医疗处理,但应将这些行动尽快地报告给医生。

(7)护士有理智地、忠实地执行医嘱的义务,并应拒绝参予非道德的行动。

(8)护士受到保健小组中的医生和其它成员的信任,对同事中的不适当的和不道德的行为应该向主管当局揭发。

(9)护士接受正当的薪金和接受,例如契约中实际的或包含的供应补贴。

(10)护士不允许将他们的名字用于商品广告中或作其它形式的自我广告。

(11)护士与其他事业的成员和同行合作并维持和睦的关系。

(12)护士坚持个人道德标准,因为这反应了对职业的信誉。

(13)在个人行为方面,护士不应有意识地轻视在她所居住和工作的居民中所作的行为方式。

(14)护士应参与与其他卫生行业所分担的责任,以促进满足公共卫生需要的努力,无论是地区的、州的、国家的和国际的。

(五)护理心理学

1.试述健康人格的特点。

健康人格的特点包括 ①自我扩展的能力 ②与他人热情交往的能力 ③情绪上有安全感和自我认可 ④具有现实性知觉 ⑤具有自我客体化 ⑥体现定向统一的人生观

2.简述马斯洛的需要层次论。

马斯洛的需要层次论分为五个层次 ①生理的需要 ②安全的需要 ③社交的需要 ④自尊的需要 ⑤自我实现的需要

3.试述马斯洛的心理健康标准。

马斯洛的心理健康标准为 ①充分的适应能力 ②充分了解自己并对自己的能力有适当的评价 ③生活的目标能切合实际 ④与现实环境保持接触 ⑤能保持人格的完整与和谐 ⑥具有从经验中学习的能力 ⑦具有良好的人际关系 ⑧适当的情绪发泄和控制 ⑨能做有限度的人格发挥 ⑩个人的基本要求符合社会规范,并有适当的满足感。

4.简述心理挫折的常见行为表现。

心理挫折的常见行为表现为:①攻击 ②倒退 ③强迫 ④焦虑与妥协

5.简述建设性心理防御机制的内容。

建设性心理防御机制的内容包括:①升华 ②合理化 ③补偿 ④抵消 ⑤替代 ⑥认同 ⑦鼓励 ⑧幽默

6.简述破坏性心理防御机制的内容。

破坏性心理防御机制的内容包括:①压抑 ②否认 ③反向 ④幻想 ⑤投射 ⑥推委

7.简述应激的概念及反应。

应激是个体"察觉"各种刺激对其生理、心理及社会系统威胁时的整体现象,所引起的反映可以是适应或适应不良。其反应有:①生理反应 ②心理反应 ③社会文化方面的反应 ④行为性的反应 ⑤综合反应(创伤应激综合障碍)等

8.简述护理工作中的应激反应主要影响因素。

护理工作中护士的应激反应包括生理、心理和行为等方面。主要因素有:①护理工作环境影响 ②护士个人工作经历 ③人格 ④社会支持

9.试述应激的一般性处理方法。

①常规运动锻炼 ②恰当的饮食、营养 ③休息 ④有效的时间管理技术 ⑤心理和社会支持

10.试述危机干预的方法。

危机干预是一套治疗性技术,用来帮助个体及时处理特殊的、紧急的心理应激。具体方法包括:

(1)保持与危机者密切接触。

(2)及时地给予危机者心理支持,采用支持性心理治疗技术 给予危机者支持的方法。

(3)调动一切可以利用的社会支持资源。

(4)帮助危机者正确地认识所发生的事情。

(5)帮助危机者建立积极的应对策略。

(6)鼓励危机者在现实工作或生活中解决问题。

(7)反复评价效果,选择最佳干预方法。

11.简述心身疾病的概念及诊断条件。

心身疾病又称心身障碍，是指心理社会因素在疾病的发生、发展和防治过程中起重要作用的躯体疾病。其诊断条件：

⑴疾病的发生与转化过程与心理社会因素密切相关。

⑵主要表现为躯体症状，并有器质性病理改变和已知的病理生理过程。

⑶应排除典型的精神障碍及与心理社会因素关系不密切的躯体疾病。

12.试述病人访谈的内容。

病人访谈的内容包括：

⑴有关障碍的情况，包括对问题的描述、以前的处理、诱因及结果等。

⑵家庭背景：包括社会经济水平、父母目前健康状况、婚姻状态等。

⑶个人史包括：婴儿、儿童、青少年和中年、老年的各种状况等。

⑷其他包括：自我概念、躯体化症状等。

13.简述心理测验的种类。

心理测验分为：①能力测验 ②人格测验 ③神经心理测验 ④适应行为评定表 ⑤临床评定量表 ⑥职业咨询测验

14.试述智力测验的临床应用。

智力测验的临床应用包括:①儿童保健和优生优育 ②老年医学 ③法医学 ④临床心理咨询 ⑤就业咨询

15.病人的权利和义务。

病人的权利包括:①享受医疗服务的权利 ②被尊重的权利 ③免除或部分免除社会责任的权利 ④保守个人秘密的权利

病人的义务包括:①寻求有效的医护帮助 ②认真遵守医嘱,饮食控制,休息乃至改变生活方式 ③遵守医疗规章制度 ④在医疗过程中与医护人员全面合作

16.试述病人角色适应不良的表现。

病人角色适应不良的表现包括：①病人角色缺如 ②病人角色强化 ③病人角色消退 ④病人角色恐惧 ⑤病人角色假冒 ⑥病人角色认同差异 ⑦病人角色冲突

17.试述病人角色的含义。

病人角色具有三种含义：第一，躯体器官功能性和器质性病变客观症状和体征，即所谓疾病；第二，心理上有主观的不适感觉，称之为病感；第三，生病后往往难以履行自己应负的许多社会责任，称之为病患。

18.试述病人的心理需要。

病人的心理需要包括：①需要尊重 ②需要接纳和关心 ③需要信息 ④需要安全 ⑤需要和谐环境适度活动与刺激

19.试述病人常见的心理变化。

病人常见的心理变化包括：

⑴认知功能的变化 主观感觉异常。

⑵情绪活动的变化 包括情绪活动的强度和情绪活动的稳定性的变化。

⑶人格变化。

⑷意志行为变化。

20.试述病人常见的心理问题。

病人常见的心理问题包括:①焦虑心理 ②恐惧心理 ③抑郁心理 ④孤独感 ⑤依赖心理 ⑥退化心理 ⑦猜疑与怀疑 ⑧愤怒 ⑨否认心理 ⑩自我概念变化与紊乱 ⑪过高的期望 ⑫遵医行为问题

21.试述手术后病人的心理活动特点。

手术后病人的心理活动特点包括:①急知手术后果 ②痛苦烦躁 ③行为退化,出现情感脆弱,幼稚 ④心理障碍

22.试述影响手术预后的心理因素。

影响手术预后的心理因素包括:①对手术不了解 ②智力水平低,难以与医护人员进行有效沟通 ③消极应对方式 ④焦虑过高或过低,情绪不稳定,抑郁,缺乏自信心 ⑤治疗和康复动机不足 ⑥对手术的结果期望不切实际

23.试述心理治疗的概念和作用。

心理治疗从广义上讲,是由经过训练的专业人员运用心理学专业知识和技巧,影响改变病人的认识、情绪和行为等心理活动,从而改善病人的心理状态和行为以及与此相关的痛苦与症状。其作用包括以下四个方面:①提供必要的心理支持和帮助 ②认识和改变不适应的认知和行为 ③心境或情绪调节和疏导的作用 ④改变不适应的行为方式

24.简述支持疗法的内容。

支持疗法的内容包括:①倾听技术 ②关心与同情 ③安慰与开导 ④解释、建议和指导 ⑤积极语言的应用

25.试述护士的角色种类。

护士的角色包括:①关怀和照顾的提供者角色 ②教师角色 ③咨询者角色 ④病人辩护人角色⑤变化促进者角色

二、护理基础基本知识自测试题

(一)选择题

【A 型选择题】(单项最佳选择题,五个备选答案中只有一个最正确的答案)

1. 病室内适宜的温、湿度应为

A. 18℃~22℃ 50%~60%　B. 16℃~20℃ 30%~40%　C. 18℃~22℃ 60%~70%　D. 22℃~24℃ 30%~40%　E. 20℃~24℃ 60%~80%

2. 能造成高频率听力损害的噪声强度是

A. 40~50dB　B. 50~60dB　C. 90dB　D. 100dB　E. 120dB

3. 一级护理巡视病人的时间是

A. 每 15~30 分钟一次　B. 每 1~2 小时一次　C. 每 2~3 小时一次　D. 每 3~4 小时一次　E. 每 4~6 小时一次

4. 不宜使用头高足低位是

A. 妊娠胎膜早破　B. 颈椎骨折行牵引　C. 颅内压增高

D. 子宫后倾　　E. 颅脑手术后

5. “疼痛明显、不能忍受、要求用镇痛药”的 WHO 疼痛程度分级是

A. 0 级　　B. 1 级　　C. 2 级　　D. 3 级　　E. 4 级

6. 医院内物品灭菌首选方法的是

A. 焚烧　　B. 煮沸　　C. 压力蒸汽灭菌　　D. 紫外线照射　　E. 电离辐射

7. 采用预真空式压力蒸汽灭菌，所需要的温度、压力及灭菌的时间是

A. 102.97kPa 121℃ 15-30min　　B. 205.8kPa 132℃ 5-10min

C. 127.30kPa 123℃ 15-30min　　D. 137.95kPa 128℃ 5-10min

E. 123.33kPa 126℃ 15-30min

8. 紫外线消毒计时算需从

A. 开灯起　　B. 灯亮以后 3-4 分钟起　　C. 灯亮以后 5-7 分钟起

D. 灯亮以后 15 分钟起　　E. 擦拭灯管后

9. 2%戊二醛达灭菌效果的时间是

A. 20 分钟　　B. 50 分钟　　C. 1-2 小时　　D. 3 小时　　E. 4-10 小时

10. 化学消毒过程中细菌含量监测，每毫升消毒液的细菌含量不超过

A. 50cfu　　B. 100cfu　　C. 150cfu　　D. 200cfu　　E. 250cfu

11. “呼吸道隔离”不适于下列哪种疾病

A. 肺结核　　B. 伤寒　　C. 流脑　　D. 流感　　E. 百日咳

12. 病人日常活动需要使用轮椅、拐杖时，其肌体活动功能应评估为

A. 0 度　　B. 1 度　　C. 2 度　　D. 3 度　　E. 4 度

13. 等长练习的优点是

A. 不引起明显的关节运动　　B. 增加静态肌力　　C. 有关节角度特异性

D. 有利于肌肉的神经控制　　E. 动态运动

14. “细脉”常见于下列除哪项外的疾病

A. 甲亢　　B. 心功能不全　　C. 休克　　D. 主动脉瓣狭窄　　E. 大出血

15. 临床上须同时测量心率和脉率的病人是

A. 心动过速　　B. 心房纤颤　　C. 心动过缓　　D. 心律不齐　　E. 甲亢

16. 间断呼吸常发生于

A. 临终前　　B. 高热时　　C. 甲亢　　D. 胸膜疾患　　E. 喉头异物

17. 不是吸气性呼吸困难特点的是

A. 吸气显著困难　　B. 吸气时间延长　　C. 呼气费力　　D. 有明显的三凹征　　E. 吸气、呼气均费力

18. 新生儿的氧疗副作用为

A. 氧中毒　　B. 呼吸道分泌物干燥　　C. 肺不张

D. 晶状体后纤维组织增生　　E. 呼吸抑制

19. 在所有的个性品质中，和遗传联系最紧密的是

A. 动机　　B. 气质　　C. 性格　　D. 能力　　E. 兴趣

20. 突出症状为易兴奋、易激惹、又易疲劳、易衰竭的疾病是

A. 癔病　　B. 神经症　　C. 神经衰弱　　D. 焦虑症　　E. 抑郁症

21. 自我意识的巨大作用体现了个性的

A. 复杂性　　B. 独特性　　C. 完整性　　D. 积极性　　E. 稳定性

22. 生物反馈技术最适合于治疗的是

A. 恐怖症　　B. 强迫症　　C. 癔症　　D. 高血压　　E. 哮喘

23. 视物变形症属于
A. 错觉 B. 幻觉 C. 感觉过敏 D. 感知综合征 E. 神经症
24. 下列使用要素饮食的注意事项哪项是错误的
A. 配制要素饮食需严格执行无菌操作原则 B. 由高浓度、大量,快速度开始
C. 配制好的溶液保存在4℃以下并应于当日用完 D. 经鼻饲注入的温度41～42℃
E. 停用要素饮食时应逐渐减量。
25. 下列注射部位定位哪项是错误的
A. 前臂掌侧下1/3处做皮内注射 B. 上臂外侧,三角肌下缘作肌注
C. 腹壁除正中线外做皮下注射 D. 股三角股动脉内侧0.5cm处作股静脉穿刺
E. 髋关节下10cm,膝关节上10cm 的股外侧肌处作肌肉注射。
26. 使用青霉素时,下列哪项是错误的
A. 皮试阴性者方可注射 B. 同类药物更换批号可不做过敏试验
C. 注射时备有盐酸肾上腺素 D. 注射后,留观30分钟 E. 停用三天后要重做皮试
27. 给口服敌百虫病人用碱性药液洗胃可致
A. 增加毒物的溶解度 B. 损伤胃粘膜
C. 生成毒性更强的敌敌畏 D. 抑制毒物排除 E. 减低毒性
28. “入睡后很难唤醒,可出现梦境和遗尿,全身松弛无任何活动,体内分泌大量激素”应属于不动眼睡眠的
A. 第一期 B. 第二期 C. 第三期 D. 第四期 E. 睡眠早期
29. 下列执行医嘱哪项是正确的
A. 一般情况下可以执行口头医嘱 B. 医嘱须医生签名方有效
C. 每隔日核对一次 D. 已执行过的口头医嘱不须记录
E. 临时备用医嘱也应立即转抄
30. 下列胸外心脏按压操作哪项不正确
A. 病人仰卧,头下置枕 B. 朝脊柱方向作垂直按压
C. 使胸骨下压3.8-5cm D. 频率为80-100/分钟 E. 与人工呼吸交替进行
31. 硝酸甘油片舌下含服生效时间一般是
A. 5秒 B. 30秒 C. 1分钟 D. 2-3分钟 E. 5分钟
32. 更适应于输入血浆是下列哪类病人
A. 血液病 B. 大出血 C. 低蛋白血症
D. 大手术 E. 新生儿溶血
33. 茂非氏滴管内液面自行下降的原因是
A. 茂非氏滴管有裂缝 B. 病人肢体位置不当
C. 输液管径过粗 D. 输液速度过快 E. 压力过大
34. 高蛋白膳食每天的蛋白质供应量是
A. 20克 B. 40-60克 C. 100-120克 D. 150-180克 E. 200克
35. 下列的哪项违反了隔离原则
A. 隔离单位标记鲜明 B. 进入隔离室前作好一切准备
C. 脚垫用消毒液浸湿 D. 用过的物品冲洗后消毒 E. 严格洗手
36. 对使用超声波雾化吸入器的叙述下列哪项不适合
A. 水槽内水应浸没雾化罐底部的透声膜 B. 水槽内水温超过80℃应关机
C. 螺纹管及面罩用后浸泡于消毒液内1小时 D. 每次使用时间约为20 分钟
E. 连续使用时,中间应间隙30分钟

37. 下列医嘱属于临时备用医嘱的是

A. 索米痛 0.5 克 sos　　B. 杜冷丁 50 毫克 肌注 q6h prn

C. 肥皂水灌肠 8pm　　D. 安宁 0、4 hs

E. 青霉素过敏试验 st

38. 给血液病病人输血最好用

A. 库血　　B. 新鲜血　　C. 红细胞　　D. 血小板　　E. 血浆

39. 蒸气吸入器吸入疗法是利用下列的

A. 空吸原理　　B. 虹吸原理　　C. 声能震动原理　　D. 负压原理

40. 已知输 200 毫升液体需 1 小时，输液的每分钟速度是多少

A. 50 滴　　B. 60 滴　　C. 65 滴　　D. 70 滴　　E. 80 滴

【B 型选择题】（配伍选择题，五个备选答案，题干 2~3 个，从备选答案中选出每一个题干的最佳答案）

A. 疲倦　　B. 虚脱　　C. 眩晕　　D. 昏迷　　E. 着凉

1. 病人淋浴时水温不可过高，以免产生
2. 病人淋浴时间不可过长，以免产生

A. 瘀血红润期　　B. 炎性浸润期　　C. 浅度溃疡期　　D. 深度溃疡期　　E. 坏死期

3. 受压局部水泡破溃，有黄色渗出液，是哪一期
4. 受压局部水泡破溃，潮湿红润，是哪一期

A. 端坐位　　B. 中凹卧位　　C. 仰卧位　　D. 半坐卧位　　E. 屈膝仰卧位

5. 心竭并呼吸困难病人的体位是
6. 休克病人采用的体位是.

A. 10 秒　　B. 20 秒　　C. 30 秒　　D. 1 分钟　　E. 2 分钟

7. 直接用火焰灭菌时间需
8. 隔离技术中的刷手时间需

A. 冯特　　B. 华生　　C. 塞里　　D. 弗洛伊德　　E. 希波克拉底

9. 科学心理学的创建者是
10. 最早提出情绪应激学说的是

A. 1909 年　　B. 1923 年　　C. 1937 年　　D. 1964 年　　E. 1976 年

11. "中国护士会"成立于江西牯岭时间是
12. 更名为"中华护士学会"时间是
13. 定名为"中华护理学会"的时间是

A. 低脂饮食　　B. 高脂饮食　　C. 低蛋白饮食　　D. 高盐饮食　　E. 高热量饮食

14. 肝、胆、胰疾病
15. 高脂血症、动脉硬化
16. 冠心病

A. 应准时服药　　B. 饭前服　　C. 不宜立即饮水　　D. 要多饮水　　E. 监测心率、节律

17. 健胃药的服药时间是
18. 服用对呼吸道黏膜起安抚作用的药物后应
19. 口服磺胺嘧啶药后需

A. 有机磷农药中毒　　B. 腹胀　　C. 胃酸过多　　D. 强酸、强碱中毒　　E. 便秘

20. 洗胃的适应证
21. 洗胃的禁忌证

A. 头胀痛，四肢麻木，腰背部剧烈疼痛和胸闷、心悸等症状。

B.黄疸和血红蛋白尿　C.少尿,无尿　D.高热 寒战　E.呼吸困难

22.血管内溶血最先出现哪些主要症状

23.血管内溶血第三阶段的症状是

A.死亡 2-4 小时　B.最先发生　C.死后 12-16 小时

D.24 小时后　E.1-3 小时

24.尸冷发生时间

25.尸斑发生时间

26.尸僵发展至最高峰的时间

【X 型选择题】(多项选择题,五个备选答案,正确答案为 2~5 个)

1.协作病人翻身侧卧应先评估

A.体重及肢体活动情况　B.有无创伤　C.皮肤状况　D.病情　E.治疗需求

2.平车运送病人的要求是

A.病人头置于大轮端　B.推送时,小轮在前　C.推车速度不能太快

D.上下坡时将病人头处高处　E.昏迷者头应偏向一侧

3.半坐卧位可应用于

A.面部手术者　B.急性左心衰竭者　C.盆腔手术后

D.行胃镜检查者　E.孕妇胎膜早破

4.腹腔、盆腔手术后的病人应给半坐卧位目的是

A.可减少出血　B.减轻心肺压力　C.促使感染局限

D.减轻中毒反应　E.减轻腹部切口缝合处的张力,利于愈合

5.端坐位适用于

A.心力衰竭者　B.心包积液者　C.哮喘发作者　D.腹部手术者　E.头颈手术者

6.评估病人疼痛的身体动作包括

A.静止不动　B.无目的乱动　C.保护性动作　D.规律性动作　E.按摩动作

7.医院感染的外源性感染源可来自

A.血液制品　B.工作人员　C.病人家属　D.医院环境　E.医疗器械

8.洗手后必须再进行手消毒是

A.接触血液后　B.实施插入性操作前　C.护理新生儿前

D.护理免疫力低下的病人前　E.接触被致病微生物污染的物品后

9.属于高效消毒剂的为

A.过氧乙酸　B.环氧乙烷　C.氯已定　D.乙醇　E.碘伏

10.手的消毒常选用的消毒剂有

A.0.2%过氧乙酸　B.0.5%碘伏　C.0.02%-0.1%氯已定

D.2%戊二醛　E.0.02%含氯消毒剂

11.根据微生物种类和数量选择化学消毒剂和消毒时间正确的是‘

A.对受致病性芽孢、真菌孢子污染的污染物等选择高效消毒剂

B.对受一般细菌和亲脂病毒污染的物品选用中效或低效消毒液

C.对受致病性细菌、真菌等污染的物品选用中效以上的消毒液

D.污染特别严重时,延长消毒时间

E.对受支原体、衣原体污染的物品选用中效以上消毒液

12.严密隔离的主要措施是

A.病人住单间　B.室内陈设力求简单、耐消毒,室外有明显标志

C. 污染敷料装袋标记后送焚烧 D. 接触病人必须带口罩帽子，穿隔离衣、鞋等

E. 病人的排泄物、呕吐物、分泌物应严格消毒处理

13. 下列哪些疾病应行血液、体液隔离

A. 乙型肝炎 B. 艾滋病 C. 梅毒 D. 甲型肝炎 E. 乙型脑炎

14. 医院感染管理委员会成员包括

A. 医院感染科 B. 护理部主任、医务科长 C. 临床相关科室、辅助科室主任

D. 后勤科主任 E. 抗感染药物临床应用专家

15. 慢波睡眠中第Ⅳ时相临床生理表现为

A. 全身松弛，无任何活动 B. 脉搏、体温继续下降 C. 呼吸缓慢均匀

D. 分泌大量激素 E. 很难唤醒

16. 肌肉等长练习的"tens 法则"是指

A. 收缩 10 秒 B. 休息 10 秒 C. 收缩 10 次为一组 D. 重复 10 组 E. 连续 10 天

17. 影响舒张压的主要因素是

A. 心率 B. 外周阻力 C. 每搏输出量 D. 主动脉管壁弹性 E. 循环血量

18. 可使测出的血压值偏高的是

A. 袖带太窄 B. 袖带缠得太松 C. 放气速度太慢

D. 视线低于水银柱弯月面 E. 手臂肱动脉位置低于心脏

19. 心身疾病发生的相关因素有

A. 遗传因素 B. 未解决的心理冲突 C. 植物神经系统过度活动

D. 性行为异常 E. 个体器官的脆弱易感倾向

20. 心理因素包括

A. 认识能力 B. 情绪 C. 人格特征 D. 价值观念 E. 行为方式

21. 为防止产生法律及道德上的争端，护士作为遗嘱的见证人必须明确程序包括以下

A. 应有 2～3 个见证人参与 B. 见证人必须听到或看到，并记录病人的遗嘱的内容

C. 见证人应当场签名 D. 遗嘱是在其完全清醒有良好的判断及决策能力的情况下所立

E. 遗嘱应该有公证机关的公证

22. 下列哪些疾患可以使用高蛋白饮食

A. 恶性肿瘤 B. 甲状腺功能亢进 C. 大面积烧伤 D. 孕妇 E. 贫血

23. 马斯洛需要层次理论 对护理工作有下列的哪些意义

A. 识别服务对象未满足的需要 B. 能更好地领悟和理解病人的言行。

C. 预测病人尚未表达的需要 D. 系统地收集和评估病人的基本资料

E. 识别护理问题的轻、重、缓、急

24. 影响人类健康状况的主要因素有哪些？

A. 环境因素 B. 机体的生物学因素 C. 生活方式

D. 获得保健设施的可能性 E. 遗传因素

25. 要完成静脉输液应具备下列的什么条件

A. 悬挂输液体瓶，必须有一定的高度 B. 液体上方必须与大气相通

C. 管道通畅，无扭曲受压，针头不堵塞 D. 保证在静脉血管内 E. 液体充分稀释

26. 处理输液引起静脉炎的措施有下列的

A. 停止此部位的输液，抬高患肢并制动 B. 局部湿敷 50%硫酸镁溶液

C. 超短波理疗 D. 中药如意金黄散加醋调成糊状外敷局部

E. 遵医嘱给予抗生素治疗

27. 病人的出院指导包括下列的哪些方面
A. 出院后的活动强度　B. 饮食宜忌　C. 服药方法
D. 病情变化、伤口观察及处理　E. 随访时间
28. 下列哪些因素引起输液发热反应
A. 输液瓶清洁灭菌不彻底　B. 输入的溶液消毒保存不良　C. 药物制品不纯
D. 输液器消毒不严格或被污染　E. 输液过程中未能严格执行无菌操作
29. 输液时发生空气栓塞的处理措施包括有
A. 立即取头低脚高左侧卧位　B. 同时高流量氧气吸入
C. 酌情行中心静脉导管插管抽出空气　D. 严密观察病情变化　E. 及时对症处理
30. 咽拭子标本不在下列何处采集分泌物
A. 腭弓两侧　B. 咽　C. 扁桃体　D. 舌下　E. 硬腭

(二)填空题

1. 在满足病人对医院环境人际关系的需求时，护理人员应从_____、_________、_________、情绪等方面注意对于病人的心理影响。
2. 病人入院的程序是____________、____________、____________。
3. 疼痛评估常有数字、____________、__________三种评分法。
4. 舒适可分为_________、心理舒适、_________和_________四个方面。
5. 中凹卧位要求，抬高头胸________°，抬高下肢_________°。
6. 病房里影响病人安全的常见因素有机械性损伤____________、____________、____________________生物性损伤、____________等。
7. WOT 所推荐的三阶梯疗法为：___度疼痛者选用非阿片类药物，___度疼痛者选用弱阿片类药物，___度和疼痛者选用强阿片类药物。
8. 医院感染的主要感染源有已感染的病人及___________、病人自身正常菌群、___________、医院环境。
9. 常用的物理消毒灭菌方法有______、______、______、机械除菌_____________。
10. 紫外线杀菌作用最强的波段为_______nm，物品表面消毒一般用___W 功率的紫外线灯，在______cm 距离内直接照射_______分钟。
11. 需保护性隔离的病人有严重烧伤、________、________、__________。
12. 引起压疮常见的压力因素有__________、__________、________。
13. 局部按摩用_____方向按摩，由___到___再到___，每次______分钟。
14. 休息的先决条件是____________、____________和充足的睡眠。
15. 睡眠周期的平均时间是___min，成人平均每晚出现_____个睡眠周期。
16. 人体的散热方式包括有______、______、______、______。
17. 口腔温度达________℃时属于中等热，呼吸频率超过次_____/ 分钟称为气促。
18. 血压低于__________mmHg 称为低血压，常见于__________、__________、______________。
19. 进行体位引流，其时间与次数要求每日______次，每次________分钟 。
20. 湿热敷水温度应为________℃，热敷时间不超过________min。
21. 心理现象的实质是_________、__________。
22. 心理过程包括__________、__________和__________。
23. 记忆过程分为______、______、___________三个阶段。
24. 根据人的基本属性将需要分成____________、____________、____________。
25. . 应激的结果为____________或___________。
26. 护士的基本职责有哪三个方面：_______ 、___________、__________ 。

27. 三早预防指的是________、________、________。
28. 现代护理发展可分为三个阶段：________、________、________。
29. 治疗性环境主要考虑两方面的因素是________、________。
30. 呼吸心跳停止的判断应从________、________、________三方面来进行。
31. 医嘱"立即执行"的外文缩写是________，"饭后"是________。
32. 新鲜血液成分的特点是________。
33. 医院饮食包括________、________、________三类。
34. 行皮下注射，进针角度应与皮肤呈________角，针梗刺入深度为________。
35. 库布勒·罗斯提出临终病人的心理过程有五个阶段，分别是________、________、________、________、________。
36. 测量口腔温度，体温表应放在________处，测________分钟。
37. 化学消毒灭菌法包括________法、________法、________法、________法。
38. 给药医嘱"每4小时一次"的外文缩写是________。
39. BLS技术主要包括：________、________、________。
40. 医疗与护理文件应妥善保存，病区交班报告本保存时间是________，医嘱本保存时间________。

（三）判断题（对者在括号内打"√"，错者打"×"）

1. 医院手术室床单和护士服可选用暖色。（ ）
2. 取拿位置低的物体时，双下肢应随身体动作方向前后或左右分开，同时屈膝屈髋。（ ）
3. 推轮椅下坡时速度应减慢，嘱咐病人将头及上身稍作前倾并抓紧扶手。（ ）
4. 能自行挪动的病人从床上移至平车时，护士应给予的帮助是站在床头进行协助。（ ）
5. 对于慢性疼痛病人，最好是在其疼痛发作时立即给予止痛药。（ ）
6. 拐杖的长度应是使用者的身高减去40cm，顶端与腋窝相距2-3cm。（ ）
7. 重症监护病房的空气中细菌总数不得超过200cfu/m³。（ ）
8. 从感染源排出的飞沫在空气中悬浮时间不长，易感宿主在1m内就可能发生感染。（ ）
9. 无菌持物钳的干燥保存法，使用的时限是24小时。（ ）
10. 已开瓶但未被污染的无菌溶液可以保存6小时。（ ）
11. 乙醇的杀菌作用是使菌体蛋白凝固变性。（ ）
12. 过氧乙酸的杀菌作用是通过产生新生态氧，将菌体蛋白氧化，使之死亡。（ ）
13. 微波消毒的原理是利用在电磁场的高频交流电场中，物品中极性分子发生极化进行高速运动，并频繁改变运动方向，互相摩擦，使温度迅速上升，达到消毒灭菌的目的。（ ）
14. 已使用过的隔离衣挂在走廊时，其清洁面应朝内。（ ）
15. 病人的传染性分泌物经培养三次结果为阴性，由医生开写医嘱可解除隔离。（ ）
16. 慢波睡眠的第Ⅲ、Ⅳ时相，机体可以分泌大量的生长激素，以促进受损组织的愈合（ ）
17. 肌肉等张练习，要求大负荷、少重复次数，有利于发展肌肉耐力。（ ）
18. 当外界温度等于人体皮肤温度时，辐射是人体唯一的散热方式。（ ）
19. 物理降温通常以30-50%酒精在腋窝、肘窝、腹股沟等处停留较长的时间。（ ）
20. 给脉搏短绌者诊脉，应分别听心率和测脉率1分钟。（ ）
21. 低张性缺氧的主要特点为：PaO_2降低，CaO_2减少，组织供氧不足。（ ）
22. 错觉是对客观事物不正确的知觉，人一旦出现错觉说明有心理障碍。（ ）
23. 逆行性遗忘多见于颅脑外伤者不能回忆受伤前的经历。（ ）
24. 妄想主要为病人思维内容障碍所致。（ ）
25. 在紧急情况下为抢救垂危病人生命而采取紧急医学措施造成不良后果的；不属于医疗事故。（ ）

26. 护士委派别人实施护理时，需了解被委托人胜任此项工作的资格、能力及知识，否则，由此产生的后果。委派者负有不可推卸的责任。 ( )
27. 服用酸类和铁剂，用吸管吸服并服后漱口，以避免药物与牙齿直接接触。 ( )
28. 避开血管神经以及局部皮肤有炎症、损伤、硬结或瘢痕处进针是静脉注射的原则之一。 ( )
29. 膀胱内的充盈达到一定压力时，即可不自主溢出少量尿液。当膀胱内的尿液压力降低时，排尿立即停止，膀胱仍呈胀满状态尿液不能排空谓之假性尿失禁。 ( )
30. 静脉炎的表现是沿静脉走向出现条索状红线，局部组织红、肿、热、痛，或伴畏寒、发热等全身症状。 ( )
31. 杜冷丁 50mg im q6h prn，属指定执行时间的临时医嘱。 ( )
32. 生物制品应盒装冷藏于 2~10℃处。 ( )
33. 发给强心甙类药物前应先测脉率心率，注意节律变化，脉率低于 60 次 / 分或节律不齐时不可发药。( )
34. 每一个睡眠周期都含有从 60-120 分钟不等的有顺序的慢波和快波睡眠时相。 ( )
35. 测量肱动脉血压时应将肱动脉与心脏置于同一水平。 ( )
36. 输同型血做交叉合血实验的目的在于检查供血者与受血者之间的血液有无不相容的抗体。 ( )
37. 血浆是全血分离后所得的液体部分，主要成分是血浆蛋白，不含血细胞，无凝集原，所以输血浆不要做交叉合血。 ( )
38. 大量输血要注意补钙，一般每输血 1000ml 即通过输血管道补钙 1 克。 ( )

(四)名词解释

1. 社会环境 2. 被动卧位 3. 医源性损害 4. 压疮 5. 休息 6. 医院感染 7. 清洁 8. 消毒 9. 灭菌 10. 空气净化 11. 隔离 12. 半污染区 13. 污染区 14. 预防性消毒 15. ROM练习 16. 潮式呼吸 17. 稽留热 18. 弛张热 19. 间歇脉 20. 脉搏短绌 21. 体位引流 22. 冷疗法 23. 热疗法 24. 病患 25. 知觉 26. 心身障碍 27. 要素饮食 28. 健康行为 29. 护理诊断 30. 治疗性环境 31. 健康 32. 临床死亡 33. 输液微粒污染 34. 临终关怀

(五)分析题

1. 病例分析：

一女性病人，体温达 39.5℃，你将采取些什么护理措施？

2. 病例分析：

某男性病人，70 岁，因中风而右侧肢体瘫痪，你如何做好病人的皮肤护理？

3. 病例分析：

某女性病人已做胃次全切除手术，情绪紧张，护士给病人做心理护理。请问：影响手术预后的心理因素可能有哪些？如何对术后病人实施心理护理？

4. 病例分析：

某病人因股骨干骨折，经住院治疗后病情好转，按照奥瑞姆的自理模式，在恢复期，应鼓励病人加强功能锻炼，逐步恢复生活自理。

请问：奥瑞姆自理模式的基本内容有哪些？

5. 病例分析：

某女，60 岁。因肺部感染住院治疗。输液中突感胸闷、呼吸急促，咳嗽、面色苍白、出冷汗、心前区有压迫感、咯泡沫样痰。

提问：病人可能是什么反应？你如何处理？

6. 病例分析：

某男，25 岁。因高处作业不慎坠地入院急诊。病人面色苍白、冷汗、神清、躁动不安，血压 9/6kPa，心率 120/min 等。初步医疗诊断：脾脏破裂 出血性休克。处理之一：立即输血 300ml。在输血约 15ml 时，病人出现了溶血反应。你如何处理？

三、自测试题参考答案

(一)选择题

【A 型选择题】

1.A 2.E 3.A 4.A 5.C 6 C 7.B 8.C 9.E 10.B
11.B 12.B 13.A 14.A 15.B 16.A 17.C 18.D 19.B 20.C
21.D 22.D 23.D 24.B 25.B 26.B 27.C 28 D 29.B 30.A
31.D 32.C 33.A 34.C 35.D 36.B 37.A 38.B 39.A 40.A

【B 型选择题】

1.C 2.A 3.C 4.B 5.A 6.B 7.B 8.E 9.A 10.C 11.A 12.C 13.D 14.A 15.A 16.A
17.B 18.C 19.D 20.A 21.D 22.A 23.C 24.B 25.A 26.C

【X 型选择题】

1.ABCDE 2.ABCDE 3.ABC 4.CDE 5.ABC 6.ABCDE 7.ABCDE 8.ABCDE 9.AB 10.ABC
11.ABCDE 12.ABCDE 13.ABC 14.ABCDE 15.ABCDE 16.ABCD 17.AB 18.ABCDE 19.BCE 20.ABCDE
21.ABCDE 22.ABCDE 23.ABCDE 24.ABCDE 25.ABCD 26.ABCDE 27.ABCDE 28.ABCDE 29.ABCDE 30.DE

(二)填空题

1.(1)语言 (2)行为举止 (3)工作态度 2. (1)办理入院手续 (2)实施卫生处置 (3)护送入病房
3.(1)文字描述 (2)视觉模拟 4. (1)生理舒适 (2)环境舒适 (3)社会舒适 5. (1)10-20 (2)20-30
6.(1)温度性损伤 (2)化学性损伤 (3)医源性损害 7. (1)轻 (2)中 (3)重 (4)剧烈
8.(1)病原携带者 (2)动物感染源 9. (1)光照 (2)电离辐射 (3)微波 (4)热力
10.(1)250-270 (2)30 (3)25-60 (4)20-30 11. (1)早产儿 (2)白血病 (3)器官移植
12.(1)垂直压力 (2)摩擦力 (3)剪切力 13. (1)向心 (2)轻 (3)重 (4)轻 (5)3~5
14.(1)生理上的舒适 (2)心理上的放松 15. (1) 90 (2)4-6 16.(1)辐射 (2)传导 (3)蒸发 (4)对流
17.(1)38.1-39 (2)24 18. (1)90/60-50 (2)大量失血 (3)休克 (4)急性心力衰竭
19.(1)2-4 (2)15-30 20. (1)50-60 (2)15-20 21. (1)脑的机能 (2)客观现实的反映
22.(1)认知过程 (2)情感过程 (3)意志过程。23. (1)识记 (2)保持 (3)再认或回忆
24.(1)生物性需要 (2)社会性需要 (3)精神性需要 25. (1)产生防御 (2)导致疾病
26.(1)保护生命 (2)减轻痛苦 (3)增进健康 27. (1)早期发现 (2)早期诊断 (3)早期治疗
28.(1)以疾病为中心 (2)以病人为中心 (3)以人的健康为中心 29. (1)安全 (2)舒适
30.(1)意识(2)呼吸 (3)大动脉搏动 31. (1)st/stat (2)pc 32.保存了血液的所有成分
33.(1)基本饮食 (2)治疗饮食 (3)实验饮食 34. (1)30-40°角 (2)1/2-2/3
35.(1)否认期 (2)愤怒期 (3)忧郁期 (4)协议期 (5)接受期 36. (1)舌下热窝 (2)3
37.浸泡 熏蒸 擦拭 喷雾 38. Q4h 39. (1)开放气道(A)(2)人工呼吸(B) (3)胸外心脏按压(C)
40.(1)1年 (2)2年

(三)判断题

1.× 2.√ 3.× 4.× 5.× 6.√ 7.√ 8.√ 9.× 10.× 11.√ 12.√ 13.√ 14.×
15.√ 16.√ 17.√ 18.× 19.√ 20.× 21.√ 22.× 23.√ 24.√ 25.√ 26.√ 27.√
28.× 29.√ 30.√ 31.× 32.√ 33.√ 34.√ 35.√ 36.√ 37.√ 38.×

(四)名词解释

1.指有关个人的社会与心理状态,包括人的社会交往、风俗习惯、经济、法律、政治、文化、教育和宗教等。

2. 病人自身无能力变换体位,处于被安置的卧位。

3. 由于医务人员言谈及行为的不慎而造成病人心理或生理的损害。

4. 是指身体局部组织长期受压,血液循环障碍,组织营养缺乏,致使皮肤失去正常功能而引起的组织破损和坏死。

5. 指一段时间内相对地减少活动,使身体各部分放松,没有紧张、焦虑,处于一种良好的心理状态,以恢复精力和体力的过程。

6. 是指病人在住院期间获得的感染,包括在住院期间发生的感染和在医院获得而出院后发生的感染;但不包括入院前已开始或入院时已处于潜伏期的感染。

7. 指用物理方法清除物体表面的污垢、尘埃和有机物,其目的是祛除和减少微生物,并非杀灭微生物。

8. 指用物理或化学方法清除或杀灭除芽孢以外的所有病原微生物,使其达到无害程度的过程。

9. 是指用物理或者化学的方法祛除和杀灭全部微生物,包括致病和非致病微生物以及细菌芽孢、真菌孢子。

10. 用物理、化学以及生物的方法,使空气中的含菌量尽量减少到无尘、无菌状态。

11. 是将传染病病人、高度易感人群安置在指定的地方,暂时避免和周围人群接触。

12. 有被病原微生物污染可能的区域,如走廊、检验室、消毒室等。

13. 病人直接接触或间接接触的区域,如病房、病人洗手间等。

14. 指在未发现感染性疾病情况下,对可能被病原微生物污染的环境、物品、人体等进行消毒及对粪便、污染物的无害化处理。

15 即关节活动范围练习。是指根据每一特定关节可活动的范围来对此关节进行屈曲和伸展运动。

16. 又称陈-施呼吸,是一种呼吸由浅慢逐渐变为深快,再由深快转为浅慢,经一段时间的暂停后,又重复以上的周期性变化,其形态就如潮水起伏。

17. 体温持续在39-40℃,达数天或数月,24小时内波动范围不超过1℃。

18. 体温在39℃以上,24小时内温差达1℃以上,但最低时仍高于正常水平。

19. 在一系列正常规律的脉搏中,出现一次提前而较弱的脉搏,其后有一较正常延长的间歇(代偿间歇)。

20. 在单位时间内脉率少于心率的现象。其特点是心律完全不规则,心率快慢不一,心音强弱不等。

21. 置病人于特殊体位将肺与支气管内存积的分泌物,借助重力作用使之流入大支气管并咳出体外。

22. 用低于人体温度的物质,作用于机体的局部或全身,以达到止血、止痛、消炎、退热目的的治疗方法。

23. 用高于人体温度的物质,作用于机体的局部或全身,以达到促进血液循环、消炎、解痉和舒适的治疗方法。

24. 是人脑对直接作用于感觉器官的客观事物整体的反映。

25. 指生病后难以履行自己应负的社会责任。

26. 是指那些心理、社会因素在疾病的发生、发展和防治过程中起重要作用的躯体疾病。

27. 要素饮食:又称元素饮食,是一种化学精制食物。含有全部人体所需的易于吸收的营养成分,包含游离氨基酸,单糖,主要脂肪酸,维生素,无机盐类和微量元素的水溶性营养合成剂,不含纤维素,不需消化过程。

28. 指的是个体为保持或恢复健康所采取的一切受思想支配而表现出来的活动。

29. 是护士对关于个人、家庭或社区对存在的和潜在的健康问题以及生命过程的反应的临床判断。是护士为达到预期目标选择护理措施的基础,这些目标应是由护士负责的。

30. 指的是专业人员在以治疗为目的的前提下创造的适合病人恢复身心健康的环境。

31. WHO给健康的定义是:不但是没有疾病和身体缺陷,还要有完整的生理、心理状况与良好的社会适应能力。

32. 指呼吸心跳停止,中枢神经由于缺氧、缺血受到损害,但神经细胞并未完全死亡,如果及时给予心肺复苏可使心跳呼吸恢复。

33. 指在输液过程中将非代谢性颗粒杂质(直径为1-15μm)带入人体,对人体造成严重危害的过程。

34. 又称善终服务、安宁照顾、安息所等。是向临终病人及其家属提供一种全面的包括生理、心理、社会等方面照料,使临终病人的生命得到尊重,症状得到控制,生命质量得到提高,家属的身心健康得到维护和增强,使病人在临终时能够无痛苦、安宁、舒适地走完人身的最后旅程。

(五)分析题

1. 体温过高的护理措施为:

(1) 降低体温 ①物理降温:局部冷疗(用冷毛巾,冰袋,化学致冷袋)及全身冷疗(温水擦浴,乙醇擦浴)。②药物降温:注意药物剂量。

(2) 加强病情观察 ①生命体征:定时测体温,一般每日测量4次,高热时每4小时测量一次,待体温恢复正常3天后,改为每日1至2次。②伴随症状:是否出现及其程度。③原因及诱因:有无解除。④治疗效果:比较治疗前后全身症状及实验室检查结果。⑤观察饮水量,饮食摄取量,尿量及体重变化。

(3) 补充营养和水分 给予高热量,高蛋白,高维生素,易消化的流质或半流质食物。 鼓励病人多饮水,每日宜3000ml,促进毒素和代谢产物排出。

(4) 促进病人舒适 ①休息。②口腔护理。③皮肤护理。

(5) 心理护理 经常探视病人,耐心解答各种问题,尽量满足病人的需要,给予精神安慰。

2. 预防压疮发生是做好病人皮肤护理的关键,具体措施是:

(1) 避免局部组织长期受压:经常翻身有效地解除局部压力。一般每2小时翻身一次,必需时每半小时翻身一次。

(2) 避免摩擦力和剪切力:正确翻身,防止病人身体滑动损伤皮肤角质层。

(3) 保持病人皮肤、被服清洁干燥,床褥平整无渣屑,避免潮湿及摩擦刺激。

(4) 加强受压局部按摩:促进皮肤血液循环。

(5) 增进病人营养:给予高蛋白、高热量、高维生素饮食,增强身体抵抗力。

3. (1) 心理因素包括:①对手术不了解。②智力水平低,难以与医护人员进行有效沟通。③消极应对方式。④焦虑过高过低、情绪不稳定、抑郁、缺乏自信心。⑤治疗和康复动机不足。⑥对手术结果期望不切实际。

(2) 心理护理:①及时反馈手术完成情况。②正确处理术后疼痛。③帮助病人克服消极情绪。④帮助病人做好出院准备。

4. 奥瑞姆于1991年与同事们一道提出了自理模式。认为护理是为了维护生命和健康,帮助人们从疾病的损伤中尽快得到恢复。Orem的自理模式基本内容涵概了以下三个理论结构。

(1) 自理理论结构:自理是个人为维持生命和健康而需要自己进行的自我照顾活动。包括:一般自理需要;发展的自理需要;健康不佳时自理需要。

(2) 自理缺陷理论结构:指个人在迎合其治疗性自理需要方面,无论是质或量上出现问题时,即为自理缺陷,亦称治疗性自理需要。治疗性自理需要主要侧重于健康偏差性的自理需要,如在疾病、创伤之后,造成人体结构改变,身体功能改变和日常生活习惯改变所导致的需要。

(3) 护理系统理论结构:根据病人自理需要和自理能力,护理系统分为三种:①完全补偿系统:护理人员对没有能力进行自我照顾的病人提供全面帮助,如昏迷病人的护理。②部分补偿系统:护理人员对病人无法执行自理的部分需要给予协助,如术后病人的下床活动。③辅助教育系统:指一些治疗性自理需要必须经过护士的辅导和教育,才能实现自理,如糖尿病病人的饮食指导及自行注射胰岛素技术。

Orem在阐述上述三个理论结构的基础上,其护理缺陷理论是自理模式的核心,它明确了护理人员的工作任务就是在于帮助病人克服影响实现自理活动的阻力。帮助、教育或引导那些无法维持自理的人逐渐走向自理,达到自我照顾的目的。

5. ⑴病人输液时出现了心脏负荷过重反应。

⑵处理措施:①立即停止输液,并通知医生;②病情允许时,使病人取端坐位,以减少下肢静脉回流,减轻心脏负担;③必要时进行四肢轮扎,每5-10min轮流放松一个肢体上的止血带,以减少静脉回心血量;④给予以30%酒精湿化的高流量氧气吸入,以提高肺泡内氧分压,增加氧的弥散。⑤遵照医嘱给予镇静、平喘、强心、利尿和扩张血管等药物。⑥解除病人的紧张情绪。

6. 溶血反应的处理:①停止输血并通知医生,保留余血,采集病人血标本重做血型鉴定和交叉配血试验;②维持静脉输液通道,供给升压药和其他药物;③静脉注射碳酸氢钠碱化尿液,防止血红蛋白结晶阻塞肾小管;④双侧腰部封闭,并用热水袋敷双侧肾区,解除肾血管痉挛,保护肾脏;⑤严密观察生命体征和尿量,并做好记录,对少尿,尿闭者,按急性肾功能衰竭处理;⑥出现休克症状,即配合抗休克治疗。

第五章 临床各科护理基本知识

一、临床各科护理基本知识问答

(一)常见证的护理

1. 何谓闭证？分哪几种证型？其护理要点？

(1)闭证：是由邪盛正虚，脾失健运，正气虚弱，情志不随，五志过极所致的以邪实内闭为主的危急症。主要症状是突然昏仆，不省人事，肢体强痉，两手握固，口噤不开，牙关紧闭，大小便闭。

(2)辨证：分为阳闭和阴闭。

①阳闭：除闭证的主要症状外还有躁扰不宁，面赤身热，气粗口臭，大便干燥，苔黄腻，脉弦滑数。

②阴闭：除闭证的主要症状外，还出现静卧不烦，四肢不温，面白唇暗，痰涎壅盛，苔白腻，脉沉滑缓。

(3)临证护理要点：

阳闭：

①遵医嘱立即灌服或鼻饲至宝丹或安宫牛黄丸以辛凉透窍，再用羚羊角汤加减。

②就地抢救，避免搬动。去除假牙，并使用牙垫保护舌头，防止咬伤或堵塞呼吸道。

③观察病人体温变化。

④保持大、小便通畅。每晚用番泻叶3克泡茶灌入鼻饲管。出现尿闭时，可轻轻按摩小腹，以促进排尿，必要时在严格无菌操作下行留置导尿，并做好会阴护理，防止逆行感染。

⑤注意观察瞳孔变化，若一侧瞳孔扩大，对侧上、下肢瘫痪，多表示瞳孔扩大一侧有脑血肿发生，是心肝火旺的表现；若双侧瞳孔扩大，表示脑干受损，是肝肾阴损的表现，应积极配合抢救。

⑥遵医嘱配合针灸疗法。突然昏仆时可针刺人中、十宣、合谷等穴。尿闭时，可针刺关元、气海、水道等穴。肢体偏瘫可选穴肩井，肩髎、曲池、支使、内关、合谷、环跳、风市、足三里、丰隆、昆仑、太溪等。

阴闭：

①遵医嘱用苏合香丸，温开水化开灌肠或鼻饲，以温开透窍，并用涤痰汤煎服。

②四肢不温者，加盖棉被或毛毯，必要时给热水袋热敷，注意不要烫伤。

③保持呼吸道通畅，及时吸出咽喉部痰涎，防止痰液吸入气道而发生窒息。

④遵医嘱配合针灸疗法，选穴同阳闭。

2. 何谓脱证？

脱证：是因邪盛正虚，脾失健运；正气虚弱；情志不遂，五志过极所致的以阳气欲脱为主的危急症。其主要症状为突然昏仆，不省人事，肢体软瘫，手撒肢冷，汗多，鼻鼾息微，目合口张，大小便自遗，舌痿，脉细弱或脉微欲绝。

3. 试述高热护理要点？

(1)病室空气流通，光线柔和，温湿度适宜，避免一切刺激。

(2)卧床休息，做好口腔护理，口唇干燥者涂以液体石蜡，乳蛾红肿者遵医嘱用冰硼散、锡类散、珠黄散吹喉，或用中药含漱。

(3)劝导病人避免急躁，增强信心，积极配合治疗及护理。

(4)饮食宜清淡，细软易消化，以流食、半流食为宜。高热易出汗时，注意补充水分。忌食油腻、煎炸食品。

(5)临证护理：

①卫分证：中药不宜久煎，一般煮沸后5~10分钟即可，稍凉后温服，宜避风寒。观察病人药后汗出情况，汗多时用干毛巾擦干，更衣，同时，适量喂给淡盐水，或清凉饮料，或西瓜汁等，以补充津液；观察体温、脉搏、神志、呼吸等变化，警惕气随汗耗，真阴耗损，以致元阳衰微，变生脱证。若药后，肌肤灼热无汗，或局部出汗且不畅达，仍见高热不退，躁动不安，立即报告医生，及时处理。

②气分证：用白虎汤治疗者，煎药时间，以水煎至米熟汤成，即去渣温服；用大承气汤治疗者，煎药时要注意先煮枳实、厚朴，后下大黄，再下芒硝，用法遵医嘱。密切观察神志变化，若服上药治疗后，病人高热，并见谵语，或神志不清是邪蔽清窍，其护理参见昏迷。

③营血证：绝对卧床休息，加床档保护，防止躁动坠床；密切观察神志、体温、脉搏、血压、各种出血及斑疹的消长、分布、颜色、大小等情况，注意病情变化并详细记录；注意皮肤清洁，如伴有皮肤搔痒者，应避免过度抓扒，划破皮肤引起感染，可用炉甘石洗剂外擦。脱落之皮屑应随时扫除干净，并注意消毒；保持呼吸道通畅，持续氧气吸入高热抽搐者，可遵医嘱给服紫雪丹以清热熄风镇痉，头置冰袋或冰帽降温，防止冻伤；烦渴者，可用芦根煎水代茶饮。口鼻出血者，做好口腔护理，并服鲜藕汁以凉血止血。

4. 何谓神昏？试述其辨证分型及治疗护理原则。

神昏是由外感邪热、风痰上扰、湿浊内阻、阴阳俱虚所致的以神志障碍为特征的病证。

辨证分型：热毒内陷、风痰上扰、湿浊内闭、亡阴亡阳。

(1)热毒内陷：

①症候：高热、神志不清，烦躁谵语，面赤气粗，或伴抽搐，舌质红绛而干，苔黄或焦黄，脉细数，此为热入心包。若躁扰不宁，谵语，伴大便不通，腹满坚硬，苔黄焦而燥烈，脉细实有力，为热结阳明。若高热，面红耳赤，伴牙关紧闭，颈项强直，角弓反张，四肢抽搐，舌绛，苔黑而干，脉洪数，为热动肝风。

②治疗与护理原则：

热入心包者：清心开窍，泄热护阴。

热结阳明：通腑泄热，急下存阴。

热动肝风：平肝熄风，清热开窍。

(2)风痰上扰：

①证候：发热面赤，躁扰如狂，渐至神昏，呼吸气粗，喉间痰鸣，便秘溲赤，苔黄腻，脉濡滑而数。②治疗与护理原则：清热化痰开窍。

(3)湿浊内闭：

①证候：面色苍白晦滞，畏寒肢冷，浮肿尿少，嗜睡，口臭秽浊，恶心呕吐，舌淡体胖，苔白腻，脉沉细。

②治疗与护理原则：扶正化浊开窍。

(4)亡阴亡阳：

①证候：

亡阴：神志昏迷，汗出，面红身热，唇舌干红，脉象虚数。

亡阳：神昏不知人，手撒肢厥，大汗淋漓，目合口开，鼻鼾息微，面色苍白，二便失禁，舌淡苔润，甚则口唇青紫，脉微欲绝。

②治疗与护理原则：

亡阴：宜救阴敛阳。

亡阳：宜回阳救逆。

5.试述亡阴亡阳病人护理要点。

(1)亡阴者选用生脉散，亡阳宜选用参附汤。汤药可口服、鼻饲或静脉给药。

(2)亡阴亡阳型皆属危证，要密切观察血压、体温、脉搏、呼吸、神志、瞳孔的变化。

(3)艾灸关元、神厥、气海、百会以回阳救脱。四肢厥冷者，可用热水袋保温，要注意防止烫伤。

(4)预防褥疮，做好口腔、饮食护理，保持呼吸道通畅，防止泌尿系感染，同时还应预防并发症的发生。

(二)内科护理基本知识

1.高血压的诊断标准。何谓高血压危象？

我国采用国际上统一的诊断标准为：在未服用抗高血压药的情况下，收缩压 >140mmHg 和(或)舒张压 >90mmHg 即诊断为高血压。

高血压危象 在高血压病程中，血压显著升高，以收缩压升高为主。出现头痛、烦躁、眩晕、心悸、气急、恶心、呕吐、面色苍白或潮红、视力模糊等征象。危象发作时交感神经活动亢进，血中儿茶酚胺升高。

2.心功能如何分级？

按 1928 年纽约心脏病学会[NYHA]提出的一项分级方案，主要是根据病人的自觉活动能力划分为四级：

Ⅰ级 病人患有心脏病但体力活动不受限制。平时一般活动不引起疲乏、心悸、呼吸困难、心绞痛等症状。

Ⅱ级 体力活动轻度受限。休息时无自觉症状，但平时一般的活动可出现上述症状，休息后很快缓解。

Ⅲ级 体力活动明显受限。休息时无症状，轻于平时一般的活动即可出现上述症状，休息较长时间后症状方可缓解。

Ⅳ级 不能从事任何体力活动。休息时亦有心衰的症状，体力活动后加重。

3.心功能不全病人的起居原则有哪些？

(1)心功能Ⅰ级者，可进行日常活动，不限制一般的体力活动，但应增加午睡和注意适当休息，避免剧烈运动和过强的体力活动。

(2)心功能Ⅱ级者，可起床稍事活动，日常生活可自理，适当限制体力活动，但须增加间歇休息时间，即卧床时间延长，保证充足的午休和夜间睡眠时间。

(3)心功能Ⅲ级者，一般体力活动要严格限制，日常生活可以自理或在他人协助下自理，卧床休息时间要长于心功能二级者，夜间睡眠可适当高枕。

(4)心功能Ⅳ级者，需绝对卧床休息，取舒适体位，原则上不要下床活动，日常生活由护士或家人辅助完成。当病情好转恢复起床活动时，应逐渐增加活动量，若又出现不能耐受的征象，应立即卧床休息并抬高床头(取半坐卧位或端坐卧位安静休息)。对卧床休息的病人需加强床旁护理，将病人所需用物品如茶杯、餐具、书报、眼镜等置于其伸手可及之处，照顾病人在床上或床旁使用便器，应加强预防压疮的护理。

(5)患有某一种心脏病但心功能正常时，体力活动应予限制，但不强调完全卧床休息，以尽量减少活动中的疲劳为原则。过度的休息或限制性的休息，弊大于利。因长期卧床休息易致静脉血栓形成、肺栓塞、体位性低血压、食欲不振、便秘、肌肉萎缩、虚弱等，特别是老年病人。故在病情的恢复期应鼓励病人活动，以尽量减轻病人的失适应状态。精神应激在心力衰竭的发病中起重要作用，有时甚至诱发肺水肿，应予以心理治疗或兼药物辅助。

4.急性肺水肿的处理有哪些？

(1)体位 立即协助病人取坐位，双腿下垂，以减少静脉回流，减轻心脏前负荷。

(2)给氧 高流量鼻导管吸氧，6～8L／min，对病情特别严重者应给予面罩用麻醉机加压给氧，使肺泡内压在吸气时增加，利于气体交换，同时对抗组织液向肺泡内渗透。在吸氧的同时使用抗泡沫剂，使肺泡内泡沫表面张力降低而破裂、消失，增加气体交换面积，一般通过30%～50%乙醇湿化，若病人不能耐受，可降低乙醇浓度或间歇使用。

(3)迅速建立两条静脉通路，遵医嘱正确使用药物。

①吗啡 吗啡5～10mg皮下注射或静注，可使病人镇静，同时扩张小血管而减轻心脏负荷，必要时间隔15分钟重复使用，共2～3次。但肺水肿伴颅内出血、神志障碍、慢性肺部疾病时禁用，年老体弱者应减量或改为肌注。

②快速利尿剂 如呋塞米20～40mg静注，4小时后可重复1次。

③血管扩张剂 可选用硝普钠、硝酸甘油或酚妥拉明(利其丁)静滴，监测血压，根据血压调整剂量，维持收缩压在100mmHg左右。

a.硝普钠 为动、静脉扩张剂，静注后2～5min起效，一般剂量12.5～25ug／min。硝普钠含有氰化物，连续使用不得超过24小时。

b.硝酸甘油 可扩张小静脉，降低回心血量。一般从10ug／min开始，每10分钟调整1次，每次增加5～10ug，至血压达到上述水平。

c.酚妥拉明 为α受体阻滞剂，以扩张小动脉为主。以0.1mg／min开始，每5～10分钟调整1次，最大可增至1.5～2.0mg／min。

d.洋地黄制剂 适用于快速心房颤动或已知有心脏增大伴左心室收缩功能不全者。可用毛花甙丙静注，首剂0.4～0.8mg，2小时后可酌情再给0.2～0.4mg。

e.氨茶碱 对解除支气管痉挛特别有效，并有一定的正性肌力及扩张血管、利尿作用。

(4)用药注意事项 用吗啡时应注意病人有无呼吸抑制、心动过缓；用利尿剂要严格记录尿量；用血管扩张剂要注意调节输液速度、监测血压变化，防止低血压的发生，用硝普钠应现配现用，避光滴注，需交待病人不要自己调节滴速，体位改变时动作宜缓慢，防止体位性低血压发生。有条件者可用输液泵控制滴速；洋地黄制剂静脉使用时要稀释，推注速度宜缓慢，同时观察心电图变化。

(5)保持呼吸道通畅 观察病人的咳嗽情况、痰液的性质和量，协助病人咳嗽、排痰。

(6)病情监测 严密观察病人呼吸频率、深度，意识，精神状态，皮肤颜色及温度，肺部啰音的变化，监测血气分析结果，对安置漂浮导管者应监测血流动力学指标的变化，以判断药物疗效和病情进展。

(7)心理护理 简要介绍本病的救治措施及使用监测设备的必要性。医护人员在抢救时必须保持镇静、操作熟练、忙而不乱，使病人产生信任、安全感。避免在病人面前讨论病情，以减少误解。必要时可留亲属陪伴病人。

(8)其他 如应用四肢轮流三肢结扎法减少静脉回心血量，在情况紧迫时对缓解病情有一定的作用。

5.心绞痛的护理措施有哪些？

(1)休息 发作时应立即停止活动，卧床休息，直至疼痛消失。护士应协助病人采取舒适的体位，解开衣领。

(2)用药护理 ①根据医嘱给予硝酸甘油或硝酸异山梨酯(消心痛)舌下含服，若服药后3~5分钟仍不缓解，可再服1片。②对于心绞痛发作频繁或含服硝酸甘油效果差的病人，静滴硝酸甘油，并应密切监测血压及心率的变化，随时调节滴速。同时嘱病人及家属切不可擅自调节滴速，以免造成低血压。③部分病人用药后可出现面部潮红、头部胀痛、头昏、心动过速、心悸等不适，对此应及时向病人介绍药物反应，以解除病人的担忧。在第一次用药时，病人宜平卧片刻。青光眼、低血压时忌用。④心脉瘀阻者，可选用麝香保心丸2粒，舌下含服；或速效救心丸5~10粒，舌下含服。⑤寒痰凝络者，可选用冠心苏合丸1丸含化，或嚼碎后咽服。

(3)外治法 遵医嘱给予:①将大黄、丹参、乳香、没药、当归、川芎、细辛、半夏、白芷、干姜等制成止痛膏，贴在内关、膻中、心俞、厥阴俞及心前区。每次贴24小时，隔日1次，15次为1个疗程，有缓解心绞痛，改善心功能作用。②宽胸气雾剂口腔喷雾：每当心绞痛发作时，将气雾剂对准口腔喷雾2~3次，对缓解心绞痛十分明显，且为速效。③细辛气雾剂由细辛挥发油、冰片组成。每当心绞痛发作时，将气雾剂对准口腔喷雾2~3次，有止痛效果。

(4)给氧 必要时遵医嘱给予氧气吸入。

(5)疼痛的观察 评估疼痛的部位、性质、程度、持续时间，严密监测血压、心率、心律变化。如病人疼痛加剧，持续不缓解，出现面色苍白、大汗淋漓、恶心、呕吐、脉微细欲绝等心肌梗死危候时，应立即通知医生，并积极地配合抢救。

6.心脏电复律后的主要护理措施有哪些？

(1)密切观察病情变化，持续心电监护24小时，注意心律、心率、神志、瞳孔、呼吸、血压、皮肤及肢体活动情况，及时发现有无因电击而致的各种心律失常及栓塞、肺水肿等并发症，并协助医师给予处理。

(2)必要时给予氧气吸入。

(3)观察病人的面色、神志及肢体活动情况，以及皮肤是否灼伤。

(4)卧床休息1~2天。清醒后2小时内避免进食，以防止恶心、呕吐。给予高热量、高维生素、易消化的饮食，保持大便通畅。

(5)按医嘱继续口服奎立丁0.2g，每6~8小时1次，并观察其药物的副作用。对于有栓塞史者，宜给予抗凝治疗2周，以防新生成的血栓于转复时脱落。

7.简述冠心病监护室(CCU)护理。

设立冠心病监护室，目的是通过对病人的心电图及血液动力学等方面的不间断监测，及时发现心律紊乱和心功能不全，从而采取有效措施，防止心脏骤停和提高心衰治疗效果。特别适应急性心肌梗死，严重、反复发作心绞痛，严重心律失常，反复发作的心衰，以及药物或电复律需要密切观察的病人。

监护室设施及护理

(1)监护室须建立完整的工作制度，如岗位责任制度、交接班制度、仪器检查使用保管制度、消毒隔离制度及探视、陪护制度等。

(2)室内备心电监护仪、除颤器、人工呼吸机、起搏器、输液泵、心电图机、床旁X光机、氧气、静脉切开包、抢救药品、抢救物品等。

(3)监护室室温应保持在20～22℃，室内要安静，光线要柔和，并定期进行空气消毒，平时注意通风，控制探视人员，预防交叉感染。

(4)做好基础护理及饮食护理，保证病人充分休息和睡眠。及时作血气、电解质及酶学检查，以了解体内电解质和酸碱平衡情况，以及心肌损伤程度。预防急性左心衰和心脏骤停的发生。

(5)各班应认真交接病情及各种仪器的灵敏度和准确性，特别是报警装置，如发现失灵，应立即检修。

(6)通过心电监护仪密切观察病人的心率和心律等，必要时作心电图以供分析和对照。定时记录心率、心律、血压、呼吸、体温及病情变化。

进行血液动力学监测时，应及时测定和记录各项指标，如肺毛细血管楔嵌压、心排血量和周围血管阻力等，为医生诊治提供依据。

(7)各种仪器要定期进行检查。物品用后归还原处，并保证完好，以备急用。

8.试述急性心肌梗死的诱因、先兆、抢救原则及护理。

急性心肌梗死发生于冠心病的基础上，其诱因包括紧张、劳累、情绪激动、饮食过饱、排便用力、感染等。

先兆表现 约半数以上病人在发病前数日至数周有先兆症状，如乏力，胸部不适，活动时心悸、气急、烦躁、心绞痛前驱症状，其中最常见而明显的是既往无心绞痛者新近出现心绞痛，或原有的心绞痛加重。心绞痛发作较以往频繁、程度较剧、持续时间延长、硝酸甘油疗效差。

抢救原则 (1)进行心电监护；(2)解除疼痛；(3)再灌注心肌；(4)消除心律失常；(5)控制休克；(6)治疗心力衰竭。

主要护理措施 (1)绝对卧床休息1周，护士或家属协助一切日常活动，尽量减少病人的体力活动；保持大便通畅，切勿用力排便；(2)保持环境安静,减少探视，防止不良刺激,解除焦虑；(3)严密监测心电图、血压和呼吸的变化5～7天，发现心律失常，特别是室性早搏和室颤，要立即报告，发现心跳骤停，应争分夺秒进行心肺复苏，并迅速报告医生；(4)尽快有效地控制胸痛，保持情绪稳定；(5)记录24小时出入水量，防止血容量过多诱发心衰，过少发生脱水，造成血液粘度增高或低血容量休克；(6)给予高浓度氧吸入，改善心、脑、肾等重要器官的缺氧症状；(7)注意保暖及做好皮肤护理。

9.心力衰竭病人水肿的原因及特点有哪些?

心力衰竭病人的水肿主要由于钠水潴留和静脉淤血而毛细血管压增高所致。

水肿的特点 水肿出现于身体的下垂部(重力性水肿)。仰卧时则以腰骶部最显著。能下床活动者，以脚、踝内侧较明显。水肿为对称性、凹陷性。

10.心肺复苏后的主要护理措施有哪些?

(1)备好各种抢救器械和药品，以备再次心肺复苏。

(2)继续严密监测生命体征，发现异常及时报告和处理。

(3)给予降温处理，降低体温可降低颅内压和脑代谢。以32℃为宜.不得低于31℃，以免诱发室颤。可用冰帽、冰袋物理降温或加用人工冬眠。对于抽搐和躁动者，适当镇静止痉，防止脑水肿的发展。并加床栏防止意外。

(4)持续给氧，保持呼吸道通畅。预防肺部感染，可应用抗生素。

(5)保持静脉输液通畅，根据病人的尿量、中心静脉压、血压等调节输液速度，准确记录24小时出入水量，必要时留置导尿管，防止急性肾功能衰竭。

11.左心衰竭与右心衰竭的临床表现与处理原则有哪些？

左心衰竭时，以肺淤血及心排血量降低的表现为主。表现为劳力性呼吸困难、端坐呼吸、夜间阵发性呼吸困难或出现急性肺水肿：咳嗽、咳痰、咯血、乏力疲倦、头晕、心悸、少尿及肾功能损害症状。听诊可闻及肺部湿啰音、心尖部舒张期奔马律等。

右心衰竭时，以体循环静脉淤血的表现为主。表现为消化道症状和劳力性呼吸困难，病人可有食欲不振、食少纳呆、恶心、呕吐、腹胀、便秘、尿少、夜尿增多，身体低垂部位的对称性压陷性水肿，严重时可出现胸水、腹水及全身水肿。颈静脉充盈或怒张、肝脏肿大和压痛，三尖瓣关闭不全的反流性杂音。

处理原则：

(1)病人取坐位或半坐卧位，两腿下垂。

(2)立即高流量给氧。急性左心衰时，氧气通过20%～30%酒精的湿化瓶以除泡沫。

(3)迅速注射强心、利尿药。急性左心衰应给予镇静、解除支气管痉挛的药物，减轻呼吸困难。

(4)应用扩张血管的药物，减轻心脏后负荷。

(5)四肢轮扎，以减少回心血量，减轻心脏前负荷。

(6)除去诱因，根据病情，采取相应的治疗措施。

12.循环系统疾病常见症状有哪些？

(1)心源性呼吸困难（气促或气急）是指病人在休息或较轻的体力活动中自我感觉空气不足，呼吸困难，出现紫绀，端坐呼吸，并可有呼吸频率、深度与节律的异常。多见于各种心脏病发生左心功能不全和右心功能不全的病人。心源性呼吸困难有下列类型：

①劳力性呼吸困难 是最早出现也是病情最轻的一种。其特点是在体力活动时发生或加重，休息后缓解或消失。引起呼吸困难的体力活动，如快走、上楼、一般速度步行、穿衣、洗漱等。

②夜间阵发性呼吸困难 常发生在夜间，于睡眠中突然憋醒，并被迫坐起或下床，呼吸深快，重者出现阵咳，咳泡沫样痰伴肺部哮鸣音，开窗通风后数分钟症状可逐渐缓解。

③端坐呼吸 常为严重心功能不全的表现之一，病人完全休息时亦感呼吸困难，不能平卧常被迫采取高枕卧位、半卧位，甚则端坐位以减轻呼吸困难。

(2)心悸 是指病人自觉心中悸动，惊惕不安，不能自主。常伴有气短、胸闷、心前区不适感，甚则眩晕、喘促等症状。常因心律失常，心脏博动增强，心脏神经官能症所致。

(3)胸痛 是指胸部出现不同程度及性质的疼痛。如压榨样疼痛、心前区或胸骨后撕裂样剧痛或烧灼痛，甚则胸痛彻背，短气，喘息不得卧。

(4)心源性水肿 是指由于心功能不全引起体循环静脉瘀血，使机体组织间隙有过多的液体积聚，主要是右心功能不全引起。其特点是水肿从身体下垂部位开始，以脚、踝内侧，胫前部明显，呈凹陷性，逐渐延及全身，发展较缓慢，久病卧床者出现背骶部及会阴部水肿。

(5)晕厥 以突然间昏倒，不省人事，四肢厥冷为主要表现。现代医学认为是由于暂时性脑缺血、缺氧所引起的急起而短暂的意识丧失。根据病因可分为血管运动失调性晕厥、心源性晕厥、神经精神性晕厥等。

13.试述正常心电图各波和间期的意义。

心脏在每次兴奋过程中都会相继出现一个P波、一个QRS波群、一个T波，有时在T波后还可以出现一个小的U波。

P波 反映左右两心房的去极化过程。历时0.08～0.11s，波幅不超过0.25mv。

QRS波群 反映左右两心室的去极化过程。历时约0.06～0.10s，代表兴奋在心室肌扩布所需的时间。

T波 反映心室的复极化过程，历时0.05～0.25s，波幅为0.1～0.8mv。

U波 低而宽。U波意义和成因尚不十分清楚，一般推测U波可能与浦肯野纤维的复极化有关。

PR间期(PQ间期) 从P波起点到QRS波起点之间的过程。代表由窦房结产生的兴奋经由心房、房室交界和房室束到达心室并引起心室肌的兴奋所需要的时间，故也称为房室传导时间。在房室传导阻滞时，PR间期延长。

QT间期 从QRS波起点到T波终点的过程。代表从心室开始去极化到完全复极化所经历的时间，QT间期的长短与心率成反变关系。

ST段 从QRS波群终点到T波起点之间的线段。正常心电图上ST段与基线平齐。代表心室各部分心肌细胞均处于动作电位的平台期。

14.呼吸系统疾病常见五大症状有哪些?

咳嗽、咳痰、咯血、胸痛、呼吸困难。

15.什么是呼吸困难?

呼吸困难是指病人自觉空气不足，呼吸费力，感觉呼吸吃力疲倦，叹气样呼吸，常伴有呼吸频率、深度与节律的改变，严重呼吸困难时呈张口端坐呼吸及出现“三凹征”(胸骨上窝、锁骨上窝及肋间隙在吸气时明显下降)，伴吸气相高调哮鸣音。

16.使用人工呼吸器的适应症有哪些?

(1)各种原因(疾病、中毒、外伤等)所致的呼吸停止。

(2)呼吸中枢衰竭以及呼吸肌疲劳或呼吸肌瘫痪时的抢救。

(3)麻醉时的呼吸管理。

17.机械通气(呼吸机)的禁忌症有哪些?

机械通气治疗无绝对的禁忌症。正压通气的相对禁忌症为：

(1)伴有肺大疱的呼吸衰竭。

(2)未经引流的张力性气胸。

(3)大咯血。

(4)急性心肌梗死。

(5)低血容量性休克未补足血容量前。

18.为什么肺心病病人禁用吗啡类药物?

因为病人气道阻塞，肺泡通气不足，长期存在高碳酸血症，呼吸中枢兴奋性降低，若用吗啡类的药物可使呼吸中枢抑制进一步加重，抑制咳嗽反射，严重者可引起呼吸停止，甚至死亡。

19.急性肺水肿的发病原因是什么?

急性肺水肿常继发于左心室功能不全、心源性哮喘、严重肺部感染或因输液速度过快而突然发病。

20.肺结核病人常见症状有哪些?

(1)全身症状 表现为午后低热、乏力、食欲减退、消瘦、盗汗等全身毒性症状。若肺部病灶进展播散时,可有不规则高热、畏寒等,妇女有月经失调或闭经。

(2)呼吸系统症状 咳嗽,多为干咳或有少量粘液痰,继发感染时,痰呈粘液脓性且量增多;约1/3病人有不同程度咯血;严重时甚至发生失血性休克。大咯血时若血块阻塞气道可引起窒息。病变累及壁层胸膜时有胸壁刺痛,并随呼吸和咳嗽加重。一般肺结核无呼吸困难。在大量胸腔积液、自发气胸或慢性纤维空洞型肺结核及并发肺心病、呼衰心衰者常伴有呼吸困难,重者发绀。

(3)并发症 有自发气胸、脓气胸、支气管扩张、肺心病。结核菌随血行播散可并发淋巴结、脑膜、骨及泌尿生殖器官结核等。

21.何谓少量咯血、中等量咯血、大量咯血?

(1)少量咯血,即咯血量 <100ml / d。

(2)中等量咯血,即咯血量为 100 ~ 500ml / d。

(3)大量咯血,即咯血量 >500ml / d 或一次 300 ~ 500ml。

22.大量咯血致死因素是什么?抢救护理要点有哪些?

大量咯血临床最常见死亡之因素是血块阻塞呼吸道,引起窒息而死亡。

抢救护理要点:

(1)医务人员应该沉着、稳重、快速、敏捷。

(2)开导病人,以消除紧张焦虑因素。

(3)去枕平卧头偏向一侧。

(4)保持呼吸道通畅。

(5)患侧可放置冰袋、沙袋加压止血。

(6)建立静脉通路,交叉配血。

(7)必要时做气管插管或气管切开。

23.临床上痰液分几种颜色?各与哪些疾病有关?

(1)少量痰或灰白色粘痰—可见正常人。

(2)黄色脓痰—化脓性肺炎或支气管炎。

(3)铁锈色痰—肺炎球菌性肺炎(大叶性肺炎)。

(4)红色血痰—肺结核、支气管扩张、肺癌。

(5)红色泡沫样痰—急性左心衰竭。

(6)灰黑色痰—烟尘吸入。

(7)棕褐色痰—阿米巴肺脓肿。

24.PPD 实验不同结果的临床意义各是什么?

结核菌素试验阳性反应表示受过结核菌感染或接种过卡介菌,并不一定表示患病。若用1:10000 稀释液(1Iu)作皮试呈强阳性常提示体内有活动性的结核病灶。结核菌素试验阴性反应一般可视为没有结核菌感染,临床上对阴性反应者,可在一周后再用 5IU(产生结核菌素增强效应),若为阴性,大多可排除结核感染。

25.胸部叩击与胸壁震荡促进排痰的适用症、禁用症及操作手法有哪些?

适用症 适用于久病体弱、长期卧床排痰无力者。

禁用症 禁用于未经引流的气胸、肋骨骨折、有病理性骨折史、咯血及低血压、肺水肿等病人。

(1)操作前准备 让病人了解操作意义、过程和注意事项,以配合治疗。监测生命体征和肺部听诊,明确病变部位。用单层薄布或薄衣服保护胸廓部位,避免直接叩击引起皮肤发红,或过厚覆盖物降低叩击的震荡效果。

(2)叩击时避开乳房、心脏和骨突部位,避开拉链、钮扣部位。

(3)操作手法 ①胸部叩击法:病人侧卧位,叩击者两手的手指指腹并拢,使掌侧呈杯状,以手腕力量,从肺底自下而上、由外向内、迅速有节律地叩击胸壁,震动气道,每一肺叶叩击1~3分钟,每分钟120~180次,叩击时发出一种空而深的拍击音则表明手法正确。②胸壁震荡法:操作者双手掌重叠,并将手掌置于欲引流的胸廓部位,吸气时手掌随胸廓扩张慢慢抬起,不施加任何压力,从吸气的最高点开始,在整个呼气期手掌紧贴胸壁,施加一定压力并作轻柔的上下抖动,即快速收缩和松弛手臂和肩膀(肘部伸直),以震荡病人胸壁约5~7次,每一部位重复6~7个呼吸周期。震荡法只在呼气期进行,且紧跟叩击后进行。

(4)操作力度、时间和病情观察:叩击力量适中,以病人不感到疼痛为宜;每次叩击和(或)震荡时间以5~15分钟为宜,应安排在餐后2小时至餐前30分钟完成,避免治疗中呕吐;操作时注意病人的反应。

26.肺源性呼吸困难的临床表现是什么?

(1)呼吸急促是指呼吸频率加快,接不上气的感觉。

(2)喘息 用力呼吸,气体进入肺泡困难。

(3)呼吸费力 感觉呼吸吃力疲倦,叹气样呼吸。

27.重症肺炎病人为何选用超声雾化吸入?

超声雾化雾滴小而均匀,温度接近体温,药液可被充分散布,直达终末支气管及肺泡,因而可解痉止喘,稀释痰液,维持呼吸道湿化和通畅,有利于消除炎症和减轻呼吸困难。

28.上消化道出血的常见病因有哪些?

上消化道出血的病因很多,其中常见的有消化性溃疡、急性胃粘膜损害、食管胃底静脉曲张破裂、胃癌。

29.肝性脑病可分为哪几期?

一般根据意识障碍程度、神经系统表现和脑电图改变,将肝性脑病由轻到重分为四期。

一期(前驱期) 轻度性格改变和行为异常,如欣快激动或淡漠少言、衣冠不整或随地便溺。应答尚准确,但吐词不清楚且较缓慢。可有扑翼样震颤,即嘱病人两臂平伸,肘关节固定,手掌向背侧伸展,手指分开时,可见到手向外侧偏斜,掌指关节、腕关节、甚至肘与肩关节急促而不规则地扑击样抖动。脑电图多数正常。此期历时数日或数周,有时症状不明显,易被忽视。

二期(昏迷前期) 以意识错乱、睡眠障碍、行为异常为主要表现。前一期的症状加重,定向力和理解力均减退,对时间、地点、人物的概念混乱,不能完成简单的计算和智力构图,言语不清、书写障碍、举止反常,并多有睡眠时间倒错,昼睡夜醒,甚至有幻觉、恐惧、狂躁而被视为一般精神病。病人有明显神经体征,如腱反射亢进、肌张力增高、踝阵挛及Babinski征阳性等。此期扑翼样震颤存在,脑电图有特异性异常。病人可出现不随意运动及运动失调。

三期(昏睡期) 以昏睡和精神错乱为主,大部分时间病人呈昏睡状态,但可以唤醒,醒时尚可应答,但常有神志不清和幻觉。各种神经体征持续或加重,肌张力增高,四肢被动运动常有抵抗力,锥体束征常阳性。扑翼样震颤仍可引出,脑电图有异常波形。

四期(昏迷期) 神志完全丧失,不能唤醒。浅昏迷时,对疼痛等强刺激尚有反应,腱反射和肌张力仍亢进，由于病人不能合作，扑翼样震颤无法引出；深昏迷时，各种反射消失，肌张力降低，瞳孔常散大，可出现阵发性惊厥、踝阵挛和换气过度。脑电图明显异常。

30.溃疡病常见的并发症有哪些？

溃疡病常见的并发症有：上消化道出血，急性穿孔，幽门梗阻，癌变。

31.怎样观察消化道出血病人是否有活动性出血或再次出血？

观察中出现下列情况，提示有活动性出血或再次出血：

(1)反复呕血，甚至呕吐物由咖啡色转为鲜红色。

(2)黑便次数增多且粪质稀薄，色泽转为暗红色，伴肠鸣音亢进。

(3)周围循环衰竭的表现经补液、输血而未改善，或好转后又恶化，血压波动，中心静脉压不稳定。

(4)红细胞计数、红细胞比容、血红蛋白测定不断下降，网织红细胞计数持续增高。

(5)在补液足够、尿量正常的情况下，血尿素氮持续或再次增高。

(6)门静脉高压的病人原有脾大，在出血后常暂时缩小，如脾未恢复肿大亦提示出血未止。

32.如何估计上消化道出血病人的出血量？

(1)大便隐血试验阳性提示每日出血量 >5～10ml。

(2)出现黑便表明出血量在 50～70ml 以上。

(3)胃内积血达 250～300ml 时可引起呕血。

(4)一次性出血量在 400ml 以下时，一般不引起全身症状。

(5)如出血量超过 400～500ml 可出现头晕、心悸、乏力等症状。

(6)如超过 1000ml，临床即出现急性周围循环衰竭的表现，严重者引起失血性休克。

33.上消化道大出血的急救措施有哪些？

(1)体位与保持呼吸道通畅 大出血时病人应绝对卧床休息，呕吐时头偏向一侧；必要时用负压吸引器消除气道的分泌物、血液或呕吐物、给予吸氧。

(2)治疗护理 立即建立静脉输液通道，实施输液、输血和各种止血治疗，准备好急救用品药物。

(3)饮食护理 大出血伴恶心、呕吐者应禁食。

(4)心理护理 抢救的同时要关心、安慰病人，稳定病人的情绪。

(5)病情观察 严密观察病人生命体征及神志、尿量、大便、呕吐物，必要时行心电监护。

34.消化道出血的护理措施及处理原则有哪些？

(1)心理护理 稳定病人情绪，让病人平卧位下肢抬高。保持呼吸道通畅，避免呕血引起窒息，必要时吸氧。

(2)饮食护理 呕血病人应禁食，仅有少量柏油便者，可进流质，大便转黄改半流质。

(3)口腔护理 呕血后给予温开水漱口，保持口腔清洁。

(4)做好输血准备 检查血型，抽血做交叉配合。

(5)补充血容量 遵医嘱快速静脉输液，补液量根据失血量而定，右旋糖酐 24 小时内不宜超过 1000ml。应及时输入足量全血，以恢复血容量与有效血循环。最好保持血红蛋白不低于 90～100g／L。宜用新鲜血，应注意避免因输液、输血过多而引起肺水肿。

(6)止血处理 对胃出血可行胃降温止血，用加有止血剂的冰盐水行胃灌洗。对食管静脉曲张破裂出血者用三腔或四腔气囊管压迫止血等。

(7)仔细观察病情 ①注意有无呕血及便血；②全身情况和神志变化；③观测生命体征并做好记录；④肢体是否温暖，皮肤与甲床色泽；⑤周围静脉特别是颈静脉充盈情况；⑥记录每小时尿量；⑦

定期复查红细胞计数、血红蛋白、红细胞压积与血尿素氮；⑧必要时测中心静脉压；⑨准确记录24小时出入水量。

处理原则 卧床休息，禁食。密切观察病情变化。遵医嘱适当使用镇静剂(肝硬化病人禁用)及止血药，可用去甲肾上腺素8mg加入1000ml水中分次口服或胃管注入。食管静脉破裂出血者静脉注射或静脉滴注血管加压素10U加在5%葡萄糖200ml中，缓慢静脉滴注，每日用量不宜超过3次，以降低门脉压，对食管、胃底静脉曲张破裂出血有止血效果。并可用三腔或四腔气囊管压迫止血。输液输血，防止休克及电解质平衡紊乱，预防并发症。必要时手术。

35.溃疡病禁用哪些药物？

阿司匹林、乙醇、氯化氨、奎宁、毛地黄、铁剂、激素、稀盐酸、溴化物、氯化钾、氨茶碱、胃蛋白酶、抗组织胺药等。

36.肝硬化产生腹水为什么不能大量放腹水？

①会导致蛋白质和电解质大量丢失，引起电解质紊乱诱发肝性脑病；②反复放液易致腹腔感染；③腹水放得过多，腹压骤然下降，会引起全身反应。

37.使用三腔气囊管压迫止血时的护理要点有哪些？

(1)导管置入24小时后应放气，数分钟后再注气加压，以防食管、胃底粘膜因受压过久而致缺血坏死。应警惕置管引起血液反流进入气道而致窒息。同时严密观察体温、脉搏、呼吸、血压、胃肠减压量以及大便次数、颜色和量等，以判断有无继续出血。

(2)保持口鼻粘膜清洁湿润，及时清除分泌物及结痂。经常用石蜡油棉签涂口唇以防干裂。

(3)牵引绳与人体的角度宜成45℃，拉力为0.5kg。如三腔气囊管向上外移位时，应立即放松牵引并将气囊放气，防止气囊压迫气管而发生呼吸困难和窒息。

(4)三腔气囊放置48～72小时后，先将气囊放气，然后观察12小时，如无继续出血，可考虑拔管。拔管前让病人口服30ml石蜡油润滑管壁，以免拔管时损伤粘膜造成再次出血。

38.试述纤维胃镜检查的术前术后护理。

术前准备：

(1)向病人解释检查的目的、方法和可能产生的副作用，取得病人的合作。检查前取下假牙。

(2)仔细询问病史和体格检查，以排除检查禁忌证。

(3)检查前禁食、禁药、禁烟12小时，有幽门梗阻者术前晚应洗胃。接受胃肠钡餐检查者，3日内不宜做胃镜检查。

(4)术前半小时皮下注射阿托品0.5mg，以减少唾液和胃液的分泌，并减慢肠蠕动。

(5)检查前5～10分钟应给病人进行咽喉部的麻醉。

(6)检查器械准备完善。

术后护理：

(1)术毕2小时后方能进水、进食，检查当日给半流质。

(2)少数病人检查后出现咽部水肿，这些症状1～2天会自行消失，也可用温水含漱或含喉片。

(3)检查后部分病人可出现腹胀，可告知病人坐起哈气，或腹部按摩，促进肠道气体排出。

(4)术后数日内，应观察病人有无消化道穿孔、出血、感染等并发症，一旦发现及时协助医生处理。

(5)彻底清洗和消毒内镜及有关器械，避免交叉感染。

39.急性胰腺炎病人用药与饮食禁忌有哪些？

(1)禁用诱发胰腺炎的药物 应避免使用肾上腺糖皮质激素、四环素、磺胺、硫唑嘌呤等类药物，因其可使胰液分泌或粘稠度增加,从而诱发胰腺炎。

(2)忌茶与多酶片同服 茶叶中所含的鞣酸可与蛋白质发生化学作用,使其活性减弱甚至消失而影响疗效。

(3)忌碱性食物与喹诺酮类药物同用 碱性食物可减少喹诺酮类药物的吸收,故服药期间应避免与菠菜、胡萝卜、黄瓜等偏碱性食物同服。

(4)忌胰酶片与酸性物同服 胰酶片在中性或弱碱性环境中活性较强,遇酸可使其失去活力。故服用胰酶片时应忌服山楂片、山楂丸、醋等酸性物。

(5)忌胰酶片与含有鞣质、大黄粉的中成药合用,此类药物合用可使胰酶片疗效降低或消失。

(6)忌饭后服用阿托品 阿托品可抑制腺体分泌,饭后服用会影响食物消化。

(7)忌盲目使用止痛药 滥用止痛剂会掩盖病情,进而延误治疗,故应在医生指导下使用。

(8)忌酗酒 酒精可增加胰腺泡的分泌,使胰管内压力骤增,从而致胰小管及胰腺泡破裂,释放活性胰酶,消化胰腺及周围组织而诱发急性胰腺炎。

(9)忌饮食不节 暴饮暴食刺激胰腺消化酶大量分泌,诱发胰腺炎;长期大量进高脂饮食,引起毛细血管栓塞或内膜损伤而导致胰腺炎。

40.血液病的主要临床表现有哪些?

(1)贫血 是血液病最常见的症状。

(2)溶血。

(3)出血或出血倾向。

(4)继发感染 发热是继发感染最常见的症状。

(5)肝脾淋巴结肿大。

(6)骨关节疼痛。

41.何谓白血病?白血病的主要治疗手段有哪些?

白血病是一类起源于造血(或淋巴)干细胞的恶性疾病。其特点使白血病细胞失去进一步分化成熟的能力而停滞在细胞发育的不同阶段,在骨髓及其它造血组织中广泛而无控制的增生,并浸润、破坏全身各组织器官,产生各种症状和体征,而正常造血功能受抑制,外周血中出现幼稚细胞。

治疗手段:

(1)一般治疗 防止感染,纠正贫血,控制出血,防止高尿酸血症肾病,维持营养。

(2)化学治疗 目前采用联合化学治疗。分为诱导缓解治疗阶段,巩固强化治疗阶段,维持治疗阶段。

(3) 造血干细胞移植 将造血干细胞移植入白血病病人的体内, 以替代原有的病理性造血干细胞,从而使正常的造血与免疫功能得以重建。

(4)免疫辅助治疗 利用生物反应调节剂,提高机体的免疫功能,治疗白血病。

42.急性白血病的临床表现及护理要点有哪些?

急性白血病的临床表现主要为发热、出血、贫血和感染,以及器官浸润等症状。

护理要点:

(1)做好情志护理。

(2)生活起居 护理急性期或出血倾向的病人应绝对卧床休息,常用物品应置于易取处,避免因体力消耗而加重心悸、气短。避风寒、谨防外邪侵袭。

(3)饮食护理 给予高热量、高蛋白、高维生素、易消化清淡饮食。

(4)病情观察 注意出血倾向,尤其是颅内出血。注意有无中枢神经系统白血病浸润表现。

(5)观察化疗药物的副作用，注意有无脱发、口腔溃疡、恶心呕吐、白细胞减少、尿液异常，以及心肌毒性反应所致的心率变化和心律失常。

(6)做好化疗期的护理 特别要注意预防感染，如口腔粘膜感染、肛周感染和肺部感染等，鼓励多喝水。保护静脉并掌握推药的速度，一般20ml药液需在2～3分钟内注射完毕。

43. 输血反应有哪些？

输血反应以发热反应最多见，其次是过敏反应、溶血反应、细菌污染输血反应、传播疾病等。

44.何谓成分输血？成分输血的优点有哪些？

成分输血 成分输血是把血液中的有效成分分离出来，精制成高纯度和高浓度的制品，根据病人病情的需要，有针对性地输注有关血液成分，以达到治疗的目的。

成分输血的优点有 (1)疗效显著，副作用小。成分输血是针对病人缺什么成分补什么，具有高纯度、高效价、体积小的特点，输后副作用小，效果显著；(2)开发及合理使用血液资源。各种成分可广泛应用于临床，做到了一血多用、节约用血；(3)减少血源性疾病的传播。成分输血有利于病毒的去除和灭活，减少输血传播相关疾病，特别是艾滋病、病毒性肝炎、梅毒及其他疾病，保证安全有效输血；(4)减轻病人的经济负担。成分输血既可节省血液资源，又可减轻社会和个人的经济负担；⑤便于保存和运输。

45.常用成分血的输注适应症及主要注意事项有哪些？

(1)红细胞输注 ①浓缩RBC：浓缩RBC主要用于血容量正常的贫血，手术前后，心、肝、肾功能不全及老年性贫血，一氧化碳中毒者。浓缩RBC粘稠度大，输注时需加一定的生理盐水。②洗涤红细胞：用于输全血或浓缩RBC有过敏反应或发热反应者，特别是自身免疫性溶血性贫血、阵发性睡眠性血红蛋白尿等病人；高血钾和心、肾功能障碍者；由于反复输血或妊娠对白细胞、血小板产生抗体的受血者。因多数采用开放式洗涤红细胞，故需在数小时内输注完毕。③冰冻红细胞：可用于保存稀有血型红细胞；自身输血病人红细胞长期保存；有粒细胞和血小板抗体者；器官移植者；对血浆有过敏反应者。红细胞解冻后的洗涤是用开放法，所以去甘油的红细胞必须在24小时内用完。

(2)浓缩白细胞 用于严重粒细胞减少和粒细胞缺乏者；粒细胞绝对值低于$0.5 \times 10^9 / L$，有明确的细菌感染，用强有力的抗生素治疗48小时内无效者。不主张预防性输注，采集后立即输注。若含红细胞较多，需做红细胞配型试验。输注前最好预防性给药，避免发生输血反应。

(3)浓缩血小板(PCs) PCs输注可用于血小板生成下降所至的血小板减少，血小板功能异常，急性血小板减少症和脾功能亢进病人。输注时应注意用有滤网的标准输血器，因血小板功能随保存时间延长而持续降低，所以制备后应尽快输用。多次输注者，最好输注HLA相合的单一供者血小板，避免产生同种免疫反应而导致输注无效。

(4)血浆输注 ①新鲜冰冻血浆：可用于多种凝血因子缺乏引起的出血和需要补充血容量或血浆蛋白的病人，如严重创伤、大手术出血、血浆交换、DIC、低蛋白血症等。输注时应注意：供、受者ABO血型相合，使用前先在30～37℃水中融化，6小时内输完。②冰冻干燥血浆：适用于肝病、低血容量性休克和烧伤病人；输前用相当于原血浆容积的0.1%枸橼酸钠溶液溶解，10分钟融毕，立即经滤过在3小时内输完。

(5)蛋白制剂 ①清蛋白：适用于清蛋白丢失、体外循环、手术或创伤以及为了扩充血容量的病人。输注时应单独静滴或用生理盐水稀释后静滴，不宜与其他任何液体或药品混合输注。②丙种球蛋白：适用于预防水痘、破伤风，抗狂犬病、抗乙型肝炎、抗带状疱疹等感染，也可用于新生儿溶血及低丙种球蛋白血症。

46.常见贫血的种类及护理要点。

按贫血的发病原因可分成两大类:

(1)红细胞生成减少。

(2)红细胞破坏增多。

按红细胞形态可分成三类:

(1)大红细胞性高血色素性贫血 主要有叶酸和维生素B缺乏引起的巨幼红细胞性贫血。

(2)小细胞性低血色素性贫血 有缺铁性贫血、海洋性贫血和铁粒幼红细胞贫血。

(3)正常红细胞正常血色素性贫血 有再生障碍性贫血、溶血性贫血、急性失血后贫血和慢性系统性疾病伴发的贫血等。

护理要点:

(1)根据病情注意卧床休息。

(2)给予高蛋白、高维生素、富有营养和易消化的食物。

(3)观察用药反应和治疗效果,预防出血、感染。

47.为什么血小板减少会有出血倾向?

血小板具有粘附、聚集等性能。当血管破损后血小板会聚集成团,形成栓子堵塞创口而止血。所以,当血小板减少时,身体各部位均可出现出血,尤其是脑出血或子宫出血易致生命危险。

48.急性肾炎的病因、护理及常见的并发症有哪些?

急性肾炎常发生于β-溶血性链球菌,“致肾炎菌株”引起的上呼吸感染(如急性扁桃体炎、咽炎)或皮肤感染(脓疱疮)后,感染导致机体产生免疫反应而引起双侧肾脏弥漫性的炎症反应。

护理要点:

(1)休息 患急性肾炎时休息甚为重要。嘱其卧床休息4~6周,病情稳定后避免劳累和剧烈活动1~2年,休息可降低能量代谢,减少代谢产物生成,从而减轻肾脏负担。卧位时还可使肾血流量增加,有利于疾病的恢复。

(2)避免受凉 寒冷可以引起肾小动脉痉挛,加重肾脏缺血。寒冷又易诱发呼吸道感染,使肾炎加重。

(3)饮食 应给易消化、富含维生素的低盐饮食。有水肿及高血压时,应限制食盐入量每日应低于2g。根据尿量的多少、心功能状况、高血压和浮肿的程度决定水分摄入量。水肿严重而尿少者应限制入水量在每日500ml。准确记录出入水量。肾功能不全时,应限制蛋白质摄入量。

并发症:

(1)高血压脑病 如有剧烈头痛甚至伴有呕吐者,应考虑并发高血压脑病的可能性,须及时测血压。若血压急剧升高,要及时报告医师,采取降压、镇静或脱水降低颅内压等措施,以防惊厥或昏迷等严重症状发生。

(2)急性心力衰竭 高血压、尿量减少、水钠潴留,使心脏前后负荷均增加,极易发生心衰,因此需密切观察脉搏、呼吸。如果脉搏增快,呼吸困难时应考虑并发心力衰竭。

(3)急性肾功能不全 尿少伴恶心、呕吐、呼吸深大、意识淡漠时,提示可能为尿毒症,须与医师及时联系,予以相应检查和治疗,如人工肾透析治疗等。

49.泌尿系统疾病尿异常包括哪几个方面?

(1)尿量异常 ①多尿:尿量每天超过2500ml;②少尿:尿量每天少于400ml;③无尿:尿量每天少于100ml;④夜尿增多:夜间尿量持续超过750ml。

(2)蛋白尿 ①每日尿蛋白含量持续超过150mg,蛋白定性呈阳性反应,称为蛋白尿;②每日尿蛋白含量持续超过 3.5g / 1.73㎡(体表面积)或者 50mg / kg 体重，称大量蛋白尿。

(3)血尿 ①新鲜尿沉渣每高倍视野红细胞 >3 个或 1 小时尿红细胞计数超过 10 万，或 12 小时计数超过 50 万，可诊断为镜下血尿。②尿外观呈血样或洗肉水样，称肉眼血尿。

(4)白细胞尿、脓尿、菌尿 ①新鲜离心尿液每个高倍视野白细胞超过 5 个，或 1 小时新鲜尿液白细胞数超过 40 万个或 12 小时计数超过 100 万，称为白细胞尿或脓尿。②菌尿是指中段尿涂片镜检，若每个高倍视野均可见细菌，或培养菌落计数超过 10^5 个 / ml，可作出泌尿系统感染的诊断。

(5)管型尿 可分为细胞管型、颗粒管型、透明管型、蜡样管型等。正常人尿中偶见透明及颗粒管型。若 12 小时尿沉渣计数管型超过 5000 个，或镜检出现其他类型管型时，称为管型尿。

50.简述肾病综合症的概念及并发症。

肾病综合症是由多种肾脏疾病引起的具有以下共同临床表现的一组综合症(1)大量蛋白尿(尿蛋白定量＞3.5g / d)；(2)低蛋白血症(血浆清蛋白＜30g / L)；(3)水肿；(4)高脂血症。

并发症为：感染（最常见的并发症)，血栓及栓塞，急性肾功能衰竭，其他如动脉硬化、冠心病、营养不良、儿童生长发育障碍等。

51.腹膜透析常见并发症的观察及护理有哪些？

(1)引流不畅或腹膜透析管堵塞为常见并发症，一旦发生将影响腹透的正常进行。常见原因有腹膜透析管移位、受压、扭曲、纤维蛋白堵塞、大网膜的粘连等。护理：①改变病人的体位；②排空膀胱；③服用导泻剂或灌肠，促使病人的肠蠕动；④腹膜透析管内注入肝素、尿激酶、生理盐水、透析液等可使堵塞透析管的纤维块溶解；⑤可在 x 线透视下调整透析管的位置或重新手术置管。

(2)腹膜炎是腹透的主要并发症，大部分感染来自透析管道的皮肤出口处，主要由革兰阳性球菌引起。临床表现为腹痛、寒战、发热、腹部压痛、反跳痛、透析液混浊等。护理：用透析液 1000ml 连续冲洗 3 ~ 5 次；暂时改作 IPD；腹膜透析液内加入抗生素及肝素等；全身应用抗生素；若经过 2 ~ 4 周后感染仍无法控制，应考虑拔除透析管。

(3)腹痛常见原因可能有透析液的温度、酸碱度不当，渗透压过高，透析液流入或流出的速度过快，腹膜炎等。护理时应注意调节好透析液的温度，降低透析液的渗透压以及透析液进出的速度，积极治疗腹膜炎等。

(4)其他并发症如腹膜透析超滤过多引起的脱水、低血压、腹腔出血、腹膜透析管滑脱、慢性并发症有肠粘连、腹膜后硬化等。

52.尿毒症的护理要点有哪些？

(1)按肾病护理常规护理。

(2)心理护理 尿毒症后期病人由于贫血、心力衰竭、电解质紊乱、肾性营养不良等导致体力虚弱，情绪悲观，凡事依赖并易激怒.应做好心理护理，给病人以安全感和可信赖感，帮助其逐步恢复治疗信心。

(3)病情观察 注意识改变，如嗜睡、谵妄、昏迷；观察有无酸中毒深呼吸；注意呕吐物和大便的颜色、性质及有无消化道出血；注意有无脱水或水肿，有无电解质紊乱和低血钾、高血钾等临床表现；还应观察贫血、出血症状。

(4)皮肤护理 因尿素从汗腺排出后形成尿素霜刺激皮肤，引起奇痒，抓破可导致感染，故应勤用温水擦澡，勤换衣被。但忌用肥皂和酒精擦洗。

(5)预防感染 尿毒症病人抵抗力极差，易继发肺部和泌尿系感染，且感染后可无明显全身反应，故应特别注意肺部体征和尿改变。

53.急性肾功能衰竭的护理要点有哪些?

(1)控制入水量 少尿期应严格控制入水量,每日进水量为前一天液体排出量加500ml,若病人体重增加,表明水分摄入过多。

(2)供给足够的热量 限制蛋白质摄入,蛋白质限制在每日20g以下,葡萄糖每日不少于150g,根据病情给适量脂肪。若热量不足,蛋白质分解,会加重氮质血症和高血钾。

(3)密切观察病人的尿量 尿相对密度、尿色及利尿的效果。多尿期要注意脱水和低钾低钠,并及时给予补充。蛋白质可逐日加量,以利组织修复。

(4)预防感染 做好口腔、皮肤护理及导尿管的护理,保持会阴部清洁,预防尿路感染。

54.静脉尿路造影术的注意事项有哪些?

(1)检查前应进食少渣的饮食,避免摄入使胃肠胀气的食物如豆类、粗纤维的蔬菜等。

(2)检查当日晨禁食,造影前12小时禁水。

(3)检查前晚要清洁肠道,可于晚饭后2小时冲服番泻叶等。

(4)检查前应做碘过敏试验,阴性者才可进行造影检查;在造影时应准备好急救药物,注射造影剂过程中随时观察病人的情况,直至检查结束为止。

(5)检查后嘱病人多饮水,以促进残留在体内的造影剂尽快排出,减少对肾脏的毒性。

55.何谓瞳孔对光反射?瞳孔观察方法及内容是什么?

瞳孔对光反射是指光照一侧眼球时,引起双侧瞳孔缩小的反应。当光照一侧眼时引起该眼瞳孔收缩称直接对光反应,同时也使另一侧瞳孔收缩称间接对光反应。

观察方法与内容:

(1)用手电光从侧面照射瞳孔,检查瞳孔是否收缩,收缩是否灵敏、持久。

(2)观察两侧瞳孔的形状、大小,双侧是否等大及边缘是否整齐。

(3)正常瞳孔呈圆形,直径为3~4mm,两侧等大等圆,位置居中,边缘整齐,对光反应灵敏。瞳孔直径小于2mm为瞳孔缩小,大于5mm为瞳孔扩大。

56.癫痫病人的护理措施有哪些?

(1)一般护理 ①癫痫发作时应给予特级护理,缓解期应按内科常规护理。对于频繁发作者,应密切观察病情变化及认真记录病情变化。②预防昏倒跌伤,癫痫发作时,常有跌伤,故应注意安全护理。病人发作时应详细观察病人有无跌伤,凡出现头部或孔窍出血、神识昏蒙、呕吐痉挛、运动障碍等症者,应立即请有关科室会诊,并协同救治。准确记录脉搏的强弱与节律,观察意识活动有无异常等。③预防窒息,癫痫发作时,由于痰涎壅塞,反入气道,气道不通,可致窒息的发生。故病人发作时应取仰卧,头偏向一侧,并及时吸出痰涎,以保持呼吸道通畅。④预防厥脱,发病不解,或跌伤或大吐大汗,常可致厥脱之变证。故应遵医嘱给予具有益气固脱、回阳救逆之中药,如独参汤、参附汤、生脉散等口服。

(2)发作期的护理 ①立即让病人就地平卧,解开衣领和腰带,头偏向一侧,保持呼吸道通畅,必要时给氧。②尽快将压舌板或毛巾、手帕置于病人口腔的一侧上下臼齿之间,防止咬破舌头及颊部。③注意保暖和预防感冒,炎热季节要防止中暑。④发作时应绝对卧床休息,病情缓解后可下床活动,应有专人陪伴或加床栏,不能往病人嘴里灌汤喂药,防止吸入性肺炎。⑤对抽搐的肢体不能用暴力硬压,以免骨折、脱臼等。⑥少数病人在意识恢复过程中有短时间的兴奋躁动,应加以保护,防止自伤和他伤。⑦遵医嘱应用安定类药物,如安定10mg缓慢静脉注射或肌注;或苯巴比妥钠0.1g肌肉注射。或针刺人中、合谷、十宣。注意观察药物的疗效,防止呼吸过度抑制。⑧密切观察病人的神志、呼吸、体温、血压、瞳孔及心率变化，并详细记录。及时清理呕吐物、排泄物和更换衣被。⑨病人抽搐不止，呼吸急促，口唇青紫，神志昏迷，二便失禁时，应及时通知医生，并协助进行抢救。

(3)环境护理 ①病室应绝对保持安静，避免声光刺激。严禁喧哗吵闹和不良噪音的干扰，控制探视人员。医护人员巡视病房时要做到"走路轻、说话轻、操作轻、关门轻"；亲属不宜频繁探视询问，以免多言情动，伤神劳神而加重病情。②保持病室空气清新，通风良好，定时开窗通风换气，做到室内无异味刺激。病室内的灯光应柔和暗淡，避免强光刺激。室内温湿度适宜，做到冬暖夏凉，清爽温和。③向病人介绍医院的环境及病区环境，以便使病人尽快适应新的环境。由于癫痫病人易在清晨发病，故应加强晨间护理，以防病情复发。并应嘱咐病人若出现头晕、头痛、心悸、神志怪异等症状时，应立即在安全的地方坐下或躺下，以避免跌伤。

(4)情志护理 ①首先医护人员要尊重病人的人格，态度和蔼可亲，从内心关心爱护病人，理解病人的疾苦与内心的感受。坚决杜绝医护人员和家属在病人面前议论与其病情有关的问题，或带有刺激性的语言。避免不良精神因素的刺激，如不可将过喜、过悲的事情告诉病人，以免情伤加重病情。②对于情志不畅、肝阳上亢或忧虑的病人，应加强心理疏导，鼓励病人诉说内心的感受，发泄自己的苦楚，使病人肝气条达疏畅，脾胃健运，从而避免疾病的发作。

(5)饮食护理 病人宜食高蛋白、维生素、纤维素、含锰的微量元素及营养丰富，偏酸性的食物(因酸性食物可抑制癫痫的发作)。

57.脑疝的先兆表现有哪些?如何进行紧急处理。

先兆表现 剧烈头痛，喷射性呕吐，躁动不安，血压升高，脉搏减慢，呼吸不规则，一侧瞳孔散大、对光反射迟钝，意识障碍加重等。

紧急处理

(1)脱水降颅压 迅速建立静脉通路，遵医嘱给予快速脱水。如快速输入20%的甘露醇要保证快速输入，以达到脱水降颅压作用。

(2)高流量吸氧 改善脑的血氧供应，以减轻脑缺氧和脑水肿。

(3)保持呼吸道通畅 头偏向一侧，及时清除呕吐物和口鼻分泌物，防止舌根后坠和窒息。

(4)准备抢救物品 备好吸引器、气管切开包、气管插管和脑室穿刺引流包等。

58.何谓脑梗死?脑血栓形成的主要临床表现和护理要点有哪些?

脑梗死又称缺血性脑卒中，是指局部脑组织由于缺血而发生坏死所致的脑软化，在脑血管病中最常见，占60%~90%。临床最常见有脑血栓形成和脑栓塞。

脑血栓形成的主要临床表现

(1)好发于中老年，多见于50~60岁以上的动脉硬化者，且多数伴有高血压、冠心病或糖尿病。

(2)可有某些未引起注意的前驱症状，如头昏、头痛等；约有25%的病人病前曾有TLA史。

(3)多数病人在安静休息时发病，不少病人在睡眠中发生。

(4)神经系统体征常出现偏瘫、失语、吞咽困难等。

脑血栓形成的护理要点

(1)急性期卧床休息，取平卧位或头低位；协助翻身和生活护理，保持肢体功能位。

(2)指导和鼓励病人进行语言和肢体功能训练，注意安全防护。

(3)做好饮食护理，预防误吸和窒息。

(4)在溶栓和抗凝治疗时注意观察有无出血倾向。

59.脑溢血的病因及观察、护理要点有哪些?

病因:高血压和动脉粥样硬化是脑溢血最常见的病因。先天性脑血管畸形、脑动脉瘤以及血液病、脑动脉炎均可引起脑溢血。

观察要点

(1)降低血压是控制出血的关键。24小时内能否将收缩压降至理想水平直接与预后有关。每2~4小时测意识、瞳孔、血压、脉搏、呼吸1次,以了解病情变化。如果压眶反射消失或昏迷加深、血压升高、瞳孔散大、脉搏缓慢并出现大脑强直或呼吸不规则时,提示出血扩展,要及时处理。

(2)及时发现脑疝前驱症状。如剧烈头痛,频繁呕吐,意识障碍加深,血压急剧上升,脉搏变慢或出现一侧瞳孔扩大,对光反射迟钝等为脑疝的前驱症状,应紧急处理。

护理要点

(1)尽量减少不必要的搬动。为促进静脉回流,减轻脑水肿,降低颅内压,病人的头部可置一软枕,抬高约15~30° ,保持呼吸通畅,病人的头应偏向一侧,及时抽吸口、鼻内的分泌物,必要时做气管切开。

(2)起病72小时内禁食,静脉维持营养。如无呕吐及胃出血,于第3天放置胃管,给予低脂、低盐、易消化的流汁。按昏迷及截瘫病人的护理常规护理,防止并发症发生。

(3)高热时要进行物理降温。

60.何谓蛛网膜下腔出血、临床表现及护理有哪些?

蛛网膜下腔出血是指由各种原因所致出血,血液直接流入蛛网膜下腔的总称。

临床表现 半数以上病人出血前,有发作性头痛的前驱期,安静和活动时均可发病,而以活动时发病为常见。病人常有剧烈头痛,先由某一局部开始,最先头痛部位往往指向血管破裂部位。继而呕吐常可出现神志不清和抽搐、血压升高、烦躁不安及大小便失禁。昏迷常较浅,持续时间短。出血后常有一段时间发热。如出血停止,头痛等症状逐渐减轻,2~3周后症状可完全消失,或留有轻微神经损害体征。

护理 急性期病人绝对卧床4周以上,保持病室安静,避光。要保持大小便通畅,避免因用力大便时发生再出血。严密观察神志、瞳孔、血压、脉搏、呼吸。如发生再出血先兆应及时处理。有意识障碍按昏迷病人护理常规护理。

61.脑栓塞的病因及临床表现有哪些?

病因 最常见的原因有风湿性心瓣膜病并发慢性心房颤动、亚急性细菌性心内膜炎、心脏人工瓣膜等心源性赘生物脱落、大动脉管壁硬化斑块脱落形成栓子、癌细胞栓子、气体栓子、长骨骨折的脂肪栓子、心脏直视手术的血栓形成等。

临床表现 常见于青壮年,起病急剧,严重病人在数秒钟之内即发展至最严重的程度,出现偏瘫、意识丧失、全身抽搐等,常因脑水肿、脑疝死亡。轻者可出现脑局部症状,如局限性抽搐、偏盲、偏瘫、失语等。较小的脑栓塞,神经症状可完全恢复,亦可留有不同程度的后遗症。

62.何谓重症肌无力?重症肌无力的临床表现及护理有哪些?

重症肌无力是神经－肌肉传递障碍的自身免疫性疾病。

临床表现 为部分或全身骨骼肌易疲劳,常感活动后加重,休息后减轻。

护理

(1)严密观察病情变化。特别要注意呼吸情况,有无发绀(注意肌无力危象和胆碱能危象的鉴别)。症状加重时,备气管切开包和人工呼吸机,以便必要时急用。

(2)使用大剂量激素治疗时,应注意消化道出血和血压升高等不良反应。

(3)避免过度疲劳,忌用有害药物,如链霉素等。

(4)严重者需要人工呼吸和鼻饲流汁长达数月,护理上要有长期作战的思想准备。

63.何谓糖尿病?

糖尿病是一种常见的内分泌－代谢疾病,是由多种原因引起胰岛素分泌或作用的缺陷。

64.试述口服葡萄糖耐量试验的原理、方法及意义。

(1)原理:正常人一次食入大量葡萄糖后,其血糖浓度略有升高,一般不超过 8.88mmol / L,于 2 小时内恢复正常,这种现象为耐糖现象。

(2)方法:空腹抽血,1 次口服葡萄糖 75g,然后于 30 分钟、1 小时、2 小时、3 小时各抽血分别测血糖及胰岛素。

(3) 结果及诊断意义:葡萄糖耐量试验中 2 小时血浆葡萄糖<7.8mmol / L 为正常,≥7.8 ~ < 11.1mmol / L 为糖耐量减低,≥11.1mmol / L 考虑为糖尿病。

65.糖尿病病人用药注意事项有哪些?

(1)用降糖药禁与鹿茸、甘草合用 因为鹿茸、甘草含糖皮质激素样物质与降糖药物合用可发生拮抗作用,降低药效。

(2)口服降糖药应禁忌与心得安合用 因为心得安有降糖作用,与降糖药合用易导致低血糖的发生,如必要时,应密切观察病人的病情变化。

(3)口服降糖药不宜与利尿剂合用 因为利尿药能直接抑制胰岛细胞的功能,使血糖升高,因此与降糖药相拮抗,降低药效。

(4)磺酰脲类不宜与异丙嗪合用 因为异丙嗪能使磺酰脲类作用降低,疗效减弱。

(5)应慎用保泰松、水杨酸钠等药物 因为保泰松可延长磺酰脲类降低血糖药物的生物半衰期,水杨酸钠类药物可增强其降血糖作用,故易发生低血糖。

(6)胰岛素不宜与利血平合用 可使降血糖作用相加,而导致低血糖。

(7)胰岛素不宜与氯丙嗪合用 易引起肝脏损害。

(8)并发酮症酸中毒时禁用降糖灵 降糖灵代谢产生大量乳酸,可引起严重的乳酸中毒,故应严禁使用。

(9)不宜大量应用营养素 避免 β－胡萝卜素,因糖尿病病人无法将此转为维生素 A;避免使用大量的维生素 B,因为维生素 B 干扰细胞吸收胰岛素;不可过量使用维生素 B1 及 C,大量应用可使胰岛素失去活性。

(10)忌饮酒 口服降糖药物时,不能饮酒或饮含乙醇的饮料,因为服用可导致降糖药效和毒性作用均增加,而出现低血糖或药物毒性反应,并能并发严重的神经系统病变,故绝不可饮用酒及酒类饮料。

(11)饭前用药 口服降糖药物时,一定要饭前服用,因饮食可延缓口服降糖药的吸收,从而降低口服药物的降糖效果。

66.胰岛素治疗的护理有哪些?

(1)准确执行医嘱 做到制剂种类正确,剂量准确,按时注射。

(2)注射时间、部位和方法 掌握胰岛素的注射时间,普通胰岛素于饭前半小时皮下注射,低精蛋白锌胰岛素在早餐前 1 小时皮下注射。长、短效胰岛素混合使用时,应先抽吸短效胰岛素,再抽吸长效胰岛素,然后混匀,切不可逆行操作,以免将长效胰岛素混入短效内,影响其速效性。胰岛素采用皮下注射法,宜选择上臂三角肌、臀大肌、大腿前侧、腹部等部位,注射部位应交替使用以免形成局部硬结和脂肪萎缩，影响药物吸收及疗效。注射胰岛素时应严格无菌操作，防止发生感染。

(3)胰岛素不良反应的观察及处理 胰岛素不良反应包括：①低血糖反应，是最主要的不良反应，与剂量过大或(和)饮食失调有关。表现有头昏、心悸、多汗、饥饿甚至昏迷；②胰岛素过敏，表现为注射部位瘙痒，继而出现荨麻疹样皮疹。全身性荨麻疹少见，可伴恶心、呕吐、腹泻等胃肠症状，罕见严重过敏反应(如血清病、过敏性休克)；③注射部位皮下脂肪萎缩或增生，停止使用该部位后可缓慢自然恢复。对低血糖反应者，及时检测血糖，根据病情进食糖果、含糖饮料或静注50%葡萄糖液20～30ml；对过敏反应者，立即更换胰岛素制剂种类，使用抗组胺药、糖皮质激素及脱敏疗法等，严重过敏者需停止或暂时中断胰岛素治疗。

(4)使用胰岛素治疗过程中应定期监测尿糖、血糖变化。

67.糖尿病酮症酸中毒、低血糖昏迷与高渗性非酮症糖尿病昏迷的抢救与护理有哪些？

(1)按昏迷病人常规护理，去枕侧卧，及时清除分泌物或呕吐物，做好口腔护理。保持皮肤清洁，维持呼吸道通畅，防止吸入性肺炎。

(2)密切观察体温、脉搏、呼吸、血压及神志的变化。

(3)留置导尿管时，注意防止继发感染。

(4)正确记录出入水量。

(5)糖尿病酮症酸中毒昏迷应及时皮下或静脉给足量普通胰岛素，并根据尿糖与血糖浓度随时调整剂量。高渗性糖尿病昏迷也要适量应用胰岛素治疗。而低血糖昏迷则应及时静脉注射高渗葡萄糖。

(6)糖尿病酮症酸中毒早期应及时输入足量生理盐水。高渗性糖尿病昏迷，应输入0.45%低渗盐水。酮症酸中毒显著者可输入适量5%碳酸氢钠。

(7)糖尿病酮症酸中毒早期，因酸中毒脱水，肾循环障碍，血钾可能不降低，但随着输液后血容量的纠正，以及应用胰岛素，血钾可能骤降.故在用胰岛素治疗后2~6小时，应根据血钾情况补充氯化钾。高渗性糖尿病昏迷病人有低血钾时亦须补充适量氯化钾。

(8)糖尿病性酮症酸中毒在治疗早期不宜应用葡萄糖，但经治疗后血糖浓度下降至13.9mmol/L左右时，酌情适量应用5%葡萄糖液，并在葡萄糖液中加入普通胰岛素。如病人清醒，可鼓励饮水。

68.甲状腺危象的临床表现及急救措施有哪些？

临床表现

(1)突起高热，常超过39℃，有时可达40℃以上。

(2)烦躁不安、恐惧、谵妄甚至昏迷。

(3)心率常在140次/min，严重者可达240次/min，可伴心房纤颤或心房扑动。

(4)呼吸急促，大汗淋漓，常有恶心、呕吐、腹泻、脱水及水盐代谢紊乱，重者可致休克。

(5)可出现心力衰竭及肺水肿等。

急救措施 去除病因，积极治疗甲亢是预防危象发生的关键，尤其要注意积极防治感染和做好充分的术前准备。

(1) 遵医嘱给药，迅速控制甲状腺功能亢进状态：①甲硫氧嘧啶或丙硫氧嘧啶，口服或胃管注入，每6小时1次，以抑制甲状腺素的合成。②复方碘口服液30～60滴口服(首剂)，以后每6小时口服5～10滴，10%葡萄糖液500ml加碘化钠液0.5g静脉滴注，每8小时1次，以抑制甲状腺素的分泌。③抗交感药物，利血平1～2mg肌内注射，每8小时1次；如无心功能不全用心得安20mg口服，每4小时1次，以降低周围组织对甲状腺素的反应。

(2)为拮抗应激可给氢化可的松300～500mg.每日静脉滴注1次，病情好转后逐渐减量。

(3)如有高热，应行物理或药物降温，每2小时测体温1次，必要时行人工冬眠。

(4)神志不清或昏迷病人，需加强皮肤护理，预防压疮。

(5)按时测量生命体征，并详细记录在护理记录单上。

(三)外科护理基本知识

1.何谓外科感染？

外科感染是指需要外科手术治疗的感染性疾病和发生在创伤、手术、器械检查或有创伤性检查、治疗后的感染。

2.外科感染的特点和分类有哪些？

(1)外科感染的特点 ①多数为几种细菌引起的混合感染，少数在感染早期为单一细菌所致，以后发展为几种细菌的混合感染。②大部分有明显而突出的局部症状和体征。③感染常集中在局部，发展后会导致化脓、坏死等，使组织遭到破坏，最终形成瘢痕组织而影响局部功能。

(2)分类 ①按致病菌种类和病变性质分类 a.非特异性感染(nonspecific infection):又称化脓性或一般性感染，占外科感染的大多数。常见致病菌有金黄色葡萄球菌、大肠杆菌、乙型溶血性链球菌、拟杆菌和绿脓杆菌等。感染可由一种或几种病菌共同导致，一般先有急性炎症反应，进而可致局部化脓，如：疖、痈、手部感染、淋巴结炎、乳腺炎、阑尾炎和腹膜炎等。手术后感染多属此类。b.特异性感染(specific infection):是指由一些特殊的病菌、真菌等引起的感染。如结核杆菌、破伤风杆菌、产气荚膜杆菌、白色念珠菌、新型隐球菌等。不同的病菌可分别引起比较独特的病理变化过程。②按病变进程分类 a.急性感染病变以急性炎症为主，病程多在3周以内。b.慢性感染病程持续超过2个月的感染。c.亚急性感染病程介于急性与慢性感染之间。

3.急腹症病人护理措施有哪些？

(1)心理护理 病人往往因发病突然，腹痛较剧烈，且病情发展快而缺乏思想准备，表现出急躁情绪和焦虑。对此类病人，护士要主动、热情予以关心，向病人解释腹痛的原因，以稳定病人情绪。在病人接受各项检查和治疗前作耐心解释，使病人了解其意义并积极配合。

(2)禁食和胃肠减压 禁食和胃肠减压是治疗急腹症的重要措施之一，可减少胃肠液积聚，减少消化液自穿孔部位漏出，减轻腹胀，改善胃肠道血液供应，有利于胃肠蠕动的恢复，亦有利于麻醉和手术的安全。

(3)预防误吸 老年人、神志不清或出现休克症状需平卧者，其会厌部反应较差，病人出现呕吐时应将其头转向一侧，以防误吸。

(4)维持水、电解质、酸碱平衡 迅速建立静脉通路，合理安排输液顺序。若有大量消化液丢失时，应先输注平衡盐溶液；有腹腔内出血或休克者，应快速输液并输血；神志不清或尿量较少者，应留置导尿管、记录尿量，并根据尿量调整输液、补钾的量和速度。

(5)吸氧、解热、镇痛 对有休克或有ARDS倾向的病人需予以吸氧。对已明确诊断，如泌尿系结石所致肾绞痛的病人，应用止痛剂缓解疼痛，有助于安定病人的紧张情绪，减少消耗。但对诊断不明确的急腹症病人，不可随意应用止痛剂，以免掩盖病情，延误治疗。一般仅应用解痉类药物，以解除胃肠道痉挛性疼痛。也可教给病人一些在急性疼痛发作时分散注意力的简单方法，如默念数字、有节律地呼吸、听音乐等。伴有高热的病人，可用药物或物理方法降温，以减少病人的不适。

(6)加强病情观察并做好记录 ①生命体征：病人的呼吸、脉搏、血压和体温变化。②腹部体征：病人腹痛加剧，表示病情加重；局限性疼痛转变为全腹痛，并出现肌紧张、反跳痛，提示炎症扩散。

(7)体位 置病人于半卧位可使腹腔内炎性渗液、血液或漏出物积聚并局限于盆腔，减轻全身中毒症状有利于积液的引流。半卧位时腹肌放松、横膈下降，有助改善呼吸功能。但危重、休克病人应取头低足高位。

(8)营养支持 若病情及治疗许可，可给予易消化的清淡饮食；随病情好转，逐步恢复正常饮食。

4.休克可分为哪几类？

根据病因，休克可分为低血容量性、感染性、心源性、神经性和过敏性休克五类。其中低血容量性和感染性休克在外科休克中最为常见。

5.休克的治疗原则及观察要点有哪些？

治疗原则 迅速解除病因，尽快恢复有效循环血容量，纠正微循环障碍，增进心脏功能，恢复人体的正常代谢。

观察要点

(1)意识和表情 反映脑组织灌流的情况。

(2)皮肤色泽、温度、湿度 反映体表灌流的情况。

(3)尿量 反映肾脏血液灌流情况，借此也可反映组织器官血液灌流的情况。

(4)血压及脉压差 要明确微循环变化比血压下降为早，微循环的恢复比血压回升为晚。

(5)脉搏 休克时脉率加快，脉快并细弱表示休克加重。

(6)呼吸 呼吸增速、变浅、不规则，表示病情加重。呼吸增至 30 次 / min 以上或降至 8 次 / min 以下，均表示病情危重。

6.何谓败血症、脓血症、毒血症、菌血症？

败血症 致病菌侵入血液循环，并在血液中迅速生长繁殖，产生大量毒素，引起严重的全身反应。

脓血症 化脓性病灶的细菌栓子，间歇进入血液循环，并带至身体其他部位，发生转移性脓肿。

毒血症 感染的局部，致病菌产生的大量毒素及组织破坏的分解产物进入血液循环所引起的全身中毒反应，而病原菌并未侵入血液循环。

菌血症 少量致病菌侵入血液循环，并迅速被人体防御系统所清除，不引起或仅引起轻微而短暂的全身反应。

7.破伤风有哪些临床表现？

破伤风的潜伏期一般为 4 ~ 10 天。亦有短于 24 小时，或长达 20 ~ 30 天，个别可长至数月。首先有乏力、头晕、头痛等前驱症状，继之出现肌肉紧张、痉挛和阵发性抽搐。病人开始感到咀嚼不便、张口困难，继而牙关紧闭，面肌痉挛，出现"苦笑"面容。颈项肌、背腹肌痉挛可致"角弓反张"。膈肌、肋间肌和喉痉挛可出现呼吸困难，甚至窒息。任何轻微的刺激均可引起全身肌肉抽搐。病人神志清楚，一般无高热，如出现高热提示有肺炎的可能。

8.破伤风病人的护理有哪些？

(1)环境要求 置于隔离病室或住单人病室，室内遮光、安静，温度 15 ~ 20℃，湿度约 60%。

(2)准备急救物品 备气管切开包、喉镜、气管内插管、开口器、吸痰器、氧气等。常用的药物有苯巴比妥钠、10%水合氯醛、硫苯妥钠、安定等。

(3)减少外界刺激 医护人员要走路轻、语声低、操作稳,护理治疗尽量安排集中而有序,减少探视,避免干扰病人。

(4)隔离 一般为接触性隔离,破伤风杆菌只在伤口局部生长繁殖,因此有伤口的病人应严格隔离。护理人员穿隔离衣;病人用品和排泄物均应消毒,更换下的伤口敷料应予焚烧,防止交叉感染。

(5)重型病人应设专人护理 密切观察病情,详细记录每次抽搐的程度及持续时间,病床加床栏,防止坠床。

(6)镇静止痉 痉挛抽搐导致缺氧、酸中毒,因此镇静止痉是治疗中最重要的环节。常用的药物有10%水合氯醛、苯巴比妥钠及冬眠合剂。随时注意静脉点滴速度,使病人处于浅睡,呼之能应的状态。

(7) 保持呼吸道通畅 肺部感染和窒息是本病常见的严重并发症,应经常协助病人排出唾液和痰,必要时用吸引器吸出。如抽搐频繁或持久,发绀明显或窒息,痰分泌量多或肺部感染较重者,均应紧急行气管切开。

(8)维持营养和体液平衡 痉挛抽搐时能量消耗甚大,故应进食高热量、高蛋白饮食。及时纠正水、电解质及酸碱平衡的失调。

(9)加强基础护理 病人生活多不能自理,需加强口腔及皮肤护理,保持床单干燥、舒适。

(10)应按严格隔离常规进行终末消毒。

9.甲状腺次全切除术后并发甲状腺危象的主要表现及护理要点有哪些?

临床表现 危象多发生于术后12~36小时内,表现为高热(可达40~42℃),脉快而弱(每分钟120次以上),烦躁不安,大汗淋漓,谵妄,甚至昏迷,常伴呕吐、腹泻。若处理不及时或不当,病人很快因心衰、休克死亡。

护理要点 术后护理要密切注意病人生命体征,一旦出现危象,应立即给予有效物理降温,给氧、静脉输液,在严密监测心脏情况的同时根据医嘱用10%碘化钠5~10ml加入10%葡萄糖溶液500ml中静脉滴注。氢化可的松每日200~400mg,分次静脉滴注。心得安5mg加入葡萄糖溶液100ml静脉滴注,同时要加用镇静剂。心力衰竭者,加用洋地黄制剂。

10.胃大部分切除术前及术后护理有哪些?

术前护理

(1)做好心理护理,避免精神上过度紧张。

(2)饮食和营养,应少量多餐、选择高蛋白、高热量、富含维生素,易消化无刺激的食物。术前1日进流质饮食。

(3)手术日晨放置胃管。

(4)有幽门梗阻者,术前应行胃肠减压,手术前3天每晚用300~500ml生理盐水洗胃,以减轻胃壁水肿和炎症。

(5)做好手术前常规准备,如备皮、配血及重要脏器功能检查等。

术后护理

(1)做好术后健康知识指导。

(2)严密观察术后病情变化,按时测量血压、脉搏、呼吸、体温。

(3)术后取平卧位,血压平稳后取低半卧位,减轻腹部切口张力,有利于呼吸和循环。

(4)术后24小时内经常检查胃管,观察抽吸胃液的量和颜色,如短期内抽出较大量的血液,尤其是鲜血,提示术后出血,应及时与医师联系并处理。准确记录24小时出入水量。

(5)术后1周内要高度注意腹部情况,如发现剧烈腹痛、压痛、反跳痛,则提示有十二指肠端或胃肠吻合口破裂。

(6)术后24~48小时肠蠕动恢复后,即可拔除胃管。拔管后当日可少量饮水或米汤,第2日进食半量流质,第3日进食全量流质。如术后恢复正常,第4日可进食半流质,10~14日后可进软食。忌生、冷、硬和刺激性食物。注意少量多餐,开始每日5~6餐,以后逐渐减餐加量,逐步恢复正常饮食。

(7)鼓励病人术后早期活动,以促进肠蠕动,预防肠粘连,减少术后并发症。

11.肠梗阻术前护理要点有哪些?

(1)纠正水、电解质紊乱和酸中毒 有尿后补钾,以弥补呕吐和不能进食所造成的低钾。准确记录24小时出入水量。

(2)胃肠减压的护理 胃肠减压管应及早放置,按胃肠减压护理常规护理,严密观察胃肠减压前后腹痛情况的变化及引流物的性质和量,发现血性液体应考虑绞窄性肠梗阻。

(3)严密观察病情 定期测血压、脉搏,注意休克先兆;观察腹部有无肠型和肠蠕动波,肠鸣音亢进等症状,警惕绞窄性肠梗阻的发生。

12.急性胰腺炎有哪些临床表现?

(1)腹痛、腹胀 常始于中上腹,呈突发性。视病变的所在部位可局限于右上腹或左上腹,其性质有钝痛、穿透样痛以至刀割样痛,疼痛可向右肩、右腰部或左肩、左腰部放射,当累及全胰时可呈束带样向两侧腰部放射。单纯水肿性胰腺炎一般为持续性疼痛,可有阵发性加剧,尚能忍受;出血、坏死型者则疼痛剧烈,可发生疼痛性休克。

(2)恶心、呕吐 为常见症状,呕吐物为胃、十二指肠内容物,呕吐以后疼痛症状不减轻为本病的一个特点。

(3)发热 轻症时常为低热,伴有脉率增快;如有寒战和高热,则提示胰腺炎继发化脓性感染或合并胆道感染;如有脉速、血压下降以至休克,应疑为出血坏死型胰腺炎。

(4)黄疸 较少见,约占10%~25%,常见于胰头部炎症严重或合并胆总管结石者,前者呈一过性,后者持续时间较长,多伴有胆管炎。

13.胆石症病人为何晚间症状容易加重?

因晚间迷走神经兴奋,使胆囊、胆囊颈管收缩,易产生胆绞痛。另外夜间平卧,特别是右侧卧位时,胆石易自胆囊滑进胆囊颈管,发生嵌顿,引起胆绞痛。

14.术后病人为什么易出现尿潴留,怎样预防处理?

术后病人尿潴留的常见原因如下:

(1)全麻、腰麻及静脉麻醉后,排尿反射初级中枢受到抑制。

(2)手术直接刺激或损伤排尿反射的传出神经、盆腔神经。

(3)会阴部手术致膀胱括约肌反射性痉挛或尿道炎症水肿,尿排出受阻。

(4)腹部手术切口疼痛,影响腹壁肌肉和膈肌收缩运动,不能产生较高的腹内压协助排尿。

(5)术前未行卧床排尿训练,术后不习惯。

(6)膀胱膨胀过度,失去收缩能力。

(7)某些药物(如冬眠灵等)抑制膀胱逼尿肌收缩。

尿潴留的预防和处理办法

(1)腹部手术后常规包扎腹带,切口疼痛应有效止痛。

(2)术后尽早拔除导尿管,鼓励病人排尿(最好在6小时以内)。

(3)发生尿潴留时,可行膀胱区热敷、按摩及各种神经反射诱导,如听流水声等。

(4)针刺足三里、关元、阴陵泉等穴位。

(5)用上法仍不能排尿者,可在严格无菌操作下施行导尿。

15.急性梗阻性化脓性胆管炎的治疗原则是什么?

治疗原则 一般都应在积极抗休克、抗感染的同时,早期进行胆道减压术。

16.胸部损伤病人的临床表现有哪些?

(1)胸痛 为主要症状,常位于受伤处,并有压痛,呼吸时加剧,尤以肋骨骨折者为甚。

(2)呼吸困难 胸痛可使胸廓活动受限,呼吸浅快;血液或分泌物可堵塞呼吸道;肺挫伤后产生出血、瘀血或肺水肿;气胸、血胸致肺膨胀不全等均可引起呼吸困难。若有多根、多处肋骨骨折,胸壁软化造成胸廓反常呼吸运动时则更加重呼吸困难。

(3)咯血 肺或支气管损伤可引起痰中带血或咯血。大支气管损伤者,咯血出现较早且量较多。小支气管或肺泡破裂出现肺水肿及毛细血管出血者,多咳出泡沫样血痰。

(4)休克 胸膜腔内大出血将引起血容量急剧下降;大量积气,尤其是张力性气胸,不仅影响肺功能,而且阻碍静脉血液回流;心包腔内出血引起心脏压塞;严重的疼痛和继发性感染等因素均可致病人陷入休克状态。

17.胸部损伤病人的护理措施有哪些?

(1)现场急救 胸部损伤病人若遇有危及生命的现象时,护士应协同医师采取紧急措施,予以急救。①病人如心跳呼吸停止,应立即进行心肺复苏术。②迅速清除呼吸道分泌物或血块,保持呼吸道通畅,防止窒息,缺氧时给予氧气吸入。③积气量,多闭合性气胸或张力性气胸,应立即行穿刺抽气,或用粗针头在伤侧第2肋间锁骨中线处刺入胸膜腔排气,并连接水封瓶闭式引流。④连枷胸用厚敷料加压包扎患处胸壁,以消除反常呼吸。⑤开放性气胸,要有效封闭创口,立即用敷料(最好为凡士林纱布),如找不到无菌敷料,应随手取清洁布类,甚至用手掌堵塞伤口封闭胸壁伤口,变开放性气胸为闭合性气胸,阻止气体继续进出胸膜腔。

(2)维持呼吸功能 ①保持呼吸道通畅,预防窒息。鼓励和协助病人有效咳嗽、排痰,及时清除口腔、呼吸道内的血液、痰液及呕吐物。②痰液粘稠不易咳出时,应用祛痰药以及超声雾化或氧雾化吸入,以稀释痰液并促使其排出。必要时经鼻导管吸痰。③病情稳定者取半坐卧位。④每小时协助病人咳嗽,作深呼吸运动。⑤予以吸氧。⑥协助病人翻身,扶坐、拍背,以减少肺不张等肺部并发症的发生。⑦必要时行气管切开,应用呼吸机辅助呼吸。

(3)病情观察 ①严密观察生命体征,注意神志、瞳孔、胸部、腹部和肢体活动等情况,疑有复合伤时应立即报告医师。②病人是否有气促、发绀、呼吸困难等症状,注意呼吸频率、节律、幅度及缺氧症状。③有无气管移位,皮下气肿等。④必要时测定中心静脉压和尿量等,注意观察有无心脏压塞征象,若出现心脏压塞征立即通知医师予以处理。

(4)补充血容量,维持正常心输出量 ①迅速建立静脉输液通路。②在监测中心静脉压的前提下,补充液体量,维持水、电解质及酸碱平衡。③剖胸止血术的指征:通过补充血容量或抗休克处理,病情无明显好转且出现胸膜腔内活动性出血者,需迅速作好剖胸止血术的准备。胸膜腔内活动性出血的征象为:a.脉搏逐渐增快,血压持续下降;b.血压虽有短暂回升,又迅速下降;c.血红蛋白、红细胞计数、红细胞压积持续降低;d.胸腔闭式引流血量≥200ml/h,并持续2~3小时以上;e.胸膜腔穿刺抽血很快凝固或因血凝固抽不出,且胸部x线示胸膜腔阴影继续增大者。

(5)减轻疼痛与不适 对肋骨骨折病人可采用胸带固定,也可用1%普鲁卡因作肋间神经封闭。对连枷胸病人可协助医师采用巾钳夹住浮游离段肋骨的中央处,将其悬吊牵引;或采用手术进行肋骨内固定。当病人咳嗽或咳痰时，协助或指导病人及家属用双手按压患侧胸壁，以减轻疼痛。遵医嘱应用止痛剂。

(6)预防感染 ①密切观察体温的变化，每4小时测1次体温，若有异常，报告医师后协助处理。②配合医师及时清创、缝合、包扎伤口，注意无菌操作。③鼓励病人深呼吸，有效咳嗽、排痰以促进肺扩张。④保持胸膜腔闭式引流管通畅，及时引流出积血、积气，预防胸腔感染的发生。⑤遵医嘱合理应用抗生素。⑥有开放性伤口者，应注射破伤风抗毒素。

(7)床旁急救 对疑有心脏压塞者，应迅速配合医师施行剑突下心包穿刺或心包开窗探查术，以解除急性心脏压塞，并尽快作好剖胸探查术的准备。术前以快速输血为主，其他抗休克措施为辅。若发生心脏骤停，须配合医师行床旁开胸挤压心脏，解除心脏压塞，指压控制出血，并迅速送入手术室继续抢救。

(8)心理护理 护士应加强与病人的沟通，做好心理护理及病情介绍，说明各项诊疗、护理操作及手术的必要性和安全性，解释各种症状和不适的原因、持续的时间及预后，关心、体贴病人，帮助病人树立信心、配合治疗。

18.胸膜腔闭式引流的目的与适应症有哪些?

(1)目的 排除胸膜腔内的液体、气体和血液，恢复和保持胸膜腔内负压，促进肺复张，预防胸内感染。

(2)适应症 用于外伤性或自发性气胸、血胸、脓胸及心胸手术后的引流等。

19.胸膜腔闭式引流的护理及注意事项有哪些?

(1)引流管的选择，选择长度约10cm的橡胶管作引流管。①排液管:选择管径1.5~2.0cm的橡胶管作为排液管;②排气管:选择管径1.0cm左右的橡胶管作为排气管，或选择合适的一次性排液、排气管。

(2)置入胸腔引流管，引流液体时，部位一般选在腋中线和腋后线之间的第6~8肋间;脓胸常选在积脓液的最低位。引流气体时，常选锁骨中线第2肋间。

(3)严格检查整个装置是否密封，如引流管各衔接、皮肤接口处等均要求密封，以免漏气及滑脱。

(4)运送病人时，双钳夹管，水封瓶置于床上病人双下肢之间，防止滑脱;下床活动时，引流瓶应低于膝关节。

(5)水封瓶的长玻璃管以浸入水面下3~4cm为宜，以防气体进入。

(6)保持引流通畅 ①引流术后，如病人血压平稳，应取半坐卧位，以利于引流及呼吸。②鼓励病人咳嗽及深呼吸，使进入胸腔内气体及液体排出，促进肺复张。③防止引流管道受压、折曲、阻塞。④定时往下捏挤引流管，以免管腔被血块、脓液阻塞。如水封瓶内的水柱随呼吸动作上下波动，说明引流通畅。

(7)水封瓶内装无菌盐水500ml，引流瓶应低于胸壁引流口平面60~100cm，以防瓶内液体倒流入胸膜腔。

(8)注意观察引流液的量、性状、水柱波动范围，并准确记录。

20.肺叶切除术后的主要并发症有哪些?如何观察和护理?

肺切除术后的主要并发症 ①出血;②肺不张;③肺炎;④心律失常;⑤支气管胸膜瘘等。

观察及护理应包括以下方面

(1)出血 术后3小时内血性引流液大于100ml/h，呈鲜红色，有血凝块，伴有血压下降、脉搏增快、尿量减少等低血容量表现，应疑为活动性出血。需加快静脉输血补液速度，使用止血药，同时保持胸腔引流管通畅，必要时做好剖胸探查的准备。

(2)肺不张、肺炎 病人可出现气短、憋气、烦躁不安、心动过速、体温增高、哮鸣、呼吸困难等症状。应鼓励协助病人做有效咳嗽，行鼻导管深部吸痰或支气管镜吸痰，病情严重者可行气管切开，以确保呼吸道通畅。

(3)心律失常 观察心率、心律、血压、尿量等变化，发现心律失常，及时通知医生并配合处理。

(4)支气管胸膜瘘 一般发生在术后7～10天，病人有发热、刺激性咳嗽、痰中带血或咳血痰、呼吸音减低、呼吸困难且胸腔引流管排出大量气体等。应将病人置于患侧卧位，以防漏出液流向健侧。可行胸腔闭式引流术，必要时开胸修补瘘孔。

21.损伤性气胸有哪几种类型?如何进行急救及护理?

(1)闭合型气胸 多为肋骨骨折的并发症，肋骨断端刺破肺表面，空气漏入胸膜腔所造成。因伤口迅速闭合，气体不再继续进入胸膜腔，故对胸膜腔负压影响不大。肺萎陷在30%以下者，多无明显症状，不需特殊治疗。超过30%，有胸闷、气促，应行患侧胸膜腔穿刺排气或行胸膜腔引流术并用抗生素预防感染。

(2)开放性气胸 刀刃锐器或弹片火器所致的胸壁伤口，使胸膜腔与外界相通，空气可随呼吸而自由出入胸膜腔内，称之为开放性气胸。应迅速用多层无菌凡士林纱布外加棉垫封闭伤口，再用胶布和绷带包扎固定。伤情稳定后，争取早期清创，并行闭式胸膜腔引流，注射破伤风抗毒素及大剂量抗生素。

(3)张力性气胸 又称高压性气胸。伤侧肺被压缩，纵隔移位，气肿，病人出现极度呼吸困难，甚至发绀和休克。治疗的关键是尽快排除胸膜腔积气。紧急时可用粗针头在伤侧第2肋间锁骨中线处刺入胸膜腔，暂时排气减压后再作处理。

22.何谓肺大泡?

慢性阻塞性肺气肿时，由于慢性炎症破坏小支气管壁软骨，使之失去正常的支架作用，吸气时支气管舒张，气体尚能进入肺泡，但呼气时，支气管过度缩小、陷闭，阻碍气体排出，肺泡过度膨胀，可发生破裂，多个肺泡破裂融合而成为肺大泡。

23.简述胸外科病人手术前、后的护理?

术前护理

(1)呼吸道护理 ①有吸烟史者劝其戒烟；②训练病人做深呼吸运动及腹式呼吸；③指导病人学会有效咳嗽与排痰的方法，即在排痰前先轻轻咳嗽几次，使痰液松动，再深吸一口气后用力咳嗽，使痰液顺利排出；④若术前已有肺部感染或咳脓痰者，术前3～5天应用抗生素。痰液粘稠者，行雾化吸入，雾化后拍背帮助病人排痰。

(2)体能锻炼 督促病人每日平地快速步行或爬楼梯，以增强心肺功能。

(3)排便训练 指导病人练习床上排便，可以减少或避免术后尿潴留的发生。

(4)心理护理 了解病人和亲属的心理活动，给予心理支持，使其处于接受手术治疗的最佳心理状态。

术后护理

(1)病情观察 严密监测病人心率、心律、呼吸、血压情况，注意有无伤口渗血、出血。

(2)体位及引流 手术后次日病人可取半坐卧位，有利于咳嗽和引流。正确连接各种管道，观察并记录引流液的量、性状。

(3)呼吸道护理 手术后病人一旦清醒，即鼓励其行深呼吸、有效咳嗽，便于排痰、引流、促进肺复张。雾化吸入每日 2～3 次。

(4)健康指导 ①手术后早期督促病人在床上活动肢体,待拔除引流管后鼓励其下床站立或缓步行走,以防长期卧床血栓形成;注意早期做上肢的外展、上举、爬墙锻炼,避免因手术切口瘢痕挛缩而致上肢活动受限。②加强营养,鼓励病人经口进食。

24.脑损伤病人意识障碍的分级?

意识障碍是脑损伤病人最常见的变化之一。意识障碍的程度可视为脑损伤的轻重;意识障碍出现的迟早和有无继续加重,可作为区别原发性和继发性脑损伤的重要依据。观察病人意识状态,不仅要了解有无意识障碍,还应注意意识障碍程度及变化。目前临床对意识障碍的分级方法有以下两种。

传统方法 分为清醒、模糊、浅昏迷、昏迷和深昏迷五级见表 5-1

表 5-1 意识状态的分级

意识状态	语言刺激反应	痛刺激反应	生理反应	大小便是否自理	配合检查
清醒	灵敏	灵敏	正常	能	能
模糊	迟钝	不灵敏	正常	有时不能	尚能
浅昏迷	无	迟钝	正常	不能	不能
昏迷	无	无防御	减弱	不能	不能
深昏迷	无	无	无	不能	不能

Glasgow 昏迷评分法 评定睁眼、语言及运动反应,三者得分相加表示意识障碍程度,最高 15 分,表示意识清醒,8 分以下为昏迷,最低 3 分,分数越低表明意识障碍越严重见表 5-2

表 5-2 Glasgow 昏迷评分法

睁眼反应		语言反应		运动反应	
自动睁眼	4	回答正确	5	遵命动作	6
呼唤睁眼	3	回答错误	4	•定痛动作	5
痛时睁眼	2	吐词不清	3	•肢体回缩	4
不能睁眼	1	有音无语	2	•异常屈曲	3
		不能发音	1	•异常伸直	2
				•无动作	1

•指痛刺激时的肢体运动反应

25.神经外科病人的病情观察应包括哪些内容?

(1)意识 主要观察意识是否清醒,意识障碍的程度和演变过程。通过病人对语言的回答、眼睛的活动、定位动作来判断病人是清醒、嗜睡、昏睡、浅昏迷或深昏迷。

(2)瞳孔 正常瞳孔直径为 2～5mm,对光反射灵敏,双侧瞳孔等大等圆。一侧瞳孔散大可能是原发性动眼神经损伤,亦可能是颅内占位性病变或小脑幕切迹疝压迫动眼神经所致。双侧瞳孔散大、对光反射消失是脑疝晚期或脑干缺氧的表现，但应用阿托品类扩瞳药也可使瞳孔散大。桥脑出血时，双侧瞳孔缩小呈针尖样；蛛网膜下腔出血或使用冬眠药物，病人的瞳孔也可缩小。因此，分析瞳孔改变时，应了解瞳孔变化的发展过程、病人的意识状态、生命体征和神经系统体征等是否异常，才能评价瞳孔变化的临床意义。

(3)生命体征 即体温、脉搏、呼吸和血压。急性而严重的颅内压增高时，脉搏缓慢而洪大、呼吸深慢、血压高。

(4)颅内压增高表现 头痛、呕吐及视乳头水肿为颅内压增高的三大主征。

(5)肢体活动及癫痫发作情况 如果病人逐渐出现肢体活动障碍，尤其是继发于意识障碍加重和瞳孔改变之后，则提示病情恶化。癫痫发作的病人应注意观察抽搐的初始部位，眼球和头部转动的方向及发病后有无肢体活动障碍等。

26.脑室引流护理要点有哪些？

护理要点

(1)引流管的位置 待病人回病室后，立即在严格的无菌条件下连接引流瓶(袋)，妥善固定引流管及引流瓶(袋)，引流管开口需高于侧脑室平面10～15cm，以保持正常的颅内压。

(2)引流速度及量 术后早期尤应注意控制引流速度，若引流过快过多，可使颅内压骤然降低，导致意外发生。因此，术后早期应适当将引流瓶(袋)挂高，以减低流速，待颅内压力平衡后再放低。此外，因正常脑脊液每日分泌400～500ml，故每日引流量以不超过500ml为宜；颅内感染病人因脑脊液分泌增多，引流量可适当增加，但同时应注意补液，以避免水电解质失衡。

(3)保持引流通畅 引流管不可受压、扭曲、成角、折叠，应适当限制病人头部活动范围，活动及翻身时应避免牵拉引流管。注意观察引流管是否通畅，若引流管内不断有脑脊液流出、管内的液面随病人呼吸、脉搏等上下波动多表明引流管通畅；若引流管无脑脊液流出，应查明原因。可能的原因有：①颅内压低于0.98～1.47kPa(10～15cmH_2O)，证实的方法是将引流瓶(袋)降低再观察有无脑脊液流出；②引流管放入脑室过深过长，在脑室内盘曲成角，可提请医师对照x线片，将引流管缓慢向外抽出至有脑脊液流出，然后重新固定；③管口吸附于脑室壁，可将引流管轻轻旋转，使管口离开脑室壁；④若疑引流管被小凝血块或挫碎的脑组织阻塞，可在严格消毒管口后，用无菌注射器轻轻向外抽吸，切不可注入生理盐水冲洗，以免管内阻塞物被冲至脑室系统狭窄处，引起日后脑脊液循环受阻。经上述处理后，仍无脑脊液流出，必要时换管。

(4)观察并记录脑脊液的颜色、量及性状 正常脑脊液无色透明，无沉淀，术后1～2日脑脊液可略呈血性，以后转为橙黄色。若脑脊液中有大量血液，或血性脑脊液的颜色逐渐加深，常提示有脑室内出血。一旦脑室内大量出血，需紧急手术止血。脑室引流时间一般不宜超过5～7日，时间过长有可能发生颅内感染。感染后的脑脊液混浊，呈毛玻璃状或有絮状物，病人有颅内感染的全身及局部表现。

(5)严格遵守无菌操作原则 每日定时更换引流瓶(袋)时，应先夹闭引流管以免管内脑脊液逆流入脑室，注意保持整个装置无菌，必要时作脑脊液常规检查或细菌培养。

(6)拔管 开颅术后脑室引流管一般放置3～4日，此时脑水肿期已过，颅内压开始逐渐降低。拔管前一天应试行抬高引流瓶(袋)或夹闭引流管24小时，以了解脑脊液循环是否通畅，有否颅内压再次升高的表现。若病人出现头痛、呕吐等颅内压增高症状，应立即放低引流瓶(袋)或开放夹闭的引流管，并告知医师。拔管时应先夹闭引流管，以免管内液体逆流入脑室引起感染。拔管后，切口处若有脑脊液漏出，也应告知医师妥善处理，以免引起颅内感染。

27.何谓颅内高压?

颅内压是指颅内容物对颅腔所产生的压力,正常成人平卧位的颅内压为 0.7~2.0kPa,颅内压持续超过 2.0kPa 时称颅内高压。

28.颅内高压的临床表现和护理有哪些?

临床表现

(1)头痛 头痛是最常见的症状,为持续性,伴有阵发性加剧,以清晨和夜间多见,咳嗽或打喷嚏、用力、弯腰、低头时加重。

(2)呕吐 是因迷走神经核团或神经根受刺激所引起,典型表现为与饮食无关的喷射性呕吐。

(3)视乳头水肿 系因颅内高压引起眼底静脉回流受阻之故,可出现视力减退或失明。

(4)意识障碍及生命体征变化 慢性颅内压增高病人,往往神志淡漠,反应迟钝;急性颅内压增高者,常有明显的进行性意识障碍甚至昏迷。病人可伴有典型的生命体征变化,即血压升高,尤其收缩压增高,脉压增大,脉搏缓慢,呼吸深慢等。

(5)其它症状和体征 颅内压增高还可引起外展神经麻痹或复视、头晕、猝倒等。婴幼儿可见头皮静脉怒张、囟门隆起、张力增高、颅缝分离。

护理

(1)病人保持安静,绝对卧床休息,抬高床头 15°~30°,以利颅内静脉回流,减轻脑水肿。

(2)密切观察病人意识、瞳孔及生命体征变化,注意原有症状是否加重,一旦发现有急性颅内压增高表现,应立即给予处理。

(3)充足给氧,高热者降温,以改善脑缺血缺氧状况。昏迷病人保持呼吸道通畅,分泌物多难以抽吸者尽早行气管切开术。

(4)限制液体的摄入量。补液量每 24 小时不超过 2000ml,保持尿量每日不少于 600ml,并记录 24 小时出入水量。

(5)保持大小便通畅,避免用力排便,便秘者给予轻泻剂或低压小量液体灌肠。躁动者给予适当的镇静剂,同时查明原因,及时处理。

(6)抽搐发作可加重脑缺氧和脑水肿,应及时控制,防止病人发生坠床、窒息等意外。

(7)行脑室引流和颅内压监护者,应注意保持管道通畅,记录颅内压,保持引流或监护系统的密闭性,预防逆行感染。

(8)有手术指征者积极做好一切术前准备。

29.脑膜刺激征的临床表现有哪些?

脑膜刺激征为脑脊膜及神经根受刺激而引起的症状。常见于颅内感染和蛛网膜下腔出血等。

临床表现为 (1)颈项强直;(2)克匿格征阳性;(3)布辛斯基征阳性。另有原发病的症状,如头痛、恶心、呕吐、体温升高等。

30.颅脑手术后并发出血的观察和护理有哪些?

颅内出血是脑手术后最危险的并发症,多发生在手术后 24~48 小时内。病人往往有意识改变,表现为意识清醒后又逐渐嗜睡、反应迟钝或躁动、甚至昏迷。

大脑半球手术后出血常有幕上血肿表现,或出现颞叶沟回疝征象;颅后窝手术后出血具有幕下血肿特点,常有呼吸抑制甚至枕骨大孔疝表现;脑室内术后出血可有高热、抽搐、昏迷及生命体征紊乱。术后应注意观察病人的意识、瞳孔及肢体活动情况,每 1~2 小时测血压、脉搏、呼吸 1 次,必要时 24 小时连续监测心率、脉搏、呼吸、血压及意识、瞳孔。一旦发现病人有颅内出血征象,应及时报告医师，并做好再次手术止血的准备。

31.脑疝病人的急救及护理有哪些？

脑疝的急救

(1)快速静脉输入20%甘露醇100～200ml，严重者同时肌内注射或静脉注射速尿20～40mg等强力脱水剂，降低颅内压。

(2)保持呼吸道通畅，充足给氧。

(3)准备气管插管包及呼吸机，对呼吸功能障碍者，行人工辅助呼吸。

(4)密切观察呼吸、心跳、瞳孔变化。

(5)紧急做好术前特殊检查及手术前准备。

护理要点

(1)昏迷病人应随时保持呼吸道通畅，必要时行气管切开。

(2)床旁专人护理，密切观察意识、瞳孔及生命体征的变化。

(3)留置导尿管了解脱水效果及尿量。

(4)定时翻身，防止压疮。

(5)准备麻醉插管包、人工呼吸器等抢救物品。

(6)完善术前准备工作。

32.侧脑室穿刺引流的术前准备及术后护理有哪些？

术前准备 病人清醒时，做好心理安慰，以取得合作，必要时注射镇静剂，穿刺区备皮，准备好穿刺用物。

术后护理

(1)当脑室显著扩大时，如在短时间内引流出大量脑脊液，颅内压突然下降，可使脑皮质塌陷，以致使皮质通向矢状窦的桥静脉撕裂，引起硬脑膜下血肿；有时也可由于硬脑膜塌陷而形成硬膜外血肿。因此，在行脑脊液引流时要做到控制性引流，以保持脑室内压在正常范围。

(2)记录每日脑脊液流出量，控制引流量每日不超过500ml。

(3)观察脑脊液的性状，正常脑脊液无色透明，无沉淀。若术后脑脊液中有大量鲜血常提示有脑室内出血。若脑脊液混浊呈絮状，提示有颅内感染，应定期送检脑脊液标本。

(4)保持引流管通畅，引流管不可受压、扭曲、成角，以免造成脑脊液流通受阻，出现急性颅内压增高。病人头部活动应适当限制，翻身和操作时，避免牵拉引流管。

(5)注意无菌操作，不可上提或抬高引流袋，防止逆行感染。

(6)引流时间一般不宜超过7天。拔管前先夹闭引流管，并密切观察是否有颅内压增高表现。

(7)应用抗生素，及时更换伤口敷料。

33.人工冬眠配合物理降温时应注意什么？

(1)对年老体弱病人、婴幼儿、心血管功能不全或休克未纠正以及呼吸衰竭者，不宜进行冬眠低温治疗。

(2)注射冬眠药物半小时后再行物理降温。治疗前要测量呼吸、脉搏、血压、体温，并注意意识状态和瞳孔变化。治疗期间要严密观察病情。

(3)当病人出现寒颤、躁动不安、肌肉紧张、皮肤起鸡皮疙瘩时，应暂时撤除冰袋，待补充冬眠药物或镇静剂后再继续使用。

(4)适当减少输液量，注意维持水、电解质和酸碱平衡。

(5)加强基础护理,保持呼吸道通畅,按时翻身、拍背,预防肺部感染。冰袋需包以毛巾或双层棉布,保持床单干燥、平整,防止冻伤和压疮等并发症的发生。翻身时不可突然抬高头部,以免引起体位性低血压。

(6)停止此项治疗时,先停物理降温,后逐渐停用冬眠药物,加盖被褥自行复温,必要时使用热水袋复温。

34.颅内压监护的观察护理要点有哪些?

颅内压监护是借助压力换能器对颅内压进行动态观察。

护理要点

(1)防止感染,保持暴露在头皮外端的导管及三通接头的密闭性,避免反复打开,必要时应严格无菌操作,并用无菌敷料覆盖。

(2)密切观察病情变化并记录,每2小时记录颅内压1次,每4小时测量血压1次,颅内压超过2.7kPa为颅内压增高的危险临界点,应立即报告医师。

(3)在行快速静脉注射20%甘露醇降颅压时,应注意颅内压的变化,并记录尿量,以指导用药。

(4)进行控制性、持续性脑室引流时,应根据病情需要,结合监测所获的颅内压数据来调节脑脊液引流袋的高度,以控制脑脊液流出的速度和量,使颅内压维持在适当水平。

(5)对颅脑损伤病人行颅内压监护及脑室引流时,每日应关闭引流2~6小时,以利观察颅内压的变化。

(6)拔管前应先关闭引流管24小时,如无颅内压增高现象,压力不超过2kPa即可拔管。拔管后如有脑脊液外漏,应及时缝合并加压包扎。

(7)拔下的各导管及压力传感器先用1:200浓度的“84”消毒液浸泡30分钟后用清水冲洗净,再以2%戊二醛浸泡4小时备用。

(8)其他按颅高压、脑室持续引流常规护理。

35.泌尿系统损伤病人术后护理有哪些?

(1)体位 麻醉作用消失且血压平稳者,可取半卧位,以利引流和呼吸。肾损伤修补、肾周引流术后病人需卧床休息2~4周,骨盆骨折后需卧床6~8周。

(2)饮食 肾损伤、膀胱破裂、后尿道损伤术后病人,需禁食2~3日,待肠蠕动恢复后开始进食。前尿道损伤术后6小时、无麻醉反应者,即可正常饮食。

(3)预防感染 定时观察体温,了解血、尿、白细胞计数变化,及时发现感染征象。加强损伤局部的护理,严格无菌操作,早期应用广谱抗生素,预防感染发生。

(4)伤口及引流管护理 保持手术切口清洁干燥,观察引流物的量、色、性状及气味。下腹壁或会阴部切开引流处敷料渗湿时及时更换,避免污染手术切口。肾周围或盆腔引流管应妥善固定,保持引流通畅,翻身活动时避免引流管被拉出、扭曲、引流袋接口脱落;引流物一般于术后3~4日拔除,若发生感染或尿瘘则延长拔管时间。

(5)留置导尿的护理见各种导尿管的护理。

(6)并发症的护理 ①尿瘘:开放性损伤、骨折片刺伤或尿外渗感染后破溃,可形成尿瘘。保持引流通畅和局部清洁,可避免交叉感染和尿性皮炎。加强营养,适当锻炼,以增强抵抗力,促使瘘口愈合。②尿道狭窄:尿道损伤拔除导尿管后排尿不畅,需适时、定期扩张尿道。扩张时应根据尿道情况,选择大小合适的尿道探条,动作轻缓,避免医源性损伤及出血。严格无菌操作,防止感染。

(7)心理护理 术后给予病人及家属心理上的支持,解释术后恢复过程,术后疼痛、胃肠功能不良、各种引流管的安放多为暂时性,若积极配合治疗和护理可加快康复等。

36.泌尿系统损伤病人的健康宣教有哪些?

(1)卧床 骨盆骨折或严重肾损伤需长期卧床的病人,应适时改变体位和翻身,预防压疮;在床上进行肌肉锻炼,防止四肢肌肉萎缩。

(2)引流管 说明保留各引流管的意义及注意事项;对长期带管者,教会自我护理的方法。

(3)肾损伤 ①大部分肾挫裂伤病人经非手术疗法可痊愈,绝对卧床休息是因为肾组织较脆弱,损伤后4~6周肾挫裂伤才趋于愈合,过早活动易使血管内凝血块脱落,发生继发性出血。恢复后2~3个月内不宜参加体力劳动或竞技运动。②严重损伤致肾脏切除后,病人应注意保护对侧肾脏,尽量不服用对肾脏有损害的药物,如氨基糖苷类抗生素。必要时在医生指导下服药,以免造成健侧肾功能损害。

(4)膀胱、尿道损伤 ①尿道损伤病人作尿道扩张,先每周1次,持续1个月后逐渐延长间隔时间。虽然尿道扩张有痛苦,却是防止尿道狭窄、解除排尿困难的有效措施,应忍耐并积极配合。②晚期尿道狭窄、膀胱或尿道直肠瘘病人,需等待3~6个月后损伤部位瘢痕软化,再施行成形或修补术。③骨盆骨折病人若出现阴茎勃起功能障碍,多因血管、神经损伤造成,指导病人加强训练心理性勃起及采取辅助性治疗。

37.各种导尿管的护理原则有哪些?

(1)妥善固定好各种导尿管及集尿袋,防止牵拉和滑脱。尿道内置Foley尿管者,气囊注水10~20ml可起到固定作用;肾、膀胱造瘘管于术后2周内严防脱落,否则尿液外渗到周围组织间隙而引起感染,造成手术失败。

(2)根据病情定时观察尿的颜色、性状,分别记录经造瘘管及尿道排出的尿量、24小时总尿量,以判断双侧肾功能。

(3)保持引流通畅,引流管长度适中,勿使导管扭曲、受压或堵塞。对急性尿潴留、膀胱高度膨胀的病人,应缓慢解除,一般先放出500ml尿液,其余部分在几小时内逐渐放出,并采用间歇性引流;危重病人或肾功能不良者,采用持续引流法。若引流不畅,先用手指挤压引流管,必要时用生理盐水冲洗;肾造瘘管冲洗必须在医师指导下进行操作。

(4)防止逆行感染 ①无菌集尿袋应低于尿路引流部位,防止尿液倒流。②保持瘘口周围清洁干燥,及时更换渗湿敷料。尿道内留置导尿管者,每日用0.1%苯扎溴铵棉球消毒尿道口及外阴2次,除去分泌物及血痂。③定时放出集尿袋中的尿液,每周更换1次连接管及集尿袋。④长期置管者应定时更换。肾、膀胱造瘘管,首次换管时间为术后3~4周,此后每2~3周换管1次。尿道内导尿管每周更换1次,蕈形尿管每2周更换1次,拔管后间隔4小时再安置。⑤尽量不拆卸接口处,以减少感染机会,冲洗及换管时严格无菌操作。⑥每周作尿常规和尿细菌培养1次,以便及时发现感染。⑦鼓励病人多饮水,每日2000~3000ml,以保证足够的尿量,增加内冲洗作用。

(5)根据病情拔管 ①肾造瘘管需在手术12日以后拔除,拔管前先闭管2~3日,若病人无患侧腰痛、漏尿、发热等不良反应,或经肾造瘘管注入造影剂,证明肾盂尿至膀胱排出通畅,即可拔除肾造瘘管。②膀胱造瘘管应在手术10日以后拔除,拔管前应先行夹管试验,待试行排尿通畅2~3日后,才可拔除。长期留置膀胱造瘘管的病人,可采取适时夹管、间歇引流方式,以训练膀胱排尿、储尿功能,避免发生膀胱肌无力。③留置导尿管拔除时间根据病种而定:肾损伤病情稳定后即可拔除,恢复自行排尿;膀胱破裂修补术后8~10日拔除;前尿道吻合术后2~3周、后尿道会师复位术后3~4周拔除。

38.急性肾功能衰竭分期及临床表现有哪些?

急性肾功能衰竭临床上可分为三期。

第一期 少尿期。为肾实质损伤期,一般持续7~14天,亦有长达60余天者。

(1)少尿 每24小时尿量不足400ml,尿相对密度低,且固定在1.010左右。尿钠增高,尿素氮、尿肌酐降低和等渗尿。

(2)水中毒 表现为水潴留、恶心、呕吐、昏迷、呼吸困难及高血压、心衰、脑水肿、肺水肿等。

(3)酸碱平衡紊乱 表现为代谢性酸中毒。

(4)电解质紊乱 主要表现为高钾血症及稀释性低钠血症等。高钾血症是死亡最常见原因。

(5)氮质血症 可出现厌食、恶心、腹痛、腹胀等消化道症状。严重者出现烦躁、谵妄、昏迷等神经精神症状。

(6)贫血及出血。

第二期 多尿期。为肾实质恢复期,此期尿量逐渐增加,日尿量可达3~5L,尿相对密度仍低于1.010,甚至可达1.002,常为等渗或低渗尿。此期早期阶段非蛋白氮继续上升,少尿期的各种危险依然存在;后期阶段由于排出大量水及电解质,可出现低血钠、低血钾和脱水症状。

第三期 康复期。为肾实质痊愈期。自病程的第3个月开始,需3~6个月。此期肾小管功能继续恢复,血尿素氮及肌酐水平迅速下降,水和电解质紊乱得以纠正,尿量回落至正常。肾浓缩功能逐渐恢复,尿相对密度可达1.015~1.018,1年以后才能达1.025以上,病人仍有乏力、苍白、消瘦、肌肉萎缩等营养失调症状,需3~6个月才能完全恢复。

39.简述静脉尿路造影术的注意事项。

(1)检查前应进食少渣的饮食,避免摄入使胃肠胀气的食物如豆类、粗纤维的蔬菜等。

(2)检查当日晨禁食,造影前12小时禁水。

(3)检查前晚要清洁肠道,可于晚饭后2小时冲服番泻叶等。

(4)检查前应做碘过敏试验,阴性者才可进行造影检查;在造影时应准备好急救药物,注射造影剂过程中随时观察病人的情况,直至检查结束为止。

(5)检查后嘱病人多饮水,以促进残留在体内的造影剂尽快排出,减少对肾脏的毒性。

40.慢性肾功能衰竭有何临床表现?

(1)氮质血症及尿毒症 表现为血尿素氮及肌酐增高以及食欲不振、恶心、呕吐、腹泻、腹胀、头痛、失眠、谵妄、昏迷、四肢麻木、乏力、皮肤瘙痒、植物神经功能紊乱等神经精神症状及高血压、心包炎、贫血等。

(2)水盐代谢及酸碱平衡紊乱 表现为口渴、多尿或少尿、夜尿增多、脱水及水中毒等水代谢紊乱、乏力、感觉迟钝、浮肿、厌食、惊厥、昏迷等低钠及高血钾、低血钾、酸中毒等症状。

41.前列腺增生的临床表现及围手术期护理有哪些?

临床表现 前列腺增生症是男性老年人常见病。症状决定于梗阻程度,病变发展的速度,以及是否合并感染和结石,而不在于前列腺本身增生程度。

主要症状 尿频、排尿困难、急性尿潴留、充溢性尿失禁、血尿等,一般采取手术或非手术治疗。

术前护理

(1)病人多系年老、体弱者,60%并发心血管疾病。术前要治疗高血压和心肺疾病,停止吸烟。

(2)残余尿量多者,应留置导尿管。

(3)避免便秘,忌饮酒,以免诱发急性尿潴留。

(4)适当活动，增加手术耐受性。

术后护理

(1)观察尿液颜色，保持导尿管通畅，用无菌等渗盐水持续膀胱冲洗，滴速根据引流液颜色深浅而定。肉眼观察无血尿后 2 天停止冲洗。

(2)固定气囊导尿管于持续牵引状态，以防导管松脱及气囊破裂而引起大出血。

(3)气囊导尿管松牵引后，应密切观察有无出血现象。有血尿则应加快冲洗速度或重新牵引。

(4)拔除导尿管后，注意有无排尿困难或尿失禁现象。指导病人进行括约肌收缩练习。

(5)术后 1 周内禁肛管排气或灌肠。

(6)预防褥疮及保持大便通畅。

(7)对前列腺注射治疗者，观察注射后有无血尿、尿痛、尿潴留等情况。

42.急性尿潴留产生的原因、处理原则及护理要点有哪些？

发病原因

(1)机械性梗阻 膀胱颈部和尿道的任何梗阻性病变，都可以引起急性尿潴留。常见有前列腺增生、尿道损伤、尿道狭窄、膀胱尿道结石、肿瘤、异物、盆腔肿瘤等。

(2)动力性梗阻 排尿反射功能障碍，如麻醉、手术后尿潴留，肛管直肠手术后，以及中枢和周围神经系统损伤、炎症、肿瘤等都可以引起急性尿潴留。

处理原则

解除病因，恢复排尿。病因不明或一时难以解除者，则需先作尿液引流。

护理要点

(1)选择对组织刺激性小的导尿管，以 F16 号为宜。

(2)操作正规、无菌、轻柔，以免再损伤或致感染。

(3)尿液应缓慢放出，放出过多过快会引起膀胱内迅速减压，造成膀胱出血。

(4)每日清洁尿道口。

(5)定期更换消毒接管及引流袋。

(6)持续引流间歇开放并训练逼尿肌功能。

(7)注意造瘘管处皮肤护理。

43.男性尿道损伤的主要并发症、临床表现及护理要点有哪些？

男性尿道损伤居泌尿科损伤之首。尿道损伤主要并发症是尿道狭窄、尿瘘等。

临床表现

(1)休克 骨盆骨折所致后尿道损伤，前列腺周围静脉丛撕裂，盆腔、腹膜外大血肿，多有不同程度休克。

(2)尿道出血和血尿。

(3)疼痛 骑跨式尿道损伤，会阴部肿胀、疼痛，排尿时加重。后尿道破裂伴骨盆骨折时，移动时疼痛加剧。

(4)排尿困难与尿潴留。

(5)血肿与尿外渗 前尿道损伤时血肿及尿外渗位于会阴浅袋及下腹壁浅筋膜。后尿道损伤时，血肿及尿外渗位于盆腔腹膜外。

护理要点

(1)定时测量血压、脉搏、呼吸。后尿道损伤伴有骨盆骨折，易引起失血性休克，应严密观察。

(2)骨盆骨折睡硬板床,注意预防褥疮和肺炎发生。

(3)禁止自行排尿。

(4)有尿潴留者,应行膀胱穿刺或造瘘。一般不应立即插导尿管,禁止反复试插导尿管。

(5)手术后保持引流管通畅。

44.何谓血尿?常见病因及护理有哪些?

将尿液经离心沉淀后,在显微镜下每高倍视野有2个以上红细胞或24小时尿红细胞计数超过1×10^6个叫血尿。

常见病因

(1)尿路损伤、肿瘤、结核、结石、感染、先天畸形及梗阻性疾病。

(2)邻近器官疾病,如阑尾炎、直肠癌、宫颈癌等。

(3)全身疾病,如血液病、高血压、肾动脉硬化症、糖尿病等。

护理要点

(1)做好心理护理,解除病人恐惧心理。

(2)积极协助检查诊断。无症状血尿应重视,对一时不能确诊者一边抗炎治疗一边观察病情。

(3)留尿标本进行常规和细胞学检查。

(4)观察出血性质和排尿情况。

(5)观察排尿中血尿的变化。

(6)肉眼血尿严重的,应将尿先后留标本,进行比色。

(7)血尿严重时应卧床休息,按时测量血压、脉搏。

45.泌尿系结石液电冲击波体外碎石术的适应证、禁忌证,以及手术前后的护理措施有哪些?

体外冲击波碎石术,是利用高能聚焦冲击波在体外非接触性裂解结石的无创伤性治疗技术。

适应症

(1)适用于成人及身高超过1.2m的儿童。

(2)结石直径大于1cm的肾盂或多发性结石,输尿管上段结石及开放性取石术危险性较大的病人。

禁忌症

(1)未治疗的出血性疾患、结石定位不清的病人及严重的心血管疾患。

(2)肥胖病人和身高在1.2m以下的患儿。

(3)结石远端有尿路梗阻者。

术前护理

(1)做好各项检查,如心电图、肾图、胸片、腹部平片、静脉肾盂造影等,除血常规检查外,还应作心、肝、肾的血液生化检查。

(2) 为防止肠内积气及避免粪便影响观察,术前3日开始进少渣及易产气食物,并口服碳片0.4g,每日3次,每日静脉输液1000ml,和应用抗生素及止血药物。术前晚口服20%甘露醇70~100ml或番泻叶10g。

(3)掌握适应证及禁忌证。

(4)术前禁食,清洁灌肠。

术后护理

(1)碎石术后病人体力消耗较大,给予补液,补液时速度要均匀,避免短时间内尿量过多而引起碎石阻塞输尿管,以补充热量和利尿,并给予抗生素和止血药3~4日。

(2)术后3~4日如无恶心,可鼓励病人多饮水,防止感染和出血,每日饮水3000ml以上,必要时给予利尿剂,以利于扩容、利尿、排石。

(3)准备2~3个无色透明广口瓶、漏斗及滤纸,供碎石术后收集3天内尿过滤,检查确认有无结石排出后倾倒。

(4)术后次日,取血复查术前血液化验项目。术后3~4日应作心电图、肾图、腹部平片、静脉肾盂造影。

(5)如无特殊情况,术后2~3日可逐渐增加活动量,应指导病人做各种活动。如单、双脚跳跃和慢跑步,在坐椅上做颠簸动作,在床上做左右翻转和仰卧起坐,做膝胸卧位和倒立动作等,每日4~5次,每次10~20分钟。要根据病人的年龄、性别和体质及碎石排出情况决定锻炼的强度及方式。此外还可洗热水浴,以利排石。

(6)碎石后密切观察尿量、颜色、性质及碎石排出情况。

(7)碎石裂解后,在排出过程中如出现疼痛,可给予解痉止痛剂。

(8)注意血压、脉搏、呼吸以及全身反应,早期发现冲击治疗时可能引起的其他并发症,对有胃不适、恶心、呕吐者给予安定、胃复安等治疗。

46.骨折的临床愈合标准。

(1)局部无压痛和纵向叩击痛。

(2)局部无反常活动。

(3)X线摄片显示骨折线模糊,有连续骨痂通过骨折线。

(4)外固定解除后伤肢能满足以下要求:上肢能向前平举1kg重量达1分钟;下肢能不扶拐平地连续步行3分钟,且不少于30步。

(5)连续观察两周,骨折处不变形。

47.试述皮牵引和骨牵引在长骨骨折的适应症。

皮牵引适宜于小儿和年老体弱者的四肢骨折。骨牵引适宜于青壮年长骨骨折脱位。

48.试述牵引过程中护理的注意事项

(1)随时观察伤端的血液循环,包括皮肤色泽、温度、肿胀、感觉和运动情况。

(2)定时按摩骨突出部位,以防发生褥疮。

(3)经常检查牵引装置是否有效。更换体位时注意保持牵引方向与病人体重在同一轴线上,以保证牵引力和牵引方向正确,并根据病情需要调节重量,以达到有效牵引。

(4)定时协助和督促病人每2~3小时练习5分钟肌肉收缩和指、趾关节活动,并作关节按摩,防止肌肉萎缩和关节僵硬。

(5)为避免穿刺处感染,用酒精消毒每日2次。

(6)对长期卧床或年老体弱病人,应协肋翻身,加强呼吸,多饮水,预防肺部泌尿系统并发症发生。

49.断肢(指)现场如何急救处理?

急救处理 断肢(指)的现场急救包括止血、包扎创面、保藏断肢(指)和迅速转送四个方面。

(1)创面和止血处理 用无菌敷料加压包扎,有大血管出血的,用止血带止血,但要定时放松,以免止血带压迫过久而导致肢体坏死,对尚有部分组织连接的断肢(指),包扎止血后用夹板固定。

(2)离体肢的处理 离断的断肢(指),原则上暂不做任何无菌处理,禁忌冲洗、涂药或用溶液浸泡,应采用干燥冷藏的方法保存。如用无菌敷料或清洁布类将断肢(指)包好后放入塑料袋内,再将其放入加盖的容器中,四周加放冰块低温保存。要避免断肢(指)与冰块直接接触而冻伤,同时也要避免融化的冰水浸泡断肢(指),而造成组织细胞肿胀。

(3)转送 迅速将病人和断肢(指)送往医疗单位,力争在6小时内进行再植。转送途中要注意监测病人的生命体征,了解有无其他并发症,作好休克的防治,对昏迷病人要保持呼吸道的通畅。到达医院后,立即检查断肢(指),用无菌纱布包好,放入4℃冰箱中,但不能放入冷冻层内,以免冻坏肢(指)体。若为多指离断,应分别包好,作好标记后放入冰箱保存,按手术进程逐个取出,以缩短热缺血时间。

50.断肢(指)再植术后护理有哪些?

(1)全身情况的观察 ①)预防休克:对术后病人应每15~30分钟测量一次脉搏和血压;留置导尿管,观察每小时尿量和尿比重;观察神志和皮肤粘膜色泽的改变,以便及早发现休克迹象,从而采取积极有效的措施,如输血、输液,维持收缩压在13.3kPa以上,以防止血管吻合段栓塞而致手术失败。另外,如果肢体创伤严重、高平面断离、缺血时间长或严重感染等可使大量毒素吸收,导致中毒性休克,因此应严密观察有无一般休克征象以外,还应注意观察有无神志改变和神经系统体征。若发生中毒性休克而危及病人生命时,应作断肢(指)解离手术。②监测肾脏功能:肾衰竭是断肢术后极其严重的并发症,应严密观察病人神志、有无水肿、心律失常、恶心、呕吐、皮肤痒等尿毒症症状。严密观察尿量,测定尿比重,详细记录液体出入量。

(2)局部观察与护理 ①皮肤温度:术后至少需要1周的严密观察和重点护理。要求室内温度控制在25℃左右,安静、舒适。如用红外线灯作局部照射,一般采用40~60W,距离30~45cm,以免造成烫伤。使再植肢(指)体的皮肤温度保持在33~35℃,与健侧相比温差在2℃以内,手术结束时皮温一般较低,通常应在3小时内恢复。每次测量皮温时要注意在同一部位,可用圆珠笔标出,以便定位观察;测定的先后次序及测量时间要恒定;测定的压力要稳定。②皮肤色泽:正常再植肢(指)体的皮肤色泽应红润,或与健侧的皮肤色泽相一致。注意要排除光线明暗、皮肤色素的影响。要在自然光线下观察皮肤色泽比较可靠。如果肤色变苍白,说明动脉痉挛或栓塞。皮肤散在性瘀点,大多是静脉部分栓塞或早期栓塞的表现。随着栓塞程度的加重,散在性瘀点可相互融合成片并扩展到整个移植组织表面,提示栓塞已近完全;移植肢(指)体的皮肤色泽大片或整片变暗,说明静脉完全性栓塞,随着栓塞时间的延长皮肤色泽逐渐由暗红、紫红到紫黑;当动静脉同时栓塞时,局部皮肤呈灰暗色,最后变为紫黑色,移植肢(指)体可能失活。③肿胀程度:再植肢(指)体均有轻微肿胀,但皮纹存在。皮肤肿胀明显时,皮纹消失;极度肿胀时,皮肤表面可出现水疱;当静脉回流受阻或栓塞时,组织肿胀更为明显。但若血管痉挛或吻合口栓塞时,由于动脉血液供应不足,组织表现为干瘪。④毛细血管回流测定:是临床鉴别血管栓塞或痉挛的重要指标。正常情况下,指压皮肤后松开手指,1~2秒钟内皮肤毛细血管迅速充盈。血管栓塞时毛细血管回流受阻,皮肤呈现苍白。

(3)体位 保持病人体位舒适、抬高患肢(指),使之略高于心脏水平,以利静脉回流,减轻肢(指)体肿胀。

(4)止痛 定时给予镇静止痛剂,减轻疼痛,使病人情绪稳定,保持安静。趾关节活动,并作关节按摩,防止肌萎缩和关节僵硬。

51.试述颈椎损伤的特点及护理。

临床特点 颈椎损伤常伴有椎间盘急性突出,病人有头颈痛,颈部活动受限,局部有压痛;臂丛神经根受累,可引起手臂部放射性疼痛,严重损伤时可立即出现脊髓受压症状如感觉丧失、大小便障碍、四肢瘫痪、呼吸困难等;如高颈段脊髓损伤出血,水肿波及到延髓,可出现中枢性呼吸抑制、高热等,预后不佳。

护理要点

(1)积极配合医师，迅速做颅骨牵引。

(2)严密观察病人的血压、脉搏、呼吸、体温变化，必要时给氧、输液和使用呼吸机。

(3)牵引后床头抬高 25～30cm。屈曲型骨折保持颈部过伸位，伸展型骨折保持颈部中立位。

(4)病人出现呼吸困难或抑制，需用呼吸机协助或替代呼吸，如因咳嗽反射破坏，呼吸道分泌物不易咳出，应经常抽吸，以防窒息或误吸，必要时行气管切开；定时翻身，防止坠积性肺炎或肺不张，应给予雾化吸入，保持呼吸道湿润。

(5)颈脊髓损伤，自主神经系统功能紊乱可出现持续高热，应将病人安置在空调室内，可行物理降温和药物疗法。

(6)高位截瘫者应睡硬板床，定时翻身，特别注意在翻身时，头颈与躯体要成一直线，防止骨突出部受压，预防褥疮发生；留置导尿，按时作膀胱冲洗，定时开放。

(7)给予高热量饮食，注意通便，积极进行主、被动功能训练，防止废用性肌萎缩和关节强直，促进肢体功能的恢复。

52.股骨颈骨折为什么常需手术治疗?术后护理应注意什么?

股骨颈骨折，特别是头下型和颈中型骨折，易损伤动脉，造成血液供应障碍，骨折不易愈合，甚至发生股骨头缺血坏死，同时，股骨颈骨折后，多造成骨折畸形错位，故一般需手术，处理损伤血管，置换股骨头或作内固定等。

术后应行功能位皮肤牵引，维持 2～3 周，以免因肌肉痉挛及关节活动，引起疼痛和内固定松动，也可防止人工股骨头脱位。病人大多是老年人，长期卧床易发生压疮、肺部感染、尿潴留或尿路感染等。高血压动脉硬化症者，还要警惕心肌梗死或脑血管意外的发生。

53.何谓病理性骨折?

骨骼发生病变时(如骨髓炎、骨肿瘤、骨结核、老年性骨退性病变)遭受外力发生骨折，称为病理性骨折，也可因全身骨结构的改变而发生多发性病理骨折。

54.试述石膏固定病人的护理要点。

(1)凡新上石膏的病人应列入交班项目，进行床头交接班。

(2)抬高患肢，促进静脉回流，防止患肢肿胀；严密观察患肢指(趾)末端血液循环情况。

(3)预防压疮和石膏切割伤，经常检查石膏边缘部皮肤及骨突部有无切割、摩擦及早期受压症状。加强按摩，每日 1～2 次用红花酒精按摩石膏边缘部皮肤及骨突部。

(4)定时经石膏窗检查石膏内伤口有无渗血情况。

(5)胸部、腹部石膏固定后应警惕发生石膏综合征。

55.烧伤分哪几期?

根据烧伤的病理生理反应及其病程演化过程，烧伤大致可分为三期，即急性渗出期(休克期)、感染期和修复期。

56.试述烧伤现场急救原则。

(1)迅速脱离热源 ①烧伤现场急救最重要的是灭火、救人、迅速脱离热源，尽快脱去着火衣服或就地翻滚压灭火焰，并用湿衣物扑打或覆盖灭火；若就近有水源，可用大量冷水冲淋或湿敷，能阻止热力向深部组织渗透，终止热力所致的病理过程，减轻创面疼痛。②热液、化学烧伤，应立即脱掉被浸湿的衣服，可以冷水冲淋后剪开取下，强力剥脱易撕脱水泡皮，迅速用大量清水冲洗创面，或浸泡在冷水中，既可减痛，带走余热，又可以稀释和除去创面上存留的化学物质。③电烧伤应使伤者迅速脱离电源，关闭电源开关或用干木棒、竹竿等不导电物品切断电源，切不可用手触及触电人或电器，以免急救者触电，对有心跳、呼吸停止的病人应就地进行有效的口对口人工呼吸和胸外心脏按压。

(2)维护呼吸道通畅 火焰烧伤呼吸道常受烟雾、热力等损伤，特别应注意保持呼吸道通畅，必要时放置通气道、行气管插管或切开。合并 CO 中毒者应移至通风处，给予氧气。

(3)保护创面和保暖 应防止创面的二次污染和损伤，贴身衣服应剪开，不可撕脱，以防扯破被粘贴的创面皮肤。裸露的体表和创面，应立即用无菌敷料或干净布类覆盖包裹，避免创面受压。创面不涂任何药物，避免用有色药物涂抹，以免影响对创面深度的诊断和增加清创的困难。寒冷环境应注意保暖，防止伤员体温散失。

(4)其他救治措施 ①大面积严重烧伤早期应避免长途转送，休克期最好就地输液抗休克或作气管切开，必须转送者应提前联系接受伤员的医院或抢救中心，转送途中应加强监护，继续输液，保证呼吸道通畅，转送路程较远者，应留置导尿管，观察尿量。②高度口渴、烦躁不安者，表示休克严重，应加快输液，只可少量口服浓盐水或烧伤饮料，不宜单纯喝白开水，以防发生水中毒。③镇静止痛及稳定伤员情绪，安慰伤员，增强治愈信心。剧痛者可根据医嘱给予镇静止痛剂，如杜冷丁、地西泮等药物，并记录；严密观察有无呼吸抑制，有颅脑外伤或呼吸功能障碍者忌用吗啶，可肌内注射鲁米那钠，不宜短期重复用药，以免蓄积中毒。

57.烧伤创面护理的基本原则是什么？

(1)根据病情及烧伤部位正确选择和使用翻身床或小儿人字形床。

(2)一般 2～4 小时翻身 1 次，防止创面受压过久而加深创面。

(3)注意调节室温及相对湿度，室温要求冬天 30～32℃；夏天 28～30℃，相对湿度为 70%。

(4)勤换垫，保持床单清洁干燥。

(5)做好消毒隔离，大面积烧伤病人实行保护性隔离。尤其是烧伤早期(1 周之内)，以防交叉感染。

58.试述烧伤严重性分度。

(1)轻度烧伤 总面积在 9%以下的Ⅱ°烧伤。

(2)中度烧伤 总面积 10%～29%或Ⅲ°面积在 10%以下的烧伤。

(3)重度烧伤 总面积 30%～49%或Ⅲ°面积在 10%～19%或总面积虽不足上述百分比，但有下列情况之一者：①伴有休克等并发症；②有较重的复合伤或合并伤(严重创伤、化学中毒、冲击伤等)；③中、重度吸入性损伤。

(4)特重度烧伤 总面积在 50%以上，或Ⅲ°烧伤面积在 20% 以上；或已有严重并发症。

59.烧伤休克有哪些临床表现？如何防治？

大面积烧伤后，可急剧发生低血容量性休克；体液渗出在伤后 2～3 小时最为急剧，8 小时达高峰，随后逐渐减慢，一般要持续 36～48 小时，至 48 小时渐趋恢复，渗出于组织间的水肿液开始回吸收。临床上习惯称伤后 48 小时为休克期。临床表现为口渴，尿量减少，烦躁不安，心率增快，休克早期血压往往表现为脉压减小，随后为血压下降，呼吸浅快，末梢循环不良，病人诉畏冷，血液化验，常出现血液浓缩(血细胞比容升高)，低血钠、低蛋白、酸中毒等。

防治烧伤休克的主要措施是补液治疗。应根据烧伤的深度和面积，以及创面渗出和组织水肿程度来计算补液量和决定所补液体的内容，并通过对尿量、神志、心率和脉搏、血压、末梢循环、口渴程度、胃肠道反应等情况的临床监测进行调整。休克期在补液治疗的同时，还应注意保暖、镇痛等辅助治疗措施。

60.烧伤补液如何计算?

烧伤后第一个 24 小时补液总量为:

成人 烧伤面积(%)×体重(kg)×1.5(ml)+生理需要量(2000ml)

儿童 烧伤面积(%)×体重(kg)×1.8(ml)+生理需要量(60~80ml/kg)

婴儿 烧伤面积(%)×体重(kg)×2(ml)+生理需要量(100ml/kg)

具体要求:

(1)胶体和晶体之比一般为 0.5:1,广泛深度烧伤者比例可改为 0.75:0.75。生理需要量一般用 5%葡萄糖溶液补给,每 8 小时给 1/3。

(2)烧伤后第一个 8 小时输入总量中的晶胶量的 1/2 及生理需要量的 1/3,后两个 8 小时各输入晶胶量的 1/4 及生理需要量的 1/3。

(3)伤后第二个 24 小时所需补充的胶体液和晶体液为第一个 24 小时的半量,仍需补给生理需要量。

61.烧伤创面采用包扎疗法护理有哪些?

(1)采用吸水性强的敷料,包扎时用力要均匀适当,各层敷料应铺平,敷料覆盖范围应超过创缘 5cm,厚约 3~4cm,达到要求的厚度和范围。

(2)包扎肢体应从远端开始,指(趾)外露,指趾间应以油质敷料分隔,防止粘连畸形,并注意保持功能位置,抬高包扎肢体,以促进静脉及淋巴回流,减轻肿胀,观察肢体末梢血液循环情况,如皮温和动脉搏动。一旦出现指(趾)端青紫、发凉、麻木感时,应拆开包扎绷带,如仍不能缓解,立即报告医生及时处理。

(3)保持敷料清洁干燥,若被渗液浸湿、污染或有异味,应及时更换。防止敷料湿透,导致感染。如无湿透或感染,浅度烧伤可延至伤后 7~10 天更换敷料,深度烧伤 3~4 天更换。同时注意改变体位,避免某些部位创面长期受压而加重感染或引起褥疮。

62.烧伤脓毒血症的防治原则有哪些?

(1) 纠正休克 及时积极地纠正休克,维护机体的防御功能,保护肠粘膜的组织屏障,对预防感染脓毒症有重要意义。

(2)早期诊断和治疗 当发现初起寒颤、发热时抽血送细菌培养,一般较易获得阳性结果。

(3)正确处理创面 正确处理创面是防治脓毒症的关键,应加强创面的处理,勤换药,勤翻身,充分暴露创面,保持干燥,及时切(削)痂植皮。

(4)合理使用抗生素 一旦出现脓毒症早期症状,立即选择革兰阴性杆菌,并兼顾阳性球菌的两种或三种抗生素联用,并送血培养及细菌敏感试验。同时要注意真菌感染。

(5)提高机体抵抗力 应注意加强营养,保证热量蛋白质和多种维生素供给,必要时应输入全血、血浆、白蛋白及脂肪乳剂等。

(6)消毒隔离 大面积烧伤病员入院后应置于通过彻底消毒的房间,使用无菌被服,实行保护性隔离。每天定时通风,房间墙壁地面家具每天用消毒水抹拖 3 次,空气消毒 3 次,避免交叉感染。

63.老年人烧伤补液时应注意什么?

老年人烧伤补液时应注意:

(1)尿量应维持在 20~30ml/h,并碱化尿液,以预防休克和急性肾功能衰竭。

(2)病人神清、安静,表明血容量充足;烦躁不安、口渴,提示补液量不足。

(3)测量脉搏,如脉率大于 120 次/min,可能伴有严重休克。

(4) 观察血压情况，原有高血压者，收缩压应维持在 140mmHg；无高血压者，收缩压应大于 110mmHg；脉压差 20~30mmHg。

(5)血细胞比容一般维持在 40%~42%。

(6)测血、尿渗透压，必要时测中心静脉压，以指导补液。

64.烧伤病人入院后的初步处理程序有哪些?

(1)轻度烧伤 Ⅰ° 烧伤创面只需保持清洁和防止再损伤。Ⅱ° 以上烧伤需作创面清创术，小面积烧伤可在床旁或处置室施行，创面处理包括剃净创面毛发，清洁健康皮肤，创面可用 1:1000 新洁尔灭等消毒液清洗，清除异物；浅Ⅱ° 水疱皮应予保留，水疱大者，可用空针抽去水疱液，深度烧伤的水疱皮应予清除，如果用包扎疗法，内层用油质纱布或生物敷料，人造皮等，外层用吸水敷料均匀包扎，包扎范围应超过创周 5cm，面颈与会阴部烧伤不适合包扎处，则予暴露。

(2)中、重度烧伤 中、大面积烧伤一般应在手术室内清创，已并发休克者须首先抗休克治疗，待休克好转后方可施行，为缓解疼痛，清创前可注射镇痛镇静剂，均应注射破伤风抗毒血清及使用抗生素治疗，并按下列程序处理：①简要了解受伤史，记录血压、脉搏、呼吸，注意有无呼吸道烧伤及其他合并伤，严重呼吸道烧伤应及早行气管切开。②立即建立静脉输液通道，进行输液。③留置导尿管，观察每小时尿量、相对密度、PH 值，并注意有无血红蛋白尿。④清创，估算烧伤面积，深度应绘图示意。特别应注意有无Ⅲ° 环状焦痂的压迫，其在肢体部位可影响血液循环，躯干部可影响呼吸，应切开焦痂减压。⑤按烧伤面积、深度制定第一个 24 小时的输液计划(参照第 6 题)

65.皮肤具有哪些生理功能?

皮肤的生理功能主要有保护作用、感觉作用、调节体温和分泌、排泄、吸收、代谢及参与免疫反应等作用。

66.皮肤的基本损害有哪些?

(1)原发性损害 是由皮肤病理变化直接产生的第一个结果，如斑疹、丘疹、风团、结节、水疱、脓疱、囊肿。

(2)继发性损害 是原发性损害经过搔抓、感染、治疗处理和在损害修复中进一步产生的后果，如鳞屑、表皮剥脱或抓痕、浸渍、糜烂、皲裂、苔藓化、硬化、痂、溃疡、萎缩、瘢痕、皮肤异色。

67.皮肤科外用药物的使用原则有哪些?

(1)剂型选择 根据临床病程分期及皮损部位和特点选择剂型。急性炎症性皮损，仅有潮红、肿胀、斑丘疹而无糜烂时，选用粉剂或洗剂；有水疱、糜烂、渗出时选用湿敷；亚急性炎症性皮损，可选用油剂、糊剂或乳剂；慢性炎症性皮损选用软膏、糊剂或硬膏；如无皮疹(或有抓痕等继发损害)仅有瘙痒，选用酊剂或酊剂，也可选用乳剂、洗剂。

(2)药物选择 根据病因、病理变化和自觉症状等选择药物。对化脓性皮肤病，可选择抗菌药物；对真菌性皮肤病，可选用抗真菌药物；如为变态反应性疾病，可选用抗过敏药物；角化不全时可选用角质促成剂；角化亢进时，选用角质松解剂；有渗出时应选用收敛剂等。

68.皮肤科常用的换药方法有哪些?

(1)皮肤损害的清洁法 主要是清除皮损上的渗出物、痂皮、鳞屑等，有时需将陈旧的外用药和污物清除干净。一般的渗液和结痂，可用湿敷和浸泡法除去。痂厚时可外涂软膏(或凡士林)并包扎，如果皮损的面积大，污秽较多，病人身体条件好，没有发热，可用淋浴或浸浴除去，必要时可用肥皂清洗。

(2)湿敷 治疗皮肤病常用开放性冷湿敷。手足、外阴、肛门部位如有化脓或分泌物多时，可用浸浴代替湿敷。浸浴的药液选用含有抗菌药物的溶液。

(3)封包 对顽固的肥厚性皮损，可将外用药直接涂抹在皮损处，再用薄膜覆盖并包扎固定，6～8小时后去掉薄膜，每日1次。封包疗程根据病情而定。此法可增加药物经皮的吸收率而提高疗效。每次封包时间一般不要超过8小时，避免局部皮肤发生毛囊炎。皮损伴有感染时不宜封包。

69.何谓湿疹?婴儿湿疹的护理措施有哪些?

湿疹是由多种内、外因素引起的皮肤炎症反应性皮肤病。其特征是急性阶段具有明显的渗出，慢性期皮损局限、浸润、肥厚。皮损可发生于体表的任何部位，瘙痒剧烈，易复发。

婴儿湿疹的护理措施

(1)饮食护理 指导患儿父母合理喂养，避免过敏性食物。喂母乳的患儿，母亲应忌食鱼、虾等食物。

(2)皮损护理 ①保护患儿皮肤，勿过度烫洗，避免过多肥皂刺激及搔抓。②衣物宜轻、软、宽松，避免毛织品类衣物直接接触皮肤。③衣服、枕巾、尿布要勤洗勤换。④室温不宜过高，衣被不宜过暖，以减少汗液的刺激。

(3)其他 ①有活动性湿疹损害时，应避免接触单纯疱疹病人；防止感冒。②尽量避免环境中的变应原，如尘螨、毛絮、人造纤维、真菌等。③遵医嘱行药物治疗。

70.皮肤病病人的一般护理应注意哪些?

(1)护士应根据病人的具体情况，针对性地进行心理护理，解除或减轻病人的思想负担，树立信心，配合治疗。

(2)护士要指导病人适应治疗和生活环境，教会病人一般外用药的使用方法。

(3)对传染性皮肤病的病人，做好消毒隔离。

(4)对变态反应性皮肤病病人，应避免食用有致敏的食物和药物，嘱其勿饮酒；对于瘙痒性疾病的病人，应避免食用辛辣等刺激性食物，嘱其不要搔抓；对于接触性过敏病人，应帮助其寻找致敏原，并设法避免再接触；有光敏感的病人应避免日光照射。

(5)对于皮损面积较大的病人，如重症药疹、天疱疮等，要注意消毒隔离的操作规程，保持局部清洁，防止继发细菌感染。室温要适宜，以防着凉。要勤翻身。

(6)对于病情较重、伴有全身中毒症状的病人，要定时测体温、血压、脉搏，注意纠正水、电解质与酸碱失衡和营养支持。

71.如何预防药物性皮炎?

预防药物性皮炎必须注意以下几点：

(1)用药前应询问病人有无药物过敏史，避免使用已知过敏或结构相似的药物。

(2)用药应有的放矢，可用可不用的尽量不用。用药过程中，应注意药疹的早期反应症状，如突然出现瘙痒、红斑、发热等反应，应立即停药，并确定或排除药疹的可能性。

(3)应用青霉素、血清、普鲁卡因等药物时应按规定方法做皮肤试验，阳性者不可用该药治疗。

(4)已确诊为药疹者，应记入病历并嘱病人牢记致敏药物，每次看病时告诉医生勿用该药。

72.丘疹样荨麻疹为什么应及早防治?

丘疹样荨麻疹是由于某些节足动物如蚤、螨、蠓、臭虫等的叮咬或由于消化障碍，对某些食物如鱼、虾、蛋等的过敏而引起。是一种风团样丘疹性皮肤病，多见于儿童，有剧烈瘙痒，严重影响青少年的睡眠和食欲，易因搔抓而继发感染，并可诱发肾小球肾炎、败血症等严重疾病，因此应及早防治。

73.试述丹毒的治疗、护理及预防。

丹毒系由B型溶血链球菌引起的急性皮肤炎症。中医称为火丹、流火。

治疗与护理

(1)一般护理 注意休息,避免过度劳累,如病变在下肢,则应卧床,抬高患肢。隔离病人直至临床症状消失,病人衣被用具应消毒。

(2)内用疗法 注射抗生素,首选青霉素,其次为庆大霉素、红霉素等药物。加强支持疗法。

(3)外用疗法 局部可外贴20%~50%鱼石脂软膏,患部周围皮肤可涂2.5%碘酊(面部禁用)。发于颜面者,应清洁口鼻,给漱口剂或洗鼻剂。如局部有大疱,可用消毒注射器抽出疱液,用0.1%利凡诺湿敷。

(4)物理疗法 可选用紫外线照射。

(5)中医疗法 治则为凉血、清热、解毒,可给普济消毒饮或五味消毒饮。

预防 对慢性复发性丹毒应寻查患部附近有无慢性病灶,并予以清除。如发于颜面者,则应寻找鼻、咽、上颌窦及齿槽等处有无病灶并加以治疗。对下肢复发性丹毒,应追寻病因,如与足癣有关,应同时治疗足癣。

74.试述疥疮的病原体、好发部位、皮疹特点、治疗和护理。

疥疮是由疥螨引起的传染性皮肤病,易在集体和家庭中流行。疥螨常侵犯皮肤薄嫩部位,故好发于指缝、腕部屈侧、肘窝、腋窝、妇女乳房、脐周、腰部、下腹部、股内侧、外生殖器等部位,多对称发生。

皮疹特点 主要为丘疹、水疱、隧道及结节。丘疹约小米大小,淡红色或正常肤色,有炎性红晕,常疏散分布或密集成群,少有融合,有的可演变为丘疱疹。

治疗 一般外用10%~20%硫磺软膏 (婴幼儿用5%硫磺软膏),10 %~25%苯甲酸苄酯乳剂等有效杀螨药物。

预防与护理 应注意个人清洁卫生。发现病人立即隔离治疗。未治愈前应避免和别人接触,包括握手。病人穿过的衣服、被褥等必须消毒或在阳光下曝晒。

75.日光能引起哪些皮肤病,试述其作用机制及预防。

日光可引起急性和慢性皮炎及过早老化,甚至引起癌前期病变。按其作用机制可分为日晒伤、光毒反应和光变态反应等。

预防 应经常参加户外活动,使皮肤中产生适当的黑色素,增强皮肤对日晒的耐受性。对日光耐受低的人应当避免过度烈日曝晒,外出时注意遮阳或涂防光剂,如5%对氨基苯甲酸酊、5%二氧化钛或10%氧化锌等霜剂。

76.带状疱疹与单纯疱疹有何区别?

带状疱疹 是由水痘带状疱疹病毒引起的一种急性水疱性皮肤病。儿童首次感染时引起水痘,成人则常引起带状疱疹。好发于腰背部,通常沿一侧周围神经分布,一般不超过体表正中线。损害表现为群集米粒至小豆大水疱,周围有红晕,呈带状排列。

单纯疱疹 是单纯疱疹病毒引起的。人类单纯疱疹病毒Ⅰ型主要引起生殖器以外的皮肤、粘膜和器官的感染;Ⅱ型主要引起生殖器部位的皮肤粘膜以及新生儿的感染。

(四)妇产科护理基本知识

1、何谓正常分娩?

分娩的进展是否顺利受四种因素的影响:产力、产道、胎儿及待产妇的精神心理状态。顺利的分娩依赖于这些因素之间的相互适应和协调。若各因素均正常并能相互适应，胎儿顺利经阴道自然娩出称正常分娩。

2.试述骨盆外测量的方法及各主要径线的正常值。

(1)髂棘间径 孕妇取伸腿仰卧位，测量两髂前上棘外缘的距离。正常值为23~26cm。

(2)髂嵴间径 取伸腿仰卧位，测量两髂嵴外缘最宽的距离，正常值为25~28cm。

(3)骶耻外径 取左侧卧位，右腿伸直，左腿弯曲，测量第5腰椎棘突下凹陷处至耻骨联合上缘中点的距离，正常值为18~20cm。

(4)出口横径 取仰卧位，两腿弯曲，双手抱双膝，测量两侧坐骨结节内缘的距离，正常值为8.5~9.5cm。

(5)耻骨弓角度 两拇指尖斜着对拢，放在耻骨联合下缘，左右两拇指平放在耻骨降支的上面，测量两拇指间的角度即为此角，可反映骨盆出口的宽度，正常值为90°。

3.正常妊娠期时间为多少天?如何测定预产期?

妊娠的月份以4周为1个月，共10个月，即280天左右。预产期月份预算为末次月经的月份减3或加9。预产期日期预算为末次月经第1天的日期加上7。

4.妊娠几周可听到胎心音及感到胎动?

妊娠18~20周时在孕妇腹壁可听到胎心音，此时孕妇可感到胎动。

5.妊娠对心脏病病人有什么影响?

妊娠期母体循环血量自孕6周左右开始逐渐增加，至孕32~34周达高峰，比非孕时约增加30~45%，从而导致心率加快，心排出量增加，心脏负担加重。妊娠早期以心排出量增加为主，妊娠晚期则需增加心率以适应血容量增多。妊娠晚期，子宫增大，膈肌上升，心脏向左上前移位，导致心脏大血管扭曲，使心脏负担进一步加重，易使患心脏病孕妇发生心力衰竭。

6.分娩第一期为什么要特别注意产妇的排尿情况?

分娩第一期如膀胱过度充盈，可影响子宫收缩及先露部下降，因此产妇如超过6小时不能排尿，且膀胱充盈，则应进行导尿。

7.产科名词解释。

(1)过期产 妊娠满42周及其后(294日及294日以上)分娩称过期产。

(2)胎先露 最先进入骨盆入口的胎儿部分称胎先露。

(3)胎方位 胎儿先露部的指示点(指定部位)与母体骨盆的关系称胎方位，简称胎位。

(4)早产 是指妊娠28周至不满37足周(196~258天)间分娩称早产。

(5)早产儿 是指出生时胎龄达到28周，但未满37周，体重在1000~2500g以下的活婴。

(6)羊水过多 足月妊娠时羊水量达到或超过2000ml者。

(7)羊水过少 足月妊娠时羊水量少至400ml以下者。

(8)脐带脱垂 是指胎膜破裂后，脐带脱出于宫颈口外，甚至降至阴道或外阴者。

(9)异位妊娠 受精卵在子宫体腔外着床发育时，称为异位妊娠，简称宫外孕。

(10)胎盘早期剥离 妊娠20周后或分娩期，正常位置胎盘在胎儿娩出前，部分或全部从子宫壁剥离，称为胎盘早期剥离，简称胎盘早剥。

(11)产后出血 胎儿娩出后24小时内出血量超过500ml者称产后出血。

(12)胎膜早破 是指在临产前胎膜自然破裂，羊水自羊膜腔流出。

8.何谓新生儿阿氏评分法?

是一种判断新生儿窒息严重程度的评分方法。以新生儿出生后1分钟及5分钟的心率、呼吸、肌张力、喉反射及皮肤颜色五项体征为依据进行评分。10分为正常新生儿，7～9分表示轻度窒息，4～7分表示中度窒息，小于或等于3分表示重度窒息。重症新生儿应在出生后5分钟、10分钟再次评分。

9.妊娠高血压综合征的主要临表现有哪些？

高血压、水肿、蛋白尿是妊娠高血压综合征的主要临床表现。

10.胎膜早破有哪些危害，应如何护理？

胎膜早破的危害 ①早产率升高；②新生儿死亡率增加；③可使孕产妇宫内感染率和产褥期感染率增高。

护理要点

(1)抬高床脚，使病人成臀高头低位，防止脐带脱垂。

(2)保持会阴清洁，胎膜破裂超过12小时应给予抗生素预防感染。

(3)观察羊水性状、颜色、气味等。如混有胎粪的羊水流出，则是胎儿宫内缺氧的表现，应及时给予吸氧等处理。

(4)绝对卧床休息，密切观察胎心变化。如妊娠已达足月，而产程尚未发动，可行引产或剖腹产。若孕龄未达37周，无产兆，无感染，应严密观察。如有变化及时报告医生。

11.何谓胎儿宫内窘迫，有哪些临床表现？

胎儿宫内窘迫是指胎儿在宫内有缺氧征象，危及胎儿健康和生命者。胎儿窘迫是一种综合症状，主要发生在临产过程，也可发生在妊娠后期。

胎儿宫内窘迫时，胎儿心音每分钟大于160次或每分钟小于120次，且弱而不规则；胎动次数减少进而消失；头先露时，可见羊水内混有胎便。

12.试述会阴裂伤的分度？

会阴裂伤按程度不同可以分为三度。

I° 裂伤 裂伤部位限于会阴后联合、会阴皮肤、阴道粘膜。

Ⅱ° 裂伤 除以上裂伤外，还有会阴肌肉裂伤，但肛门括约肌完整。未涉及肛门括约肌。

Ⅲ° 裂伤 会阴粘膜、会阴体、肛门括约肌完全裂伤，甚至直肠裂伤。

13.何谓前置胎盘？

胎盘正常附着于子宫体部的前壁、后壁或侧壁。孕28周后若胎盘附着于子宫下段，甚至胎盘下缘达到或覆盖宫颈内口处，其位置低于胎儿的先露部，称为前置胎盘。

14.妇科名词解释。

(1)先兆流产 指妊娠28周以前出现少量阴道流血，有时伴有轻微下腹痛，腰痛、下坠。妇科检查子宫颈口未开，妊娠产物尚未排出，子宫大小与停经周数相符。妊娠可继续进行者。

(2)难免流产 指流产已不可避免，多由先兆流产发展而来。

(3)不完全流产 指部分妊娠物已排出体外，尚有部分残留在。

(4)完全流产 指妊娠产物已全部排出。

(5)稽留流产(过期流产) 指胚胎或胎儿已死亡滞留在宫腔内尚未自然排出者。

(6)异位妊娠 指受精卵在子宫体腔外着床发育。

15.宫外孕的临床表现有哪些？

停经、阴道流血和腹痛为宫外孕流产及破裂三大主要症状。

(1)症状

①停经 多数病人停经6～8周以后出现不规则阴道流血，但有些病人因月经期仅过几天，误将不规则的阴道流血视为月经，也可能无停经主诉。

②腹痛 是输卵管妊娠病人就诊的主要症状。输卵管妊娠未发生流产或破裂前，常表现为一侧下腹隐痛或酸胀感。输卵管妊娠流产或破裂时，病人突感一侧下腹撕裂样疼痛，随后，血液由局部、下腹流向全腹，疼痛亦遍及全腹，放射至肩部；当血液积聚于直肠子宫陷凹处，可出现肛门坠胀感。

③阴道流血 胚胎死亡后，常有不规则阴道流血，色暗红或深褐，量少呈点滴状。一般不超过月经量。少数病人阴道流血量较多，类似月经。阴道流血可伴有蜕膜管型或蜕膜碎片排出，系子宫蜕膜剥离所致。阴道流血一般常在病灶除去后方能停止。

④晕厥与休克 急性大量内出血及剧烈腹痛可引起病人晕厥或休克。内出血愈多愈急，症状出现也愈迅速愈严重，但与阴道流血量不成比例。

⑤腹部包块 当输卵管妊娠流产或破裂后所形成的血肿时间过久，可因血液凝固，逐渐机化变硬并与周围器官(子宫、输卵管、卵巢、肠管等)发生粘连而形成包块。

(2)体征

根据病人内出血的情况，病人可呈贫血貌。腹部检查：下腹压痛、反跳痛明显。出血较多时，叩诊有移动性浊音。

16.淋病的感染途径和临床表现有哪些？

感染途径

成人淋病99%～100%为性传播，幼女可通过间接途径如接触染菌衣物、毛巾、床单、浴盆等物品及消毒不彻底的检查器械等感染外阴和阴道。

临床表现

潜伏期3～7天，约60%～70%的病人无症状，易被忽视或致他人感染。感染初期病变局限于下生殖道、泌尿道，随病情发展可累及上生殖道。按病理过程分为急性和慢性两种。

(1)急性淋病在感染淋病后1～14天出现尿频、尿急、尿痛等急性尿道炎的症状，白带增多呈黄色、脓性，外阴部红肿、有烧灼样痛。继而出现前庭大腺炎、急性宫颈炎的表现。如病程发展至上生殖道时，可发生子宫内膜炎、急性输卵管炎及积脓、输卵管卵巢囊肿、盆腔脓肿、弥漫性腹膜炎，甚至中毒性休克，病人表现为发热、寒战、恶心、呕吐、下腹两侧疼痛等。

(2)慢性淋病 急性淋病未经治疗或治疗不彻底可逐渐转为慢性淋病。病人表现为慢性尿道炎、尿道旁腺炎、前庭大腺炎、慢性宫颈炎、慢性输卵管炎、输卵管积水等。淋菌虽不存在于生殖道的分泌物中，但可长期潜伏在尿道旁腺、前庭大腺或宫颈粘膜腺体深处，作为病灶可引起反复急性发作。

(五)儿科护理基本知识

1.新生儿分哪几类，如何划分？

(1)根据胎龄分类 ①足月儿：指胎龄满37足周至未满42足周(260～293天)的新生儿。②早产儿：指胎龄满28周至未满37足周(196～259天)的新生儿，其中胎龄32足周(224天)的早产儿称早早产儿，而第37周的早产儿因成熟度已接进足月儿，称为过渡足月儿。③过期产儿：指胎龄超过

42周(294天)以上的新生儿。

(2)根据出生体重分类 ①正常出生体重儿:指出生体重为2500~3999g的新生儿。②低出生体重儿:指出生后1小时内体重<2500g者;其中体重<1500g者又称极低出生体重儿;体重<1000g者又称超低出生体重儿。③巨大儿指出生体重≥4000g以上者,包括正常和有疾病者。

(3)根据体重和胎龄的关系分类 ①小于胎龄儿:指出生体重在同胎龄儿平均体重的第10百分位数以下的新生儿。我国习惯将胎龄已足月而体重小于2500g的新生儿称足月小样儿。②适于胎龄儿:指出生体重在同胎龄儿平均体重的第10~90百分位者。③大于胎龄儿:指出生体重在同胎龄儿平均体重的第90百分位数以上的新生儿。

2.母乳喂养的优点有哪些?

(1)满足婴儿的营养需求,母乳中不仅含有适合婴儿消化吸收的各种营养物质,且比例合适。

(2)含钙磷比例适当(2:1),易于吸收。

(3)增强免疫,通过母乳婴儿能获得免疫因子,增加自身抵御能力,减少疾病。

(4)缓冲力小,对胃酸的中和作用弱,对消化有利。

(5)母乳随婴儿对乳汁的需要量而增加,母乳的温度适宜,无污染,省时、方便、经济,便于及时哺喂。

(6)母亲哺喂自己的婴儿,可增进母子感情,随时观察婴儿身心变化,以便及时给予护理。

(7)母亲哺乳时可产生催乳激素,促进子宫收缩,加速子宫复元,可抑制排卵,有利计划生育。

3.小儿的补液方法有哪些?

液体疗法的目的是纠正水、电解质和酸碱平衡紊乱,以恢复机体的正常生理功能。补液总量包括补充累积损失量、继续损失量及生理需要量3部分。

(1)补充累积损失量 即补充自发病以来丢失的水和电解质的总液量。

①补液量 根据脱水程度决定补液量。轻度脱水约50ml/kg;中度脱水50~100ml/kg;重度脱水100~120ml/kg。婴幼儿给予计算结果的2/3量,学龄前及学龄小儿给予计算结果3/4量。

②补液种类 根据脱水性质决定补何种液体。低渗性脱水补2/3张含钠液;等渗性脱水补1/2张含钠液;高渗性脱水补1/3~1/5张含钠液。对暂不能确诊脱水性质的患儿,先按等渗性脱水给予补充,待检验得出结果,再行调整。

③补液速度 这一部分的液体需快速补充,一般于8~12小时内完成。但对伴有休克的重度脱水患儿需迅速扩充血容量,改善肾功能。应在输液开始,先从补液总量中按20ml/kg给予等渗含钠液(生理盐水或2:1液),于30~60分钟快速静脉输入,总量不超过300ml,余量再按常规速度滴注。高渗性脱水患儿因其神经细胞内液的渗透压较高,钠离子排出较慢,输液速度应适当减慢,以免在过多的钠尚未排出之前进入神经细胞内的水量过多,而引起脑细胞水肿。

④纠正水电解质平衡 严重酸中毒需补给碱性溶液,待循环改善、酸中毒纠正、见尿后及时补钾。

(2)补充继续损失量 指补充液体治疗开始后,由于呕吐、腹泻等情况继续丢失的液体量。

①补液量 应按实际损失量予以补充。腹泻患儿可根据大便的次数、性质及脱水的恢复情况估计需补充的液体量,一般按每日10~40ml/kg计算。

②补液种类 各种疾病所丢失的液体成分不同,应用类似的溶液补充。如腹泻丢失的液体中,钠含量为10~90mmol/L、钾为10~80mmol/L、氯为10~110mmol/L,一般常用1/3~1/2张含钠液。

③补液速度 于补充累积损失量液体滴注完成后的12～16小时均匀滴入，每小时需滴注约5ml／kg。

(3)补充生理需要量 指补充当日热量、液量及电解质的需要量。

①补液量 要供给基础代谢所需的热量。每次代谢100kcal(418kJ)热量需120～150ml水，而婴幼儿每天需热量50～60kcal／kg(230.12～251.04kJ／kg)，每天补充液体在70～90ml／kg才能满足基础代谢的需要。

②补液种类 每日电解质的需要量平均为2～3mmol／100kcal(418kJ)，可用1／4～1／5张含钠液尽量经口服补充，不能口服或口服量不足时，经静脉均匀滴入。

③补液速度 同继续损失量补液速度。

以上为开始补液后24小时需补充的液体，次日则依病情而定。

4.急性上呼吸道感染患儿的护理措施有哪些？

(1)降低体温 ①密切观察体温变化，体温超过38.5℃时给予物理降温，如头部冷敷、腋下及腹股沟处置冰袋、温水或乙醇擦浴、冷盐水灌肠等。②遵医嘱给予退热剂。③保证患儿摄入充足的水分，给予易消化和富含维生素的清淡饮食，必要时静脉补充营养和水分；及时更换汗湿的衣服并适度保暖，避免因受凉而使症状加重或反复；保持口腔及皮肤清洁。

(2)观察病情 密切观察病情变化，警惕高热惊厥的发生。如患儿病情加重，体温持续不退，应考虑并发症的可能，需及时报告和处理。如病程中出现皮疹，应区别是否为某种传染病早期征象，以便及时采取措施。

(3)促进舒适 ①保持室内空气清新，维持室温18～22℃，湿度50%～60%。②及时清除鼻腔及咽喉部分泌物，保证呼吸道通畅，鼻塞严重时于清除鼻腔分泌物后用0.5%麻黄素液滴鼻，每次1～2滴，对因鼻塞而妨碍吸吮的婴幼儿，宜在哺乳前10～15分钟滴鼻，使鼻腔通畅，保证吸吮。③注意观察咽部充血、水肿等情况，咽部不适时可给予润喉含片或行雾化吸入。

(4)健康教育 指导家长掌握上呼吸道感染的预防知识和护理要点，懂得相应的应对技巧，如加强体格锻炼，多进行户外活动，以增强机体抵抗力，但在呼吸道疾病流行期间，避免去人多拥挤的公共场所；气候变化时及时添减衣服，避免过热或过冷。鼓励母乳喂养，及时添加辅食，积极防治各种慢性病，如佝偻病、营养不良及贫血等，按时预防接种。在集体儿童机构中，如有上感流行趋势，应早期隔离患儿，室内用食醋薰蒸法消毒。

5.何谓新生儿溶血病？

新生儿溶血病是指母、婴血型不合，母血中血型抗体通过胎盘进入胎儿循环，发生同种免疫反应导致胎儿、新生儿红细胞破坏而引起的溶血。

6.新生儿颅内出血常见症状和护理有哪些？

颅内出血症状和体征与出血部位及出血量有关。一般生后1～2天内出现症状，少数患儿出现症状的时间可较晚。

常见症状

(1)意识改变 如激惹、过度兴奋或表情淡漠、嗜睡、昏迷等。

(2)眼症状 双目凝视、斜视、眼球上转困难、眼震颤等。

(3)颅内压增高 脑性尖叫、呕吐、前囟隆起、骨缝张开、惊厥。

(4)呼吸改变 呼吸增快、减慢、不规则或呼吸暂停等。

(5)肌张力改变 早期增高，以后减低。

(6)瞳孔 不等大，对光反射差。

(7)其他 出现黄疸和贫血。

护理 密切观察病情，降低颅内压。绝对静卧，避免搬动，抬高头部，减少噪声，尽量减少对患儿的移动和刺激，将护理和治疗集中进行，动作要轻，将患儿头偏向一侧时，整个身躯也应取同向侧位，以保持头呈正中位，以免颈动脉受压。推迟喂奶，有呕吐时应及时清除，保持呼吸道通畅。立即给氧，止血，静脉穿刺最好用留置针保留，防止反复穿刺，防止颅内出血。液体滴速每分钟 6～8 滴，每日液体总量按 40～60ml / kg 体重计算。惊厥时应用药物止惊。有呼吸抑制时应用呼吸兴奋剂。保持体温稳定，体温过高时应予物理降温，体温过低时用远红外床、温箱或热水袋等保暖。

7.新生儿黄疸采用蓝光照射的护理要点有哪些？

(1)暴露皮肤尽量扩大皮肤照射面积。可将患儿裸体放在蓝光箱内，用黑布或眼罩遮盖双眼用尿布遮盖会阴肛门部。

(2) 照射时灯管与患儿的距离约 20～50cm(距体表应为 35～50cm)，持续照射时间为 24～48 小时。

(3) 注意体温，每 3～4 小时测量患儿体温及记录蓝光箱温度 1 次。光疗时患儿体温可升至 37.5℃左右，一般不必处理。蓝光箱内温度应保持相对稳定，温度为 30～32℃，相对湿度为 55～65%。夏季要注意散热，冬季要注意保温。

(4)光疗同时应用酶诱导剂，如苯巴比妥及尼可刹米，以增高肝细胞内葡萄糖醛酸转换酶的活性，加速胆红素的结合。静脉补充白蛋白以增加与胆红素的结合，减少未结合胆红素，对预防核黄疸有一定作用。

(5)光疗时不显性失水增加特别是夏季，应定时喂水或静脉输液，纠正酸中毒及维持水电解质平衡。

8.新生儿长期给氧应注意什么？

(1)掌握用氧适应症，一般氧疗法常用于有缺氧、发绀、窒息、惊厥等症状的患儿。

(2)输氧过程中注意观察，一旦呼吸困难好转和青紫减轻，就应减小氧流量和输氧浓度。尽可能用间歇给氧，防止持续长期吸入高浓度氧，以防发生氧中毒。

(3)用鼻导管给氧时，氧流量 1～2L/ min，氧浓度 25%～30%；严重缺氧者，氧流量 5L / min。冬天，湿化瓶内水可加温，温湿的氧能减少对呼吸道粘膜的刺激。注意保持呼吸道和氧导管通畅。

(4)及时测定血气指标，尽可能用最低浓度给氧，使氧分压维持在 6.7～10.6kPa。

(5)观察并记录呼吸频率及节律、体温、面色和肤色、尿量。

(6)严格执行消毒隔离技术，防止肺部感染。

9.如何正确计算婴儿每日所需热卡量、需水量及给牛奶量？

婴儿每千克体重每日需热量 110J，需水 150ml。

(1)根据婴儿月龄，用公式计算体重。

(2)每日需热卡量 =110J / kg 体重 × 体重。

(3)每日需水量 =150mL / kg 体重 × 体重

(4)每 100ml 牛奶供热量 66J。如加入白糖 8g 后配成的甜牛奶可供热量 100J，据此即可计算出婴儿每日所需甜牛奶量。

(5)婴儿每日给牛奶量以不超过 700ml 为宜，所需热量和水分的不足部分，可用辅食、果汁或糖水补充。

10.婴幼儿高热应如何处理？

(1)宽衣解包去除体表散热的障碍。

(2)给予冷湿敷。冷湿巾放置于前额、腋窝或腹股沟等处，或用35%～50%酒精或温水擦浴。高热不退者，可用中药石膏水、薄荷水等擦浴，必要时用冰枕、冰帽、冰袋冰敷或冷盐水保留灌肠，促使降温。

(3)给予针刺大椎、曲池、合谷、风池等穴，用泻法。

(4)应用小剂量解热镇痛药或冬眠药，配合物理降温。

(5)必要时给予吸氧、输液、抗感染等综合治疗措施。

(6)病室保持安静，空气新鲜，切忌汗出当风，多饮水。

11.如何做好小儿高热惊厥发作时的紧急处理？

(1)控制惊厥和高热 ①按医嘱应用安定、苯巴比妥等止痉药。②高热时及时采取正确合理的降温措施。③针刺人中、合谷、百会、涌泉等。④保持皮肤口腔清洁。

(2)防止窒息和受伤 ①惊厥发作时不要搬运，就地抢救。②畅通气道，给氧：立即解开患儿衣扣，去枕平卧，头偏向一侧，将舌轻轻向外牵拉，防止舌后坠，及时清除口鼻分泌物及呕吐物，已出牙者在上下齿间垫牙垫，牙关紧闭，不能强力撬开，以免损失牙齿。③专人守护，扣紧床栏，修剪指甲，掌中及腋下放置纱布。④惊厥时切勿用力强行牵拉或按压患儿的肢体，以免骨折和脱臼。⑤备齐急救药品和器械。

(3)密切观察病情变化 观察体温、脉搏、呼吸、神志和瞳孔改变；观察惊厥的类型、频次、持续时间，警惕有无颅高压的表现；发现异常，及时通报医生，以便及时采取紧急措施。

(4)健康教育 讲解惊厥的相关知识，示范指导体温测量方法及简便易行的物理降温方法、止痉的紧急处理措施，并让家长掌握。教给发热的家庭护理知识。

12.水痘的皮肤护理？

(1)保持室温适宜，衣被宽大柔软、厚薄适中，勤换内衣，保持皮肤清洁，避免不适增加痒感。

(2)剪短指甲，婴幼儿戴并指手套，以免抓伤继发感染留下疤痕。

(3)皮肤瘙痒吵闹时，分散注意力，用温水洗浴，局部涂0.25%冰片炉甘石洗剂或5%碳酸氢钠溶液。或遵医嘱口服抗组胺药物。

(4)氯辛油涂疱疹处，继发感染者患处涂抗生素软膏。

(5)必要时可用治疗仪照射，有止痒、防继发感染、促进疱疹干涸和结痂脱落的作用。

(六)传染科护理基本知识

1.何谓传染病的潜伏期？传染病基本特征？

从病原体侵入人体起，至开始出现临床症状为止的时期，称为潜伏期。

传染病有四个基本特征

(1)有病原体。

(2)有传染期。

(3)有流行病学特征。

(4)感染后有免疫力。

2.传染病的预防原则有哪些？

(1)管理好传染源，做到早发现、早诊断、早报告、早隔离、早治疗。

(2)切断传播途径，根据传染病的不同传播途径，采取不同的措施。

(3)保护易感人群，提高人群免疫力。

3.传染病病人常见症状、体征有哪些？

传染病常见症状和体征：

(1)发热 感染性发热是传染病病人所共有的最常见和突出的症状。常见热型有稽留热、弛张热、间歇热、回归热。

(2)皮疹 皮疹的形态可分为斑丘疹、出血疹、疱疹或脓疱疹、荨麻疹四大类。

(3)毒血症状 如乏力、全身不适、头痛、全身肌肉和关节疼痛等，严重者可有意识障碍、中毒性脑病、呼吸循环衰竭等，有时还可导致肝肾功能损害。

(4)肝、脾、淋巴结肿大。

4.被狂犬咬伤后伤口的处理要点是什么？

(1)应立即用20%的肥皂水或0.1%苯扎溴铵溶液反复冲洗至少30分钟，力求除去狗唾液并挤出污血，季胺类与肥皂不能合用。

(2)深部伤口要进行清创，可用注射器插入伤口进行冲洗，冲洗后用75%酒精及碘酒或0.5%碘伏反复擦拭伤口，暴露伤口，一般不缝合或包扎伤口，以便伤口引流。伤口如能及时彻底清洗、消毒，可明显降低发病率。

(3)若咬伤头颈部、手指或咬伤严重时，除用疫苗外，还需要用人或马源性抗狂犬病免疫血清，在伤口周围进行局部浸润皮下或肌内注射。切勿过量注射免疫血清，以免抑制疫苗的免疫作用。

(4)应用马抗血清时，应先行皮肤过敏试验，阳性者需进行脱敏注射。

(5)视受伤情况，注意预防破伤风及其他细菌感染。

5.伤寒、痢疾病人的大便应如何处理？

用漂白粉消毒粪便。漂白粉用量与粪便量的比例是：稀便是1:5，干便是2:5，搅拌后放置2小时再倒入厕所。

6.什么是非典型肺炎(SARS)？可疑传播途径有哪些？

非典型肺炎泛指通过细菌以外的病原体所致的肺炎。现在主要是指肺炎支原体、肺炎衣原体、军团杆菌、立克次体、腺病毒以及其他一些不明微生物引起的肺炎，这些病原体亦称非典型病原体。WHO把这种非典型肺炎称为“严重急性呼吸综合征”。

SARS的病原体是新型冠状病毒，它与已知的冠状病毒的3个群不同，是一种新的冠状病毒，被归为第4群。

其可疑的传播途径 ①呼吸道传播：如通过近距离空气飞沫、气溶胶传播。②密切接触传播：直接或间接接触了病人的分泌物、排泄物以及其他被污染的物品，经口、鼻、眼粘膜传播。③尚不能排除经肠道传播的可能性。

7.简述非典型肺炎的主要临床表现。

(1)潜伏期 SARS的潜伏期通常限于2周之内，一般约2~10天。

(2)临床症状 急性起病，自发病之日起，2~3周内病情都可处于进展状态。

主要有以下三类症状：①发热及相关症状：常以发热为首发和主要症状，体温一般高于38℃，常呈持续性高热，可伴有畏寒、肌肉酸痛、关节酸痛、头痛、乏力。在早期，使用退热药可有效；进入进展期，通常难以用退热药控制高热。使用糖皮质激素可对热型造成干扰。②呼吸系统症状：可有咳嗽，多为干咳，少痰，少部分病人出现咽痛。可有胸闷，严重者渐出现呼吸加速、气促，甚至呼吸窘迫。常无上呼吸道卡他症状。呼吸困难和低氧血症多见于发病6~12天以后。③其他方面症状：部分病人出现腹泻、恶心、呕吐等消化道症状。

(3)体征 SARS病人的肺部体征常不明显，部分病人可闻少许湿啰音，或有肺实变体征。偶有局部叩浊、呼吸音减低等少量胸腔积液的体征。

8.重症非典型肺炎临床诊断标准有哪些?

符合下列标准中的1条即可诊断为重症“非典型肺炎”：

(1)呼吸困难，呼吸频率>30次/min。

(2)低氧血症，在吸氧3~5升/min条件下，动脉血氧分压(PaO_2)<70mmHg，或脉搏容积血氧饱和度(SPO_2)<93%；或已可诊断为急性肺损伤(ALL)或急性呼吸窘迫综合征(ARDS)。

(3)多叶病变且病变范围超过1/3或X线胸片显示48小时内病灶进展>50%。

(4)休克或多器官功能障碍综合征(MODS)具有严重基础性疾病或合并其他感染或年龄>50岁。

9.何谓艾滋病?

艾滋病(AIDS)是获得性免疫缺陷综合征，由人免疫缺陷病毒(HIV)所引起的致命性慢性传染病。本病主要通过性接触和血液传播，病毒主要侵犯和破坏辅助性T淋巴细胞，使机体细胞免疫功能受损，最后并发各种严重的机会性感染和肿瘤。

10.艾滋病的预防措施有哪些?

目前在疫苗尚无法获得之前，健康教育和行为干预是唯一有效的预防措施。虽然我们人类还没有找到一种可以治疗艾滋病的方法，但可以通过以下措施预防艾滋病。

(1)洁身自爱，遵守性道德是预防艾滋病的根本方法。

(2)采取安全的性行为，正确使用安全套是阻止艾滋病传播最有效的措施，即每次发生性行为时都正确使用避孕套。

(3)及时、规范的治疗性病可大大降低感染HIV的可能。

(4)避免不必要的输血和注射，进行穿破皮肤的操作行为时保证用具均经过严格的消毒。

(5)戒断毒品，不共用注射器注射毒品。

(6)避免与他人共用剃须刀、牙刷等。

11.乙型脑炎的高热护理有哪些?

(1)密切观察体温变化，每2小时测量1次，体温应尽量控制在38℃为宜，使用肛表测温。

(2)病人畏寒发热，其病邪在表，宜发散，故室温不宜过低。中药宜热服，药后鼓励病人多饮热汤热粥，并加盖被服以取微汗，助药力驱邪外出，不可使用物理降温法。

(3)气血两燔、热陷营血所致高热，病人多喜凉畏热，故病室宜通风凉爽宁静。持续高热耗津伤液，应鼓励病人多饮清凉饮料或甘润多汁的瓜果汁。大便燥结时可用缓泻通便药或温凉水灌肠，以通便泄热。高热不退可采取物理降温，如用冰帽、冰袋冷敷，或用石膏水、荆芥水、酒精擦浴，必要时用冰水灌肠。

(4)高热伴有四肢厥冷者提示有阴损及阳，阴阳俱脱之危证(微循环障碍)，故禁用冷敷和酒精擦浴，以免加重病情，可采用低于体温约2℃的温水擦浴。降温时注意观察体温和病情变化，防止因体温骤降而发生虚脱。

(5)药物降温，主要用于其他降温无效时应用。用药物降温时一定要遵医嘱给药，并应用小剂量退热药物配合物理降温。常用药物有：吲哚美辛、阿司匹林，高热伴惊厥者可采用亚冬眠疗法，也可用中药柴胡、银花、黄芩等煎汤代茶饮。用药物降温时应密切观察病人的神志、体温及汗出，谨防汗出过多发生虚脱。

12.流行性出血热病人的“三大主征”及“三痛”、“三红”、“五期”是指什么？

(1)三大主征 发热、出血、肾功能衰竭、肾功能不全是流行性出血热的主要特征，表现为突然出现的大量蛋白尿。

(2)三痛 为发热期的中毒症状。由于颅内血管充血，眼球周围软组织水肿及肾组织充血，病人感头痛、眼眶痛及腰痛。其中以腰痛最为突出。

(3)三红 由于皮肤粘膜充血及出血，在发病后1～4天，病人的颜面、颈部及上胸部的皮肤潮红，结合膜充血、出血，即所谓“三红”，病人常似醉酒貌。在腋下、前胸、软颚常发生出血点，这是流行性出血热较为典型的特征。

(4)五期 流行性出血热的病程可分下列五期：①发热期；②低血压期；③少尿期；④多尿期；⑤恢复期。

13.麻疹、流脑、伤寒、猩红热的皮疹各有哪些特点？

麻疹 发热第3～4天后出皮疹，开始为斑丘疹，淡红色至鲜红色。压之退色，重者压之不退色。皮疹常从后发际开始，渐及额、面颈、躯干及四肢，最后达手掌及足底，3～5天达高峰，经1～2周消失。出皮疹前，90％以上病人出现颊粘膜部位的麻疹粘膜疹。

流脑 高热败血症期出现皮疹，少数病人先有玫瑰疹，但迅速转为瘀斑、瘀点。多数病人开始出现即为瘀点、瘀斑。病情严重者皮疹形状不一，颜色鲜红，后变紫红，但不高出皮肤，压之不退色，散布在腰臀、胸腹，下肢也可见。

伤寒 发热后第5天出疹，为淡红色小斑丘疹，称玫瑰疹，压之退色，多在2～4天内消失。

猩红热 发热后第2天出疹。皮疹常开始于耳后、颈部与上胸部，1日内迅速蔓延至全身。典型皮疹是在全身皮肤弥漫性充血、发红基础上密集均匀散布的充血性斑疹，少数病人可有带小脓头的“粟粒疹”，严重中毒者可有出血性皮疹。出疹同时皮肤瘙痒。皮疹多于48小时达高峰，2～3日退尽，重者可持续1周。

14.中毒性痢疾病人护理中应注意观察什么？

中毒性痢疾表现以急性微循环障碍为主的病理生理变化，常有高热、惊厥、昏迷和感染性休克。早期肠道症状不明显，有的病例24小时后方出现典型的脓血便。且中毒性痢疾多发生于儿童，故观察难度更大，早期应密切注意：

(1)休克的观察 休克早期表现为面色苍白，四肢厥冷，脉细速，口唇发绀，皮肤出现花斑，呼吸急促，血压正常或偏低，此时应密切观察血压，包括收缩压、舒张压及脉压。收缩压若低于10kPa，应每小时测压1次；若低于7kPa，应每5～15分钟测量1次。细致观察尿量，详细记录。严重休克应留置尿管，每小时放尿1次，测尿比重及尿量。如每小时尿量在25ml以下，尿比重正常或稍低，为休克致肾血流量减少；若尿量少，尿比重高于1.020，则说明少尿是由于血容量不足所致，可适当加快输液速度；如尿量少，比重又低于1.016，则可能为肾功能衰竭，应立即减慢输液速度，并立即通知医生。

(2)呼吸衰竭及酸中毒 因脑循环障碍、脑水肿、缺氧，可引起中枢性呼吸衰竭。表现为面色灰暗，憋气，呼吸不规则，应立即给氧并通知医生，必要时用呼吸机辅助呼吸。遇呼吸深而快，应考虑有酸中毒的可能，及时抽血查电解质和血气分析。

(3)体温变化 体温过高或过低均说明病情恶化。如体温持续在39℃以上，有可能发生惊厥、抽搐，应迅速物理降温，并每15～30分钟测温1次。必要时用人工冬眠降温。

(4)惊厥与抽搐 惊厥、抽搐是脑组织缺氧的表现，高热及刺激均可引起发作。发作时应观察有无窒息，谨防咬破舌头、摔伤、碰伤。

(5)胃肠道症状 细致观察大便量和性质。无大便时，应用直肠拭子或生理盐水灌肠，除可采集大便做常规检查外，还可降温和减轻肠道内脓血便及细菌毒素的刺激和吸收。此外应对呕吐、腹胀、腹痛等亦应进行观察。

15.乙肝三大抗原抗体系统是什么?有何临床意义?

表面抗原(HBsAg)、表面抗体(抗 -HBs)、核心抗原(HBcAg)、核心抗体(抗 -HBc)、E 抗原(HBeAg)、E 抗体(抗 -HBe)。表面抗原有抗原性，能激发人体产生抗体，是感染的标记；表面抗体是保护性抗体，阳性者，说明有免疫性；核心抗原有感染性也有抗原性，使人体产生核心抗体，此抗体无保护作用。如核心抗体中的乙肝病毒(HBV)的免疫球蛋白(IgM 、IgG)中 IgM 阳性，表示感染正处于急性期，有病毒增殖；而 IgG 阳性则是既往感染的指标；E 抗原阳性者，说明病毒正在增殖且传染性很大；E 抗体阳性者，说明病毒增殖在下降，有传染性，但较小；也有人认为 E 抗原阳性者肝脏病变常较重，预后也较差；E 抗体阳性者则相反。

16.重症肝炎的临床表现及主要监护内容有哪些?

(1)重症肝炎的主要临床表现 ①黄疸迅速加深，血清胆红素高于 171mol / L。②肝脏进行性缩小，肝臭。③出血倾向，PTA 低于 40%。④迅速出现腹水，中毒性鼓肠。⑤精神神经系统症状：定向障碍，计算能力下降，烦躁不安，嗜睡、神志不清等，早期肝昏迷可出现扑翼样震颤。⑥肝肾综合征，出现尿少甚至无尿，血尿素氮升高等。

(2)主要监护内容 ①对体温、脉搏、呼吸、血压等生命体征及肝性脑病早期的精神神经症状、肝功能、肾功能以及尿比重及尿的性状进行动态监测。②准确记录 24 小时出入水量。③清除肠道内积血，减少肠内血氨吸收，可用弱酸性溶液灌肠。严禁用碱性溶液灌肠。④为减少肠道内细菌分解尿素产生氨，应口服抗生素或灭滴灵抑制肠菌。保持大便通畅，以便减少血氨及其他毒性物质的潴留。

17.试述人间禽流感的流行病学?

传染源 主要为鸡、鸭等家禽，特别是鸡；病人作为传染源的机会存在，但比较小。

传播途径 主要通过接触受禽流感病毒感染的家禽或其粪便经消化道、呼吸道、皮肤损伤和眼结膜等多种途径传播，尚未发现人与人的传播。但目前研究结果表明从事家禽业或在发病前 1 周内去过家禽饲养场所(或货档)是唯一明确和最大的危险因素。

易感人群 普遍易感。

18.人间禽流感的临床表现有哪些?

潜伏期一般为 7 天以内。起病急，早期表现类似普通流感，主要为发热、流涕、鼻塞、咳嗽、咽痛、头痛、全身不适。部分病人可有恶心、腹痛、腹泻稀水样便等消化道症状。体温大多持续在 39℃以上，热程 1 ~ 7 天，一般 2 ~ 3 天。半数病人有肺部实变体征。血白细胞计数 $2.0 \sim 18.3 \times 10^9$ / L，淋巴细胞大多降低，血小板正常。骨髓穿刺示细胞增生活跃，反应性组织细胞增生伴出血性吞噬现象。

部分病人 ALT 升高。咽拭子细菌培养阴性。半数病人胸部 x 线摄像显示单侧或双侧肺炎，少数伴胸腔积液。大多数病人预后良好，少数病人病情发展迅速，出现进行性肺炎、急性呼吸窘迫综合症、肺出血、胸腔积液、全血细胞减少、肾功能衰竭、中毒性休克及 Reye 综合症等多种并发症而死亡；任何年龄均可患病，无性别差异；与重症疾病(出现需加强监护和呼吸支持等并发症者)有关的危险因素包括年龄较大、住院过迟、肺炎、白细胞降低及淋巴细胞减少等。

19.人间禽流感的诊断确认有哪些内容?

主要依据流行病学和临床表现诊断确认。曾到过疫区,或与家禽及禽流感病人有密切接触史,1周内出现流感临床表现者应警惕禽流感的可能。采用甲型流感病毒和H5亚型特异性单克隆抗体直接免疫荧光法、酶联免疫法检测呼吸道标本(鼻咽或气管吸出物)阳性者,应列为疑似病例。从呼吸道标本(咽拭子、鼻咽或气管吸出物、痰或肺组织)分离A(H5N1)或血清微量中和试验检测A(H5N1)抗体阳性或采用A(H5N1)特异性血凝素基因反转录PCR检测呼吸道标本。疫情确认:①人间禽流感病例实验室检测结果的复核工作,由中国疾病预防控制中心病毒预防控制所流感实验室(国家流感中心)承担。②人间禽流感病例须由卫生部组织的人间禽流感防治专家组进行最终确认。

(七)精神科护理基本知识

1.何谓妄想、幻觉、错觉?

(1)妄想 是一种在病理基础上产生的不能被纠正的错误的信念和判断。

(2)幻觉 是指无客观事物作用于感觉器官而出现的类感知觉。

(3)错觉 错觉是指对具体客观存在的事物的整体属性的错误感知,也就是把实际存在的事物被歪曲地感知为与实际完全不相符合

2.精神疾病的分类有哪些?

2001年开始应用的CCMD-III。该版基本按照国际疾病分类(ICD-10)的方法,将精神疾病分为10大类:

(1)器质性精神障碍(包括症状性精神障碍);

(2)精神活性物质或非成瘾物质所致精神障碍;

(3)精神分裂症和其他精神病性障碍;

(4)心境障碍(情感性精神障碍);

(5)癔症、应激相关障碍、神经症;

(6)心理因素相关生理障碍;

(7)人格障碍、习惯与冲动控制障碍、性心理障碍;

(8)精神发育迟滞与童年和少年期心理发育障碍;

(9)童年和少年期的多动障碍、品行障碍、情绪障碍;

(10)其它精神障碍和心理卫生情况。

3.对精神疾病病人的分级护理管理有哪些?

为了使病人得到针对性的护理管理,使病区内大多数病人能处在安宁、有序的治疗休养环境中,临床上按病人的病情轻重及其对自身、他人、病室安全的影响程度,进行分级护理管理,制订不同的护理措施和管理方法,称为一、二、三级护理管理。

(1)一级护理管理

①护理对象 严重自伤、自杀行为、擅自出走者;冲动、伤人、毁物行为者;兴奋躁动、行为紊乱者;木僵、拒食者;伴有严重躯体疾病者;生活不能自理者。

②护理要求 安置于重症护理室内;24小时专人监护,密切观察,以及时发现危急征兆,进行应急处理;根据病情制定与实施护理计划;对随时会发生自伤、自杀、冲动行为者,可予以约束保护,

必要时请家属陪护；日夜三班作病情记录及交班。

③管理与活动范围 实施封闭式管理为主；病人一切用物由工作人员负责管理；病人在重病室内活动为主，若外出必须由工作人员陪护。

(2)二级护理管理

①护理对象 精神症状不影响病区秩序，生活能自理者或被动自理者；伴有一般躯体疾病，生活能自理或需协助者；有情绪低落、自杀意念、出走企图，但能接受劝导者。

②护理要求 安置在一般病室内；密切观察病情及治疗后的反应，做好安全护理；视病情督促和协助生活料理；安排病人参加适宜的工娱、体育及学习活动；针对性地开展心理护理，进行健康教育；每日护理查房，每周护理记录1～2次，有情况随时记录及交班，必要时报告医生。

③管理与活动范围 实施半开放管理为主；病人的个人生活用品自行管理；病人在病区内可自由活动，在工作人员陪护下可参加各种户外活动；经医生同意，在家属陪护下，在规定时间内可返家或参加社会活动。

(3)三级护理管理

①护理对象 症状缓解，病情稳定者；康复待出院者；神经症病人。

②护理要求 安置在一般病室内；观察病情，了解病人对行将出院所面临的各种心理负担开展心理护理；结合病人情况进行疾病知识、治疗、防复发和社会适应等方面的健康教育；制订与实施综合性康复护理，帮助病人健康重建。安排病人进行体力、智力、生活料理、工作、社交能力诸多方面的功能训练，为出院走向社会作适应性准备。如担任休养员委员会工作；加强与家庭、社会的联系，有计划安排参加社交活动、体育活动等；针对性地做好出院指导；每日护理查房，每周护理记录1次，特殊情况随时记录。

③管理和活动范围 实施开放管理，提供接近正常人的生活自由度；病人的物品均可自行管理。可允许穿自己喜爱的衣服，戴手表、自备半导体收音机、携带自己喜爱的图书、乐器，也可自备零用金等；在规定时间内可独自外出散步、看电影、逛街、购物、通电话等；经办理手续后，每周可自行回家探亲访友，参加社交活动。

4.判断意识障碍的标准有哪些？

(1)定向力障碍 轻时只有周围环境定向障碍，表现为时间、地点、人物定向不准确，其中以时间定向障碍最早出现，严重时自我定向丧失，即不能准确地回答自己的姓名、年龄、职业等。

(2)感觉阈限增高 对外界事物的感知发生了不同程度的困难或紊乱，严重时甚至完全不能识辨或感知，有的病人表现为意识范围狭窄。

(3)精神活动紊乱 病人出现幻觉，思维不连贯，分析、综合、计算、理解等能力丧失，情感不稳定，行为凌乱。

(4)记忆障碍 病人在意识障碍过程中的经历，恢复后部分或完全遗忘。

5.观察精神病人的内容及方法有哪些？

观察内容

(1)一般观察 全身有无外伤；个人卫生情况，生活自理程度；接触主动或被动；对人热情、冷淡、粗暴或抗拒；睡眠、进食、排泄情况；对住院和治疗的态度。

(2)精神状态 有无意识障碍；有无幻觉、错觉及感知综合障碍；有无思维中断、不连贯、破裂性思维和强迫观念；有无妄想；有无自杀、自伤、伤人、毁物及逃跑企图，情感的稳定性和协调性如何，意志行为有无目的性；有否愚蠢、离奇、刻板、模仿动作；有无本能活动增强。

⑶躯体情况 体温、脉搏、呼吸、血压如何；一般健康情况如何；有无呼吸、消化、心血管系统等疾病。

⑷治疗副作用及其他 病人对治疗的态度如何；治疗效果及副作用怎样；有无皮疹、黄疸、锥体外系等症状；有无其他明显的不适感。

⑸心理需求状况。

观察方法

⑴直接观察 观察病人的言语、表情及行为，可正面与病人交谈，了解病人的思维内容，也可启发病人自己述说。探视时观察病人与家属接触的态度，亲热或敌视，以及与家属谈话的内容。也可有目的地给病人安排一定的活动，注意观察其反应。

⑵间接观察 通过病人的书信、日记及绘画等，了解病人的思维内容，或从工作娱乐活动中观察和了解病人注意力是否集中，能否坚持等。

6.情感性精神病的主要临床特征有哪些?

它是以显著而持久的情感高涨或低落为主要症状的一种精神病，伴有相应的认知和行为改变。其临床特征为躁狂和抑郁相互循环发作或单相发作。躁狂状态的主要症状是：情感高涨，思维奔逸，意志增强。抑郁状态的主要症状是情感低落，抑郁，思维缓慢，意志减退。

7.胰岛素休克治疗的机制及出现低血糖时的处理有哪些?

将一定量的正规胰岛素注射到人体后，血糖逐渐降低，从而引起中枢神经系统的抑制及一系列植物神经功能的改变，以治疗精神病。若血糖降得过低，将出现低血糖反应，如精神委靡、心慌不安、脉快、出汗等，应立即口服50%糖水200ml，必要时静脉注射25%～50%葡萄糖40ml，并及时报告医生。

8.电抽搐治疗的适应证及护理要点有哪些?

适应证

⑴严重的抑制状态，有强烈自伤、自杀行为者。

⑵极度兴奋躁动，冲动伤人，难以控制者。

⑶精神分裂症有明显自责自罪、拒食、护理困难，以及紧张性木僵病人。

护理要点

⑴让病人仰卧于治疗台上，于胸椎5～8节之间垫上沙袋，颈下置以小枕。

⑵将齿垫置于上下臼齿之间，并让病人咬住。

⑶左右两名工作人员，分别扶好病人肩胛、肘及膝关节，以保护好肢体。

⑷做好一切准备后便通知开始，此时护理人员应集中注意病人，抽搐开始时，应适当扶好四肢，不可用力过猛，将抽搐的节律稍加控制，防止发生骨折。

⑸抽搐后立即将病人侧卧，使唾液便于流出，并同时进行人工呼吸，以利迅速恢复。如自主呼吸未能恢复或呼吸困难者，立即给予呼吸中枢兴奋剂，必要时给氧。

治疗后的护理

⑴让病人卧床休息专人守护，防止跌伤或碰伤。躁动病人应予保护，待完全清醒后为止。

⑵注意保暖，防止受凉。

⑶观察治疗后的反应，如有头痛、呕吐、大汗、面色苍白或其他不适时，应立即通知医师处理。

⑷保持环境安静，使病人有较长时间的睡眠。

9.精神病病人的特殊护理有哪些?

主要有安全护理(自杀、外走、暴力行为)、日常生活护理、饮食护理、睡眠护理。

10.试述大剂量抗精神病药物中毒的抢救及护理。

抢救

(1)洗胃 用1:15000高锰酸钾液反复洗胃。

(2)导泻及吸附 可用硫酸钠导泻(禁用硫酸镁,因镁离子有抑制中枢神经作用),活性炭吸附,以促进药物排泄及吸附胃内未洗净的药物。

(3)输液和利尿 一般先输液,稀释吸收入血的毒素后,再使用20%甘露醇或速尿等利尿剂,加速毒素从肾脏排出。

(4)解毒和护肝 选用拮抗剂对抗药物毒性,保护肝脏的解毒功能。

(5)低血压的处理 首先选用扩血管药改善微循环。在血容量充足情况下,如血压仍不回升者可选用阿拉明、多巴胺等升压药物,禁用肾上腺素。

(6)中枢兴奋剂 可选用苯丙胺等,禁用士的宁、印防己毒素。

(7)改善脑细胞代谢 吸氧和给予大量能量合剂,促进恢复。

(8)促进毒素排泄 严重中毒者,可采用腹膜透析或血液透析治疗。

(9)防止继发感染。

(10)维持水电解质平衡。

护理

(1)按昏迷病人护理常规进行护理,备抢救用品及药物于床旁。

(2)制定护理计划,密切观察生命体征,准确记录24小时出入水量,高热时做好物理降温,末梢循环不好者,注意保温,防止受凉。

(3)做好病人晨晚间及生活护理,注意更换体位,防止褥疮及其他并发感染。

(4)注意饮食营养,不能进食者鼻饲流质饮食,及时补充水分,每日摄入量不少于3000ml。

11、改良电抽搐治疗的适应症、禁忌症及护理有哪些?

⑴适应证和禁忌症 适应症同非改良电抽搐。无明显禁忌症,仅因肌松剂可引起心血管和肺部并发症,故心脏和肺部疾患的病人慎用。

⑵治疗方法 静脉缓慢注射1%硫喷妥钠进行全身麻醉,在病人的意识状态达到治疗要求后,取下硫喷妥钠的注射器,接着注射5~10ml 5%的葡萄糖注射液,然后立即上另一注射器给病人缓慢静脉注射0.2%氯化琥珀酰胆碱以松弛肌肉,然后通电。此治疗仅额肌与面肌有细微收缩,前臂细微抽动,眼球偏向一侧等。有无发作以脑电记录为准。

⑶治疗过程的护理 治疗过程的护理与非改良电抽搐治疗的不同之处有:①治疗前禁水时间要长,一般为6~8小时。因治疗时给病人行基础麻醉,禁水时间短有可能使病人将呕吐物吸入气管而导致不良后果。②治疗前要准备好麻醉用品。③静脉穿刺要一次成功,严防因药液外漏造成局部组织坏死。④经静脉给药后,即通电治疗,立即将病人颈下垫起头后仰,疏通病人气道行活瓣气囊加压人工呼吸,同时给氧气吸入直至自主呼吸恢复。拔出静脉注射针,将病人送回休息室,专人监护。

(八)五官科护理基本知识

1.外耳道异物与外耳道疖的处理有哪些?

外耳道异物的处理

(1)活动性异物 如昆虫等,应设法停止其活动,可用酒精、油类滴入外耳道,再用器械取出。

(2)植物性异物 未膨胀者可用器械取出,最好用耵聍钩、异物夹或耳匙,切不可用钳类夹取,以防异物被推入深处。已膨胀发生嵌顿者可用95%的酒精滴耳,使其脱水,再行取出。

(3)坚硬异物 深入外耳道,压迫鼓膜或嵌顿不能取出时,则应手术取异物。

外耳道疖的处理　外耳道疖系外耳道软骨部的毛囊或皮脂腺的局限性化脓性感染,肿胀时可用碘酒,每2~3小时涂1次。亦可用鱼石脂甘油滴耳,每日3次。疖肿成熟则切开引流。必要时选用抗生素或磺胺药物控制感染。

2.何谓耳源性并发症?耳源性并发症的护理措施有哪些?

急性和慢性化脓性中耳炎、乳突炎向周围扩散引起的各种并发症,统称为耳源性并发症。

根据其发病的位置,一般分为颅内、颅外并发症两大类,其中颅内并发症最严重也最危险。如处理不当,常可危及生命。

护理措施

(1)严密观察病人的神志、意识、瞳孔、体温、呼吸、脉搏和血压等生命体征的变化。注意有无面瘫、偏瘫、头痛、恶心呕吐、眼球震颤及瞳孔散大的发生。一旦发生病情变化,立即通知医师。

(2)密切观察病人精神状况,如出现表情淡漠、嗜睡、食欲不振、全身不适、神志不清等症状应绝对卧床休息,积极治疗。

(3)注意头痛的部位及性质。

(4)注意耳内流脓量的变化,若突然减少或停止应报告医师。

(5)注意有无大、小便失禁情况。

(6)需施行中耳乳突探查术时,按术前常规准备,并使病人或家属了解术前准备的目的和手术的意义,减轻思想顾虑,配合治疗和护理。疑有耳源性脑脓肿的病人,需将头发剃净,以备紧急钻颅术。

(7)疑有耳源性并发症时,忌用镇静剂、镇痛剂,禁用阿托品类药物,以免掩盖症状,延误诊断。

(8)遵医嘱给予足量、及时的抗生素全身治疗。

(9)静脉输液量需适当控制,使病人处于轻微失水状态。必须保证输液畅通,以备急救。

(10)便秘病人应给予缓泻剂。避免用力排便,二便失禁者应保持病床干燥,及时更换床单,防止发生褥疮。

(11)给予清淡、易消化、高热量 、高蛋白和富含维生素的流质或半流质饮食。

(12)昏迷的病人,按昏迷常规护理。

3.试述滴眼药水的注意事项。

(1)滴药前应洗净双手,防止交叉感染。

(2)严格执行查对制度,防止散瞳、缩瞳及腐蚀性药物的错滴。

(3)操作轻柔,对外伤、手术后和角膜溃疡的病人尤应注意。

(4)如同时需滴数种药物时,每次需间隔2~3分钟,应先滴眼药水,后涂眼膏;先滴刺激性弱的药物，后滴刺激性强的药物。

(5)眼内滴用毒性强的药物(如毒扁豆碱等)时，应用棉球压迫泪囊部 2～3 分钟，防止药液经泪道流入泪囊，经鼻腔粘膜吸收后引起中毒反应。

(6)易沉淀的混悬液，滴药前要充分摇匀。

(7)正常结膜囊容量为 0.02ml，滴眼药每次 1 滴即可。

4.气管切开的最佳部位?手术适应证及术后并发症有哪些?如何做好气管切开的护理?

最佳部位 为第 2～4 气管环处。

适应证 喉阻塞、下呼吸道分泌物或异物阻塞、某些手术的前置手术。

并发症 皮下气肿、纵隔气肿、气胸、出血、拔管困难。

护理措施

(1)病人体位 取平卧或半卧位，去枕使颈部舒展以利呼吸和吸痰。督促并协助病人经常变换体位，尽可能早日下床活动，以防发生肺部并发症。

(2)病室管理 室内温度 20～22℃，相对湿度 80%～90%，有条件者置单人病室。病室每日用紫外线消毒，物品皆用消毒液擦拭，对探视人员予以限制。

(3)管道护理 ①床边备吸引器、氧气和气管切开护理盘。②气管套管固定牢靠，防脱落。经常调节外套管系带，其松紧以容留一指为宜。③用无菌湿纱布遮盖套管口，定时向套管内滴入抗生素，每日做雾化吸入。④严格执行无菌操作，及时清除套管内的分泌物并每 4～6 小时清洗消毒内套管 1 次，保持内套管通畅。

(4)伤口护理 气管切开处敷料每日更换，保持伤口敷料清洁干燥。

(5)心理护理 术后病人暂时失去发声能力，应体谅病人心情，护理要周到，解释要耐心。病人可书面表示或用手指自行堵住套管口进行短时间简单交流。

(6)拔管护理 呼吸困难已解除可予拔管，但必须先行试堵管，观察 48h 小时后呼吸正常方可拔管。

5. 何谓近视眼？近视眼分几种？

近视眼是眼在调节松弛状态下，平行光线经眼的屈光系统屈折后焦点落在视网膜之前，在视网膜上形成一个弥散环，所以看远处目标模糊不清。近视眼分为轻、中 、重三种，轻度近视指 –3.00D 以下；中度近视指 –3.00–6.00D；高度近视指 –6.00D 以上。

6.试述正常眼压及测量方法。

正常眼压为 1.3～2.8kPa。测量眼压的方法有指触法和眼压计测量法两种。

7.急性虹膜睫状体炎、急性结膜炎、急性闭角性青光眼的临床特点各有哪些?

(1)急性虹膜睫状体炎 ①视力减退。②角膜后有沉着物。③瞳孔变形。④无分泌物。⑤睫状体充血。

(2)急性结膜炎 ①视力不减退。②角膜无损害。③瞳孔无变化。 ④分泌物增多，呈粘液性、脓性。⑤睑结膜、穹隆结膜充血。

(3)急性闭角性青光眼 ①视力急剧减退。②角膜水肿，呈雾状混浊。③ 瞳孔椭圆形散大。④无分泌物。⑤睫状体充血。

8.什么是白内障?简述老年皮质性白内障的分期及最佳手术期。

透明的晶状体由于某种原因变混浊者称为白内障。

老年性白内障分为初发期、未成熟期、成熟期、过成熟期；成熟期为最佳手术期。

9.何谓沙眼，怎样防治?

沙眼是沙眼衣原体感染引起的慢性传染性结膜角膜炎。表现为结膜、角膜上皮和皮下组织的慢性增殖性炎症。

沙眼的防治

(1)大力开展卫生宣传教育,把沙眼的危害性及防治方法向群众广泛宣传。

(2)搞好个人及集体卫生,控制沙眼传播途径的各个环节,提倡一人一巾,沙眼病人的洗脸用具与健康人分开使用。

(3)局部滴药必须持久,用15%磺胺醋酰钠、0.25%氯霉素、0.5%四环素和0.1 %利福平药水或药膏。

(4)对滤泡及乳头较重的病人可采用滤泡压榨术或乳头摩擦法。

10.何谓牙本质过敏?

牙本质暴露区受到机械、温度或甜酸食物刺激后,引起牙齿敏感症状。主要表现为激惹性痛,刺激除去后症状立即消失。不痛时,用探针在牙面可找到过敏点。

11.为什么强调龋齿的早期治疗?

早期病变仅累及牙釉质,龋洞表浅,如及时去净龋洞内坏死组织进行充填治疗,方法简单,效果好,病人痛苦少。

12.急性扁桃体炎的并发症有哪些?

扁桃体周围脓肿为急性扁桃体炎的主要并发症,其次可引起咽旁脓肿、颈淋巴结炎、急性喉炎、支气管炎及急性中耳炎等。全身并发症有风湿热、脓毒血症、心内膜炎、心肌炎、关节炎、肾炎等。

13.喉头梗阻常由哪些原因引起?

(1)急性喉炎。

(2)喉气管异物。

(3)喉外伤。

(4)喉部肿瘤。

(5)其他:如过敏性疾病、破伤风等。

(九)急重症护理基本知识

1.临时心脏起搏的适应证和禁忌证有哪些?

(1)适应证 在急性心肌梗死、心脏外科手术和电复律后以及心导管手术时,若病人可能发生高度房室传导阻滞、严重窦房结功能障碍和窦性静止者;在急性心肌梗死、高血钾、药物诱发心动过缓或药物中毒(如洋地黄)时,如果短暂心动过缓可使病人产生症状,引起血流动力学或电生理恶化者,应放置临时起搏器。

(2)禁忌证 病人有静脉炎、静脉栓塞、右室穿孔或有行心内膜起搏的手术禁忌证时,应避免临时性经静脉心内膜起搏,但仍可采用经胸壁心脏起搏。

2. 突然发生猝死应急预案及程序有哪些?

应急预案

(1)值班人员应严格遵守医院及科室各项规章制度,坚守岗位,定时巡视病人,尤其对新病人、重病人应按要求巡视,及早发现病情变化,尽快采取抢救措施。

(2)急救物品做到“四固定”,班班清点,同时检查急救物品性能,完好率达到100%,急用时可随时投入使用。

(3)医护人员应熟练掌握心肺复苏流程,常用急救仪器性能、使用方法及注意事项。仪器及时充电,防止电池耗竭。

(4)发现病人在走廊、厕所、病房发生猝死,立即就地抢救,行胸外心脏按压、人工呼吸等急救措施,同时请旁边的病人或家属帮助呼叫其他医务人员。

(5)其他医务人员到达后,按心肺复苏抢救流程迅速采取心肺复苏,及时将病人搬至病床上,搬运过程中不可间断抢救。

(6)在抢救中,应注意心、肺、脑复苏,开放静脉通路,必要时开放两条静脉通路。合理安排呼吸机、除颤仪、急救车等各种仪器的摆放位置,腾出空间,利于抢救。

(7)参加抢救的各位人员应注意互相密切配合,有条不紊,严格查对,及时做好各项记录,并认真做好与家属的沟通、安慰等心理护理工作。

(8)按《医疗事故处理条例》规定,在抢救结束后6小时内,据实、准确地记录抢救过程。

(9)抢救无效死亡,协助家属将尸体运走,向医务处或总值班汇报抢救过程结果;在抢救过程中,要注意对同室病人进行安慰。

程序 防范措施到位,猝死后立即抢救,通知医生,继续抢救,告知家属,记录抢救过程。

3.重症一氧化碳中毒的急救处理要点有哪些?

(1)脱离中毒现场 立即将病人移至空气新鲜、通风良好的地方,松开衣服,注意保暖。

(2)纠正缺氧 轻度或中度中毒者用面罩或鼻导管给氧,重度者进行高压氧治疗。高压氧治疗应在早期,最好在4小时内进行。高压氧治疗可使血中HbCO很快消失,形成HbO_2,增加血液中溶解氧,使血红蛋白恢复正常携氧功能。

(3)改善脑组织代谢 早期给ATP、辅酶A、细胞色素C加入液体中静脉滴注。

4.简述院外急救的原则。

院外急救的原则 ①先复苏后固定;②先止血后包扎;③先重伤后轻伤;④先救治后运送;⑤急救与呼救并重;⑥搬运与医护的一致性。

5.心肺脑复苏分为哪几期?

心肺脑复苏分为以下三期:

(1)基础生命支持 包括心跳、呼吸停止的判断,畅通呼吸道,人工呼吸,建立有效循环和转运等。

(2)进一步生命支持 在BLS的基础上应用辅助设备及特殊技术,包括建立静脉输液通道、药物治疗、电除颤、气管插管、机械呼吸等一系列维持和监测心肺功能的措施。

(3)延续生命支持 包括脑复苏,监测心、肺、肝、肾、凝血及消化器官的功能,一旦发现异常,立即采取有针对性的治疗。

6.多发伤现场救护时活动性出血的处理有哪些?

多发伤现场救护时活动性出血的处理:控制明显的外出血是减少现场死亡最重要的措施。

(1)最有效的紧急止血法是加压于出血处,压住出血伤口或肢体近端的主要血管,然后在伤口处用敷料加压包扎,并将伤部抬高,以控制出血。

(2)慎用止血带,但对出血不止的四肢大血管破裂,则可用橡皮止血带或充气止血带,须衬以布料。

(3)记录上带时间,每1~2小时松解1次,每次5~10分钟。解开止血带时不可突然松开,同时应压住出血伤口以防大出血造成休克。

7.多发外伤病人转运途中的护理有哪些?

(1)运送条件要求 力求快速,尽量缩短途中时间,做好途中救护的抢救器材、药品、物品准备,保证途中抢救工作不中断。

(2)伤员体位 伤员在转送途中的体位,应根据不同的伤情选择,一般创伤伤员取仰卧位;颅脑伤、额面部伤应侧卧位或头偏向一侧,以防舌后坠或分泌物阻塞呼吸道;胸部伤取半卧位或伤侧向下的低斜坡卧位,减轻呼吸困难;腹部伤取仰卧位,膝下垫高使腹壁松弛;休克病人取仰卧中凹位。

(3)搬运方法 疑有脊椎损伤的伤员,应3~4人一起搬动,保持头部、躯干成直线位置,以防造成继发性脊髓损伤,尤其是颈椎伤可造成突然死亡。

(4)转送过程中应注意 担架运送时,伤员头部在后,下肢在前,以便观察伤员面色、表情、呼吸等病情变化;飞机转运时,体位应横放,以防飞机起落时头部缺血;车速不宜太快应减少颠簸。

(5)观察病情 注意伤员的神志、瞳孔光反射、生命体征的变化,面色、肢端循环、血压、脉搏,如发出变化应及时处理。并保持输液通畅,留置尿管观察尿量,评估休克状况。

8.简述重症中暑的急救原则。

重症中暑的急救原则 争分夺秒、迅速降温、纠正水电解质和酸碱平衡紊乱,积极防治循环衰竭、休克和并发症。

9. 创伤病人现场急救处理有哪些?

现场急救的首要目的是争分夺秒地抢救生命。若发生心跳和呼吸骤停,应立即复苏,抢救生命。必须优先抢救窒息、大出血、开放性气胸、休克、腹腔内脏脱出等特别危急的伤员。紧急救护时应做到:

(1)保持呼吸道通畅和换气 应立即清理口腔、使用通气道、加压面罩等。

(2)控制外出血 用压迫法、肢体加压包扎、止血带或器械迅速控制伤口大出血。

(3)迅速补充血容量 立即开放静脉通路,输入平衡液或血浆代用品。

(4)包扎、封闭体腔伤口 颅脑、胸部、腹部伤应用无菌敷料或干净布料包扎,填塞封闭开放的胸壁伤口,用敷料或器具保护由腹腔脱出的内脏。

(5)有效固定骨折、脱位 应用夹板或代用品,亦可用躯体或健肢以中立位固定伤肢。注意远端血运。已污染的开放性骨折,可予受伤位包扎固定。

(6)严格监护生命体征 呼吸、血压、脉搏等指标的监测至少每5~15分钟1次。紧急处理后,应迅速做出伤情初步评估,尤其是内出血、颅脑损伤、脊柱骨折等,不可遗忘对背部、骨盆部的检查。若有肢体麻痹或瘫痪,应注意对颈椎的保护。

10.有机磷农药中毒的紧急处理措施有哪些?

(1)清除毒物 ①立即将病人撤离有毒环境,脱去污染衣服;污染的皮肤用肥皂水或1%~5%的碳酸氢钠溶液彻底清洗后用清水冲洗;眼部污染时可立即用2%碳酸氢钠溶液或生理盐水冲洗。②口服中毒者及早洗胃,可用温开水、生理盐水、2%的碳酸氢钠(敌百虫中毒忌用),直到洗出的液体无气味并与清洗液的颜色相同时为止,然后注入30%的硫酸镁600ml(昏迷病人禁用),以清除肠内尚未吸收的毒物。

(2)使用特效解毒药 ①阿托品:为抗乙酰胆碱药,能解除平滑肌痉挛,抑制腺体分泌,保持呼吸道通畅,消除和减轻毒蕈碱样症状和中枢神经系统症状,用量应根据病情轻重而不同。阿托品的应用以早期、足量和维持足够的时间为原则。②胆碱酯酶复活剂:常用氮磷定和解磷定,对解除烟碱样症状疗效显著。

(3)预防并发症 急性有机磷农药中毒,病情危急,常因肺水肿、脑水肿、呼吸衰竭三大并发症而死亡。因此,在抢救中应密切观察病情变化,及时对症处理,如有呼吸困难、发绀的病人给予上氧;对意识障碍者取平卧位,头偏向一侧,防止误吸引起吸入性肺炎;有感染者给予抗生素治疗。

11.安眠药中毒的抢救措施有哪些?

(1)纠正致死性的症状 急性巴比妥中毒的重要并发症和致死原因是呼吸和循环衰竭,重点在于维持有效的气体交换及血容量,快速建立静脉通道,碱化尿液,维持尿量250ml/小时,吸氧,纠正低氧血症和酸中毒。

(2)防止中毒药物吸收 ①洗胃:用1:15000高锰酸钾溶液或清水洗胃,用量大者超过6小时仍需洗胃。②活性炭及泻剂应用:首次用活性炭50~100g用2倍水制成混悬液口服或胃管内注入,同时给予盐类泻剂,防止便秘,常用碳酸钠250ug/kg。③加速药物的排泄:利尿、腹膜透析、血液透析。

(3)对症治疗 密切观察病情变化,注意保暖,有休克时按休克处理。

12.溺水的抢救措施有哪些?

(1)现场急救 ①保持呼吸道通畅,迅速清除呼吸道内的污泥、杂草、呕吐物及义齿,将舌拉出口外,以免堵塞呼吸道。②呼吸心跳停止者,立即进行心肺复苏的抢救。③溺水病人有呼吸心跳时,应迅速将病人俯卧,其腹部置于抢救者屈膝大腿上,使病人头部下垂,抢救者按压其背部,使口咽、气管及胃部水迅速倒流排出。也可抱住溺水者双腿,使其腹部置于术者肩上,术者快步走动,注意勿因溺水过久而耽误其他抢救措施。

(2)急诊救治 ①吸氧,有条件者给予高压氧治疗。②建立静脉通道,纠正水电解质紊乱,淡水淹溺者,可静脉输入3%氯化钠溶液,纠正血液稀释;海水淹溺者静脉滴注5%葡萄糖液,以纠正血液浓缩。③预防脑水肿可用脱水剂,如甘露醇、高渗葡萄糖等,高热时头部放置冰袋,降低头部温度,以减少脑灌注,降低脑细胞代谢。④应用抗生素,预防吸入性肺炎。

13.电击伤病人的抢救措施有哪些?

(1)尽快切断电源,或用绝缘物推开病人。

(2)呼吸停止者,立即行口对口人工呼吸,或用呼吸机供氧。

(3)心跳停搏者,立即在心前区叩击数次,随即行胸外心脏按压术,持续到出现自主呼吸,心脏复跳。

(4)胸外心脏按压无效者,应立即准备开胸包、起搏器,协助医师进行开胸复苏抢救。

(5)建立静脉通道,维持水电解质平衡。

(6)对局部创面进行清创包扎,伤口有出血者给予止血。

(7)应用抗生素,预防感染。

(8)常规注射TAT。

14.帮助危重病人翻身时的注意事项有哪些?

(1)翻身前应评估病人的病情是否允许翻身。

(2)一人协助翻身时不可拖拉,以免擦破皮肤。

(3)两名以上人员协助翻身时动作要协调。

(4)翻身间隔时间,视病情和局部皮肤受压情况而定。

(5)翻身时,若病人身上带有很多根管道,应妥善安置好各种管道,防止因牵拉导致移位和脱出;翻身后及时检查各管道有无扭曲,受压。

(6)为手术病人翻身时,应先检查伤口敷料是否脱落或有无分泌物,必要时先更换敷料再翻身;

颅脑手术后，头部翻动过剧可引起脑组织移位，压迫脑干而致突然死亡，翻身时应有人扶头部，防止颈部扭曲引起颅内压增高，只能卧于健侧或平卧；颈椎和颅骨牵引的病人翻身时不可放松牵引；脊柱手术后，翻身时注意轴线翻身，防止脊柱屈曲或扭转；石膏固定或伤口较大的病人翻身后应注意将伤口放于适当位置，防止受压。

(7)翻身后应注意保持病人的肢体处于功能位。侧卧位时须用软枕垫好背部和膝下。

(8)翻身后应严密观察病人的生命体征。如生命体征变化较大，必要时应恢复原先的体位。

(十)康复护理基本知识

1.WHO 给康复下的定义是什么？

定义是：康复是指综合协调地应用各种措施，最大限度地恢复和发展病伤残者的身体、心理 社会 、职业 、娱乐、教育和周围环境相适应方面的潜能。

2.康复护理治疗技术中的物理疗法有哪些？

物理疗法是利用力、电 、声 、光、 磁、热和某些自然因子预防和治疗疾病的方法。主要有：运动疗法、电疗法 、超声波疗法、光疗法 、磁疗法、生物反馈疗法、传导热疗法 、水疗法、低温冷疗法。

3.康复护理专业技术有哪些？

康复护理以“自我护理”方法为主，“替代护理”为辅。一般护理往往是采用“替代护理”的方法来照料病人，即病人在被动的状态下，接受护理人员喂饭、洗漱、更衣等生活护理。康复护理则侧重于“自我护理”，通过耐心的引导、鼓励、帮助和训练，使他们部分或全部自己照顾自己，以利回归社会，适应新生活。要把功能训练贯穿于康复护理的始终。其方法是通过对残余机能的了解，结合护理工作进行康复功能训练，以促进机能的恢复。

康复护理专业技术有 ①体位及体位转移技术：如不同体位的处理，轮椅移动，床上移动等；②早期预防并发症的护理技术：如翻身，呼吸功能训练，排尿及排便能力训练，关节活动能力的训练，以及预防肌萎缩、褥疮、呼吸道和泌尿道感染等；③“自我护理”训练技术：如帮助和训练病人独立完成日常生活活动动作；假肢、矫形器、辅助具的使用指导及训练技术；掌握康复的其他有关技术，如运动疗法 、作业疗法 、心理疗法、语言矫治等。

4.现代康复医学的特征。

现代康复医学具有以下特征：以躯体残疾者(如骨关节肌肉和神经系统的疾病和损伤的截瘫、偏瘫、各种关节功能障碍等)以及伴有功能障碍而影响正常生活、工作的慢性病人和老年病人为主要的康复对象；按照“功能训练、全面康复、重返社会”三项原则指导康复工作；康复医学涉及多个学科，需要多个学科的配合来实现全面康复的目标，采用由多专业、多学科组成的康复治疗协作组的工作方式对病人进行康复； 采用各种技术与方法包括所有能消除或减轻病人身心功能障碍的措施；大量使用功能方面的评定、训练、补偿、增强等技术和心理学、社会心学等方面的技术与方法。强调了康复医学的综合性、全面性和社会性。

5.中国传统康复疗法有哪些？

传统康复疗法多采用药物、针灸、推拿、气功、太极拳、情志调摄等传统的医疗手段及社会、教育、职业的综合性措施，针对先天或后天因素所致的正气虚衰、形神功能障碍或身体形态异常进行治疗或训练，以保存或改善障碍的形神功能，并使之获得最大限度的恢复。传统康复的含义也包括职业及社会活动能力的恢复。

6.康复的适应范围有哪些？

(1)残疾古 称“养疾”包括形残与神残两个方面。形残：指疾病或损伤引起的解剖形态异常和功能障碍，多见于神经系统、运动系统及五官疾病；神残：指社会、心理智能障碍等因素所导致的精神情志疾病和弱智。

(2)慢性病症 如神经、肌肉、关节疾病及心脑血管病等。

(3)老年病症。

(4)恶性肿瘤引起的疼痛、放化疗后引起的胃肠道反应、免疫抑制、骨髓造血抑制等。

7.中药外治康复法有哪些？

中药外治康复法是在辨证基础上，根据病情选用具有某种康复治疗效果的中草药，经过炮制、加工后通过外用途径对病人全身或局部病位、腧穴实施敷、洗、熏、熨、贴等治疗的方法，适用于残疾、老年病和痛症等慢性痼疾。

(1)药物敷贴法 根据中医辨证而选用不同药方，经研末，用醋或酒或葱、姜汁调糊或做成饼，贴在体表的特定部位。用于内脏诸症及肩背腰膝痛症。

(2)汤洗疗法 指将中草药煎汤，乘热淋洗全身或局部的方法，包括浸渍法、洗浴法、淋浴法。

(3)薰蒸疗法 指将药物煎汤利用热蒸汽薰蒸患处或利用热烟薰所产生的温热药气达到治疗康复目的的方法，包括烟薰法、蒸汽法。

8.慢速牵引适应证和禁忌证有哪些？

适应证 腰椎间盘突出症，腰椎退行性变引起的腰腿痛，急性腰扭伤，腰椎小关节疾患；颈椎病变的颈型、神经根型颈椎病，颈椎后关节紊乱症、颈椎失稳症、颈椎间盘突出症等。

禁忌证 慢速牵引由于牵引重量小，作用缓慢，其不良反应比快速牵引少，但由于牵引时间长，胸腹部压迫重，呼吸运动受到明显的限制，所以对老年人特别是有心肺疾病的病人应特别谨慎；强调的是应诊断明确，除外脊柱肿瘤、结核等病变，对椎管狭窄、骨质疏松严重者应慎重。严格掌握适应证，是取得疗效、保证安全、防止发生意外的关键。

9.肩周炎的康复教育有哪些？

肩周炎的康复教育主要为功能锻炼 (1)上肢前伸上举，病人面向墙上的“肋木”，患手抓住“肋木”从低向高逐渐上举。(2)外展上举，患肢外侧对“肋木”，手抓住“肋木”由下向上。(3)外旋，肘关节屈曲 90° ，上臂贴于胸壁，前臂外展，使肩外旋。(4)内收，肘关节屈曲，前臂经胸前触摸对侧的肩关节。(5)后伸，前臂内旋，绕过背部，患侧手尽力触摸对侧肩胛下角。也可双手反握体操棒，放在腰部，通过屈曲肘关节沿背部向上拉。(6)环臂站立位，面对肩关节环绕轮，手握把柄，作摇轮动作。无训练轮时，健侧手扶椅背，腰部前屈，患上肢自然下垂，手握 2 ~ 5kg 重物，上肢摇动划圈。

10.如何对小儿脑性瘫痪的日常生活能力和语音的训练？

(1) 日常生活能力训练 ①穿着训练：穿衣时，患儿坐于椅上，右手抓住衣领，纽扣面对自己，先将左手交叉穿进衣袖里，右手抓衣领将衣服转向身后并拉向右侧，右手往后伸进另一衣袖里，然后整理衣服，扣好纽扣。若患儿有健患侧时，则穿衣先穿患侧，脱衣先脱健侧。 ② 进食训练：首先应让患儿保持良好的姿势，控制患儿的下颌帮助进食。 ③ 梳洗训练：首先让患儿知道身体各部位的名称、位置及方位；熟悉常用的梳洗用具并知道如何使用；再训练患儿上肢的运动和控制能力，尤其是手的精细动作和控制能力。④ 如厕训练：一般先训练小便，再训练大便；先训练使用痰盂，后训练坐厕；再训练脱穿裤、清洁等技巧。

(2) 语言功能训练 ①语言理解能力训练：可先按照治疗者所说的话做出相应的反应，通过反复的交谈，使患儿理解发音的意义。②语音训练：一般利用各种感官刺激如视觉刺激、听觉刺激和感觉刺激等来帮助患儿纠正发音。③发音矫正训练：可用下颌控制法来协调唇、口、舌等动作。④语句练习：即练习说词、句子等。⑤交谈式练习：先用简短的句子，再逐渐增加句中的词语和延长句子。

11.日常生活活动能力的训练有哪些？

指导和训练病人进行床上活动、就餐、洗漱、更衣、整容、入浴、排泄、移动、使用家庭用具，以训练病人的日常生活自理能力。

12.日常生活活动能力 Barthel 指数的评定方法有哪些？

该评定简单，可信度高，灵敏度也高，是目前临床应用最广、研究最多的一种日常生活活动能力的评定方法，它不仅可以用来评定治疗前后的功能状况，而且也可以预测治疗效果、住院时间及预后。评定包括大便控制、小便控制、修饰、用厕、进食、转移、步行、穿衣、上楼梯、洗澡十项内容。根据是否需要帮助及其帮助程度分为 0、5、10、15 分四个等级，总分为 100 分，得分越高，独立性越强，依赖性越小。若达到 100 分，这并不意味着病人能独立生活，他可能不能烹饪、料理家务和与他人接触，但他不需要照顾，日常生活可以自理。评分结果：<20 分：生活完全需要依赖；20 ~ 40 分：生活需要很大帮助；40 ~ 60 分：生活需要帮助；>60 分：生活基本自理见表 5-3

表 5-3 Barthel 氏 ADL 指数

项 目	分 类 和 评 分
1.大便	0= 失禁或昏迷 5= 偶尔控制(每周＜1 次) 10= 能控制
2.小便	0= 失禁或昏迷或需由他人导尿 5= 偶尔控制(每 24h＜1 次，每周＞1 次) 10= 能控制
3.修饰	0= 需帮助 5= 独立洗脸、梳头、刷牙、剃须
4.用厕	0= 依赖别人 5= 需部分帮助 10= 自理
5.吃饭	0= 依赖 5= 需部分帮助(切面包、抹黄油、夹菜、盛饭) 10= 全部自理
6.转移(床椅转换)	0= 完全依赖他人，不能坐 5= 需大量帮助(2 人)，能坐 10= 需少量帮助(1 人)或指导 15= 自理
7.活动(步行)	0= 不能动 5= 在轮椅上独立行动 10= 需 1 人帮助步行(体力和语言指导) 15= 独自步行(可用辅助器)
8.穿衣	0= 依赖 5= 需一半帮助 10= 自理(系开纽扣，关、开拉锁和穿鞋)
9.上楼梯(用手杖也算独立)	0= 不能 10= 自理
10.洗澡	0= 依赖 5= 自理

13.昏迷和无意识的康复护理有哪些?

(1)触觉刺激 多用相反刺激,如冷/热,粗糙/光滑,硬/软,深压觉/轻触觉,在身体不同部位给予刺激,鼓励其辨别和适当反应。

(2)听觉刺激 用熟悉的声音如说话、音乐或动物的叫声刺激病人。

(3)视觉刺激 用熟悉的物体,如照片和在视野范围内的身体各个部分,或通过不断变幻的彩光刺激视网膜,大脑皮层,2次/d,1h/次。

(4)味觉和嗅觉刺激 可用香料,光亮油,食物等刺激嗅觉;用苦的,甜的,咸的和酸的食物刺激味觉前,必须保证病人吞咽和呕吐反射的存在。

(5)生活护理刺激 如给病人梳头、洗脸、使用护肤霜、用毛巾擦汗等。提供各种感觉和运动觉的传入。

(6)直流电刺激 将电极分别置于脊柱上、下位行脊柱通电疗法;或置于额、枕下行额枕通电疗法。

(7) 电兴奋刺激 常用间断感应电和直流电刺激有关穴位、神经兴奋点或头皮上的脑功能定位区。可分别在双太阳、双翳风、双听宫、百会-印堂、人中-哑门、双风池-双神门、双眶上神经体表,以及头皮上的运动、感觉区、听区、视区和语言区等部位进行感应电刺激5~10秒,然后再用直流电刺激双内关穴,间断通电3次,每次1秒。

(十一)营养、饮食护理基本知识

1.饮食调护的基本原则有哪些?

(1)饮食有节,按时定量 饮食要有节制,不可过饥过饱,过饥可使气血来源不足,过饱则易伤脾胃之气。进食要有规律,应养成良好的饮食习惯,三餐应定时、定量,遵循"早吃好,午吃饱,晚吃少"的原则,切忌暴饮暴食,以免伤及脾胃。

(2)调和四气,谨和五味 饮食应多样化,合理搭配,不可偏食。《素问·藏气法时论》中说:"五谷为养,五果为助,五畜为益,五菜为充,气味合而服之,以补精益气"。这就是说人体的营养应来源于粮、肉、菜、果等各类食品,所需的营养成分应多样化。只有做到饮食的多样化及合理搭配,才能摄取到人体必须的各种营养,维持气血阴阳的平衡。若对饮食有所偏嗜或偏废,易使体内营养比例失调,从而影响健康,发生疾病。

(3)食宜清淡,吃忌厚味 荤素搭配是饮食的重要原则,也是长寿健康的秘诀之一。饮食应以谷物、蔬菜、瓜果等素食为主,辅以适当的肉、蛋、鱼类,不可过食油腻厚味。由于各种性味的食物过食之后都会引起体内阴阳平衡的失调,所以,应注意饮食性味不要过重,尤其应避免过度嗜咸和嗜甜。

(4)卫生清洁,习惯良好 饮食不洁可导致胃肠疾病或加重原有病情。食物要新鲜、干净,禁食腐烂、变质、污染的食物及病死的家禽和牲畜;食物应软硬恰当,冷热适宜;进食时宜细嚼慢咽,不可进食过快或没有嚼烂就下咽;不要一边进食一边干其他事情;食后不可即卧,应做散步等轻微活动,以帮助脾胃的运化;晚上临睡前不要进食。

(5)辨证施食,相因相宜 饮食调护应注意病人的体质、年龄、证候的不同和季节、气候、地域的差异,把人与自然有机地结合起来进行全面分析,做到因证施食、因时施食、因地施食和因人施食。

2.何谓中医食疗?

中医食疗是以中医理论为指导,临床经验为基础,通过烹制食物,并以膳食方式为主来防治疾病和养生保健的一种方法,又称食物疗法、饮食疗法、食养疗法等。

3.患病时的饮食禁忌有哪些?

(1)从食物性味看 温燥类食物牛、羊、狗等兽肉和姜、枣、栗、桂等,凡热证、燥症、阴虚阳亢、湿热、痰热时均忌。生冷类瓜果、冷饮、冷食、生菜,凡虚症、寒证、阳虚、脾胃功能差时均忌。油腻类肥肉、油炸食品,凡热证、食滞、湿热、黄疸时均忌。荤腥类禽兽肉、水产、海味,凡肥胖、食滞、痰湿、疮疡时均忌。发物类鸡头、猪头、海鲜鱼类、椒、姜、葱、蒜、烟、酒,凡热证、湿毒、疮疡、皮疹时均忌。调味类葱、蒜、辛、辣、椒、姜、韭、醋、糖、盐,凡热证、燥症忌辛辣,新疾外邪炽盛忌调味,消渴忌糖,水肿忌盐。烟茶酒类,咳喘忌烟,热证、肝阳上亢、心火旺忌烟酒,脾胃虚弱忌茶酒,不眠、便秘、进补时忌茶。

(2)从辨证分型看 寒凉证忌寒凉、宜温热,如进生姜、大枣、红糖、胡椒之类。热证忌温热,宜寒凉,如进面条、粳米粥、新鲜蔬菜、水果、乳类制品、瓜果鲜汁、清凉饮料。阳虚忌寒,宜温补,可进羊肉、狗肉、兔肉、雀肉、鹿茸、猪牛脊髓等。阴血虚忌温燥,宜滋补,可进白鸭、乌骨鸡、甲鱼、乌龟、冰糖清烧银耳、梨浆粥等,不吃辛辣刺激品。实证较为复杂,不可一概而论。

4.不同病证的饮食宜忌各有哪些?

(1)热证 宜清热、生津、养阴,食寒凉性和平性食物,忌辛辣、温热之品。

(2)寒证 宜温里、散寒、助阳,宜食温热性食物,忌寒凉、生冷之品。

(3)虚证 宜补虚益损,食补益类食物。阳虚者宜温补忌用寒凉;阴虚者宜清补,忌用温热;气血虚者可随病证的不同辨证施食。然虚证病人多脾胃虚弱,进补时不宜食用滋腻、硬固之品,食物以清淡而富于营养为宜。

(4)实证 饮食宜疏利、消导。应根据病情之表里寒热和轻重缓急辨证施食,采取急则治标、缓则治本和标本兼治的总体原则进行饮食调护,一般不宜施补。

(5)外感病证 宜饮食清淡,可食葱、姜等辛温发散之品,忌油腻厚味。

(6)其他 各类血证、阴虚阳亢证、目疾、皮肤病、痔瘘、疮疖、痈疽等病证忌辛热类食物,如葱、蒜、生姜、胡椒、花椒、辣椒、白酒等;肝阳肝风病人忌吃鹅、公鸡、鲤鱼、猪头等;患有疔、疮、痈疡及各种皮肤病及可能复发的痼疾者,忌食发散类、海腥类食物,如带鱼、黄鱼、虾、蟹、蚌、淡菜、紫菜、母猪肉、猪头,及一切病死兽肉等,以免诱发旧病,加重新病。某些药物有特别的饮食禁忌要求,如萝卜可降低滋补药补性,故服人参等滋补药时忌食,服荆芥时忌吃鱼蟹等。

5.什么是医院基本膳食?其饮食原则及适用对象有哪些?

医院基本膳食分为普通饭、软饭 、半流质、流质四种。

(1)普通饭 (又称普食)

饮食原则 ①与健康人膳食基本相同, 少食油煎炸及难于消化的食物以及刺激强烈的辛辣食品。②保证各种营养素供给充足,比例均衡。③注意饮食美观可口。④每日总热量为2500~3000千卡。⑤每日三餐。适用对象 ①消化机能正常者。②无发热症状者。③疾病恢复期,没有严重消化道症状。④没有咀嚼不便。

(2)软饭

饮食原则 ①食物含渣滓少,便于咀嚼,易于消化。②饭菜烹调要切碎煮软,不用油炸、油煎等做法。③食物品种要多样化,营养素供给要充分,比例均衡。适用对象 ①疾病恢复期,但消化能力仍差,或伴有消化道的慢性疾病,如消化性溃疡、结肠炎、结肠过敏等。②年老或咀嚼不便。③有低热或退热后不久。

(3)半流质饮食

饮食原则 ①以半流体食物为主，要求比软饭菜更易于消化和咀嚼，渣滓含量极少。②每日总热量1500～2000千卡。③可用食品：不含粗纤维的食物，少用调味品。除伤寒病人外，可根据病情给予少量的碎嫩菜叶。④忌用蒸饭、烙饼、含粗纤维的蔬菜、生硬水果、强烈调味品、大量的肉类、用油煎炸的食品等。⑤少食多餐：一般每3小时一餐，一天5～6餐，并注意尽量挑选营养较高的食物。适用对象 ①发热较高的病人。②有较严重的消化道疾病，如腹泻、消化不良。③口腔手术不能吞咽大块食物，有口腔疾病或咀嚼不便的病人。④手术后病人。

(4)流质饮食

饮食原则 ①一切食物均为流体、极易消化，尤易吞咽。②热量供给在1200～1400千卡。③少食多餐：每2小时一餐，每餐200～250ml，每日6～7餐。④可用食品：米汤、冲蛋、蛋白水、豆浆、牛奶、菜汁、果汁、各种肉汤，如需用高热量的流质，应选用浓缩的食品，如蒸发乳、奶粉等来代替乳类。⑤胃肠道手术病人应用清流质(即不含任何渣质)。⑥扁桃体手术后宜用冷流质。⑦忌用食品：一切刺激性的食品如咖啡、浓茶、强烈调味品和易胀气的食物。⑧因流质热量低，一般不宜长期应用。

适用对象 ①高热病人。②急性传染病或急性感染，如肺炎、丹毒、痢疾、乙脑、流脑等病人。③急性消化道炎症，口腔有病或咀嚼不便病人。④病情严重，身体虚弱的病人。⑤大手术后病人。

6.心悸病人的饮食宜忌有哪些？

(1)宜食清淡而富有营养的食物，如：蔬菜、豆类、鸡汤、鸭汤、猪肝汤、猪肾汤、猪心汤等。经常以煨莲心、桂圆肉、大枣作点心或煨汤饮，夜间心悸甚者，宜睡前饮汤。

(2)饮食制度以少食多餐为宜，上午、下午各加点心一次。病重期间进流质或半流质饮食，多饮橘子水、椰子浆、甘蔗汁、山楂汁等。有水肿时，应给予无盐或低盐饮食，但亦须照顾食欲。

(3)忌吸烟、饮酒及浓茶。忌一切辛辣刺激品和甘肥厚味之食物。

(4)白莲肉去皮心，煮食，长久有效。不落水猪心一只，剖开，连猪心血，重汤炖约3～4小时，食至两三只有效。每次用0.5～5克蛋黄油，装胶囊内，食后吞服，最有效。

(5)心悸伴有心痛时，宜食小蒜、大枣、无花果、核桃仁、蜂蜜、羊血、韭菜等食物。

8.腹泻病人的饮食宜忌主要有哪些？

(1)宜食半流质、软饭菜，食品应新鲜而易消化，减少粗纤维食物。萝卜、苋菜、大蒜、柿饼、黑木耳等均有治疗作用。腹泻较重时，可频饮浓茶水。

(2)忌油腻及生冷瓜果。

7.便秘病人的饮食宜忌有哪些？

(1)宜多吃新鲜蔬菜、水果、香蕉、柿子、麻油、蜂蜜等滑润的食物，核桃仁、芝麻均佳，小儿可多吃荸荠汤、麦芽糖。每日清晨，可饮淡盐水。老年便秘者，常煮食芝麻粥。

(2)热性便秘者，忌食大蒜、辣椒、辛热之刺激物；虚性便秘，忌食生冷瓜果；食滞停积的便秘，忌食粘腻食物。

8. 腹水症病人的饮食宜忌有哪些？

腹水症又名单腹胀，腹大坚满如鼓，叩有移动性浊音，而四肢不甚肿者，多半由慢性肝脏病、肝硬化、肝癌等病症引起。饮食护理时应注意其宜忌：

(1)饮食有节，少食多餐，低盐或无盐。宜食清淡之蔬菜豆类食物，如青菜、茭白、芹菜、苋菜、豆腐之类。葱、蒜等有温利小便的作用，且有助于食欲，可适当配用。红枣、赤小豆汤应常饮，鲤鱼、鲫鱼汤有利尿作用。刀豆、李子均宜。

(2)忌油腻荤腥、肥猪肉、油炸硬固不易消化之食物。忌海腥、生冷、发物，如海鱼、虾、蟹、公鸡、菠菜、酸醋。伴有肝昏迷症状时,忌食高蛋白食物、鸡蛋等。

(3)食欲较佳时,可加饮肝汤、瘦肉、猪心、猪腰汤等,补充营养。

11.饮食防治癌症的重要原则有哪些?

重要原则有“四不”、“四少”、“四多”。“四不”指不吃霉变的、焦糊的食物;不吃污染有毒化学物质的食物;不偏食、挑食;不吃过烫、过硬、过粗的食物。“四少”指少吃动物脂肪;少吃腌腊制品;少吃熏烤、油炸食物;少吃辛辣调味品。“四多”指多吃新鲜蔬菜、水果;多吃富含纤维素的食物;多吃食用菌类;多吃薯类和豆制品。

9.高血压病的饮食宜忌有哪些?

(1)控制食盐 研究表明钠盐与高血压病之间有密切的关系。有效限制钠盐的摄入,可降低血压,是高血压病治疗中所必须采用的基础治疗方法。

(2)忌暴饮暴食 暴饮暴食可损伤脾胃,而致脾运失司,痰湿内生;而肝阳上亢者,则有肝阳挟痰上扰清窍,痰浊蒙蔽清窍之症如中风等。所以高血压病人应忌暴饮暴食。

(3)忌高热量食物 经常进食油腻食物过量,可致消化不良,痰浊内生,气血阻滞,造成风痰瘀阻,甚至卒中身亡。

(4)忌烟 香烟中所含有害物质尼古丁,能刺激心脏,加快心跳频率,并使肾上腺增加儿茶酚胺的释放,从而引起全身血管的收缩,血压升高。

(5)忌酗酒 现代研究证明,少量饮酒有扩张血管、活血脉助药力、增食欲、消疲劳的功效,有利于高血压的治疗。但是长期大量饮用烈性酒,则会损伤动脉壁,从而加速动脉硬化,使高血压病难以控制。

(6)忌浓茶 高血压病病人忌饮浓茶,尤其是忌饮浓烈红茶,因为浓茶中所含的茶碱量高,可以引起大脑兴奋、不安、失眠、心悸等不适,从而使血压上升。而饮清淡绿茶则有利于高血压病的治疗。

10.糖尿病病人的饮食禁忌有哪些?

(1)忌食含糖多的糕点、饼干、果脯、辛辣刺激性食物,肥甘厚味、煎炸香燥、温热助火之品和忌烟酒。

(2)主要禁忌食物有番薯、甘薯、高粱、西谷米、锅巴、桃子、苹果、柿子、柿饼、柚子、荔枝、香蕉、樱桃、龙眼肉、山楂、橙子、葡萄、猕猴桃、甘蔗、海枣、沙枣、红枣、黑枣、蜜枣、白砂糖、赤砂糖、甜菜、饴糖、甜酒、酒酿、蜂蜜、马铃薯、青竹笋、人参、胡椒、茴香、丁香、肉桂等。

11.试述禁烟酒与糖尿病的关系。

因为乙醇能损害胰腺,使其分泌胰岛素的功能下降,而使血糖升高,同时一些降糖药能促发酒精中毒。烟会刺激肾上腺释放更多的肾上腺素等物质,抑制胰岛素分泌,使血糖升高。尤其在使用胰岛素治疗期间饮酒或药酒,会使病人出现严重低血糖和不可逆性神经系统病变。

12.试述完全静脉营养及适应证。

从胃肠道以外的途径供给病人所需要的全部营养成分称为完全静脉营养,又叫完全胃肠外营养或中心静脉营养(简称 TPN),其特点是利用深静脉,主要是腔静脉输入高价营养液,能满足人体需要,可以完全取代经胃肠道营养,应用于某些特殊需要的病人,其适应证包括:

(1)无法从胃肠道正常摄食,如:高位肠瘘、食管瘘、食管胃肠道先天畸形、过短小肠等。

(2)代谢高度亢进,分解代谢旺盛经口摄入不足者,如烧伤、严重创伤、感染等。

(3)胃肠道需要休息或吸收不良,如溃疡性结肠炎、克隆氏病、消化道大出血、长期腹泻等。

(4)特殊病例,如坏死性胰腺炎、急性肾衰、心衰、肝性脑病等,都可根据疾病特点设计专用营养配方。

13.低盐、无盐、低钠膳食有何不同?

低盐、无盐、低钠膳食统称为限钠膳食,根据限盐的程度不同分为:

(1)低盐膳食 限钠量在2g/d以下,全日烹调用食盐量成人不超过2~3g(酱油10~15ml),6岁以上儿童每日不超过1g,1~6岁每日不超过0.5g,1岁以下每日不超过0.25g,禁用一切咸食,如酱菜、香肠、各种荤素罐头。

(2)无盐膳食 全日供给钠1g左右,除低盐所禁食物外,烹调时不加盐或酱油。

(3)低钠膳食 全日钠供给量控制在0.5g以内,除无盐饮食要求外,还应限制食用碱制作的馒头,发酵粉制作的糕点、饼干以及含钠0.1g的蔬菜如空心菜、芹菜等。

14.高热能高蛋白质膳食适应对象及饮食要点。

(1)适应对象 适用于严重营养缺乏的病人或手术前、后的病人,凡处在分解代谢亢进状态下的病人均可应用。例如营养不良,大面积烧伤、创伤、高热、甲状腺功能亢进等疾病。

(2)饮食要点 成年人每日热能摄入量应大于8.4MJ(2000kcal),蛋白质每日不小于1.5g/kg体重,每日100~120g,其中优质蛋白质要占50%以上。增加热能的供给方法是在一般膳食的基础上增加富含热能的食物,如谷类、食糖和植物油等。提高蛋白质的摄入量可适当增加优质蛋白质食品如牛奶、蛋类及瘦肉类等。

15.试述低脂低胆固醇膳食的要点。

本膳食适应于高胆固醇血症、冠心病以及有冠心病的危险因素的病人。其饮食要点为:每日膳食所含胆固醇在300mg以下,脂肪所提供的热量占总热量20%~25%,或每日脂肪进量不超过50g。禁用(或少用)全脂乳、动物内脏、脑、蛋黄、鱼籽、肥肉、动物油等。

16.溃疡病膳食要点有哪些?

(1)营养素供给要全面、合理,应给予足够的热量、蛋白质、适量脂肪、碳水化物和充足的维生素,以促进溃疡面愈合。

(2)饮食应定时定量,少食多餐,以减少胃酸对病灶的刺激。

(3)避免一切化学性和机械性对溃疡面的刺激。忌用刺激胃酸分泌的食物和调味品,如浓肉汤、香料、辣椒、浓茶、咖啡、酒类及其他过咸、过酸、过硬或含纤维素多的食物。此外,还应禁用生冷食物。

(4)进食时应细嚼慢咽,不宜过快,以减轻胃的负担。烹调方法以蒸、煮、炖、氽等为主。各种食品均需切细、煮软。

17.动脉硬化病人膳食要点有哪些?

(1)总热量不宜过高,以能维持正常体重为度。

(2)避免经常食用含高胆固醇的食物及过多的动物脂肪,如肝、脑、肾、骨髓、鱼籽、猪油、奶油等。

(3)多食富含维生素C的食物,如新鲜蔬菜、水果等。多选用富含植物蛋白质的食物,如豆类及其制品。最好选用含不饱和脂肪酸的油类为烹调油,如豆油、菜油、茶籽油等。

(4)少用或不用刺激性食物,如浓茶、咖啡、辛辣调味品、烈性酒等。

(5)合并有高血压或心力衰竭者,应限制食盐摄入量。

(6)严禁暴饮暴食。如已确诊有冠状动脉粥样硬化者,更应注意,以免诱发心绞痛或心肌梗死。

18.肾脏病的膳食治疗有哪些?

肾脏疾病常见的营养代谢障碍是水、电解质平衡失调、低蛋白血症与高氮质血症。其膳食治疗总要求是:

(1)蛋白质和热量 蛋白质的摄入量主要取决于肾功能情况。有严重蛋白尿的病人，无肾衰时采用高蛋白膳食；但有肾衰及氮质血症时，则限制蛋白质摄入，20～40g／d，且必须是高生物价的蛋白质(最好来源是牛奶和鸡蛋，肉类次之)。低蛋白质膳食使用时间不宜过长，1～2 周后应增加到每天 40g 左右。每日热能供给：成人为 7.53～9.20MJ(1800～2200kcal)。

(2)钠盐 当病人出现水肿、高血压时，就要根据病情采用低盐、无盐或低钠饮食。

(3)水分 病人水的摄入量应按每日排尿量而定，一般入液量的控制方法是：除补足前一日尿量外再摄入 500～1000ml／d。

(4)维生素 多供给含维生素 A、维生素 B_1、维生素 B_2、维生素 C 的蔬菜和水果。

19.透析治疗膳食的适应对象和饮食要点有哪些？

(1) 适应对象 血液透析、腹膜透析病人。

(2)饮食要点 无论是血液或腹膜透析，都会丢失大量的蛋白质和水溶性维生素，所以对于长期透析者，应根据透析次数、蛋白质丢失情况给予补充，一般每日每千克体重 1～1.5g 的蛋白质，以维持正氮平衡。可选用优质蛋白质如牛奶、鸡蛋、瘦肉、鱼虾等。每日总热量要 8.4MJ(2000kcal)以上，为防止热量不足，应多补充含糖量高的食物，如藕粉、粉皮、粉丝等。膳食中还应给予含维生素 C、维生素 D 及含铁、锌、钙高的食品，钾、钠的供应，可根据尿量、血压和水肿情况而定。

20.试述肿瘤病人的膳食要点。

(1)宜食用富含热量、易消化吸收的蛋白质食物，如瘦肉、蛋类、鸡、甲鱼、墨鱼、草鱼及蘑菇、香菇、苡仁、大豆、白木耳等，以提高机体的抗癌能力。

(2)选用富含维生素 A 和维生素 C 的新鲜蔬菜、水果和动物肝脏。

(3)病人在进行放射治疗或化学药物治疗时，食欲不佳，宜进食清淡、易消化、富含营养的食物。

(4)老年病人由于体质虚弱、食欲差、腹胀，可佐以少量山楂、萝卜等消导性食品。

(5)宜进食海带、海藻、海蜇等海产品，既可软坚散结，又有抗癌作用，亦可应用药膳，以配合治疗改善症状。忌食难以消化的油炸食品，少吃葱、姜、辣椒等刺激性食物。

21.试述骨折病人膳食要求。

(1)供给富含蛋白质、钙、维生素 C 和维生素 D 的食物。一般供给蛋白质 1.5～2.0g／(kg•d)，全天蛋白质总量为 100～120g，钙为 1.5～2.0g。除正常饮食外，每天可增添牛奶 500g，蛋 2 个，煨骨头汤 2 碗，豆制品 100g。多选用含钙丰富的食品，如海带、虾皮、豆制品、油菜、荠菜等。

(2)热量供给充足。但长期卧床者，为防止肥胖，应控制热量摄入。

22.试述烧伤病人的饮食治疗原则。

烧伤是一种全身损害性创伤，饮食治疗的原则是：

(1)休克期 头 1～2 天应禁食，给予静脉营养。2～3 天后可给米汤为主的试餐和多种维生素饮料，不必过多强调热量和蛋白质，以保护食欲。

(2)感染期 静脉营养和口服相结合，除高维生素膳食外应逐渐增加蛋白质和热量，优质蛋白质应达供给量的 70%。

(3)康复期 给予高蛋白质、高热量、高维生素、丰富而全面的营养膳食。选择质量高、易消化吸收的食物。少食多餐，食物多样化。根据病人的口味和消化情况，采用不同的烹调方法，供给色、香、味俱佳的食物。

(十二)麻醉护理基本知识

1.现代麻醉学的工作范畴有哪些?

麻醉学的工作范畴包括临床麻醉学、重症监测治疗学、急救与复苏学、疼痛治疗学及麻醉治疗学。

(1)临床麻醉学 是麻醉学最基本、最主要的内容。主要工作场所是在手术室和苏醒室。主要内容是负责日常手术的麻醉,保证手术病人平稳进入麻醉状态和度过手术,再从麻醉状态平稳地苏醒。

(2) 重症监测治疗学 是随着监测技术的进步而出现的一门以抢救生命、治疗重要脏器功能不全、控制感染、营养支持、维持人体正常内稳态为主要内容的学科。主要工作场所在重症监护治疗病室(Intensive Care Unit,ICU)。

(3)急救与复苏学 主要内容为对各种原因引起的威胁生命的紧急状态进行救治、对停止跳动或无射血功能的心脏进行复苏、对复苏后的病人进行进一步的生命支持等。主要工作场所是急诊室和急诊ICU。

(4)疼痛治疗学 主要处理各种急慢性疼痛和癌性疼痛。主要工作场所是疼痛门诊(pain clinic)。

(5)麻醉治疗学 是近年出现的麻醉的一个新的分支学科。主要内容是利用麻醉学的方法、技术、药物直接治疗某些疾病。

2.手术中常用体位有哪些?

(1)仰卧位

①水平位 头垫高3~5cm,保持前屈,有利于放松颈部肌肉和促进静脉回流、减少头面部或颅前窝手术时出血。

②头高斜坡位 头抬高10°~15° ,足底贴于支撑架以防下滑。此体位有利于呼吸,不利于循环。

③甲状腺手术位 在轻度头高斜坡位的基础上,肩部垫高,头后仰,颈部伸直,有利于手术野的显露并可使之处于最高位而减少出血。

④头低斜坡位 头端低10°~15° 。此体位有利于下肢静脉回流和维持循环,但过度头低位易导致呼吸功能不全和上腔静脉淤血,如颜面水肿、结膜水肿、脑水肿等。

⑤屈氏体位(Trendelenberg体位) 在头低斜坡位的基础上,使小腿下垂与水平面成15° 角,可减少下肢静脉血回流,减轻单纯头低斜坡位的缺点。

⑥截石位 在仰卧位的基础上,将双下肢置于支腿架上并加以固定。注意不宜取过度头低位,尤其心肺功能不全者。支腿架需衬厚软垫,以防腓总神经损伤或腘动、静脉栓塞。过屈截石位可增加腹内压,影响呼吸功能。

⑦胆囊垫升起位 将病人胆囊部位与手术台的胆囊垫对正,术中需要时予以升起。此体位有限制下胸廓呼吸运动、妨碍下肢静脉回流甚至引起血压剧降的缺点,不宜长时间升起。

(2)侧卧位 手术侧在上方,病人背部接近手术台边缘。头部垫枕并保持与躯干自然位、不扭转、前屈或后伸。下位下肢保持屈髋、屈膝均接近90° ,以利固定和放松腹壁。上位下肢伸直,两膝间垫软垫。下位胸侧壁的下方近腋窝处垫以软垫,可避免臂丛神经和血管受压损伤,同时有利于手术野的显露。

肾垫升起位 在侧卧位的基础上,将腰肋部(末肋与髂嵴之间)对准肾垫,以免影响下胸廓呼吸运动。即便如此,仍应尽量缩短肾垫升起的时间。

(3)坐位 仅适用于颈椎及后颅窝手术,能使手术野暴露更清晰,有利于操作。但坐位对循环影响大，并有脑气栓并发症，近年来多以侧卧位替代，或以头高斜坡位辅以适度的头颈部向腹侧屈曲来替代。

(4)俯卧位 仅适用于脊柱和颅后窝手术。

应始终保持病人头与颈胸椎在同一水平上旋转，防止气管导管脱出气管。同时，应防止肩部和骨盆垫物滑动或移动，以免引起持续性呼吸困难，导致难以纠正的缺氧和CO_2蓄积。此外，若压迫下腔静脉使静脉血回流受阻，可导致顽固性低血压和手术野(脊柱手术)渗血增加。

3.麻醉前的一般准备与护理有哪些？

(1)精神状态的准备 麻醉与手术不免使病人产生顾虑或紧张恐惧心理，因此应了解病人的心理状态，关心、安慰和鼓励病人，对病人做一些必要的解释，取得病人的信任与合作。对于十分紧张的病人，术前晚可用适量镇静安定药。

(2)改善营养状况 营养不良可降低麻醉与手术的耐受力，术前应经口或其他途径补充营养，提高耐受力。

(3)进行适应术中和术后需要的训练 有关术中体位、语言问答等的配合与术后饮食、体位、大小便、切口疼痛、长时间输液、吸氧、留置导尿管及各种引流管等，应让病人了解，争取配合。对于术后咳嗽、咯痰、排尿方法等，在术前进行训练。术前2周应停止吸烟。

(4)胃肠道准备 择期手术成人一般麻醉前禁食12小时，禁饮4小时；小儿术前至少禁食8小时。禁食禁饮的目的在于防止麻醉中和术后反流、呕吐，避免误吸致肺部感染甚至窒息等意外，其重要性应向病人及家属交待清楚。

(5)膀胱的准备 病人入手术室前应嘱其排空膀胱，防止术中尿潴留。对于危重病人或大手术，术前留置导尿管，以利麻醉中观察尿量。

(6)口腔准备 麻醉前应清洁口腔，有活动假牙的病人进手术室前应将活动假牙摘下，以防麻醉时脱落误吸、误吞。

(7)输血及皮肤准备 中等以上手术，麻醉前应检查血型和交叉合血，准备足量全血或血液成分。皮肤准备方面，如行腋路臂丛阻滞，麻醉前应剃除腋毛。

(8)体重 麻醉前应称病人体重，因为全麻大多根据千克体重给药。

(9)其他 手术前晚应巡视病人，发现病人感冒、发热、妇女月经来潮等情况时，除非急症，应推迟麻醉手术。

4.麻醉前常用药物有哪些？

麻醉前常用的药物有(1)安定镇静药，如安定、咪唑安定、异丙嗪等。(2)催眠药，如苯巴比妥钠等。(3)镇痛药，如吗啡、哌替啶等。(4)抗胆碱药，如阿托品、东莨菪碱等。此类药物主要是抑制多种腺体分泌而减少呼吸道分泌物，保持呼吸道通畅，还可抑制迷走神经反射，对于心动过速、高热、甲亢病人，不用阿托品而改用东莨菪碱。

5.麻醉方法的分类有哪些？

麻醉方法主要分为全身麻醉和局部麻醉两大类。全身麻醉又分为吸入麻醉、静脉麻醉和肌内注射麻醉。全身麻醉是可控和可逆的，病人恢复清醒后不留下任何后遗症。广义的局部麻醉包括椎管内麻醉，而椎管内麻醉又分为蛛网膜下腔阻滞和硬膜外阻滞。就习惯而言，局部麻醉是指表面麻醉、局部浸润麻醉、区域阻滞、神经丛阻滞、节阻滞和神经阻滞。针刺镇痛是我国医务工作者创造的一种中西医结合的特殊镇痛方法。

6.什么叫表面麻醉和局部浸润麻醉？

将穿透力强的局部麻醉药施用于粘膜表面，使其透过粘膜而阻滞位于粘膜下神经末梢，使粘膜产生麻醉现象，称为表面麻醉。如眼、鼻、咽喉、气管、尿道等处的浅表手术和内镜检查常用此法。根据情况采用滴入法或喷雾法等。局部浸润麻醉是将局部麻醉药逐层注射于手术区的组织内，通过阻滞神经末梢达到麻醉作用。

7.局麻药中加入少量血管收缩剂的目的及应用注意事项有哪些？

(1)局麻药中加入少量血管收缩剂(如肾上腺素)的目的 ①减少局麻药中毒的发生。②延长局麻药的作用时效。

(2)应用注意事项 ①肾上腺素要现用现加。打开安瓿后，搁置太久或色泽变黄的不能用。②肾上腺素的用量要确切，应用小注射器抽吸后点滴加入。③肾上腺素用量须严格限制，一次用量应小于 0.25mg。④对末梢动脉部位，如手指、足趾及阴茎等处，局麻药中不应加肾上腺素，以防引起组织坏死。对甲亢、冠心病、高血压、周围血管疾病病人，是否加肾上腺素应作慎重考虑。

8.局麻药毒性反应的临床表现及预防措施有哪些？

主要临床表现 轻度毒性反应时，常有嗜睡、寒战、多言和惊恐不安等，进而可发生头昏头痛、烦躁不安和肌肉震颤等；重者可出现全身抽搐和惊厥、心率加快、血压上升，甚至导致呼吸循环衰竭而致死。

预防措施 ①一次用药量不超过限量。②使用最低有效浓度。③注药前先回抽有无血液，避免误入血管。④根据用药部位和病人情况酌情减量。⑤如无禁忌，药液中加入少量肾上腺素。⑥麻醉前可适量使用安定或巴比妥类药物。⑦严格执行麻醉药物管理制度和查对制度，药名、浓度的标签字迹要清楚，配制要准确。

9.麻醉后苏醒期间如何护理？

(1)保持呼吸道通畅 未苏醒的病人应置于侧卧位或去枕仰卧，设法使呼吸道通畅，必要时可置入口咽导气管，密切观察呼吸道的通畅度、呼吸幅度和呼吸频率。

(2)维持循环系统的稳定 监测循环系统的变化，如观察血压、脉搏、尿量、皮肤颜色、静脉输液速度及心电图等。

(3)疼痛的处理 可给予麻醉性镇痛药，手术后可应用神经阻滞或硬膜外腔注射镇痛药物及病人自控镇痛。

(4)体温的观察 术后应注意病人体温变化，夏天尤应注意防止高热，冬天注意保温。

(5)一般处理 长时间未醒或苏醒后病人自己不能翻身者，应定时帮助病人翻身，注意膀胱充盈情况，设法使病人排尿，如不能自行排尿，应予导尿。有留置导尿管的应保持尿管通畅。

10.病人术后回普通病房的条件有哪些？

(1)神经系统 ①意识恢复。②肌力恢复。③可根据指令睁眼、开口、握手。

(2)呼吸系统 ①已拔除气管内插管。②通气量足够。③呼吸频率正常。④无呼吸道梗阻(如舌后坠、分泌物等)。⑤肺听诊无异常；⑥根据指令可以深呼吸、咳嗽。

(3)循环系统 ①血压、心率正常、稳定。②心电图示无心肌缺血、心律失常表现。

(4)其它 ①无明显血容量不足的表现。②血气分析结果正常。③体温在正常范围。

(十三)放射治疗护理基本知识

1.肿瘤放射治疗病人的护理措施有哪些?

(1)休息与活动 指导病人放疗前后静卧30分钟,避免不必要的操作或噪声、异味等的干扰,保证充足的休息与睡眠。协助病人评估自己的活动耐力,循序渐进、逐渐增加日常活动量,一旦活动时有气促、心慌、出冷汗等不适时,应立即停止活动。

(2)饮食指导 制定科学合理的饮食计划,选择高热量、高蛋白、富含维生素、易消化的饮食,注意食物色、香、味及温度;避免粗糙、辛辣食物;忌油腻,少量多餐。口干者多饮水及富含维生素C的果汁;口腔粘膜溃疡严重者进微冷、无刺激的流质或软饭;咀嚼、吞咽困难者进流质饮食。必要时遵医嘱给予肠内、外营养支持。

(3)皮肤、粘膜护理 保持皮肤清洁干燥,尤其皮肤皱褶部,如腋下、腹股沟、会阴部等。勤换内衣,并穿吸水性强的棉质内衣。放疗前摘除金属饰品以免增加射线吸收。为保护照射野皮肤,可用温水、软毛巾轻轻沾洗,禁用肥皂、热水。避免冷热刺激及使用粘贴胶布。外出时防止日光直射。督促病人在放疗期间加强局部粘膜清洁,如口腔含漱、阴道冲洗、鼻腔用抗生素及润滑剂滴鼻等。

(4)照射器官功能的观察 肿瘤所在器官或照射野内的正常组织受射线影响可发生一系列反应,如膀胱照射后血尿、胸部照射后放射性肺纤维变、胃肠道受损出血、溃疡、放射性肠炎等,放疗期间加强对照射器官功能状态的观察,对症护理,有严重副反应时暂停放疗。

(5)预防感染 有效杜绝感染的易患因素,如保持病室空气新鲜,每日通风2次;医护人员严格遵守无菌技术等;以减少放疗期间继发感染发生率。严密监测体温变化,体温过高者鼓励多饮水,并遵医嘱药物降温或使用抗生素。若白细胞计数极低,应保护性隔离、限制人员探视、每日2次紫外线空气消毒,并予升白细胞药物治疗。

2.放疗过程中应如何护理?

(1)生活护理 内衣宜柔软、宽大、吸湿性强,保持乳下、腋窝部清洁干燥。饮食以高热量、高蛋白、高维生素、易消化的食物为主,禁食发物和烟、酒。并给病人创造一个良好的饮食环境。

(2)放射野皮肤的护理 放射野皮肤忌用肥皂和粗糙毛巾擦拭,局部不可涂酒精或刺激性油膏。不可在放射部位涂含金属的药膏和贴胶布,因胶布内所含氧化锌为重金属,放射时可产生两次射线,加重皮肤反应。避免冷热刺激,局部不可使用热水袋热敷。夏日外出时戴帽子,防止日光直射。皮肤脱屑时,切忌用手搔痒及剥皮,防止干性反应发展为湿性反应。保持放射标记清晰完整,如标记不清,则应及时请医护人员补上,切忌自行勾画。

(3)注意血象的变化 行放疗的病人,如造血部位受较大剂量的照射,有可能出现血细胞数下降,临床上一般每周测血常规、血小板1次。对大面积放射野照射的病人每周测血常规和血小板2次。如白细胞低于4.0×10^9/L,应行升白细胞,低于1.0×10^9/L时,应采用保护性隔离措施,输注白细胞或新鲜血,病室每日用紫外线消毒2次,每次30分钟。

3.试述放射治疗时唾液腺反应的处理和护理。

放射治疗时由于腮腺和小唾液腺包括在照射野内,其功能受到抑制和严重损坏,使口涎分泌减少、粘稠,而致口干,牙齿易脱落和易产生牙病,严重影响食欲和消化功能。护理需保持口腔清洁,可进食水果、半流质饮食,或服用增液汤(玄参、生地、麦冬)、养津滋阴类中药(芦根、天花粉、玄参、麦冬、生地、枸杞子、赤芍等)。

4.试述放射治疗皮肤反应的分级和护理措施。

根据WHO 20世纪80年代初期审定的“癌症治疗结果报告的标准”中有关皮肤反应分五级。0级:无。I级:红斑。Ⅱ级:干性脱屑,水泡,形成瘙痒。Ⅲ级:湿性脱皮溃疡。Ⅳ级:剥脱性皮炎坏死,需外科治疗。在临床一般常规治疗不应出现皮肤坏死。在处理上,I、Ⅱ级皮炎可局部外用地塞米松乳剂、四环素可的松软膏。Ⅲ级皮炎应停止放射治疗。“双草油乳剂”对各级放射皮炎有特殊疗效。护理要点是注意维护放射野内皮肤清洁干燥,防止局部摩擦、抓搔。交待病人不用刺激性药物、化妆品及肥皂清洗。表面有脱屑者不要强行撕扯,以免加重皮肤损伤。

5.放射性肺炎如何护理?

放射性肺炎分急、慢性两种。急性放射性肺炎常伴有感染,主要临床症状为发热、咳嗽、气喘。一旦发生则应停止放疗,给大剂量抗生素加激素联合应用。气急时可给氧气吸入。上呼吸道感染常为其诱因,应注意保暖,要卧床休息,并予精神安慰。慢性放射性肺炎则以肺纤维化为主,反复感染能加重纤维化,应予防止。

6.放射性食管炎、直肠、膀胱炎的护理有哪些?

(1)放射性食管炎 食管照射后可出现粘膜充血、水肿及炎性反应,致梗阻加重,造成吞咽困难、疼痛、粘液增多。对于吞咽困难、梗阻严重者可用20%甘露醇250ml+庆大霉素16万U+地塞米松20mg口服,每次10ml,每日3次,以减轻食管的水肿及炎性反应。对吞咽时疼痛剧烈者,饭前可服1%普鲁卡因乳剂20ml。

(2)放射性直肠炎 表现为大便次数增多、里急后重,有便血,可给复方苯乙哌啶1粒口服,每日3次。

(3)放射性膀胱炎 表现为尿频、尿急、腰背部酸痛,严重者伴血尿。对此可对症处理,适当多饮水,必要时停止放疗。

7.试述放射治疗引起高热的护理。

发热是机体对致病因素的全身性防御反应过程,肿瘤放射治疗过程中有五种因素可致发热:

(1)并发细菌感染,因化学治疗、放射治疗后防御机制受损,免疫功能抑制,易并发感染。

(2)肿瘤致器官腔道阻塞,引流不畅导致感染。

(3)无菌性组织坏死,见于肿瘤坏死及广泛转移病例。

(4)原发肿瘤向周围器官浸润形成瘘道,导致感染发热。

(5)放射区域的皮肤、软组织因免疫功能下降,易发生局部疏松结缔组织炎,常见于鼻咽癌照射后头颈部出现红、肿,全身高热。

处理:一般护理包括卧床休息,给易消化流质或半流质,多饮开水。放射治疗前遵医嘱对感染病灶先行抗炎处理,急性炎症控制后再行放射治疗。体温在38℃以上者暂停放射治疗,并适当使用退热药。合理应用抗生素。

8.癌症昏迷病人应用放射治疗时应如何护理?

脑肿瘤和脑转移性肿瘤病人,常易并发颅脑感染,如中耳癌向颅内破坏,鼻咽癌颅底骨破坏引起脑膜炎;急性和慢性脑辐射性损害,可出现昏迷。对此类病人进行放射治疗时,应定时测量体温、脉搏、呼吸、血压,观察瞳孔大小和对光反应,保持呼吸道通畅,拉出舌头,吸出分泌物。进行吸氧,病人宜用侧卧低头体位,注意大小便护理,注意保暖;应用抗生素预防感染,昏迷者禁用放射治疗,脑水肿时采用脱水治疗,脑瘤所致昏迷多先行手术切除或减压术。

9.放射治疗时鼻出血和鼻咽出血的护理有哪些?

鼻腔、副鼻窦癌和鼻咽癌出血为放射治疗常见急诊,其处理方法如下:

(1)根据出血量采取坐位、半坐卧位或平卧,安慰病人,缓和紧张情绪。

(2)少量出血者,用2%麻黄碱滴鼻后加上棉花填塞,多可止血。

(3)前鼻腔填塞和后鼻孔填塞:1%Dicaine做鼻腔、口咽粘膜表面麻醉,根据情况做一侧和双侧细纱条或细纱球填塞。

(4)鼻出血在难以控制情况下需行颈外动脉结扎术。

(5)急做血常规,出、凝血时间,血型检查,并进行合血,做好紧急输血的准备。

(6)定时测量血压、呼吸、脉搏。

10.试述放射治疗时咯血的处理和护理。

绝对卧床休息,稳定情绪,遵医嘱给予镇静剂Luminal;用沙袋或夏天用冰袋置于患侧胸部,减少活动,促进凝血;使用止血药,大量出血者需用垂体后叶素10单位加50%葡萄糖20ml,缓慢静脉注射或加入5%葡萄糖500ml,静脉滴注。测量血压、脉搏和呼吸,保持大便通畅,给予润肠剂和祛痰剂。

11.试述近距离后装治疗肺癌病人的护理。

(1)病人首次来预约后装治疗日期时,做好解释工作,介绍腔内治疗方法、注意事项,以减少病人思想压力,达到积极配合治疗的目的。

(2)治疗当天空腹来院,插管前遵医嘱肌内注射鲁米钠、阿托品各1支。2%利多卡因雾化吸入麻醉口鼻部15分钟,协助医师气管镜下插置施源器,将施源器用胶布固定在鼻翼部。

(3)肺癌病人优先做治疗计划,优先治疗,减少等候时间。

(4)治疗完毕,在拔施源器时嘱病人咳嗽一下,快速取出施源器,可减少拔施源器时的刺激。清洗施源器,并泡入1:1000新洁尔灭液中30分钟后取出。

(5)病人治疗1小时后方可进食,因此时麻药作用已消失。

12.试述近距离后装治疗鼻咽癌病人的护理。

(1)治疗时协助医师给病人鼻腔和口腔喷入2%利多卡因,鼻腔插入含1%麻黄碱的棉棒,做局麻和起局部血管收缩作用。

(2)施源器置放前涂一些石蜡油,使鼻腔组织润滑,避免鼻腔组织受损伤而导致出血。

(3)施源器放置后,用胶布牢固固定在鼻翼部,让病人双手托住导管,使施源器不至于滑动。

(4)治疗完毕,将施源器轻轻拔出,清洗消毒施源器,嘱病人不要用力擤鼻涕,以防局部出血。

13.放射介入治疗护理要点有哪些?

放射介入技术是采用医学影像设备、技术和Seldinger氏方法进行经皮穿刺插管,选择性达到所需检查或治疗部位,以达到临床诊断或治疗目的的一种诊疗技术。

常用介入方法:

(1)栓塞疗法:它是将某种物质通过导管注入血管内,以达到止血、阻断肿瘤的血液供给、抑制肿瘤生长,治疗某些血管疾病的目的。

(2)区域性灌注疗法:经造影找到靶血管,选择性地灌注药物达到治疗目的。

(3)血管成形术:将球囊导管送至血管狭窄段,通过注入造影剂,使球囊膨胀以达到扩张狭窄目的。

治疗前护理:

(1)向病人说明治疗目的:说明该治疗对机体有一定的创伤,交待可能发生的并发症,需要征得病人或家属的同意和理解。

(2)治疗前准备：①治疗前1～2天，进食易消化的少渣食物，以防术后便秘引起穿刺处出血；②治疗前4～6小时禁水，防止术中呕吐；③做好普鲁卡因及碘过敏试验、出凝血时间测定，停用延长出血时间或显影效果的药物；④穿刺处备皮。

二、临床各科护理基本知识自测试题

(一)选择题

【A型选择题】(单项最佳选择题，五个备选答案中只有一个最正确的答案)

1.国际上统一诊断高血压的标准是
A.血压>160mmHg/>95mmHg B.血压>160mmHg/>100mmHg C.血压>140mmHg/>90mmHg
D.血压>140mmHg/>95mmHg E.血压>150mmHg/>90mmHg

2.急性心肌梗死最突出的症状是
A.休克 B.心前区疼痛 C.心律失常 D.充血性心力衰竭 E.胃肠道症状

3.急性心肌梗死常见的死亡原因是
A.心源性休克 B.心力衰竭 C.严重心律失常 D.电解质紊乱 E.发热

4.引起猝死最常见的心律失常是
A.心房颤动 B.心房扑动 C.心室颤动
D.室上性阵发性心动过速 E.频发性室性早搏

5.急性心肌梗塞患者第一周必须
A.绝对卧床 B.床上四肢活动 C.可在室内行走 D.日常生活自理 E.适当功能锻炼

6.下列哪项不是心绞痛的疼痛特点
A.阵发性前胸、胸骨后部痛 B.劳动或情绪激动时发作 C.可放射至心前区与左上肢
D.持续时间长像针刺刀扎样痛 E.持续数分钟为压榨性疼痛

7.下列哪项不是右心衰竭的临床表现
A.颈静脉充盈或怒张 B.肝脏肿大和压痛 C.周围型发绀
D.咳嗽吐粉红色泡沫痰 E.下垂性凹陷性水肿

8.最常见的咯血原因是
A.支气管扩张 B.慢性支气管炎 C.肺结核
D.支气管肺癌 E.风湿性心脏病二尖瓣狭窄

9.护理咯血窒息病员的第一步骤是
A.解除呼吸道阻塞 B.加压给氧 C.使用呼吸兴奋剂 D.输血 E.口对口人工呼吸

10.上消化道大出血伴休克时的首要护理措施为
A.准备急救用品和药物 B.建立静脉输液途径 C.去枕平卧头偏一侧
D.迅速配血备用 E.按医嘱应用止血药

11.气囊三腔管使用过程中发生窒息的原因是
A.喉头水肿 B.牵引过紧 C.胃气囊阻塞咽喉 D.血液反流气管 E.食管气囊气过多

12.肝性脑病患者，进行清洁灌肠溶液最好选用
A.0.1%～0.2%肥皂水 B.甘油稀释液 C.50%硫酸镁溶液
D.高渗盐水 E.生理盐水100ml加白醋10ml

13. 血液病最常见的症状是

A. 溶血 B. 出血或出血倾向 C. 继发感染 D. 贫血 E. 肝脾淋巴结肿大

14. 弥散性血管内凝血(DIC)临床表现为

A. 溶血性贫血 B. 急性失血性贫血 C. 出血、栓塞、微循环障碍及溶血

D. 血小板减少、微循环障碍及溶血 E. 微循环障碍及溶血

15. 肾损伤病人绝对卧床时间为

A. 1 周 B. 尿液转清后 C. 1 月 D. 轻者不需卧床休息 E. 尿液转清后继续休息 2 周

16. 脑出血病人,出现昏迷加深与瞳孔不等大,提示

A. 丘脑出血 B. 脑疝形成 C. 脑室出血 D. 血流入蛛网膜下腔 E. 以上都是

17. 脑出血与蛛网膜下腔出血的区别主要在于

A. 脑脊液含血多少 B. 有无昏迷 C. 有无脑膜刺激症 D. 有无偏瘫 E. 年龄大小

18. 癫痫大发作最具有特征的表现是

A. 发作性偏瘫 B. 发作性肢体麻木 C. 发作性意识障碍

D. 发作性头痛 E. 发作性强直阵挛抽搐及意识障碍

19. 破伤风最早发生强直性痉挛的肌群是

A. 咽肌 B. 面肌 C. 咀嚼肌 D. 颈背肌 E. 胸锁乳突肌

20. 治疗急性颅高压的首选药是

A. 50%葡萄糖 B. 20%甘露醇 C. 25%山梨醇 D. 30%尿素 E. 地塞米松

21. 颅内压增高的临床表现,下列不正确的是

A. 头痛、呕吐、视乳头水肿 B. 头痛呈阵发性加重 C. 后期多出现视力障碍

D. 某些病人可以始终不出现“三主征” E. 婴幼儿早期头痛都很严重

22. 断肢(指)再植术后护理错误的是

A. 患肢(指)应置于略高于心脏水平 B. 鼓励病人术后第 2 天进行功能锻炼

C. 注意脉搏血压变化 D. 术前进行抗凝治疗并观察有无出血征象

E. 注意观察皮肤色泽

23. 开放性骨折病人的急救处理不包括哪一项

A. 用夹板固定患肢 B. 包扎伤口 C. 应用止血带者每 30 秒放松一次

D. 观察血压、脉搏、迅速转送病人至医院 E. 有较大血管出血者可用止血带并注明时间

24. 小儿Ⅱ度烧伤总面积达 15% ,其烧伤严重程度为

A. 轻度 B. 中度 C. 重度 D. 特重度 E. 深度

25. 防治烧伤休克的主要措施是

A. 保暖 B. 镇痛镇静 C. 创面处理 D. 补液治疗 E. 多饮水

26. 病人手指并拢一手掌面积为

A. 0.55% B. 0.75% C. 1.0% D. 1.25% E. 1.5%

27. 烧伤休克补液治疗,第 1 个 8 小时输入 24 小时补液计划总量的

A. 1/4 B. 1/3 C. 1/2 D. 2/3 E. 2/5

28. 大面积烧伤现场急救时,下列哪种情况最需要气管切开后方可安全转院

A. 呼吸道烧伤 B. 严重休克 C. 头部烧伤 D. 上呼吸道梗阻 E. 心搏骤停

29. 烧伤后病人出现休克症状时,最早的治疗措施中,下列哪项是错误的

A. 立即转往有条件的医院治疗 B. 镇静止痛 C. 立即静脉输液

D. 保护创面,防止再损伤 E. 注意合并伤的诊断及处理

30. 应隔离治疗的皮肤病是

A. 带状疱疹　B. 盘状红斑狼疮　C. 疥疮　D. 药物性皮炎　E. 丘疹样荨麻疹

31. 疥疮皮损好发于

A. 头部、面部和颈部　B. 胸背部及腰部　C. 四肢的伸侧

D. 臀部及双下肢、手掌及足背　E. 指缝、腕部屈侧、下腹部、股内侧

32. 子痫患者最主要的死亡原因是

A. 脑水肿　B. 脑溢血　C. 肾功能衰竭　D. 急性重型肝炎　E. 循环衰竭

33. 下述哪项是分娩的主要力量

A. 子宫收缩力　B. 腹肌收缩力　C. 提肛肌收缩力

D. 圆韧带的收缩力　E. 四肢骨骼肌收缩力

34. 产妇灌肠的禁忌证，下述哪项是错误的

A. 阴道出血，胎膜破裂，先露未衔接　B. 臀位、横位　C. 估计 1 小时内结束分娩

D. 枕横位及枕后位　E. 严重妊娠中毒症及心脏病

35. 婴儿腹泻伴重度脱水给予静脉补液下列哪项不妥

A. 先盐后糖　B. 先晶后胶　C. 先糖后盐　D. 见尿补钾　E. 注意药物的配伍禁忌

36. 下列属于甲类传染病的是

A. 狂犬病　B. 麻疹　C. 肺结核　D. 麻风病　E. 霍乱

37. 传染性肝炎病人排泄物的处理最好选用

A. 来苏　B. 新洁尔灭　C. 漂白粉　D. 石炭酸　E. 乳酸

38. 患有下列哪种病自杀的可能性大

A. 抑郁症　B. 焦虑症　C. 严重的神经衰弱　D. 精神分裂症　E. 抑郁性神经症

39. 气管切开术后护理方法不正确的是

A. 术后取平卧或半卧位　B. 保持室温 20～22℃　C. 保持相对湿度 80%～90%

D. 气管切开处敷料每日更换　E. 拔管前试堵管 72 小时

40. 急性扁桃体炎的主要并发症有

A. 急性中耳炎　B. 急性喉炎　C. 咽旁脓肿　D. 支气管炎　E. 扁桃体周围脓肿

41. 近距离后装治疗直肠癌护理不当的有

A. 治疗前两天嘱病人进半流质　B. 放施源器前应两次清洁灌肠

C. 施源器放入病变部位后须固定好　D. 嘱病人收缩腹部以防施源器下移

E. 治疗结束后嘱病人卧床休息 20～30 分钟

42. 糖尿病膳食治疗的目的是

A. 调整膳食中糖的供给量　B. 减轻胰岛细胞的负担　C. 纠正糖代谢紊乱

D. 降低血糖　E. 以上均是

43. 目前糖尿病主要死亡原因是

A. 心血管并发症　B. 糖尿病酮症酸中毒昏迷　C. 神经病变

D. 高渗性非酮症糖尿病昏迷　E. 感染

44. 尿毒症伴高血钾时最有效的治疗方法是

A. 输入小苏打水　B. 输入钙剂　C. 输入高渗葡萄糖加胰岛素

D. 血液透析　E. 口服钠型阳离子交换树脂

45. 急性肾功能衰竭少尿无尿早期主要死亡原因是

A. 低钙血症　B. 低钠血症　C. 高钾血症　D. 低钾血症　E. 高镁血症

46. 成人引起肾性高血压最常见的疾病是

A. 肾动脉缩窄　B. 慢性肾盂肾炎　C. 急性肾小球肾炎　D. 肾动脉硬化　E. 慢性肾炎

47. 抢救口服有机磷农药中毒患者洗胃时最常用的洗胃液是

A. 生理盐水、温开水 B. 热开水 C. 2%碳酸氢钠 D. 1:5000 高锰酸钾液 E. 以上均可

48. 现场急救电击伤最首要的措施是

A. 切断电源 B. 胸外心脏按压 C. 包扎创面 D. 预防感染 E. 注射 TAT

49. 急性巴比妥类药中毒时最主要的并发症和致死原因是

A. 呼吸和循环衰竭 B. 中毒性休克 C. 大出血 D. 急性肾衰 E. 以上均是

【B 型选择题】(配伍选择题,五个备选答案,题干 2~3 个,从备选答案中选出每一个题干的最佳答案)

A. 1～3min 起效 B. 14h C. 2～3min 起效 D. 2～5min 起效 E. 24h

1. 硝普钠为动、静脉扩张剂,静注后
2. 硝普钠溶液稳定性较差,保存与应用不应超过

A. 高血压危象 B. 高血压脑病 C. 顽固性高血压 D. 恶性高血压 E. 老年高血压

3. 眼底无乳头水肿预后不佳应是
4. 在短期内血压明显升高,出现头痛、呕吐等症状应是

A. 阵发性夜间呼吸困难 B. 周围性发绀 C. 心前区疼痛 D. 胃肠道症状 E. 以上都不是

5. 左心功能不全的表现
6. 右心功能不全的表现

A. 3 小时内 B. 12~36 小时内 C. 6 小时以内 D. 10~26 小时内 E. 9 小时以内

7. 甲状腺危象多发生于术后
8. 术后尽早拔除导尿管,鼓励病人排尿最好在

A. 3～4 日 B. 24 小时 C. 12 小时 D. 6-10 日 E. 8 小时

9. 开颅术后脑室引流管一般放置
10. 拔管前一天应试行抬高引流瓶(袋)或夹闭引流管

A. 2～5 mm B. 0.7～2.0kPa C. 3～5 mm D. 0.5～2.0kPa E. 2.5～4 mm

11. 正常瞳孔直径为
12. 正常成人平卧位的颅内压为

A. 防止肺部感染 B. 严密观察意识、瞳孔及生命体征变化 c. 防止休克 D. 保持引流管通畅 E. 及时脱水

13. 患者行颅内压监护及脑室引流时,护理中最重要的是
14. 开颅术后 24～48 小时内,重点是

A. 7～10 天 B. 2～3 天 C. 3～4 天 D. 5～7 天 E. 6～8 天

15. 浅度烧伤更换敷料为
16. 深度烧伤更换敷料为

A. 失血性休克 B. 低血容量性休克 C. 感染性休克 D. 神经源性休克 E. 心源性休克

17. 烧伤早期多为
18. 烧伤并发感染时可发生

A. 首选青霉素、普济消毒饮 B. 首选庆大霉素、五味消毒饮 C. 外贴 20%～50%鱼石脂软膏 D. 消炎散 E. 长效磺胺

19. 丹毒的内用疗法是
20. 丹毒的外用疗法有

A. 群集米粒至小豆大水疱,周围有红晕,呈带状排列 B. 丘疹约小米大小 C. I 型主要引起生殖器以外的皮肤、粘膜和器官的感染 D. 水疱 E. 结节

21. 带状疱疹表现为
22. 单纯疱疹表现为

A. 2～3L/ min　B. 1～2L/ min　C. 5L / min　D. 3L / min　E. 2L / min

23. 新生儿严重缺氧者，输氧时氧流量是
24. 新生儿用鼻导管输氧时氧流量是

A. 1～2 天后出皮疹　B. 3～4 天后出皮疹　C. 2～5 天后出皮疹
D. 3 天出疹　E. 5 天出疹

25. 麻疹发热第
26. 伤寒发热后

A. 稽留热　B. 弛张热　C. 间歇热　D. 回归热　E. 马鞍热

27. 疟疾的热型是
28. 伤寒的热型是

A. 给予软而易消化的食物　B. 给予呼吸中枢兴奋剂，必要时给氧　C. 通知医师处理
D. 给予抗震颤麻痹药物　E. 将病人侧卧、使唾液流出、并同时进行人工呼吸

29. 电抽搐后立即
30. 电抽搐后如自主呼吸未能恢复或呼吸困难者，立即

A. 瞳孔变形、缩小　B. 瞳孔无变化　C. 瞳孔扩大　D. 眼前黑幕感　E. 视物变形

31. 急性闭角性青光眼的临床特点之一是
32. 急性结膜炎的临床特点之一是
33. 急性虹膜睫状体炎的临床特点之一是

A. 鹅、公鸡、鲤鱼、猪头　B. 葱、蒜、生姜、胡椒、花椒、辣椒、白酒
C. 萝卜、带鱼　D. 西红柿、西瓜　E. 红萝卜、西兰花

34. 肝阳肝风病人忌吃
35. 阴虚阳亢证、目疾、皮肤病、痔瘘、疮疖、痈疽等病证忌食

A. 0.3g 以内　B. 2g / d 以下　C. 0.5g 以内　D. 3g / d 以下　E. 0.2g 以内

36. 低盐膳食限钠量在
37. 低钠膳食全日钠供给量控制在

A. 安定、咪唑安定、异丙嗪　B. 苯巴比妥钠　C. 阿托品、东莨菪碱
D. 镇痛药，如吗啡、哌替啶　E. 安痛定、去痛片

38. 麻醉前常用的安定镇静药有
39. 麻醉前常用的抗胆碱药有

A. 足量生理盐水　B. 5%葡萄糖液　C. 适量 5%碳酸氢钠
D. 0.45 %低渗盐水　E. 5%葡萄糖盐水

40. 糖尿病酮症酸中毒早期应及时输入
41. 酮症酸中毒显著者可输入
42. 高渗性糖尿病昏迷，应输入

A. 病人有静脉炎、静脉栓塞、右室穿孔　B. 急性心肌梗死、心脏外科手术和电复律后
C. 高血钾、临时性经静脉心内膜起搏　D. 严重窦房结功能障碍、胸壁心脏起搏
E. 药物诱发心动过缓、心内膜起搏的手术

43. 临时心脏起搏的适应证有
44. 临时心脏起搏的禁忌证有

A. 10%葡萄糖液　B. 9 %氯化钠溶液　C. 3 %氯化钠溶液

D. 5%葡萄糖液　　E. 25%葡萄糖液

45. 急诊救治淡水淹溺者可静脉输入

46. 急诊救治海水淹溺者静脉输入

A. 咯血量<100ml／d　　B. 咯血量>500ml／d 或一次 300～500ml

C. 咯血量为 50-150ml／d　　D. 咯血量为 100～500ml／d　　E. 咯血量为>100ml／d

47. 少量咯血的判断标准为

48. 中等量咯血的判断标准为

49. 大量咯血的判断标准为

A. 阿司匹林　　B. 肾上腺糖皮质激素　　C. 丙谷胺　　D. 垂体后叶素　　E. 卡托普利

50. 禁用诱发胰腺炎的药物

51. 溃疡病禁用哪些药物

52. 上消化道大出血病人早期快速有效止血措施是应用

A. 必须在 24h 内用完　　B. 6h 内输完　　C. 3h 内输完

D. 不宜与其他任何液体或药品混合输注　　E. 输注时应注意用有滤网的标准输血器

53. 去甘油的红细胞

54. 新鲜冰冻血浆

55. 蛋白制剂

A. 12 日以后拔除　　B. 15 日以后拔除　　C. 10 日以后拔除　　D. 3～4 周拔除　　E. 3～6 周拔除

56. 肾造瘘管需在手术

57. 膀胱造瘘管应在手术

58. 后尿道会师复位术后尿管

A. 瞳孔直径大于 3mm　　B. 瞳孔直径小于 2mm　　C. 瞳孔直径小于 1mm

D. 瞳孔直径大于 5mm　　E. 瞳孔直径为 3～4mm

59. 瞳孔缩小的判断标准为

60. 瞳孔扩大的判断标准为

A. 4 周以上　　B. 2 周以上　　C. 4 小时　　D. 3 小时　　E. 1 周以上

61. 蛛网膜下腔出血急性期病人应绝对卧床

62. 脑室造影术后应平卧

A. 3～4cm 为宜　　B. 无菌盐水 500ml　　C. 蒸馏水 500ml　　D. 50-80cm　　E. 30～45cm 为宜

63. 胸膜腔闭式引流的水封瓶的长玻璃管应深入液面下

64. 胸膜腔闭式引流水封瓶内装

A. 黄色脓痰　　B. 铁锈色痰　　C. 红色血痰　　D. 红色泡沫样痰　　E. 灰黑色痰

65. 肺炎球菌性肺炎(大叶性肺炎)

66. 化脓性肺炎或支气管炎

67. 左心衰竭(急性)

【X 型选择题】(多项选择题,五个备选答案,正确答案为 2~5 个)

1. 心脏病需绝对卧床休息有

A. 室性心动过速　　B. 心功能Ⅱ级者　　C. 急性心肌梗死

D. 心功能Ⅳ级者　　E. 以上都是

2. 心源性呼吸困难是

A. 劳力性呼吸困难　　B. 吸气性呼吸困难　　C. 端坐呼吸

D. 夜间阵发性呼吸困难　　E. 呼气性呼吸困难

3.急性肺水肿的发病原因有

A.继发于左心室功能不全　B.心源性哮喘　C.严重肺部感染

D.输液速度过快　E.继发感染

4.胸部叩击促进排痰的操作手法是

A.病人侧卧位　B.每一肺叶叩击3～5min

C.操作者两手的手指指腹并拢,使掌侧呈杯状,用手腕力量

D.从肺底自下而上、由外向内、迅速有节律地扣击胸壁　E.每一肺叶叩击1～3min

5.肺源性呼吸困难的临床表现有

A.呼吸深慢　B.呼吸急促　C.喘息　D.吸气性哮鸣音　E.呼吸费力

6.肺性脑病病人早期可出现的精神神经症状是

A.出现头痛、多汗、烦躁　B.白天嗜睡、夜间失眠

C.谵妄、昏迷　D.注意力不集中　E.定向力减退

7.溃疡病常见的并发症有

A.上消化道出血　B.急性穿孔　C.食管静脉曲张　D.幽门梗阻　E.癌变

8.估计上消化道出血病人的出血量有

A.大便隐血试验阳性提示每日出血量>5～10ml

B.出现黑便表明出血量在50～70ml以上　C.胃内积血达250～300ml时可引起呕血

D.一次性出血量在400ml以下时,一般不引起全身症状

E.出血量超过400～500ml可出现头晕、心悸、乏力等症状

9.输血反应有

A.发冷反应　B.传播疾病　C.细菌污染输血反应　D.溶血反应　E.发热、过敏反应

10.急性肾功能衰竭临床上可分为三期是

A.少尿期　B.多尿期　C.康复期　D.肾衰期　E.肾功能代偿期

11.静脉尿路造影术的注意事项有

A.检查前应进食少渣的饮食　B.检查当日晨禁食,造影前12h禁水

C.检查前晚要清洁肠道　D.检查前应做碘过敏试验　E.检查后嘱病人多饮水

12.脑疝的紧急处理有

A.脱水降颅压　B.高流量吸氧　C.保持呼吸道通畅　D.取头低卧位

E.备好吸引器、气管切开包、气管插管和脑室穿刺引流包

13.脑疝的先兆表现有

A.剧烈头痛　B.喷射性呕吐　C.血压升高、脉搏减慢、呼吸不规则

D.躁动不安　E.一侧瞳孔散大、对光反射迟钝、意识障碍加重

14.癫痫病人发作期的护理是

A.立即让病人就地平睡、解开衣领和腰带　B.头偏向一侧,保持呼吸道通畅

C.对抽搐的肢体不能用暴力硬压　D.发作时应绝对卧床、不能往病人嘴里灌汤喂药

E.尽快将压舌板或毛巾、手帕置于病人口腔的一侧上下臼齿之间

15.脑溢血的护理要点是

A.尽量减少不必要的搬动　B.起病72小时内禁食,静脉维持营养

C.取平卧位或头低位　D.高热时要进行物理降温　E.保持大小便通畅

16.腹部损伤病人在病情观察期间需特别注意

A.不随意搬动伤者,以免加重伤情　B.不注射止痛剂(诊断明确者除外),以免掩盖伤情

C.胃肠减压　D.根据尿量调整输液、补钾的量和速度

E.禁食和灌肠，避免肠内容物进一步溢出、造成腹腔感染或加重病情

17.休克的治疗原则

A.迅速解除病因 B.尽快恢复有效循环血容量、纠正微循环障碍

C.增进心脏功能、恢复人体的正常代谢 D.防止肺部并发症 E.预防脑缺氧

18.休克的观察要点有

A.意识和表情 B.皮肤色泽、温度、湿度

C.尿量 D.肺部有无感染 E.生命体征

19.术后发生尿潴留的处理有

A.膀胱区热敷 B.按摩及各种神经反射诱导，如听流水声 C.针刺合谷、内关

D.经处理仍不能排尿者，可施行导尿 E.针刺足三里、关元、阴陵泉等穴位

20.颅内高压的护理有

A.保持安静，绝对卧床休息，抬高床头15°～30°

B.密切观察意识、瞳孔及生命体征变化 C.充足给氧、高热者降温

D.补液量每24小时不超过2000ml，记录24小时出入水量

E.保持引流或监护系统的密闭性，预防逆行感染

21.骨牵引的护理要点是

A.随时观察伤端的血液循环 B.定时按摩骨突出部位，以防发生褥疮

C.注意保持牵引力与反牵引力在一条直线上 D.每日用75%酒精在针眼处滴2次消毒

E.防止肌肉萎缩和关节僵硬

22.断肢(指)现场急救包括

A.止血 B.包扎创面 C.保藏断肢(指) D.迅速转送 E.清洗创面

23.断肢(指)再植术后皮肤温度的护理有

A.要求室内温度控制在25℃左右 B.红外线灯作局部照射 C.测定皮肤温度的压力要稳定

D.定位测量皮温 E.再植肢(指)体的皮肤温度保持在33～35℃

24.烧伤休克的临床表现有

A.口渴、尿量减少 B.烦躁不安、心率增快 C.呼吸浅快

D.病人燥热 E.休克早期血压为脉压减小、随后为血压下降

25.烧伤脓毒血症的临床表现有

A.狂躁兴奋或抑制性忧郁 B.体温骤升或骤降， C.心率加快、呼吸急促

D.血压下降、水肿又重复加重 E.创面崩溃、糟烂或干枯无生机

26.中、重度烧伤病人入院后的初步处理程序有

A.休克者须首先抗休克治疗 B.注射破伤风抗毒血清 C.记录血压、脉搏、呼吸

D.立即建立静脉输液通道 E.留置导尿管，观察每小时尿量

27.烧伤的治疗原则有

A.保护烧伤区，防止和清除外源性污染 B.预防和治疗低血容量性休克

C.防治局部及全身性感染 D.促进创面愈合，减少疤痕形成及功能障碍

E.防治器官的并发症

28.妊娠高血压综合征，在使用硫酸镁时，有下述哪些情况应禁止使用

A.呼吸少于20次/分 B.检测膝反射消失 C.呼吸少于16次/分

D.尿量每24小时少于1000ml E.尿量每24小时少于600 ml或每小时少于25 ml

29.妊娠高血压综合征的主要临表现有

A.高血压 B.水肿 C.蛋白尿 D.头晕 E.头痛

30. 宫外孕流产及破裂三大主要症状是

A. 大量阴道流血 B. 停经 C. 阴道流血 D. 腹痛 E. 阴道分泌物增多

31. 新生儿颅内出血的护理有

A. 密切观察病情 B. 绝对静卧、避免搬动、抬高头部

C. 保持呼吸道通畅 D. 给氧、止血 、留置针输液 E. 保持体温稳定

32. 新生儿黄疸采用蓝光照射的护理要点有

A．暴露皮肤尽量扩大皮肤照射面积 B．戴眼罩并遮盖脸部 C．定时喂水或静脉输液

D．注意体温，每 3-4 小时测量患儿体温 E．持续照射时间为 24～48 小时

33. 婴幼儿高热的处理有

A. 宽衣解包去除体表散热的障碍 B. 高热不退者可用中药石膏水、薄荷水擦浴

C. 针刺大椎、曲池、合谷、风池 D. 电风煽、空调降温 E. 必要时吸氧、输液、抗感染治疗

34. 水痘的皮肤护理有

A. 保持室温适宜和皮肤清洁 B. 防止抓伤，继发感染留下疤痕

C. 局部涂 0.25%冰片炉甘石洗剂或 5%碳酸氢钠溶液 D. 用敷料遮盖防感染

E. 氯辛油涂疱疹处，继发感染患处涂抗生素软膏

35. 传染病的预防原则有

A. 做到早发现、早诊断、早报告、早隔离、早治疗 B. 切断传播途径

C. 保护易感人群，提高人群免疫力 D. 勤洗手多沐浴 E. 口服预防药

36. 传染病病人感染性发热常见热型有

A. 稽留热 B. 弛张热 C. 间歇热 D. 回归热 E. 不规则热

37. 狂犬咬伤后伤口的处理要点是

A. 深部伤口要进行清创 B. 暴露伤口一般不缝合或包扎伤口

C. 伤口碘酒消毒后盖敷料防感染 D. 季胺类与肥皂不能合用

E. 立即用 20%的肥皂水或 0.1%苯扎溴铵溶液反复冲洗至少 30min

38. 非典型肺炎的主要临床表现是

A. SARS 的潜伏期通常限于 2 周之内，一般约 2～10d B. 常以发热为首要和主要症状

C. 呼吸困难和低氧血症多见于发病 6～12d 以后 D. 部分病人出现腹泻、恶心、呕吐

E. 呼吸系统症状多为干咳、少痰，少部分病人出现咽痛

39. 乙型脑炎的高热护理有

A. 每 2 小时测量一次体温，控制在 38℃为宜 B. 畏寒发热者中药宜热服

C. 高热伴有四肢厥冷者禁用冷敷和酒精擦浴 E. 药物降温谨防汗出过多发生虚脱

E. 气血两燔、热陷营血所致高热，病室宜通风凉爽宁静

40. 巨大阿米巴肝脓肿病人饮食应

A. 高蛋白质 B. 高热量 C. 高营养 D. 易消化饮食

E. 选用对阿米巴原虫有杀死或抑制作用的紫皮大蒜、马齿苋

41. 重症肝炎的主要临床表现有

A. 黄疸迅速加深 B. 肝脏进行性缩小、肝臭 C. 肝肾综合征

D. 迅速出现腹水 E. 精神神经系统症状和出血倾向

42. 人间禽流感的临床表现有

A. 早期表现类似普通流感 B. 半数病人有肺部实变体征

C. 可有恶心、腹痛、腹泻稀水样便 D. 体温大多持续在 39℃以上

E. 主要为发热、流涕、鼻塞、咳嗽、咽痛、头痛、全身不适

43. 精神病人的一般观察内容有

A. 个人卫生情况，生活自理程度 B. 有无幻觉、错觉及感知综合障碍

C. 睡眠、进食、排泄情况 D. 对人热情、冷淡、粗暴或抗拒 E. 全身有无外伤

44. 电抽搐治疗的适应证有

A. 严重的抑制状态，有强烈自伤、自杀行为者

B. 极度兴奋躁动、冲动伤人、难以控制者 C. 精神分裂症有明显自责自罪、拒食

D. 护理困难、紧张性木僵病人 E. 自杀意念

45. 下列耳源性并发症的护理措施中错误的是

A. 严密观察生命体征变化 B. 注意头痛的部位及性质

C. 静脉输液量适当控制，使病人处于轻微失水状

D. 疑有耳源性并发症时，可用镇静剂、镇痛剂

E. 耳内流脓量突然减少或停止说明病情好转

46. 气管切开术的并发症有：

A. 皮下气肿 B. 纵隔气肿 C．气胸 D．出血 E 拔管困难

47. 沙眼的防治措施有

A. 大力开展卫生宣传教育 B. 提倡一人一巾，沙眼病人的洗脸用具与健康人分开使用

C. 局部滴药不宜持久 D. 对滤泡及乳头较重的病人可采用滤泡压榨术或乳头摩擦法

E. 局部可用 0.5%四环素和 0.1%利福平药水或药膏

48. 引起喉头梗阻的常见原因有：

A. 急性喉炎 B. 喉气管异物 C. 喉部肿瘤 D. 破伤风 E. 喉外伤

49. 康复病人日常生活、活动能力的训练有

A. 床上活动、就餐、洗漱 B. 更衣、整容 C. 入浴、排泄

D. 移动、使用家庭用具 E. 语句练习

50. 昏迷和无意识的康复护理有

A. 触觉刺激多用相反刺激、在身体不同部位给予刺激

B. 听觉刺激用熟悉的声音如说话、音乐或动物的叫声刺激病人

C. 生活护理刺激如给病人梳头、洗脸

D. 味觉和嗅觉刺激可用香料、食物等刺激嗅觉

E. 视觉刺激用熟悉的物体或通过不断变幻的彩光刺激视网膜，大脑皮层

51. 患病时的饮食禁忌从辨证分型看有

A. 寒凉证忌寒凉、宜温热 B. 热证忌温热，宜寒凉 C. 阳虚忌寒，宜温补

D. 阴血虚忌温燥，宜滋补 E. 脾胃虚弱忌茶酒

52. 饮食调护的基本原则有

A. 饮食有节、按时定量 B. 调和四气、谨和五味，饮食应多样化、合理搭配、不可偏食

C. 食宜清淡、吃忌厚味、荤素搭配是饮食的重要原则 D. 卫生清洁、习惯良好

E. 做到因证施食、因时施食、因地施食和因人施食

53. 心悸病人的饮食宜忌有

A. 宜食清淡而富有营养的食物 B. 有水肿时应给予无盐或低盐饮食

C. 饮食制度以少食多餐为宜 D. 心悸伴有心痛时，宜食小蒜、大枣、无花果、核桃仁

E. 忌吸烟、饮酒及浓茶，忌一切辛辣刺激品和甘肥厚味之食

54. 高血压病的饮食宜忌有

A. 控制食盐 B. 忌暴饮暴食 C. 忌高热量食物

D. 忌烟、忌酗酒、忌浓茶　　E. 忌含糖多的糕点

55. 糖尿病病人的饮食禁忌有

A. 含糖多的糕点、饼干、果脯　　B. 辛辣刺激性食物

C. 肥甘厚味、煎炸香燥食物　　D. 温热助火之品和忌烟酒　　E. 大蒜、葱

56. 麻醉前的一般准备与护理有

A. 术前晚可用适量镇静安定药　　B. 麻醉前应称病人体重

C. 病人入手术室前应嘱其排空膀胱　　D. 危重病人或大手术，术前留置导尿管

E. 择期手术成人一般麻醉前禁食 12 小时，禁饮 4 小时

57. 局麻药毒性反应的临床表现有

A. 常有嗜睡、寒战、多言和惊恐不安　　B. 头昏头痛、烦躁不安和肌肉震颤

C. 腰部胀痛　　D. 甚至导致呼吸循环衰竭而致死

E. 重者可出现全身抽搐和惊厥、心率加快、血压上升

58. 放射治疗时，对放射野的皮肤护理有

A. 不宜用肥皂水、热水、粗毛巾擦洗　　B. 照射野皮肤有瘙痒忌用手抓

C. 有脱皮时切勿撕扯　　D. 外出时防止日光直晒　　E. 注意保护放射野标记

59. 放射治疗引起高热的护理有

A. 给易消化流质或半流质、多饮开水　　B. 急性炎症控制后再行放射治疗

C. 体温在 38℃以上者暂停放射治疗　　D. 适当使用退热药和抗生素　　E. 冰敷降温

60. 放射介入治疗护理要点有

A. 治疗前 1～2 天进食易消化的少渣食物　　B. 治疗前 4～6 小时禁水，防止术中呕吐

C. 做好普鲁卡因及碘过敏试验、出凝血时间测定　　D. 备皮，做交叉配血

E. 向病人说明治疗目的、交待可能发生的并发症

61. 糖尿病病人用药注意事项有

A. 口服降糖药禁与鹿茸、甘草合用　　B. 口服降糖药应禁忌同心得安合用

C. 口服降糖药物时，一定要饭前服用　　D. 口服降糖药物时忌饮酒

E. 不宜大量应用营养素，避免 B- 胡萝卜素

62. 甲状腺危象的临床表现是

A. 突起高热，常超过 39℃，有时可达 40℃以上　　B. 烦躁不安、恐惧、谵妄甚至昏迷

C. 心率常在 140 次 / min，严重者可达 240 次 / min，可伴心房纤颤或心房扑动

D. 呼吸急促，大汗淋漓，常有恶心、呕吐、腹泻、脱水及水盐代谢紊乱。重者可致休克

E. 可出现心力衰竭及肺水肿

63. 哪项是甲亢的特征性临床表现

A. 突眼　　B. 心悸　　C. 多汗　　D. 胫骨前粘液性水肿　　E. 以上都是

64. 院外急救的原则是

A. 先复苏后固定　　B. 先止血后包扎　　C. 先重伤后轻伤

D. 先救治后运送　　E. 急救与呼救并重、搬运与医护的一致性

65. 外伤病人在转送途中的体位有

A. 一般创伤伤员取仰卧位　　B. 颅脑伤、额面部伤应侧卧位或头偏向一侧

C. 休克病人取仰卧中凹位　　D. 腹部伤取仰卧位、膝下垫高

E. 胸部伤取半卧位或伤侧向下的低斜坡卧位

66. 创伤病人现场急救处理有

A. 立即清理口腔，保持呼吸道通畅和换气　　B. 控制外出血用压迫法、肢体加压包扎止血

C. 迅速补充血容量，立即开放静脉通路　D. 包扎、封闭体腔伤口、监护生命体征

E. 立即运送病人，有效固定骨折、脱位

67. 为手术病人翻身时应注意事项有

A. 先检查伤口敷料是否脱落或有无分泌物　B. 颅脑手术后翻身时应有人扶头部

C. 颈椎和颅骨牵引的病人翻身时不可放松牵引　D. 脊柱手术后翻身时注意轴线翻身

E. 石膏固定或伤口较大的病人翻身后、将伤口放于适当位置

68. 机械通气病人吸痰时的注意事项有

A. 吸痰前应翻身、拍背、使痰液从周边肺野向中心集中

B. 吸痰前后应适当提高吸入氧浓度　C. 吸痰时避免用吸引口腔的吸痰管再吸引气管

D. 调节吸引负压不要超过 19.6kPa(200cmH_2O)　E. 每次吸引时间不超过 15 秒

69. 急性肾炎并发症有

A. 高血压脑病　B. 急性心力衰竭　C. 低蛋白血症

D. 急性肾功能不全　E. 急性肾功能衰竭

70. 肾病综合症具有的共同临床表现是

A. 水肿　B. 高脂血症　C. 低蛋白血症(血浆清蛋白<30g / L)

D. 肾功能不全　E. 大量蛋白尿(尿蛋白定量>3.5g / d)

71. 重症一氧化碳中毒患者纠正缺氧的急救措施是

A. 立即将患者移至新鲜空气处　B. 给高流量吸氧

C. 有条件时给高压氧治疗　D. 立即换血　E. 以上都是

72. 母乳喂养的优点有

A. 含钙磷比例适当(2:1)易于吸收　B. 增强免疫　C. 母乳的温度适宜无污染

D. 各种营养物质比例合适　E. 有利消化

73. 中国传统康复疗法有

A. 药物　B. 针灸、推拿　C. 气功、太极拳　D. 情志调摄　E. 武术

(二)填空题

1. 急性肺水肿时应立即协助病人取坐位，________。应给高流量吸氧，________，并使其通过盛有________湿化瓶，使肺泡内泡沫表面张力降低而破裂、消失，增加气体交换面积。

2. 心绞痛心脉瘀阻者可用________舌下含服，寒痰凝络可用________含化或嚼碎后咽服。

3. 呼吸系统疾病常见五大症状有_____咳痰、______、胸痛、呼吸困难

4. 呼吸困难按其发生机理和临床表现不同分为________、______、______三种类型。

5. 大量咯血临床最常见的死亡因素是__________。

6. 上消化道出血的常见病因有__________急性胃粘膜损害、食管胃底静脉曲张破裂______。

7. 引起呕血的常见疾病有________、________、________慢性胃炎、胆道疾患。

8. 急性白血病的病情观察：注意出血倾向，尤其是____________。注意有无中枢神经系统白血病浸润表现。

9. 白血病的临床表现有__________、__________、__________和器官浸润。

10. 急性尿潴留处理原则是解除病因____________，病因不明或一时难以解除者先作尿液引流

11. 肾损伤、膀胱破裂、后尿道损伤术后病人，需禁食______日，待肠蠕动恢复后开始进食。

12. 外科感染是指需要____________的感染性疾病和发生在创伤、手术 、器械检查或____________治疗后的感染。

13. 代谢性酸中毒指体内_____________积聚或产生过多，或 HCO_3^- 丢失过多。

14. 根据病因，休克可分为低血容量性、______、心源性、神经性和______休克五类。

15. 恶性肿瘤的扩散方式有_____、_____、_____、种植。

16. 损伤性气胸有闭合型气胸、开放性气胸、__________三种类型。
17. 临床对意识障碍的传统分级方法,分为清醒、________、浅昏迷、________和深昏迷五级 。
18. Glasgow 昏迷评分法是评定睁眼、________及运动反应,三者得分相加来表示意识障碍程度。最高 ____,表示意识清醒, _____ 以下为昏迷,最低 3 分,分数越低表明意识障碍越严重 。
19. 颅内出血是脑手术后最危险的并发症,多发生在手术后 ________ 小时内。
20. 尿崩症指每 24 小时尿量在 ________ 以上,相对密度在 1.005 以下,病人出现口渴、多饮。
21. 正常脑脊液每日分泌 400～500ml,故脑室引流时每日引流量以不超过 _____ 为宜。
22. 对颅高压病人应严密观察 ________、________ 及 ________ 的变化。
23. 烧伤后 48 小时内,最大的危险是 ________ 性休克,临床称为之休克期。
24. 皮肤的生理功能主要有保护作用、感觉作用、_______ 和分泌、排泄、吸收、代谢及参与 ______ 反应等作用。
25. 丹毒系由 B 型溶血链球菌引起的急性皮肤炎症,中医称为__________、流火。
26. 妊娠 _____ 周时在孕妇腹壁可听到胎心音,此时孕妇可感到胎动。
27. 分娩第一期如膀胱过度充盈,可影响 _______ 及先露部下降,因此产妇如超过 _____ 不能排尿,且膀胱充盈,则应进行导尿。
28. 新生儿阿氏评分法是一种判断新生儿窒息严重程度的评分方法。以新生儿出生后 1 分钟及 5 分钟的心率、呼吸、_______ 喉反射及 ______ 五项体征为依据进行评分。
29. 小儿补液总量包括补充累积损失量、__________及生理需要量三部分。
30. 流行性出血热病人的“三大主征”是发热、出血、肾功能衰竭、肾功能不全是流行性出血热的主要特征,表现为突然出现的 ________。
31. 中毒性痢疾表现以急性微循环障碍为主的病理生理变化,常有高热、惊厥、________ 和感染性休克。
32. 物理疗法是利用力、电、声、光、___和 ___某些自然因子预防和治疗疾病的方法。
33. 康复护理是以“__________”方法为主,“替代护理”为辅。
34. 营养素概括为七大类:蛋白质、脂类、碳水化物(糖)、无机盐、_________、膳食纤维和 _____。
35. 管饲途径有 _______、__________、空肠造瘘。
36. 麻醉学的工作范畴:包括临床麻醉学、重症监测治疗学、急救与复苏学、________ 及麻醉治疗学。
37. 成人择期手术术前禁食 ______ 小时,禁饮 ______ 小时。
38. 全身麻醉分为_________、_________和肌肉注射麻醉。
39. 常用的麻醉前用药主要为 _________、_________、________ 和 ________ 四类。
40. 麻醉后苏醒期间的护理主要有保持呼吸道通畅________、______、______、一般处理等。
41. 放射治疗按放射治疗方式可分为____________和 __________。
42. 急性肾炎避免受凉因寒冷可以引起 __________,加重肾脏缺血。寒冷又易诱发呼吸道感染,使肾炎加重。
43. 多尿是指尿量每天超过 _______ ml;少尿是指尿量每天少于 ______ ml;无尿是指尿量每天少于 _______ ml;夜尿增多是指夜间尿量持续超过 ________ ml。
44. 尿毒症病人抵抗力极差,易继发肺部和泌尿系感染,且感染后可无明显全身反应,故应特别注意_________。
45. 急性肾功能衰竭少尿期应严格控制入水量,每日进水量为前一天液体排出量加_________,若病人体重增加,表明水分摄入过多。
46. 静脉尿路造影术检查当日晨禁食,造影前 _________ 禁水。
47. 急性有机磷农药中毒的并发症有__________、_________、_________。
48. 溺水的现场急救包括_________、________心博骤停时按复苏抢救。

(三)判断题(对者在括号内打“√”,错者打“×”)

1. 变态反应性皮肤病病人的一般护理应注意避免食用有致敏的食物和药物。 ( )
2. 妄想是一种在病理基础上产生的不能被纠正的错误的信念和判断。 ( )

3. 错觉是无法摆脱反复出现的观念。 ( )
4. 心绞痛是主动脉供血不足，心肌暂时缺血缺氧所引起的临床症候群。 ( )
5. 患者出现端坐呼暖、发绀、咳粉红色泡沫痰、两肺布满湿性啰音、心率快等是大叶性肺炎的临床表现。 ( )
6. 肺心病患者出现头痛、失眠、烦躁，往往是肺性脑病的早期表现。 ( )
7. 肺心病患者出现失眠、烦躁时，可用巴比妥类药物治疗。 ( )
8. 呼吸窘迫综合征纠正缺氧时可吸入高浓度氧。 ( )
9. 有低氧血症，又伴有 CO_2 潴留为 I 型呼吸衰竭。 ( )
10. 肺性脑病不能注射巴比妥类药物。 ( )
11. 重症肺炎病人不宜选用超声雾化吸入。 ( )
12. 对上消化道出血病人的观察，主要是注意尿量。 ( )
13. 判断消化道出血停止的依据是症状渐趋好转，血压脉搏稳定，大便隐血试验阴性 ( )
14. 肝穿刺术前应作超声定位，并取压痛最明显或脓肿最低处作穿刺或活检。 ( )
15. 肝性脑病前兆是出现意识模糊、扑翼样震颤及脑电图异常。 ( )
16. 血小板减少性紫癜的病因与接触物、吸入物、食物等有关。 ( )
17. 肾功能衰竭分急性、慢性衰竭。 ( )
18. 膀胱肿瘤血尿严重程度与癌症大小、恶性程度常一致。 ( )
19. 肾、输尿管结石主要症状为疼痛、血尿、脓尿、肾脏肿大。 ( )
20. 癫痫的大发作及小发作都是原发性癫痫。 ( )
21. 脑出血的病人出现昏迷加深与瞳孔不等大提示为脑疝形成。 ( )
22. 脑出血的病因最主要的是高血压及动脉粥样硬化。 ( )
23. 破伤风的潜伏期一般为 4～10 天，个别可长至数月。 ( )
24. 破伤风病人应住隔离病室或住单人病室，室内光线充足、安静，温度 15℃～20℃，湿度约 60%。 ( )
25. 开放性气胸之急救处理，首先要使开放式气胸变为闭合式气胸，正确做法是用无菌敷料如大块凡士林纱布加棉垫封盖伤口，外用绷带包扎，务使不漏气。 ( )
26. 张力性气胸的紧急处理是用大号空针头自锁骨中线第 2 或第 3 肋间穿入胸腔内放气减压。 ( )
27. 脑脓肿早期可出现持续性高热，应及时作物理降温或人工冬眠。 ( )
28. 脑室引流者头部活动应适当限制。翻身和操作时避免牵拉引流管。 ( )
29. 烧伤休克期，患者口渴明显，可予饮用大量白开水。 ( )
30. 老年人血压随年龄增长而增加，收缩压基线 =90+ 年龄 (mmHg)。 ( )
31. 丹毒系由 β 型溶血链球菌引起的慢性皮肤炎症。 ( )
32. 维生素 A 缺乏病的临床特征为皮肤干燥并出现非炎症性棘状毛囊性丘疹。 ( )
33. 红斑狼疮患者应做日光浴，以增强体质。 ( )
34. 宫颈炎的主要临床表现为接触性出血。 ( )
35. 卵巢肿瘤并发症有带扭转、破裂、感染、恶变。 ( )
36. 流行性出血热的传播媒介是螨。 ( )
37. 精神分裂症临床上分单纯型、紧张型、偏执型、未分型、老年型。 ( )
38. 点眼药时同时滴两种以上的药液应间隔 2～3min。 ( )
39. 正常眼压为 1～2 kPa。 ( )
40. 屈光不正分近视、远视两种。 ( )
41. 阿托品用于治疗虹膜睫状体炎，毛果芸香碱用于治疗青光眼。 ( )
42. 对于心动过速、高热和甲亢病人，麻醉前用药选择抗胆碱药时，应选用东莨菪碱 ( )
43. 硬膜外导管消毒时，常选用甲醛蒸气消毒法。 ( )

44. 手术室环境温度过高，身体覆盖物过厚，可使小儿体温升高。（ ）
45. 照射盆腔器官时，易发生放射性膀胱炎，症状可见尿急、尿频、血尿、排尿困难（ ）
46. 肺癌放射治疗 30GY 以上时，可出现放射性肺炎，症状为干咳、活动后呼吸困难、发热、胸痛、白细胞升高。（ ）
47. 磺胺类药物主要副作用是低血糖反应。（ ）
48. 葡萄糖耐量试验中 2 小时血浆葡萄糖＜7.8mmol / L 为正常。（ ）
49. 葡萄糖耐量试验中 2 小时血浆葡萄糖≥11.1mmol / L 考虑为糖尿病。（ ）
50. 肾炎是由细菌直接感染肾脏而发生的。（ ）
51. 慢性肾功能衰竭尿毒症期可出现酸中毒和高血钾。（ ）
52. 抢救一氧化碳中毒时第一步是将患者脱离中毒现场，移至新鲜空气处。（ ）
53. 服用大量的安眠药中毒患者超过 6 小时即不必洗胃。（ ）
54. 抢救电击伤患者首先应尽快切断电源。（ ）
55. 做口对口人工呼吸时，通气适当的指征是看到病人胸廓起伏并于呼气时听到及感到有气体逸出。（ ）
56. 心力衰竭病人水肿出现于身体的下垂部(重力性水肿)。（ ）
57. 深昏迷是指对痛刺激反应完全丧失，双瞳孔散大，对光反应与角膜反射均消失，可有生命体征紊乱。（ ）
58. 尿糖阳性肯定血糖升高。（ ）
59. 异位妊娠是指受精卵在子宫体腔外着床发育。（ ）
60. 败血症是指致病菌侵入血液循环，并在血液中迅速生长繁殖，产生大量毒素，引起严重的全身反应。（ ）
61. 气管切开术后气管内套管每 4～6 小时清洗消毒一次。（ ）
62. 皮肤的继发性损害有斑疹、丘疹、水疱、脓疱、囊肿。（ ）

(四)名词解释

1. 心悸　2. 种植　3. 直接浸润　4. 颅内压增高　5. 意识模糊　6. 浅昏迷　7. 昏迷　8. 成分输血
9. 潜伏期　10. 病理性骨折　11. 高血压危象　12. 早产儿　13. 脐带脱垂　14. 产后出血
15. 先兆流产　16. 胎儿期　17. 新生儿溶血病　18. 传染源　19. 传播途径　20. 中医食疗
21. 情感性精神病　22. 低出生体重儿

(五)分析题

1. 病例分析：

文先生，65 岁。因淋雨后患肺炎球菌肺炎，遵医嘱给予生理盐水 500ml 加青霉素 320 万单位抗炎治疗，在输液过程中，病人突然出现呼吸困难，端坐呼吸、发绀、出冷汗、烦躁不安、咳出粉红色泡沫痰。

根据以上情况分析：

(1)该病人可能发生了什么情况？

(2)如何配合医师进行抢救？

2. 病例分析：

刘先生，53 岁。大学文化，处长职务。近段时间因工作不顺，郁闷不乐，于 3 天前起床时突然跌倒在地。家人将其扶起后，发现其左侧上下肢运动失灵，口角㖞斜，言语不清，但意识清晰，急送医院，诊断为"脑血栓形成"而收住院。入院时呈昏睡状态。体格检查：体温 38.5℃，脉搏 76 次 / 分，呼吸 18 次 / 分，血压 180/110mmHg。经抢救现已清醒，但语言仍含糊不清，饮水有呛咳。咯黄色粘痰，两肺可闻及湿啰音，左侧上下肢瘫痪。病人时常流泪，心情郁闷。

根据以上情况分析：

(1)列出主要护理诊断及合作性问题。

(2)简述护理要点。

3. 病例分析：

何女士，23 岁。5 日前在工地上，右足底不慎被铁钉刺伤，用酒精消毒处理，钉眼一直有分泌物流出，伴发热,昨日感全身无力,今出现张口困难,四肢抽搐。体格检查:体温 38.5℃脉搏 96 次/分,呼吸 20 次/分,血压 124/80mmHg,神志清,"苦笑"面容,颈项强直,张口困难,心肺正常,腹肌紧张,全腹无压痛、反跳痛,肠鸣音正常,右足底钉眼局部红肿,挤压钉眼局部时有少许脓性液体流出。血白细胞 16×10^9/L,中性粒细胞 0.78。

根据以上情况分析:

(1)提出初步诊断。

(2)简述该病的主要治疗原则。

4.病例分析:

蒋先生,40 岁。肝硬化病史 3 年,近 6 个月来常感全身乏力、食欲减退、右上腹不适。2 周前因劳累又出现腹胀,食欲更差,家属发现其巩膜发黄,尿色加深。今上午突起呕鲜血 200ml,解柏油样大便 350ml,伴出冷汗、头昏,来院急诊。体格检查:体温 37℃,脉搏 118 次/分,呼吸 22 次/分,血压 80/60mmHg,神志清楚,消瘦,面色苍白,巩膜轻度黄染,右侧颈部可见一个蜘蛛痣,心肺听诊正常,腹平软,脾肋下 2cm,质中等无压痛,移动性浊音阳性,肠鸣音活跃,粪隐血试验(+++)。

根据以上情况分析:

(1)该病人病情发生了什么变化?

(2)如何配合医师进行抢救?

5.病例分析:

刘女士,20 岁。因车祸前额及眶部撞伤,当时无昏迷,自觉头痛,眼脸青肿,球结膜下淤血,鼻孔流出血水样液体,来院急诊。体格检查:体温 37℃,脉搏 80 次/分,呼吸 20 次/分,血压 120/70mmHg,神志清楚,鼻孔见少量血水样液体流出,其他神经系统检查阴性。颅骨 X 线摄片未见骨折线,头颅 CT 未见颅内血肿。

根据以上情况分析:

(1) 提出初步诊断。

(2)护理要点。

三、自测试题答案

(一)选择题

【A 型选择题】

1.C 2.B 3.C 4.C 5.A 6.E 7.D 8.C 9.A 10.B
11.C 12.E 13.D 14.C 15.E 16.B 17.D 18.E 19.C 20.B
21.E 22.B 23.C 24.D 25.D 26.C 27.C 28.D 29.A 30.C
31.E 32.B 33.A 34.D 35.C 36.E 37.C 38.A 39.E 40.E
41.D 42.E 43.A 44.D 45.C 46.E 47.A 48.A 49.A

【B 型选择题】

1.D 2.E 3.C 4.A 5.A 6.B 7.B 8.C 9.A 10.B
11.A 12.B 13.D 14.B 15.A 16.C 17.B 18.C 19.A 20.C
21.A 22.C 23.C 24.B 25.B 26.E 27.C 28.A 29.E 30.B
31.C 32.B 33.A 34.A 35.B 36.B 37.C 38.A 39.C 40.A
41.C 42.D 43.B 44.A 45.C 46.D 47.A 48.D 49.B 50.B
51.A 52.D 53.A 54.B 55.D 56.A 57.C 58.D 59.B 60.D
61.A 62.C 63.A 64.B 65.B 66.A 67.D

【X 型选择题】

1. ACD 2. ACD 3. ABCD 4. ACDE 5. BCE 6. ABCDE 7. ABDE 8. ABCDE 9. BCDE 10. ABC
11. ABCDE 12. ABCE 13. ABCD 14. ABCDE 15. ABD 16. ABE 17. ABC 18. ABCE 19. ABDE 20. ABCDE
21. ABCDE 22. ABCD 23. ABCDE 24. ABCE 25. ABCDE 26. ABCDE 27. ABCDE 28. BCE 29. ABC 30. BCD
31. ABCDE 32. ACDE 33. ABCE 34. ABCE 35. ABC 36. ABCD 37. ABDE 38. ABCDE 39. ABCDE 40. BCDE
41. ABCDE 42. ABCDE 43. ACDE 44. ABCD 45. DE 46. ABCDE 47. ABDE 48. ABCDE 49. ABCD 50. ABCDE
51. ABCD 52. ABCDE 53. ABCDE 54. ABCD 55. ABCD 56. ABCDE 57. ABDE 58. ABCD 59. ABCD 60. ABCE
61. ABCDE 62. ABCDE 63. AD 64. ABCDE 65. ABCDE 66. ABCD 67. ABCDE 68. ABCD 69. ABD 70. ABCE
71. ABC 72. ABCDE 73. ABCD

(二)填空题

1. (1)双腿下垂 (2)6～8L / min (3)30-50%乙醇
2. (1)麝香保心丸 2 粒舌下含服 (2) 冠心苏合丸 1 丸含化或嚼碎后咽服
3. (1)咳嗽(2)咯血 4. (1)吸气性呼吸困难 (2)呼气性呼吸困难 (3)混合性呼吸困难
5. 血块阻塞呼吸道 6. (1)消化性溃疡 (2) 胃癌 7. (1)溃疡病 (2)门脉性肝硬化 (3)胃癌
8. 颅内出血 9. (1)发热 (2)出血 (3)贫血 10. 恢复排尿 11. 2-3
12. (1)外科手术治疗 (2)创性检查 13. 酸性物质 14. (1)感染性(2)过敏性
15. (1)直接浸润 (2)淋巴转移 (3)血行转移 16. 张力性气胸 17. (1)模糊 (2) 昏迷
18. (1)语言(2)15 分 (3)8 分 19. 24～48 20. 4000ml 21. 500ml 22. (1)意识(2)瞳孔(3)生命体征
23. 低血容量 24. (1)调节体温 (2)免疫 25. 火丹 26. 18～20 27. (1)子宫收缩(2)6 小时
28. (1)肌张力 (2)皮肤颜色 29. 继续损失量 30. 大量蛋白尿 31. 昏迷 32. (1)磁 (2)热
33. 自我护理 34. (1)维生素 (2)水 35. (1)鼻饲 (2)胃瘘 36. 疼痛治疗学 37. (1)12(2) 4
38. (1) 吸入麻醉 (2) 静脉麻醉 39. (1) 安定镇静药 (2)催眠药 (3) 镇 痛药 (4)抗胆碱药
40. (1)保持循环系统的稳定 (2)疼痛的处理 (3)体温的观察 41. (1)近距离治疗(2)远距离治疗
42. 肾小动脉痉挛 43. (1)2500ml (2)400ml (3)100ml (4)750ml 44. 肺部体征和尿改变
45. 500ml 46. 12h 47. (1)肺水肿 (2)脑水肿 (3)呼吸衰竭
48. (1)清除呼吸道内泥沙和污物(2)倒出呼吸道及胃内积水

(三)判断题

1. √ 2. √ 3. √ 4. × 5. × 6. √ 7. × 8. √ 9. × 10. √
11. × 12. × 13. √ 14. √ 15. √ 16. × 17. √ 18. × 19. √ 20. ×
21. √ 22. √ 23. √ 24. × 25. √ 26. √ 27. √ 28. × 29. × 30. √
31. × 32. √ 33. × 34. × 35. √ 36. √ 37. × 38. √ 39. × 40. ×
41. √ 42. √ 43. × 44. √ 45. √ 46. √ 47. × 48. √ 49. √ 50. ×
51. √ 52. √ 53. × 54. √ 55. √ 56. √ 57. √ 58. × 59. √ 60. √
61. √ 62. √

(四)名词解释

1. 是指病人自觉心中悸动，惊惕不安，不能自主。常伴有气短、胸闷、心前区不适感，甚则眩晕、喘促等症状。常因心律失常，心脏博动增强，心脏神经官能症所致。
2. 癌细胞脱落后可种植于邻近或远处部位，如内脏的癌肿种植到腹膜或胸膜上。
3. 肿瘤由原发部位直接向邻近组织或器官浸润、蔓延。
4. 是由于颅内容物的体积超过了颅腔可代偿的容量而引起的临床征象，也是某些神经外科病人所共有的表现，患者常有头痛、呕吐 、眼底视神经乳头水肿三大病症。
5. 是轻的意识障碍，表现为对外界反应能力降低，语言与合作能力减低，但尚未完全丧失，可有淡漠、迟钝、嗜睡、语言错乱、定向障碍、躁动、谵妄和遗尿。

6. 对语言已完全无反应,对痛觉尚敏感,痛刺激时能用手做简单的防御或回避动作,或仅能表现皱眉。
7. 指痛觉反应已迟钝,随意动作已完全丧失,可有鼾声、尿潴留,瞳孔对光反应与角膜反射尚存在。
8. 成分输血是把血液中的有效成分分离出来,精制成高纯度和高浓度的制品,根据病人病情的需要,有针对性地输注有关血液成分,以达到治疗的目的。
9. 从病原体侵入人体起,至开始出现临床症状为止的时期,称潜伏期。
10. 是指由于骨质疾病在无明显外伤情况下发生的骨质断裂。
11. 指高血压病人在短期内,血压明显升高。并出现头痛、烦躁、多汗、心悸、恶心、呕吐、面色苍白或潮红、视力模糊等征象。
12. 是指出生时胎龄达到 28 周,但未满 37 周,体重在 1000-2500g 以下的活婴。
13. 是指胎膜破裂后,脐带脱出于宫颈口外,甚至降至阴道或外阴者。
14. 胎儿娩出后 24 小时内出血量超过 500ml 者称产后出血。
15. 指妊娠 28 周以前出现少量阴道流血,有时伴有轻微下腹痛,腰痛、下坠。妇科检查子宫颈口未开,妊娠产物尚未排出,子宫大小与停经周数相符。妊娠可继续进行者
16. 从卵子与精子结合、新生命开始到小儿出生统称为胎儿期。
17. 是指母、婴血型不合,母血中血型抗体通过胎盘进入胎儿循环,发生同种免反应导致胎儿、新生儿红细胞破坏而引起的溶血。
18. 是指病原体已在体内生长繁殖并能将其排出体外的人和动物。包括传染病病人、隐性感染者、病原携带者和受感染的动物。
19. 是病原体离开传染源后,到达另一个易感者的途径。
20. 是以中医理论为指导,临床经验为基础,通过烹制食物,并以膳食方式为主来防治疾病和养生保健的一种方法、又称食物疗法、饮食疗法、食养疗法等。
21. 是以显著而持久的情感高涨或低落为主要症状的一种精神病,伴有相应的认知和行为改变。
22. 指出生后 1 小时内体重 <2500g 者;其中体重 <1500g 者又称极低出生体重儿;体重 <1000g 者又称超低出生体重儿。

(五)分析题

1. (1)该病人可能发生了急性肺水肿。

(2)护理人员应进行以下配合抢救:①安慰病人,稳定情绪给予心理支持,以减轻其焦虑不安;②协助病人取端坐位两腿下垂,必要时用止血带进行四肢轮扎,以减少回心血量;③给予 30%~50%酒精湿化的高流量(4~6L/min)氧气吸入,必要时加压给氧或人工呼吸机辅助呼吸;④遵医嘱准确迅速给予强心、利尿、镇静、扩血管及激素等药物治疗 ;⑤清除呼吸道分泌物,并指导病人进行有效呼吸;⑥严格控制输液速度和输液量。⑦密切观察病人的神志、面色、心律、呼吸、血压、尿量等变化,并及时准确地作好记录。

2. (1)护理诊断及合作性问题:①躯体移动障碍:与脑血管闭塞引起脑组织缺血、缺氧及锥体束受损有关;②自理缺陷:与一侧肢体活动能力丧失有关;③语言沟通障碍:与病变累及大脑优势半球,语言中枢受损有关;④有坠积性肺炎的危险:与呼吸道分泌物排出不畅有关;⑤有废用综合征的危险:与左侧肢体瘫痪有关;⑥功能障碍性悲哀:与突然瘫痪、语言障碍,担心预后有关。

(2)护理要点:①急性期绝对卧床休息,取平卧位;头部禁用冰袋或冷敷,以免血管收缩、血流缓慢而使脑血流量减少;给予氧气吸入或高压氧治疗;做好各项生活护理。②给于低盐、低脂、糊状流质或半流质,并将食物慢慢送至口腔健侧近舌根处,使病人容易吞咽。③定时监测生命体征和意识、瞳孔的变化,注意调整血压并记录,使血压维持在略高于病前的水平,若血压过高或过低应及时通知医师并配合处理。④遵医嘱用药,并注意观察药物的副作用。⑤加强与病人交流,使病人树立信心,安心配合治疗。介绍疾病的基本知识和有关康复训练的计划,鼓励指导病人用非语言方式来表达自己的需求及情感,并逐步进行语言训

练。⑥保持呼吸道通畅，通过给病人翻身捶背、雾化吸入等方法，及时清除呼吸道分泌物，防止误吸。⑦促进瘫痪肢体功能恢复，病情稳定后即进行肢体关节按摩和被动运动，防止肌肉萎缩及关节失用；要遵循循序渐进的原则，活动量由小渐大，时间由短到长，被动与主动运动、床上与床下运动相结合，语言训练与肢体锻炼相结合。

3. (1)初步诊断：破伤风。

(2)主要治疗原则：①伤口处理：消除坏死组织和异物，彻底清创敞开伤口，以利引流，并用30%过氧化氢或1:1000高锰酸钾溶液冲洗。②使用破伤风抗毒素，中和游离毒素。③控制和解除痉挛，保持呼吸道通畅，防止窒息。④使用抗生素预防并发症，及时补充液体和电解质，预防发生水与电解质代谢失调。

4. (1)病人肝硬化并发了上消化道出血(食管或胃底静脉曲张破裂出血)。

(2) 配合医师进行抢救：①迅速建立静脉通道，补充血容量，应用止血药物、配血备血；②呕血时取半卧位或去枕平卧位，头偏向一侧，保持呼吸道通畅；③做好双气囊三腔管压迫止血护理；④饮食护理，一般禁食2～3天；⑤安定病人情绪，使用适量镇静剂，避免使用对肝脏有损害的药物；⑥严密观察病人生命体征、面色、神志、尿量、呕血与黑便的量、性状与颜色，以及伴随症状，并及时准确记录；⑦预防肝性脑病的发生。

5. (1)初步诊断：颅前窝骨折伴脑脊液鼻漏。

(2)护理要点：①抬高床头15～30°角(借重力作用使脑组织移向颅底贴附于硬脑膜漏孔逐渐粘连、封闭漏口)，此卧位至脑脊液漏停止3～5天；②定时用生理盐水或75%棉签清洁鼻前庭，以防脑脊液逆流颅内引起感染。③禁止鼻腔堵塞、冲洗、滴药，禁止擤鼻、腰椎穿刺，禁止经鼻插任何导管及吸痰，嘱病人不可屏气排便、剧烈咳嗽、打喷嚏，以免引起颅内压突然升降使空气进入颅内，引起外伤性气颅或感染；④遵医嘱使用抗生素，破伤风抗毒素以及止血药；⑤加强口腔护理，因口腔与颅内有缝隙相通，防止细菌经缝隙进入颅内，引起感染。

(王淑云　张月娟　唐卫红　颜　敏)

第六章 临床药学基本知识

一、临床药学基本知识问答

1.《麻醉药品和精神药品管理条例》于何时通过？何时实施？

《麻醉药品和精神药品管理条例》已经于2005年7月26日国务院第100次常务会议通过，自2005年11月1日起施行。

2.什么叫麻醉药品？麻醉药品和麻醉药有何不同？

麻醉药品是指连续使用后易产生身体依赖性，能成瘾癖的药品。例如在医疗上应用的阿片、吗啡类镇痛药，即属麻醉药品，值得注意的是，如果阿片、吗啡等麻醉药品不是作为医疗、科研、教学上的正当需要,而是为了嗜好，供吸毒使用，即为毒品而不是麻醉药品。

麻醉药品与麻醉药(剂)不同。麻醉药(剂)是指医疗上用于全身麻醉或局部麻醉的药品。全身麻醉药有乙醚、氯仿、硫喷妥钠等，能暂时地引起不同程度的意识和感觉消失，常用于外科手术。局部麻醉药是指在低浓度时能阻断神经传导，使机体特定部位暂时性可逆性痛觉消失，以便于医疗处置或进行手术，而不会遗留神经损害的药物，如普鲁卡因、利多卡因之类。这些药品虽然具有麻醉作用，但没有成瘾癖的流弊。

麻醉药品的两重性十分显著，如果管理有方、使用得当，可以治病；如果失之管理、使用不当，则会发生流弊、危害人民健康及社会治安。因此，必须加强对麻醉药品的管理。

3.麻醉药品的品种范围有哪些？

对于麻醉药品的品种范围，卫生部首先根据联合国《一九六一年麻醉药品单一公约》，结合我国当时的麻醉药品使用情况，提出了8类33个品种。并提出中药罂粟壳也属于麻醉药品管理范围。

(1)阿片类：阿片(Opium)、阿片片(Opium tablet)、阿片粉(Opium powder)、复方桔梗散(Platycodon powder compound)、复方桔梗片(Tablet of Platycodon powder compound)、阿片酊(Tincture of opium)。

(2) 吗啡类：吗啡 (Morphine)、盐酸吗啡注射液 (Morphine hydrochloride iniection)、盐酸吗啡(Morphine hydrochloride)、盐酸吗啡阿托品注射液(Morphine hydrochloride and atropine ection)、盐酸吗啡片(Morphine hydrochloride tablet)。

(3) 盐酸乙基吗啡类：盐酸乙基吗啡 (Ethylmorphine hydrochloride)、盐酸乙基吗啡片(Ethylmorphine hydrochloride tablet)、盐酸乙基吗啡注射液(Ethyimorphine hydrochloride injection)。

(4)可待因类：可待因(Codeine)、磷酸可待因(Codeine phosphate)、磷酸可待因注射液(Codeine phosphate injection)、磷酸可待因片 (Codeine phosphate tablet)、磷酸可待因糖浆 (Codeine phosphate syrup)。

(5)福尔可定类：福可定(Pholcodine)、福尔可定片(Pho1codine tablet)。

(6)可卡因类：可卡因(Cocaine)、盐酸可卡因(Cocaine hydrochloride)、盐酸可卡因注射液(Cocaine hydrochloride injection)。

(7)合成麻醉药类:度冷丁(Pethidine)、度冷丁注射液(Pethidine injection)、度冷丁片(Pethidine tablet)、安侬痛(安那度尔)(a-prodine)、安侬痛注射液(a 一 prodine injectine)、拘橼酸芬太尼注射液(Fentanyl citrate injection)、美散痛 (Methadone)、美散痛注射液 (Methadone injection)、美散痛片(Methadone tablet)。

除上述品种外,国家卫生部、食品药品监督管理局近年来指定的其他易成瘾癖的药品、药物原植物及其各种制剂均应视为麻醉药品,并纳入管理。如国家药品监督局2001年列入的麻醉药品缓释、控释剂型有:硫酸吗啡控释片(美施康定)、盐酸吗啡控释片(美非康)、芬太尼透皮剂(多瑞吉)、酒石酸二氢可待因控释片(双克因)、磷酸可待因控释片(尼可康)。

另外,纳入麻醉药品供应渠道管理的实际还包括第一类精神药品、复方可待因口服液(泰洛其),以及男性性功能障碍用药枸橼酸西地那非等。

4.麻醉药品的供应有哪些规定?

全国麻醉药品的供应计划由国家食品药品监督管理局指定的部门提出,报国家卫生部、国家食品药品监督管理局审查批准后下达执行。全国麻醉药品由中国医药公司北京医药采购供应站统一经营。下属经营单位的设置由各省、自治区、直辖市药品监督管理部门会同卫生行政部门提出,报国家食品药品监督管理局、国家卫生部审核批准。经营单位只能按规定供应经卫生行政部门批准的使用单位,不得向其他单位和个人供应。

(1)各级麻醉药品经营单位必须设置具有相应储藏条件的专用仓库或专柜,并指定专职人员负责麻醉药品的储运和供应工作。

(2)罂粟壳必须根据卫生部和国家食品药品监督管理局共同审查批准的计划调拨。医疗单位和中药门市部应凭医师处方使用,不得零售。

(3)麻醉药品的国内运输,按卫生部、铁道部、公安部、中国民用航空局、国家食品药品监督管理局联合颁发的麻醉药品国内运输管理办法的有关规定办理。

(4)麻醉药品的进出口业务由中央及地方的医药保健进出口公司办理。有关单位因医疗、教学和科研工作需要进口麻醉药品的,应向所在的省、自治区、直辖市卫生厅(局)提出申请;报经国家食品药品监督管理局审核批准并发给《麻醉药品进口准许证》后,方可申请办理进口手续。出口麻醉药品应由各级医药保健品进出口公司,向国家食品药品监督管理局提出申请,并交验购买国政府麻醉药品主管部门签发的进品许可证,经国家食品药品监督管理局审查批准并发给《麻醉药品出口许可证》后,方可出口。麻醉药品进出口的其他有关事项,按照国家有关外贸的规定办理。

(5)凡麻醉药品经营单位可以供应的麻醉药品、精神药品,医疗机构一律不得自行配制,确因医疗需要,进行稀释或以之作为原料配制其他制剂的,须报所在地省级食品药品监督管理部门批准后,方可配制。

(6)医疗机构必须根据本单位医疗需要购用麻醉药品和精神药品,所购麻醉药品、精神药品一律不得擅自调剂给其他单位。凡私自调出麻醉、精神药品的依法处罚,构成犯罪的提交司法机构追究刑事责任。

5.麻醉药品的使用有哪些规定?

麻醉药品只能用于医疗、科研和教学的需要。设有病床具备进行手术或一定医疗技术条件的医疗单位,可向当地县(含县)以上药品监督管理部门提出申请,填报"麻醉药品、精神药品购用印鉴卡申报表",经上一级药品监督管理部门审核批准发给"麻醉药品、精神药品购用印鉴卡","申请表”一式二份，由申请单位所在地县(含县)以上药品监督管理部门及上一级药品监督管理部门各留存一份。“印鉴卡”一式二份，一份批复给申请的医疗机构，另一份抄送麻醉药品经营单位备案，医疗机构凭“印鉴卡”购买麻醉药品、精神药品。

医疗机构购买麻醉药品实行按剂型分类管理制度。即医疗机构购买麻醉药品注射液实行“计划”制管理，购买麻醉药品其它剂型实行“备案”制管理。医疗机构购买精神药品亦实行“备案”制管理。

医疗机构麻醉药品使用管理要点：

(1)麻醉药品只能用于本院医疗、教学、科研的正当需要，决不能滥用，形成流弊，危害社会。

(2)使用麻醉药品的医务人员必须具有医师以上专业技术职称，并经严格考核能正确使用麻醉药品。进行计划生育手术的医务人员经严格考核能正确使用麻醉药品，在进行手术期间有麻醉药品处方权。

(3)凡使用麻醉药品的病人必须建立病历。医生开写麻醉药品必须采用按规定统一印制的麻醉药品专用处方，处方书写应完整，字迹清晰。除写清病人姓名、性别、年龄外，必须注明病历号、病名及简要病情。处方医师范必须签写全名，不能使用代码。

(4)医疗单位调配麻醉药品处方，必须由药学技术人员调剂，实行双人核对、签章制度。对书写不清、缺项或有疑问的处方，负责调配的药剂人员不得调配。

(5)无论住院病人或门诊病人使用麻醉药品均应建立麻醉药品处方逐日登记册，对处方日期、处方医生、病人姓名、床号(或门诊号)、药品名称、剂型、剂量、调配及发药人员，逐一依次进行登记，以备查考和堵塞漏洞。

(6)任何医生均不得利用处方权，为自己开处方使用麻醉药品。

(7)麻醉药品每张处方限量：麻醉药品的每张处方注射剂不得超过 2 日常用量，片剂、酊剂、糖浆剂等不超过 3 日常用量，连续使用不得超过 7 天。在麻醉药品使用中，提倡使用缓释、控释剂型，不用或少用度冷丁等注射剂。凭《麻醉药品专用卡》取药的危重病人，使用缓释、控释剂型的药品每次处方量可为15日量；使用其它剂型的药品时，每次处方量可为5日用量。癌痛病人疼痛治疗中使用吗啡，由医师根据病情需要和耐受情况决定剂量，可不受"极量"限制。病人使用麻醉药品注射剂，应由病人或病房护士于下次取药时将空安瓿交回药房查验。

(8)医生应根据病人实际情况选用麻醉药品品种，拟定用药剂量。各医疗单位及管理部门不得违反癌症三阶梯止痛指导原则，制定限制病人正常用药的规定。

(9)麻醉药品应实行专人负责、专柜加锁，专用账册，专用处方，专册登记的“五专”管理。麻醉药品存放点应有严密的防盗设施和报警装置。麻醉药品处方在调配后，应保存3年备查。湖南省政府2003年11月25日发布的182号令，《湖南省医疗机构药品使用监督管理办法》第十二条中规定麻醉药品、一类精神药品、医疗用毒性药品、放射性药品、戒毒药品，应当专库或专柜存放，双人双锁保管，专账记录。

(10)癌症病人因镇痛需长期使用麻醉药品，一类精神药品(以下简称麻醉药品)时，实行核发“麻醉药品专用卡”制度。由县以上药监部门会同同级卫生行政部门认定的二级(含二级)以上医疗机构核发，亦可由县以上药品监督管理部门直接核发。发卡机构办理“专用卡”时，建立专用卡发放情况档案。“专用卡”只供应非住院病人使用，不得重复办卡。癌症病人申办“专用卡”时，应提供以下材料：上述规定的医疗机构的诊断证明书(载明诊断情况、疼痛程度和建议使用的麻醉药品类别等)；病人本人的身份证及户口薄(异地诊治病人提供暂住证明)。由病人亲属或监护人代办的，还应提供代办人的身份证。申办“专用卡”时，癌症病人应签署“癌症病人使用麻醉药品专用卡知情同意书”，并严格遵守有关条款。病人凭“专用卡”和具有麻醉药品处方权的执业医师开具的处方购药。发药部门应详细记录发药时间及数量。执业医师开具麻醉药品处方时应建立完整的存档病历，详细记录病人病情、疼痛情况、药品的名称和数量。凭“专用卡”一般不能使用注射剂。因病情需要确需使用者，凭具有主治医师以上技术职务资格的执业医师开具的诊断证明书，报所在地县级以上药监部门备案，在“专用卡”上注明“可供麻醉药品注射剂”，并加盖公章后方可供应。“专用卡”的有效期为二个月。非癌痛病人确因有慢性持续性疼痛的，可由医疗单位出具加盖公章的诊断证明书，参照癌症病人申领麻醉药品专用卡的规定办理。非癌症病人凭麻醉药品专用卡取药时不得使用注射剂。

6.癌痛治疗的三阶梯止痛方法是什么？

在对癌性疼痛的性质和原因做出正确的评估后，根据病人疼痛的程度和原因适当的选用相应镇痛剂，既轻度疼痛的病人选用解热镇痛类得止痛剂，中度疼痛选用弱阿片类药物，重度疼痛选用强阿片类药物。使用时由弱到强，逐级增加。

7.癌痛药物治疗的主要原则是什么？

口服给药；按时给药；按阶梯给药；用药个体化。

8.什么叫精神药品？什么叫药物依赖性？二者的主要区别是什么？

精神药品是指直接作用于中枢神经系统，能使之兴奋和抑制，连续使用能产生精神依赖性的药品。精神药品在临床上用于治疗或改善异常精神活动，使紊乱的思维、情绪和行为转归常态。

世界卫生组织与专家委员会在1969年对药物依赖性作出了如下定义：“药物依赖性是药物与机体相互作用所造成的精神状态和身体状态，表现为一种强迫性地要求连续或定期用药的行为和其他反应，目的是要感受它的精神效应，有时也是为了避免由于停药所引起的不适。可以发生或不发生耐药性。同一个人可以对一种以上药物产生依赖性。”

精神药品和麻醉药品的主要区别是：

(1)麻醉药品的成瘾性强于精神药品。麻醉药品成瘾性后，产生躯体依赖性，一旦停药，会立即出现严重的戒断症状；精神药品一般仅出现精神依赖性，停药后不产生戒断症状。

(2)麻醉药品成瘾性出现的时间比精神药品快，且强迫性用药欲望强烈。

(3)麻醉药品成瘾者所产生的对个人及社会危害比精神药品严重。

归纳起来讲，连续使用精神药品所产生的依赖性的主要特征为：①有一种连续使用某种药物的要求，目的是追求使用该药后所产生的“舒适”效应(欣快感)；②没有加大剂量的趋势或这种趋势很小；③停药后一般不会出现戒断症状；④危害对象主要是用药者本人。

9.精神药品的分类及品种范围是什么？

根据精神药品使人体产生的依赖性的程度和危害人体健康的程度，《精神药品管理办法》将其分为两大类，其中第一类精神药品比第二类精神药品更易于产生依赖性，而且毒性和成瘾性更强。

第一类精神药品，即联合国《一九七一年精神药品公约》(以下简称《公约》)表Ⅰ和表Ⅱ的药品，另外增加了目前滥用较为严重的布桂嗪(强痛定)、安钠加、咖啡因和复方樟脑酊四介品种；《公约》的表Ⅲ及表Ⅳ的药品列为三类。这些精神药品品种，有一部分是中国没有的，为了与国际管制相一致，同时便于进出口管理，故一并列入。所列第一类精神药品28种，第二类共33种。1996年1月16日，我国卫生部公布精神药品119种，其中第一类47种，第二类72种。

10.精神药品的供应有哪些规定？

2000年以来，国家已将第一类精神药品纳入麻醉药品供应渠道，统一使用“麻醉药品、精神药品购用印鉴卡”。

精神药品的原料和第一类精神药品制剂，由国家药品监督管理局会同有关部门根据省、自治区、直辖市药品监督管理部门会同相关部门提出的计划，待综合平衡后与生产计划一并下达。第二类精神药品制剂的供应计划，由省、自治区、直辖市药品监督管理部门会同相关部门联合下达。

精神药品由县以上(含县)医药公司经营，且只供应所辖地区。其中第一类精神药品只限供应县以上卫生行政部门和药监部门指定的医疗单位使用，不得在医药门市部零售，医疗单位购买第一类精神药品时，需县以上药监部门核发的《麻醉药品、精神药品购用印鉴卡》在指定的经营单位采购。第二类精神药品可供各医疗单位使用，可在指定的零售药店零售，但应凭盖有医疗单位公章的医生处方零售。处方调配后应留存两年备查。

购用精神药品使用的《麻醉药品、精神药品购用印鉴卡》，由国家食品药品监督管理局统一制定。

科研和教学机构因科研和教学需要的精神药品，需经县以上药品监督管理部门批准后，由指定的医药经营单位供应。

生产单位和供应单位托运精神药品(包括邮寄)，应当在货物的运单上，写明该精神药品的具体名称，并在发货人记事栏内加盖"精神药品专用章"，凭此办理运输手续。

运输单位承运精神药品，必须加强管理，及时运输，缩短在车站、码头、机场存放时间。铁路运输不得使用敞车，水路运输不得配装仓面，公路运输应当苫盖严密，捆扎牢固。

精神药品在运输途中如有丢失，承运单位必须认真查找，并立即报告当地公安机关和药品监督部门查处。

因医疗、教学和科研工作需要进口精神药品的，应报国家食品药品监督管理局审查批准，发给《精神药品进口准许证》后，方可申请办理进口手续。

出口精神药品，应当向国家食品药品监督管理局提出申请，并交验进口国政府主管部门签发的进口许可证，经国家食品药品监督管理局审查批准，发给《精神药品出口准许证》后，方可办理出口手续。

精神药品的进出口业务必须严格按照国家有关对外贸易的规定办理。

11.精神药品的使用有哪些规定?

医疗部门应根据医疗需要合理使用精神药品，严禁乱用。除特殊需要处，第一类精神药品的处方，每次不超过三日常用量；第二类精神药品的处方，每 次不超过七日常用量。处方应当留存两年备查。

精神药品的处方原则是：严格药物的使用适应症；注意使用时限，避免长期反复使用。

医生开写的处方，对于病人的姓名、年龄、性别、药品名称、剂量、用法等均要书写清楚。对于模糊不清或有疑问的处方，调配部门应拒绝调配。

精神药品的经营单位和医疗单位对精神药品的购买证明、处方不得涂改。

精神药品的经营单位和医疗单位对精神药品应严加管理，单独保管，专柜加锁。应当建立精神药品收支帐目，做到按月或按季度盘点，帐物相符，发现问题应当立即报告当地食品药品监督管理部门，以便及时查处。

医疗单位购买的精神药品只限于在本单位使用，不得转售。

12.什么叫做医疗用毒性药品?

医疗用毒性药品系指毒性剧烈，治疗剂量与中毒剂量相近，使用不当会致人中毒或死亡的药品。

13.毒性药品如何分类？品种范围如何划分？

我国药品监督管理部门规定：毒性药品分为两大类，即毒性中药和毒性西药。其中毒性中药品种系指原药材和饮片，不含制剂；而毒性西药品种则是指原料药，但其中士的年、阿托品、毛果芸香碱等包括其盐类化合物。

(1)毒性中药品种范围

毒性中药系指使用不当能引起中毒或死亡的中药。毒性中药品种，国家卫生部在1989年5月31日“关于贯彻执行《医疗用毒性药品管理办法》的通知”附件二中，正式界定为28种，即砒石（红砒、白砒）、砒霜、水银、生马前子、生川乌 、生草乌 、生白附子、生附子、生半夏、生南星、生巴豆、斑蝥、青娘虫、红娘虫、生甘遂、生狼毒、生藤黄、生千金子、生天仙子、闹阳花、雪上一枝蒿、红升丹、白降丹、蟾酥、洋金花、红粉、轻粉、雄黄。1990年5月11日当时的卫生部药政局，在“关于《医疗用毒性药品管理办法》的补充规定”中，将闹阳花、生马前子按《中国药典》1985年版名称，改为闹羊花、生马钱子，并考虑到毒性中药红粉、红升丹系同物异名，确定取消“红升丹”的名称。故实为27种。

(2)毒药西药的品种范围毒性西药是指毒性剧烈，治疗量与中毒量相近，如使用不当容易危害身体健康甚至致人死亡的医疗用西药。国家卫生部于1989年5月31日在上述同一文件附件中确定毒性西药品种为11种，即去乙酰毛花苷丙、洋地黄毒苷、三氧化二砷、升汞、亚砷酸钾、士的年、阿托品、氢溴酸后马托品、毛果芸香碱、水杨酸毒扁豆碱、氢溴酸东莨菪碱。1990年5月11日明确士的年、阿托品、毛果芸香碱等包括其盐类化合物。

14.毒性药品的供应有哪些规定？

毒性药品的收购、供应，由各级药品监督管理部门指定的药品经营单位负责，只有县级以上有合格制剂室的医疗单位和有调配处方资格的医药门市部才能按固定渠道得到毒性药品供应，其他任何单位或个人均不得从事毒性药品的收购、经营和配方业务。

毒性药品制剂要与一般药品分开，单独放置，以免混药。

毒性药品的每次发送和配方使用，均要加强核对，确保准确无误。

各级医药批发部门和医药门市部均必须配备药剂士以上的药学技术人员负责管理、复核、调配和发售毒性药品。

有调配处方权的医药门市部供应国家卫生部规定的毒性药品及其制剂时，一律凭盖有医师所在医疗单位公章的正式处方，方可供应。毒性药品处方不得随意涂改或丢失，调配完毕后应保存2年备查。

毒性药品经营部门和医疗单位均应建立健全毒性药品收支账目，固定货位，定期盘点，做到账物相符，并及时向主管部门报告所发生的问题。

科研和教学单位需要毒性药品时，必须持县级以上医药主管部门批准的证明购买。使用单位要指定专人负责使用和保管。

毒性药品运输过程中，应当采取有效措施，防止发生事故。

15.毒性药品的使用有哪些规定？

医疗单位供应和调配毒性药品必须凭医生签名的正式处方。每次毒性药品处方剂量均不得超过2日极量。

医生使用毒性药品处方，应准确清楚地写明病人姓名、年龄、性别、药品名称、剂量、用法等。药剂人员对处方要加强核对，审查剂量，对模糊不清或有疑问的处方，应及时与医生联系或拒绝调配，严禁估计发药。

调配处方时必须认真负责、计量准确,并严格按照医嘱注明要求。处方要由配方人员及药师以上技术职称的复核人员签名盖章后方可发出。处方一次有效,不得重复使用。

医疗单位或零售经营毒性中药的单位在调配处方时,对处方未注明“生用”的毒性中药,应付炮制品。发现处方有疑问时,须经原处方医师重新签名后,方可调配。每剂处方用药量,不得超过卫生部规定的常用量的最高限量。

16.毒性药品的销毁有哪些规定?

对不可供药用的毒性药品,须经单位领导审核,报药监部门批准后方可销毁。销毁前要有签字,包括销毁日期、时间、地点、品名、数量、方法等,必要时拍照。

销毁工作应由熟知所毁药的理化性质和毒性的人指导,要估计到销毁过程中可能发生的化学反应及其后果,应考虑对公安、卫生和安全的影响及销毁者个人的卫生和安全等措施。应按毒性药品的性质,采用不同方法销毁,如砷的化合物采用深埋法,升汞用热水溶至万分之一以下浓度,马钱子、士的宁用燃烧法等。销毁地点应选择远离水源、住宅、牧场的地方。

17.什么叫放射性药品?

放射性药品是指用于诊断、治疗、缓解疾病或身体失常的恢复,或用于改正或变更人们的有机功能,并能显示出人体解剖形态,含有放射性核素或标记化合物的药品。凡在分子内或制剂内含有放射性核素的药品,也可称为放射性药品。简单定义为,指用于临床诊断或者治疗的放射性核素制剂或者其标记物。

18.放射性药品的使用与保管有哪些规定?

医疗单位设置核医学科、室(同位素室),必须配备与其医疗任务相适应的并经核医学技术培训的技术人员。非核医学专业技术人员未经培训,不得从事放射性药品使用工作。

医疗单位使用放射性药品,必须符合国家放射性同位素卫生防护管理的有关规定。

所在地的省、自治区、直辖市的公安、环保和药监部门,应当根据医疗单位核医疗技术人员的水平、设备条件,核发相应等级的《放射药品使用许可证》,无许可证的医疗单位不得临床使用放射药品。

《放射性药品使用许可证》有效期为5年,期满前6个月,医疗单位应当向原发证的监管部门重新提出申请,经审核批准后,换发新证。

持有《放射性药品使用许可证》的医疗单位,必须负责对使用的放射性药品进行临床质量检验、收集药品不良反应等项工作,并定期向所在地药品监督管理部门报告,由省、自治区、直辖市药品监督管理部门汇总后报国家药品监督管理部门。

放射性药品使用后的废物(包括病人的排出物),必须按国家有关规定妥善处置。

放射性药品存放地点必须根据其放射剂量,置于相适应的防护装置内,以确保避免对人和环境的影响。

19.什么是戒毒药品?

戒毒药品系指控制并消除滥用阿片类药物成瘾者的急剧戒断症状与体征的戒毒治疗药品,和能减轻消除稽延性症状的戒毒治疗辅助药品。

20.戒毒药品的使用有哪些规定?

(1)除另有规定外,戒毒治疗药品按处方药管理,戒毒治疗辅助药品按非处方药管理。

(2)医生应根据阿片类成瘾者戒毒临床使用指导原则合理使用戒毒药品,严禁滥用。戒毒用美沙酮处方要保存2年备查。

(3)戒毒医疗机构购买戒毒用美沙酮只准在本单位使用,不得转售。

(4)戒毒机构自行配制戒毒药品须制定制备规程和质量标准,并考察安全性和有效性,经所在地省级药监部门批准后,方可使用。自行配制的戒毒药品只能在本机构使用。

21.什么叫注射药物的配伍禁忌?

两种以上注射剂混合后,可能发生物理变化或化学变化,致使混合液出现变色、沉淀、变质或失效,称为注射液的配伍禁忌。这些变化有些是外观可见到的,但有些则是不可见的,因此把配伍禁忌分为"可见的"与"不可见的"两大类。

22.药物配伍产生沉淀的原因有哪些?

(1)混合后溶液的 pH 值改变:例如有机碱的强酸盐(如盐酸普鲁米嗪注射液)与有机酸的钠(钾)盐(如磺胺嘧啶钠注射液)相混合,即可析出沉淀。

(2)溶媒的改变:有些注射液如 2.5%氯霉素、氢化可的松等,因氯霉素、氢化可的松在水中溶解度小,所以采用非水溶媒或混合溶媒为溶剂,若其与输液混合,很可能由于溶媒的性质改变而析出沉淀。

(3)盐析:例如两性霉素 B 水溶液为胶体分散,只能加在 5%葡萄糖注射液中静脉滴注,如果在含大量电解质的输液(如生理盐水)中能被电解质析出,以致使胶体粒子凝聚而产生沉淀。

(4)化学变化生成另一种物质:如氯化钙注射液不能与碳酸氢钠注射液配伍,因氯化钙中钙离子(Ca^{2+})可与碳酸根离子(CO^{2-})生成碳酸钙沉淀。

23.药物配伍产生变色的原因有哪些?

氧化是变色的主要原因,不少因素可以加速氧化反应的进行,如光线、酸碱度、温度、重金属离子等。例如维生素 C 在碱性溶液中可氧化成 2,3– 二酮古罗酸(钠盐呈黄色),因此维生素 C 注射液不宜与氨茶碱等碱性药物配伍。止血敏与碱性溶液配伍,稍经放置,溶液即变红;温度越高,变色速度越快。细胞色素 C 含铁卟啉,与对氨基水杨酸钠或水杨酸钠可生成紫色的络离子,故两者配伍后使溶液色泽加深。

24.引起药效下降甚至毒性增加的药物有哪些?

庆大霉素与青霉素 G 钠(钾)盐虽有协同作用,但两者不能混合在一个针筒内注射,因为青霉素结构中有 β– 内酰胺环可以破坏庆大霉素而使其失效;去甲肾上腺素、阿拉明在碱性溶液中活性极易降低,因此不能与碳酸氢钠、氨茶碱等碱性药物混合静脉滴注;四环素与氢化可的松配伍时,可使氢化可的松效力下降;红霉素乳糖酸盐与糖盐水配合后 pH4.5,6 小时效力下降约 12%;若药物配合后 pH 值下降至 4.0 左右,6 小时后效力损失至 5%以上(25℃);氨苄西林在含乳酸钠的输液中不稳定,其损失率与乳酸根离子高低有关,在乳酸钠注射液中 4 小时可损失 40%,但在乳酸钠林格氏液中 4 小时则只损失 20%;青霉素 G 钾盐也有类似情况。解磷定若与碱性注射液配伍,可使其水解产生有毒氰化物,毒性显著增加。

25.静脉药物配制中心的作用是什么?

静脉药物配制中心正在成为各国医院药学实践日渐重要的组成部分,其作用是在特定病区或诊所的药房或卫星药房内,在低致病原环境下配制经选拔的可注射药物,利用专业的药学技能及知识,借助于特定的设备,确保溶液的无菌性、无热源、无微粒、无理化及药理配伍禁忌、输注过程中的稳定性,并有统一的标签,这样可减少差错,增加安全性,预防职业暴露、确保溶液的质量,减少药物及溶媒的浪费,从而有利于医疗质量的提高。

26.静脉输注药物配制基本要求与原则是什么?

(1)要求:新鲜配注,并使用用量小及最简化的输注方式。

⑵原则：检查有无化学、物理及药理配伍禁忌；选用的溶媒及其容量是否恰当；在输注期内是否保证了药物的稳定性。

27.药品储存应注意哪些方面？

药品种类繁多，性质各异。药房和病房要加强对药品的保管。凡易引湿的药品，易吸潮而变性，如肝浸膏片、复方甘草片、阿司匹林片、酵母片、各种胶丸、胶囊等；易风化的药品有硫酸亚铁、醋酸铅、硫酸镁等；易挥发的药物有浓氨溶液及各种含醇制剂等，这些药品均应密闭储存，瓶口要磨口瓶塞塞紧，开启后应立即封固，决不能用纸袋或一般纸盒储存。

易受热变质的药品应置于低温处。易见光分解的药品，应装在遮光容器内，并置于阴暗处或不见光的木柜中，小量则应装在有色瓶中。注射液应放在遮光的纸盒内。易过期失效的药品应定期检查，以防过期失效。“有效期”是指当月还有效，“失效期”则为自该月该日起失效。过期药品不宜再用。

二、临床药学基本知识自测试题

(一)选择题

【A 型选择题】(单项最佳选择题，五个备选答案中只有一个最正确的答案)

1.下列哪种药品属于麻醉药品

A.阿片　B.乙醚　C.硫喷妥钠　D.普鲁卡因　E.利多卡因

2.麻醉药品的每张处方注射剂不得超过多少天

A.3　B.5　C.2　D.6　E.7

3.下列哪种药物不属于毒性中药品种范围

A.砒霜　B.生甘遂　C.黄芩　D.斑蝥　E.生附子

4.下列哪种药物不属于毒药西药的品种范围

A.三氧化二砷　B.阿托品　C.洋地黄毒苷　D.山莨膽堿　E.毛果芸香碱

【B 型选择题】(配伍选择题，五个备选答案，题干 2~3 个，从备选答案中选出每一个题干的最佳答案)

A.去甲肾上腺素　B.盐酸异丙嗪　C.异丙肾上腺素　D.氢化可的松　E.盐酸肾上腺素

1.抢救青霉素过敏性休克的首选药物是

2.抗过敏首选药物是

A.稳定溶酶体膜　B.抑制 DNA 的合成　C.抑制形成　D.抑制细菌　E.杀灭细菌

3.糖皮质激素类抗炎作用机制是

4.氟喹诺酮类抗炎作用机制是

A.增加疗效，延长作用　B.增加超敏反应的可能性　C.促进青霉素失效

D.析出沉淀　E.促使普鲁卡因水解失效

5.青霉素 G 与普鲁卡因注射液肌内注射的结果是

6.青霉素 G 与酸性注射液配伍的结果是

【X 型选择题】(多项选择题，五个备选答案，正确答案为 2~5 个)

1.溃疡病患者应慎用或忌用的是

A.可的松　B.阿司匹林　C.利血平　D.保泰松　E.炎痛喜康

(二)填空题

1.麻醉药品是指连续使用后易产生身体____，能成___的药品。

2.预防磺胺嘧啶的肾脏损害措施是多___，每月验___，与等量___同服。

3.抢救青霉素过敏性休克首选药物是____。

4.输液过程中出现发热反应的首要处理是_____。

5.用新洁尔灭深液浸泡金属器械时，为防锈应加大____。

6.长期大剂量服用氢氯噻嗪可产生___，故与洋地黄等配伍用时，可诱发___。

(三)判断题(对者在括号内打"√",错者打"×")

1.青霉素类药物遇酸易分解，故不能加到酸碱性输液中滴注。（ ）

2.应用阿托品可见心率加快，这是由于阿托器直接兴奋心脏所致。（ ）

3.精神药品是指直接作用于中枢神经系统，使之兴奋或抑制，连续使用能阁下依赖性（ ）

4.青霉素G钾(钠)用生理盐水溶解后，放置会使抗菌效能降低，过敏反应增加。（ ）

5.胍乙啶的一大副作用是易引起体位性低血压。（ ）

6.肾上腺素注射遇光易变角，故应避光保存。（ ）

7.阿司匹林片遇湿易分解析出水杨酸，故应密闭保存。（ ）

(四)名词解释

1.麻醉药品 2.精神药品 3.医疗用毒性药品 4.放射性药品 5.戒毒药品

三、自测试题答案

(一)选择题

【A型选择题】

1.A 2.C 3.C 4.D

【B型选择题】

1.E 2.B 3.A 4.B 5.A 6.C

【X型选择题】

1.ABC

(二)填空题

1.(1)依赖性 (2)瘾癖　2.(1)饮水 (2)尿 (3)小苏打　3.盐酸肾上腺素

4.减慢输液速度或停止输液　5.亚硝酸钠　6.(1)低钾血症 (2)心律失常

(三)判断题

1.√ 2.× 3.√ 4.√ 5.√ 6.√ 7.√

(四)名词解释

1.麻醉药品是指连续使用后易产生身体依赖性，能成瘾癖的药品。

2.精神药品是指直接作用于中枢神经系统，能使之兴奋和抑制，连续使用能产生精神依赖性的药品。精神药品在临床上用于治疗或改善异常精神活动，使紊乱的思维、情绪和行为转归常态。

3.医疗用毒性药品管理《以下简称毒性药品》，系指毒性剧烈，治疗剂量与中毒剂量相近，使用不当会致人中毒或死亡的药品。

4.放射性药品是指用于诊断、治疗、缓解疾病或身体失常的恢复，或用于改正或变更人们的有机功能，并能显示出人体解剖形态，含有放射性核素或标记化合物的药品。凡在分子内或制剂内含有放射性核素的药品，也可称为放射性药品。简单定义为，指用于临床诊断或者治疗的放射性核素制剂或者其标记物。

5.戒毒药品系指控制并消除滥用阿片类药物成瘾者的急剧戒断症状与体征的戒毒治疗药品，和能减轻消除稽延性症状的戒毒治疗辅助药品。

（李晓屏）

第三篇　临床护理基本技能操作问答与自测试题

第七章　中医护理基本技能操作

一、中医护理基本技术目的、操作程序及注意事项

(一)毫针刺法

毫针刺法是将金属制成的针，运用各种手法刺入人体不同部位(穴位)的一种治疗方法。具有疏通经络，调节脏腑功能，促进机体阴阳平衡的作用。

❶目的

解除或缓解各种急、慢性疾病的临床症状。

❷操作程序

【评估】

1.核对医嘱及治疗卡。

2.病人病情、体质，目前主要症状，发病部位及既往病史。

3.病人针刺部位皮肤情况。

4.病人的心理状态，合作程度等。

【计划】

1.预期目标

遵照医嘱进行治疗后，病人各种急、慢性疾病症状解除或缓解。

2.准备

(1)护士 衣、帽、鞋、口罩、洗手。

(2)用物 治疗盘，针盒内盛无菌毫针，无菌持物钳.，无菌棉球，无菌棉签，皮肤消毒剂，弯盘。

(3)病人 缓解紧张情绪，空腹者进食，排空大小便。

(4)环境 关好门窗，调节室温 22℃～24℃，必要时屏风遮挡。

【实施】

1.备齐用物携至病人床旁。对床号、姓名，做好解释，再次核对治疗卡。

2.协助病人松开衣着，注意保暖，根据针刺部位，取合理体位。

3.按医嘱选择正确的穴位，先用拇指按压穴位，并询问病人有无感觉。

4.消毒进针部位后，选取合适的毫针，同时检查针柄是否松动，针身和针尖是否弯曲或带钩，消毒术者持针手指。

5.根据针刺部位，选择相应的进针方法，正确进针。

6.根据病情，选择正确的行针与补泻手法，病人局部产生酸、麻、重、胀等感觉，或向远处传导，即“得气”。得气后调节针感，一般留针 10～20 分钟。

7.在针刺及留针过程中，密切观察病人有无晕针、滞针等情况。认真询问病人感觉，消除紧张心理，出现意外，紧急处理。

8.出针 一般用左手拇、食指按住针孔周围皮肤，右手持针柄，边捻边退，迅速拔针，随即用无菌干棉签轻轻按压针孔片刻。

9.核对针数，防止遗漏。

10.操作完毕，协助病人整理衣物，安置舒适卧位，整理床单位。

11.清理用物，洗手，记录并签名。

【评价】

1.病人体位合理，穴位准确，针时“得气”快，感觉舒适，症状改善。

2.针刺后病人安全，未发生针刺意外。

3.护士操作熟练，方法正确，无菌观念强，熟悉针刺意外情况的处理。

❸注意事项

1.针刺用的毫针，要经灭菌后方可使用。对有硬弯、锈蚀、有钩等不合要求的针具应剔出不用。

2.针刺前做好解释工作，使病人清除紧张恐惧心理。选择合适的体位，注意保暖。

3.严格执行操作程序，准确取穴，正确掌握进针方法、针刺的角度和深度及行针的手法。针刺中，严密观察病人的反应，出现意外，应紧急处理。

4.起针时要核对穴位及针数，防止将毫针遗留在病人身上，发生意外

5.病人在饥饿、疲劳、精神高度紧张时不宜针刺。体弱者不宜过强刺激，尽量采用卧位。

6.对胸胁腰背部的腧穴，不宜直刺、深刺，以免刺伤内脏。

7.孕妇的下腹、腰骶部及合谷、三阴交、昆仑、至阴等通经活络的腧穴，禁止针刺。小儿囟门未闭合时，头顶部腧穴不宜针刺。

8.皮肤有感染、溃疡、瘢痕或肿瘤的部位及有出血倾向、高度水肿者，不宜针刺。

9.向病人及家属讲解毫针刺法的有关知识，让其了解毫针刺法的注意事项及针刺意外的预防，密切配合治疗。

10.做好针刺意外的处理

(1)晕针 指针刺过程中所发生的一种晕厥现象。

处理：立即出针，使病人平卧，注意保暖，头稍放低，给饮热茶或糖水，闭目休息片刻，即可恢复。重症用指掐或针刺人中、足三里、内关、灸百会、气海，也可以向鼻内吹入少许通关散，必要时配合其他急救措施。

(2)弯针 指进针后针身在病人体内发生弯曲。

处理：轻度弯针，可按一般起针法将针拔出。若弯曲的角度较大，可轻轻摇动针体，顺着弯曲的方向慢慢退出。若弯曲是由于病人体位改变所致，则要先矫正体位，使局部肌肉放松，再行起针。

(3)滞针 指针体在体内异常紧涩，出现不能提插或捻转的现象。

处理：嘱病人放松肌肉并稍留片刻，轻弹针柄，或按摩穴位四周，或在滞针附近再刺1—2针，以解除肌肉痉挛，然后起针；若滞针是由于同一方向捻动过度所致，则应向相反方向捻动，再进行起针。

(4)折针 指针在体内发生折断的现象

处理：保持镇静，嘱病人保持原有体位，如折断处尚有部分露在皮肤外，可用手指或血管钳取出；若微露出皮肤表面，可用手按压四周皮肤，使残端露出皮肤外，再用血管钳取出；若残端全部陷入肌内，用上述方法取针无效，应立即通知医生，在X线下定位，手术取出。

(5)血肿 针刺部位出现皮下出血并肿痛，多因刺伤血管所致。

处理：轻者可用无菌干棉球按压针孔即可，重者应立即按压并冷敷加压止血，必要时遵医嘱注

射止血药。如刺伤腹腔内小血管引起腹痛者，休息数天即可痊愈，但需严密观察病情及血压变化；若误伤大血管引起严重出血而导致休克，应积极配合医师进行抢救。

⑹气胸 针刺胸背部穴位过深，刺伤肺脏，空气进入胸腔，引起气胸。

处理：应立即报告医生，可让病人取半卧位休息，严密观察病情变化，避免咳嗽，必要时遵医嘱给予抗感染治疗，重症者及时配合医师行胸腔穿刺减压术、给氧、抗休克等抢救处理。

附：针刺的角度和深度

针刺的角度和深度，主要是根据施术部位，病情需要以及病人的体质强弱，体形胖瘦等具体情况而定。

⑴角度 针刺的角度，是指进针时针身与皮肤表面所构成的夹角。一般有直刺、斜刺和平刺三种。①直刺：针身与皮肤表面呈 90º 角左右，垂直刺入。此法适用于人体大部分穴位（四肢、腹部）的针刺。②斜刺：针身与皮肤表面呈 45º 角左右，倾斜刺入。此法适用于皮肉较浅薄处以及内有重要脏器的部位（如背部）的针刺。③平刺：又称“沿皮刺”。横刺针身与皮肤表面呈 15º 角左右，沿皮刺入。此法适用于皮肉特别浅薄处（如头部）的针刺。

⑵深度 针刺的深度是指针身刺入皮肉的深浅。一般以既有针感又不伤及重要脏器为原则。临床多根据病人的不同情况而定。①体质：一般年老气血虚弱，小儿娇嫩之体宜浅刺；年轻力壮，气血旺盛者可深刺。②体形：体形瘦小者宜浅刺；体形肥胖者可深刺。③部位：头面及胸背宜浅刺；四肢及臀腹部可深刺。④病情：表证、阳证，虚证新病宜浅刺；里证、阴证、实证，久病可深刺。

（二）皮肤针（梅花针）法

皮肤针又称“梅花针”，“七星针”，是用 5～7 枚不锈钢针，集束固定在针柄的一端而成，形如小锤。用此针在一定部位的皮肤或穴位上进行叩打的一种治疗方法，具有疏通经络，调节脏腑的作用。

❶目的

治疗疾病，减轻或改善高血压病、头痛、胁痛、斑秃、牛皮癣、近视眼、小儿麻痹后遗症等临床症状。

❷操作程序

【评估】

1.核对医嘱及治疗卡。

2.了解病人既往病史，目前主要症状，发病部位及相关因素。

3.病人叩刺局部皮肤情况。

4.病人对疾病的认识、心理状态等。

【计划】

1.预期目标

通过扣刺后，高血压病、头痛、胁痛、斑秃、牛皮癣、近视眼、小儿麻痹后遗症等临床症状减轻或改善。

2.准备

⑴护士 衣、帽、鞋、口罩、洗手。

⑵用物 治疗盘，无菌梅花针，皮肤消毒剂，无菌棉签，弯盘

⑶病人 缓解紧张情绪，取合理体位。

(4)环境 根据季节关好门窗，调节室温。

【实施】

1.备齐用物携至病人床旁。对床号、姓名。做好解释，再次核对治疗卡。

2.协助病人取合理体位。确定和暴露叩刺部位(循经叩刺：循经络走向叩刺；穴位叩刺：在所选穴位处叩刺；局部叩刺：在患处叩刺)，进行皮肤消毒。

3.检查针具后，手握针柄后段，食指直伸压在针柄中段，针尖端对准叩刺部位，使用手腕之力，将针尖垂直叩刺在皮肤上，并迅速提起，反复进行，一般每分钟70～90次。

4.刺激的强度，根据病人体质、年龄、病情及叩刺部位的不同，分弱、中、强三种刺激强度。

弱刺激：用较轻腕力进行叩刺，以局部皮肤略有潮红，病人无疼痛为度。

中刺激：用力介于强弱两种刺激之间，局部皮肤潮红，但无渗血，病人稍感疼痛。

强刺激：用较重的腕力进行叩刺，局部皮肤可见隐隐出血，病人有疼痛感觉。

5.在叩刺过程中，观察病人面色、表情、皮肤情况、有无不适等。了解病人心理、生理感受。

6.叩刺完毕，消毒局部皮肤，协助病人整理衣物，安排舒适体位，整理床单位。

7.清理用物，洗手，记录并签名。

【评价】

1.病人体位合理，感觉舒适，局部皮肤无异常反应，症状改善。

2.护士操作熟练，方法正确，部位选择准确，无菌观念强。

❸注意事项

1.叩刺躯干时，应注意保暖，避免受凉。

2.皮肤针针尖必须平齐，无钩、无锈，针柄与针尖连接处必须牢固，以防叩刺时滑动。

3.叩刺时用力须均匀，针尖要垂直而下，垂直而上，避免慢、压、斜、拖，以减轻疼痛。

4.循经叩刺时。每隔1cm左右叩刺一下，一般可叩刺8～16次。

5.局部皮肤有破溃、疤痕及有出血倾向者禁用此法。

6.使用过的针具，先经浸泡消毒再清洗，检查针具，最后经灭菌处理后备用。

7.向病人及家属介绍皮肤针疗法的知识，注意保暖。防止受凉；保持皮肤清洁，避免感染。

(三)水针(穴位注射)法

水针法又称穴位注射法，是在穴位内进行药物注射的一种治疗方法。具有针刺和药物的双重作用。

❶目的

解除或缓解各种急、慢性疾病的临床症状。

❷操作程序

【评估】

1.核对医嘱及治疗卡，明确药物、穴位。

2.病人既往病史，有无药物过敏史，局部皮肤情况。

3.病人病情，体质，目前主要症状，发病部位及相关因素。

4.病人的心理状态，对疾病的认识等。

【计划】

1.预期目标

遵照医嘱进行治疗后，病人各种急、慢性疾病症状解除或缓解

2.准备

⑴护士 衣、帽、鞋、口罩、洗手。

⑵用物 治疗盘，无菌持物钳，皮肤消毒剂，无菌注射器和针头，无菌棉签，无菌纱布，无菌巾包，药液，砂轮，弯盘等。

⑶病人 理解目的，缓解紧张情绪，空腹者进食，取合理体位。

⑷环境 根据季节关好门窗，调节室温，环境整洁、光线充足，符合无菌操作要求。

【实施】

1.铺无菌盘；查对药物，检查质量，消毒安瓿及砂轮，安瓿锯痕，拭去玻璃碎屑，用无菌纱布包好折断安瓿；取注射器及针头，抽吸好药液，排尽空气，安瓿套于针头上，置无菌盘内。

2.备齐用物携至病人床旁，对床号、姓名，做好解释，再次核对治疗卡。

3.协助病人松解衣着，按注射部位取合适体位，注意保暖。

4.根据医嘱确定注射穴位，常规消毒局部皮肤，核对药物。

5.术者手持注射器（排除空气），另一手绷紧病人皮肤，针尖对准穴位迅速刺入皮下，用针刺手法将针身刺至一定深度，并上下提插，得气后抽动注射器活塞，若无回血即将药液缓慢注入。如所用药量较多，可推入部分药液后，将针头稍微提起再注入余药。

6.在注射过程中，密切观察病情变化，有无晕针、弯针、折针、药物过敏反应等情况，出现意外紧急处理。

7.注射完毕，快速拔针，用无菌干棉签按压针孔，再次核对。

8.协助病人整理衣物，置舒适体位，整理床单位。

9.清理用物，洗手，记录并签名。

【评价】

1.病人体位合理，穴位准确，感觉舒适，针时得气快，症状改善。

2.用药安全，无不良反应，注射时病人未发生意外。

3.护士操作熟练，方法正确，坚持查对制度，无菌观念强。

❸注意事项

1.严格执行查对制度和无菌操作规程，注意药物配伍禁忌、副作用和过敏反应，有毒副作用或刺激性较强的药物不宜使用，凡引起过敏反应的药物，必须先作过敏试验，结果阴性，方可使用。

2.按医嘱处方进行操作，每穴注入药量遵照医嘱而定，一般为1～2ml，头面等表浅处为0.3～0.5ml。

3.药液不可注入关节腔、脊髓腔及血管内。

4.进针后如病人有触电感，必须退针改换角度后再推药，以免损伤神经。

5.操作前应检查注射器有无漏气，针头是否有钩等情况。凡使用过的针具等物，应先浸泡后，再送供应室灭菌处理，一次性注射器用后，按消毒隔离规范要求处理。

6.病人疲乏、饥饿或精神高度紧张时慎用，局部皮肤有感染、瘢痕或有出血倾向及高度水肿者禁用。

7.向病人介绍水针法的有关知识，让病人了解水针法的适应症、禁忌症和注意事项。了解常用药物的作用，避免出现不良反应。

(四)电针法

电针是在针刺腧穴"得气"后,在针具上通以接近人体生物电的微量电流以防治疾病的一种方法。具有针刺和脉冲电的综合治疗作用。

❶目的

1.治疗各种急、慢性疾病。

2.用于针刺麻醉。

❷操作程序

【评估】

1.核对医嘱及治疗卡,明确穴位。

2.病人既往病史,目前主要症状,发病部位及相关因素。

3.病人体质,局部皮肤情况。

4.病人的心理状态,对疾病的认识,合作程度等。

【计划】

1.预期目标

(1)遵照医嘱进行治疗后,病人各种急、慢性疾病症状解除或缓解。

(2)针刺麻醉有效。

2.准备

(1)护士 衣、帽、鞋、口罩、洗手

(2)用物 治疗盘内盛:电针仪,针盒内盛各种型号无菌毫针,无菌钳或镊,皮肤消毒剂,无菌棉签及棉球,弯盘;浴巾;屏风等。

(3)病人 理解目的,缓解紧张情绪,空腹者进食,排空大小便。

(4)环境 整洁、光线充足,根据季节关好门窗,调节室温22℃~24℃,屏风遮挡。

【实施】

1.备齐用物携至病人床旁。对床号、姓名,做好解释,再次核对治疗卡。

2.协助病人松开衣着,注意保暖,按针刺部位,取合理体位。

3.根据医嘱,选择正确的穴位(需选取两个穴位以上,一般取同侧肢体1~3对)。

4.消毒针刺部位皮肤,按毫针刺法进针。

5.针刺穴位得气后,将电针仪输出电位器调至"0"值,再将电针仪两根导线分别连接在同侧肢体的两根针柄上。

6.开启电针仪的电源开关,选择适当波型。慢慢旋转电位器由小至大逐渐调节输出电流至所需量值(病人有酸麻感,局部肌肉有抽动,能忍耐为度)。

7.通电过程中应观察导线有无脱落,并注意观察病人的反应,有无晕针、弯针、折针等情况,出现意外,紧急处理;通电时间遵医嘱,一般为5~20分钟。

8.需强刺激时,调节电流量应逐渐由小到大,切勿突然增强,以致发生晕针或引起肌肉痉挛,造成弯针、折针等意外。

9.治疗完毕,将电位器调至"0"值,关闭电源,拆除输出导线,将针慢慢提至皮下,迅速拔出,用无菌干棉球按压针孔片刻。核对针数,防止遗漏。

10.操作完毕,协助病人整理衣物,安置舒适卧位,整理床单位。

11.清理用物，洗手，记录并签名。

【评价】

1.病人体位合理，穴位准确，感觉舒适，针时得气快，症状改善。

2.用电安全，刺激强度适宜，无不良反应，针时病人未发生意外。

3.护士操作熟练，方法正确，电压、电流的控制及波形的选择恰当。

❸注意事项

1.参照毫针法的注意事项。

2.电针仪在使用前须检查性能，导线接触是否良好。如电流输出时断时续，应检修后再用。干电池使用过一段时间后，如电流输出微弱，需更换电池。

3.电针仪其最大输出电压在40伏以上者，其最大输出电流应控制在1毫安以内，避免发生触电事故。

4.一组电针的两个穴位，应在同一侧，以避免电流通过心脏。一般以取同侧肢体1~3对穴位(即用1~3对导线)为宜。

5.在延髓和脊髓附近使用电针时电流宜小。

6.颈项、脊柱两侧及心前部位，针刺时不能横惯通电，避免电流回路通过脊髓、心脏发生意外。

7.心脏病人慎用此法。(安装起搏器者绝对禁忌)

8.温针灸用过的毫针，针柄因烧黑氧化而不导电，应将电针仪输出线夹在针体上。

9.向病人介绍电针法的有关知识，让病人了解电针法的适应症、禁忌症和注意事项及电针治疗过程中可能出现的意外情况，注意避免并配合处理。

附：电针电流的波型、频率与作用

1.密波 频率在每秒50~100次为密波(高频)，能降低神经应激功能。常用于止痛、镇静、缓解肌肉和血管痉挛，针刺麻醉等。

2.疏波 频率在每秒2~5次为疏波(低频)，其刺激作用较强，能引起肌肉收缩，提高肌肉韧带的张力，对感觉和运动神经的抑制发生较慢。常用于治疗痿症和各种肌肉、韧带、关节、肌腱的损伤。

3.疏密波 是疏波和密波自动交替出现的一种波型，疏密交替持续的时间各约1.5秒，能克服单一波型易产生适应的缺点。动力作用大，治疗时兴奋效应占优势。常用于止血、扭挫伤、关节周围炎、气血运行障碍、坐骨神经痛、面瘫、局部冻伤等。

4.断续波 是有节率的时断时续自动出现的一种波型。断时，有1.5秒时间内无脉冲电输出；续时，是密波连续工作1.5秒。断续波型，机体不产生适应，其动力作用颇强。常用于治疗痿症、瘫痪等。

5.锯齿波，又称呼吸波，是脉冲波幅按锯齿形自动改变的起伏波。每分钟16~20次或20~25次，其频率接近人体的呼吸频率。用于刺激膈神经做人工电呼吸，抢救呼吸衰竭等。

(五)艾条灸法

是由艾绒或艾绒加药末均匀平铺于棉纸上搓卷成艾条，在穴位或患处施灸的一种治疗方法。具有温通经络，调和气血，消肿散结，祛湿散寒，回阳救逆，防病治病，保健强身的作用。

❶目的

1.解除或缓解各种虚寒性病症，如胃痛、泄泻、风寒痹痛、疮疡久溃不愈、月经不调等临床症状。

2.保健强身、预防疾病。

❷操作程序

【评估】

1.核对医嘱及治疗卡。

2.病人的年龄、主要症状、发病部位、相关因素。

3.病人的体质、全身状况及施灸部位皮肤情况、有无禁忌症。

4.病人心理状况、合作程度。

【计划】

1.预期目标

(1)病人各种虚寒性病症的临床症状解除或缓解。

(2)保健强身、预防疾病。

2.准备

(1)护士 衣、帽、鞋、口罩、洗手

(2)用物 治疗盘，艾条，火柴，弯盘，小口瓶，必要时备浴巾、屏风。

(3)病人 缓解紧张情绪，排空大、小便，取合理体位。

(4)环境 根据季节关好门窗，调节室温 22℃～24℃，屏风遮挡。

【实施】

1.备齐用物携至病人床旁，对床号、姓名，做好解释，再次核对治疗卡。

2.取合理体位，暴露施灸部位，冬季注意保暖。

3.手持艾条，点燃一端，根据病情或医嘱，实施相应的灸法：

(1)温和灸 将艾条燃端对准施灸部位，距皮肤约 2cm～3cm 高进行熏灸，使局部产生温热感而无灼痛。一般每处灸 5～7 分钟，至皮肤稍起红晕为度。

(2)雀啄灸 将艾条燃端对准施灸部位，如同雀啄食般地一上一下地移动，一般灸 5 分钟左右。

(3)回旋灸 将艾条燃端对准施灸部位，在距施灸腧穴约 2cm～3cm 高处，反复地旋转移动或作左右方向移动。一般灸 20～30 分钟。

4.施灸过程中，随时询问病人有无灼痛感，及时调整距离，防止烧伤。观察病情变化及有无不良反应。

5.施灸中及时将艾灰弹入弯盘，防止烧伤皮肤及衣物。

6.施灸完毕，立即将艾条插入小口瓶，熄灭艾火。清洁局部皮肤后，协助病人整理衣物，安置舒适卧位，酌情开窗通风。

7.清理用物，洗手，记录并签名。

【评价】

1.病人体位合理，感觉舒适，症状改善。

2.病人合作，灸后安全，皮肤无烫伤，衣物无烧损。

3.护士操作熟练，选穴准确，方法正确。

❸注意事项

1.施灸顺序，一般是先上后下，先灸头顶、胸背，后灸腹部、四肢，先灸阳经，后灸阴经。

2. 灸时注意弹去艾灰，防止皮肤烧伤或烧坏衣被。熄灭后的艾条应装入小瓶，防止复燃致火灾。

3.注意观察施灸部位的皮肤情况，对昏迷、肢体麻木不仁及感觉迟钝的病人，尤应注意，以防烧伤。

4.施灸部位皮肤多有微红灼热感，属正常现象，不须处理。如灸后出现小水泡，可自行吸收；如水泡较大，可用无菌注射器抽去泡中液体，覆盖无菌纱布，保持干燥，防止感染。

5.对热征、实证，重要器官、大血管处、头面部，孕妇腹部及腰骶部不宜施灸。过劳、过饱、过饥、醉酒者不宜施灸

6.向病人及家属讲解艾灸的目的和相关疾病的预防保健知识，使其了解艾条灸的使用方法及注意事项。

(六)艾柱灸法

艾柱灸法是将艾绒制成大小不等的圆锥形小体(称为艾炷)，直接放在穴位上施灸或以物(药物、姜片、蒜片、盐等)相隔后，点燃施灸的一种方法。具有温通经络，调和气血，消肿散结，祛湿散寒，回阳救逆，防病治病，保健强身的作用。

❶目的

同艾条灸。

❷操作程序

【评估】

同艾条灸。

【计划】

1.预期目标

同艾条灸。

2.准备

(1)护士 衣、帽、鞋、口罩、洗手

(2)用物 治疗盘，艾炷，火柴，凡士林，棉签，镊子，弯盘，卫生纸，间接灸时，备姜(蒜)片或食盐，必要时备浴巾、屏风。

(3)病人 缓解紧张情绪，排空大小便，取合理体位。

(4)环境 根据季节关好门窗，调节室温 22℃~24℃，屏风遮挡。

【实施】

1.同艾条灸法 1~2 项。

2.根据医嘱，选取施灸穴位或部位，实施相应的灸法：

(1)直接灸(常用无瘢痕灸)先在施灸部位涂以少量凡士林，上置艾炷点燃施灸，待艾炷燃至 2/5 左右或病人感到灼痛时，即用镊子取下，换炷再灸，灸至局部皮肤红晕而不起泡为度，一般连续灸 5~7 壮。

(2)间接灸 ① 隔姜(蒜)灸：取姜(蒜)片置施灸部位，上置艾炷点燃施灸，待病人感灼痛时换炷再灸。一般连灸数壮，至灸处皮肤红晕、不起疱为度。② 隔盐灸：取干净食盐填平脐孔，上置艾炷；或盐上放姜片，再置艾炷，点燃施灸，觉痛换炷再灸，一般施灸可根据病情灵活掌握，不拘壮数，至证候改善为止。

3.艾炷燃烧时，应认真观察，防止艾灰脱落，以免灼伤皮肤或烧坏衣物等。

4.灸毕，除去艾灰、姜(蒜)片或食盐，清洁局部皮肤，协助整理病人衣物。整理床单位，安置舒适体位，酌情通风。

5.清理用物，洗手，记录并签名。

【评价】

同艾条灸法。

❸注意事项

1.同艾条灸法。

2.对体弱病人，灸时艾炷不可过大，刺激量不可过强，如果发生“晕灸”现象，要及时处理。

3.腰、背、腹部施灸，壮数可多；胸部、四肢施灸，壮数应少；头颈部更少。青壮年施灸壮数宜多，时间较长；老人、小儿施灸壮数宜少，时间较短。

4.施灸时体位要平，防止艾炷倒伏或艾灰脱落灼伤皮肤及烧坏衣被。

5.向病人及家属宣传艾炷灸的目的和相关疾病的预防保健知识，使其了解艾炷灸的使用方法及注意事项。

(七)温针灸法

温针灸，又称“针上加灸”或针柄灸，是针刺与艾灸并用，利用温热及针刺的作用，使温热借针体传至组织深部，通过经络传导，以加强针刺疗效的一种治疗方法，具有温通经络，调和气血，消肿散结，祛湿散寒，回阳救逆，防病治病的作用。

❶目的

同毫针刺法和艾条灸法。

❷操作程序

【评估】

同毫针刺法和艾条灸法。

【计划】

1.预期目标

同毫针刺法和艾条灸法

2.准备

(1)护士 衣、帽、鞋、口罩、洗手

(2)用物 治疗盘，针盒内盛无菌毫针，无菌持物筒及镊子，2%碘酊(或安尔碘)，75%酒精，无菌棉签，艾绒或长约2cm的艾条，火柴，“E”字形硬纸片，弯盘，必要时备浴巾、屏风。

(3)病人 缓解紧张情绪，排空大小便，取合理体位。

(4)环境 根据季节关好门窗，调节室温22℃~24℃，屏风遮挡。

【实施】

1.备齐用物携至病人床旁，对床号、姓名，做好解释，再次核对治疗卡。

2.取合适的体位，充分暴露针刺部位，注意保暖。

3.遵医嘱选好穴位，用手指按压穴位，询问病人感觉。

4.消毒穴位皮肤和操作者持针手指皮肤。按毫针刺法进针，“得气”后留针。

5.将“E”字形硬纸片夹在毫针上并平放于皮肤上，将艾绒搓团捻裹于针柄上，或将小段艾条套在针柄上。

6.点燃施灸，使热力沿针体传至穴位。待艾绒燃尽后换炷再灸，每针可连灸2~5壮。

7.施灸过程中注意观察有无出现晕针、弯针、折针等针刺意外，艾火是否脱落，如有发生，立即采取相应措施。

8.待艾条燃尽，针柄冷却后，除去艾灰，取走硬纸片，起出毫针，用无菌干棉签按压针孔片刻，以防出血。

9.核对毫针数，协助病人衣着；整理床单位，安排舒适卧位，酌情开窗通风。

10.清理用物，洗手，记录并签名。

【评价】

1.病人体位合理，穴位准确，针时“得气”快，感觉舒适，症状改善。

2.针灸后病人安全，未发生针刺意外，皮肤无烫伤，衣物无烧损。

3.护士操作熟练，方法正确，无菌观念强，熟悉针刺意外情况的处理。

❸注意事项

1.同毫针刺法和艾条灸法。

2.针柄上艾绒团须捻紧，艾绒、艾条应从下端点燃，易于温热向下传导。

3.向病人及家属宣传温针灸的目的和注意事项,并嘱病人不要变动体位，防止艾灰脱落。

(八)推拿法

推拿疗法是在病人体表一定部位或穴位上运用各种手法治疗疾病的一种传统治疗方法，具有扶正祛邪，调整阴阳，舒筋通络，理筋整复，健脾和胃，活血祛瘀，滑利关节的作用。

❶目的

1.缓解各种急慢性疾患，如头痛、牙痛、胃痛、腹胀、便秘、失眠等证的临床症状。

2.改善皮肤肌肉营养，促进组织修复，提高机体抵抗力。

3.保健强身、预防疾病。

❷操作程序

【评估】

1.核对医嘱及治疗卡。

2.病人的年龄、主要症状、发病部位及相关因素。

3.病人的体质、全身状况、推拿部位皮肤情况、有无禁忌症。

4.病人心理状况、合作程度。

【计划】

1.预期目标

(1)病人各种急慢性疾患的临床症状缓解。

(2)组织修复及皮肤肌肉营养良好。

(3)保健强身、预防疾病。

2.准备

(1)护士 衣、帽、鞋、口罩、洗手。

(2)用物 治疗盘，治疗巾，大浴巾，推拿介质如滑石粉、冬青油膏、药液、药酒、姜汁等，必要时备屏风。

(3)病人 保持稳定的情绪,排空大、小便,取合理体位。

(4)环境 根据季节关好门窗,调节室温 22℃~24℃,屏风遮挡。

【实施】

1.备齐用物携至病人床旁。对床号、姓名,做好解释,再次核对治疗卡。

2.安排合适体位,暴露治疗部位,注意保暖。

3.核对治疗穴位或部位,铺上治疗巾,或根据需要在局部涂以推拿介质。

4.根据治疗穴位或部位及病情选择合适的手法及刺激强度进行操作,手法要柔和、均匀、持久、有力,以达深透之目的。其一般规律是:由面→线→点,用力由轻→重→轻,动作由慢→快→慢,操作顺序是:先上后下,先左后右,先前再后,先头面后躯干,先胸腹后背部,先上肢后下肢。每次推拿15~30分钟。

5.操作过程中随时观察病人对手法的反应和感觉,若有不适,应及时调整手法,或停止操作。

6.操作完毕,协助病人穿衣,安排舒适卧位,整理床单位。

7.处理用物,洗手,记录并签名。

【评价】

1.病人配合好,体位合理,感觉舒适,症状缓解。

2.推拿后病人安全,未发生皮肤擦伤、肌肉拉伤等意外。

3.护士操作熟练,部位准确,手法正确,用力均匀。

❸注意事项

1.保持诊室内空气新鲜,温度适宜。注意保暖,防止受凉。

2.做好解释工作。消除病人紧张情绪,安排舒适而便于操作的体位。

3.操作前应剪指甲,取下手表,以防损伤病人皮肤。在行腹、腰部推拿前,嘱病人排空二便。

4.操作时手法用力要均匀、柔和、有力、持久,禁用暴力、相反力,以防组织损伤。

5.操作中仔细观察病人对治疗手法的反应,若有不适,应及时调整手法或停止操作并做相应处理。

6.行小儿推拿时,要视病儿的病情、体质来决定力的大小,治疗后,应安静休息15~20分钟,避免吹风受凉,不要立即进食或哺乳。

7.年老体衰、久病体虚,或极度疲劳、剧烈运动后,过饱过饥、醉酒均不宜或慎用推拿,妇女孕期和月经期腰骶、腹部和下肢不宜按摩。

8.急性传染病如结核病;急性感染性疾病如丹毒、骨髓炎、化脓性关节炎等;严重心脏病,各种出血性疾病,恶性肿瘤,骨折早期,(包括颈椎骨折损伤),瘫痪初期,局部有血栓性静脉炎、淋巴结炎、皮肤破损、皮肤病等禁用此法。

9.向病人及家属讲解推拿疗法的目的及相关疾病预防保健知识,让其了解推拿疗法的注意事项。

(九)刮痧法

刮痧法是利用边缘钝滑的物体或手指在人体体表一定部位施以反复刮拭,使局部皮下出现片状或点状瘀血的刺激反应(即痧痕)的一种治疗方法,具有疏通腠理,调节脏腑,扶正祛邪,开窍提神的作用。

❶目的

解除或缓解各类"痧证",如外感时邪所致的高热头痛、恶心呕吐、腹痛腹泻、胸闷、中暑等症状。

❷操作程序

【评估】

1.核对医嘱及治疗卡。

2.病人年龄、体质、病情及刮痧部位皮肤等情况。

3.病人心理状态,合作程度。

4.刮痧用具及介质。

【计划】

1.预期目标

各类"痧证"如外感时邪所致的高热头痛、恶心呕吐、腹痛腹泻、胸闷、中暑等症状缓解或解除。

2.准备

⑴护士 衣、帽、鞋、口罩、洗手。

⑵用物 刮具(牛角刮板,瓷匙等),治疗碗盛少许凉开水(或药液、麻油或液状石蜡、或凡士林),卫生纸、弯盘。必要时备浴巾,屏风等。

⑶病人 保持稳定的情绪,排空大、小便,取合理体位。

⑷环境 根据季节关好门窗,调节室温22℃~24℃,忌对流风,屏风遮挡。

【实施】

1.备齐用物携至病人床旁,对床号、姓名,做好解释,再次核对治疗卡。

2.协助病人取合理体位,根据病情或医嘱,暴露及确定刮痧部位,冬季注意保暖。

3.检查刮具边缘是否光滑,有无缺损,以免划破皮肤。

4.手持刮具,蘸水或药液或油,在选定部位从上至下刮擦,向单一方向,不要来回刮,用力要均匀,禁用暴力。如刮背部,应在脊柱两侧沿肋间隙呈弧线由内向外刮,根据病人个体情况,每次刮数条。刮动数次后,当刮具干涩时,需及时蘸湿再刮,直至皮下呈现红色或紫色为度(也可以施以"拧痧"法,即用食中二指屈曲拼拢,反复捏挤皮肤至瘀血)。

5.刮治过程中,随时询问病人有无不适,观察病情及局部皮肤颜色变化,及时调节手法和力度。

6.刮治完毕,清洁局部皮肤,协助病人整理衣物,安排舒适卧位,整理床单位。

7.清理用物,洗手,记录并签名。

【评价】

2.病人体位合理,感觉舒适,症状改善。

3.刮痧后病人安全,皮肤无破损,未出现异常情况。

4.护士操作熟练,部位选择及手法正确,力度均匀。

❸注意事项

1.室内空气流通,忌对流风,以防复感风寒而加重病情。

2.操作前务必检查刮具,其边缘必须光滑无缺,防止划破皮肤。

3.刮痧时要取单一方向,不宜来回刮,用力要均匀、适中。轻重以病人能忍受为度。

4.刮痧过程中要随时观察病情变化,发现异常,应立即停刮,并报告医生,配合处理。

5.向病人及家属讲解"痧证"的预防保健知识及注意事项,刮痧后注意保暖,防止复感风寒。嘱病人卧床休息,保持情绪安定,饮食宜清淡,忌食生冷油腻之品。

6.体弱消瘦,出血性疾病及皮肤病变处禁止刮痧。

7.使用过后的刮具,应消毒后备用。

(十)拔火罐法

拔火罐法是利用罐状器具,借助燃烧热力排除罐内空气,使之形成负压,吸附在皮肤或穴位上,造成局部皮肤充血或瘀血现象的一种治疗方法,具有行气活血,温经散寒,吸毒排脓,消肿止痛的作用。

❶目的

1.缓解因病人风寒湿痹所致的腰酸背痛,虚寒性咳喘等症状。

2.用于疮疡及毒蛇咬伤的急救排毒等。

❷操作程序

【评估】

1.核对医嘱及治疗卡。

2.病人体质及拔罐局部皮肤情况,有无禁忌症。

3.病人临床表现、发病部位及相关因素。

4.病人年龄、文化程度、心理状态和对疾病的认识。

【计划】

1.预期目标

(1)病人风寒湿痹所致的腰酸背痛,虚寒性咳喘等症状缓解。

(2)病人疮疡初起或毒蛇咬伤的中毒症状减轻或解除。

2.准备

(1)护士 衣、帽、鞋、口罩、洗手。

(2)用物 治疗盘内盛罐具,止血钳,95%酒精棉球,火柴,弯盘,小口瓶(内盛少许水),必要时备凡士林、卫生纸、压舌板等。

(3)病人 缓解紧张情绪,排空大、小便,取合理体位。

(4)环境 根据季节关好门窗,调节室温 22℃~24℃,必要时屏风遮挡。

【实施】

1.备齐用物携至病人床旁,对床号、姓名,做好解释,再次核对医嘱。

2.协助病人取合适体位,暴露拔罐部位,注意保暖。

3.根据部位不同,选择合适火罐,并检查好罐口边缘是否光滑无缺损。

3.用止血钳夹住酒精棉球,点燃后在罐内中段绕 1~2 圈(切勿将罐口烧热,以免烫伤皮肤);迅速退火,立即将罐扣在所选部位,将酒精棉球置小口瓶灭火,留罐 10 分钟(若采用走罐或闪罐法等即按相应方法操作)。

4.拔罐过程中要随时观察吸附情况和皮肤颜色,询问病人感觉。

5.起罐时一手扶住罐体,另一手以拇指或食指压罐口皮肤,待空气进入罐内即可起去。起罐后,如局部出现小水泡,可不必处理,待自行吸收,如水泡过大,应消毒局部皮肤后,用无菌注射器吸出液体,再敷盖无菌敷料。

6.操作完毕,协助病人整理衣物,整理床单位,安排舒适体位。

7.清理用物,洗手,记录并签名。

【评价】

1.病人体位安排合理,感觉舒适,局部皮肤吸附力强,症状改善。

2.拔罐后,病人安全,衣物无烧损,皮肤无烫伤。

3.护士操作熟练,选罐合适、方法正确。

❸注意事项

1.拔罐时应采取合适体位,选择肌肉较丰满的部位,骨骼凹凸不平和毛发较多处不宜拔罐。

2.操作前仔细检查罐口周围是否光滑,有无裂痕,如有破损,禁止使用。

3.防止烫伤,拔罐时动作要稳、准、快、起罐不可强拉。病人感觉异常,立即停止拔罐。

4.高热抽搐及凝血机制障碍的病人,皮肤过敏和溃疡、水肿及大血管处;孕妇腹部、腰骶部均不宜拔罐。

5.使用后的罐具,均应消毒备用。

6.向病及家属介绍拔罐的方法及注意事项,注意保暖,防止烫伤和受凉。

(十一)拔药水罐法

拔药水罐法是利用罐状器具,借助热力排除罐内空气,使之形成负压,吸附在皮肤或穴位上,造成局部皮肤充血或瘀血现象的一种治疗方法。具有行气活血,温经散寒,吸毒排脓,消肿止痛,热力和药物的综合作用

❶目的

同拔火罐法。

❷操作程序

【评估】

同拔火罐法。

【计划】

1.预期目标

同拔火罐法。

2.准备

⑴护士 衣、帽、鞋、口罩、洗手。

⑵用物 治疗盘内盛竹罐、长镊子、湿冷毛巾、水、中药(用纱布包妥)煮锅。必要时备75%酒精棉球、无菌纱布及短镊子,胶布。

3.病人 同拔火罐法。

4.环境 同拔火罐法。

【实施】

1.1~2条同拔火罐法。

2.根据部位不同,选择合适的竹罐,并检查好罐口边缘是否光滑无缺损。

3.煮锅内加水,放入适量的中药(通常为祛风活血的药物)或不放药物,煮沸后,再将完好无损的竹罐数个投入锅内煮5~10分钟,用镊子将罐夹出(罐口朝下),甩去罐中水珠,迅速将折叠的湿冷毛巾紧扪罐口(降低温度,以免烫伤),乘热快速将罐口扣按在应拔的部位上,留罐10~20分钟,每次可拔数罐至数十罐。

4.留罐过程中，要随时观察罐口吸附情况和皮肤颜色，询问病人感觉。

5.起罐时一手扶住罐体，另一手拇指或中指按压罐口皮肤使空气进入罐内，罐即可起去；有脓液者应清除干净，局部皮肤作常规消毒，外敷所需药物，覆盖无菌纱布，用胶布固定。

6.操作完毕，协助病人整理衣着，安排舒适体位，整理床单位。

7.清理用物，洗手，记录并签名。

【评价】

同拔火罐法。

❸注意事项

同拔火罐法。

(十二)敷药法

敷药法，古代又称敷贴，是将所需药物研成粉，加适量赋形剂制成糊状（新鲜中草药则洗净后置乳钵内捣烂），敷布于患处或穴位的一种治疗方法，具有通经活络、清热解毒，活血化瘀、消肿止痛的作用。

❶目的

1.缓解疮疡、跌打损伤、慢性腰腿疾患等病症引起的局部红、肿、热、痛等症状。

2.减轻呼吸道、消化道等慢性病症的临床症状

3.冬病夏治，防治疾病。

❷操作程序

【评估】

1.核对医嘱及治疗卡。

2.病人发病的主要症状、部位。是否有药物过敏史。

3.病人敷药局部皮肤有无炎症，破损及对知觉的敏感度。

4.病人的心理状态和对治疗的信任度。

【计划】

1.预期目标

(1)病人因疮疡、跌打损伤、慢性腰腿疾患等病症引起的局部红、肿、热、痛等症状缓解。

(2)病人呼吸道、消化道等慢性病症的临床症状减轻。

(3)冬病夏治，防治疾病。

2.准备

(1)护士 衣、帽、鞋、口罩、洗手。

(2)用物 治疗盘，盐水棉球，药物，油膏刀，无菌棉垫或纱布，棉纸，胶布或绷带；若需临时配制药物，备治疗碗，药物，调合剂（如麻油或饴糖，水，蜜，凡士林或姜汁）；若敷新鲜中草药，需备乳钵，必要时备屏风。

(3)病人 排空大、小便，取合理体位。

(4)环境 根据季节调节室温，必要时用屏风遮挡。

【实施】

1.备齐用物携至病人床旁，对床号、姓名，做好解释。再次核对治疗卡。

2.助病人取合适体位，暴露患处，注意保暖。

3.需临时调制药物时，将药末倒入治疗碗内，用调合剂调制成糊状，新鲜中草药洗净后置乳钵内捣烂。

4.取下原敷料，以生理盐水棉球擦洗皮肤上的药迹，观察创面情况及敷药效果。

5.根据敷药面积，取大小合适的棉纸（或纱布），用油膏刀将所需药物均匀地平摊于棉纸（或纱布）上，厚薄适中。

6.将摊好药物的棉纸（或纱布）四周反折后敷于患处，以免药物受热溢出污染衣被，加盖敷料或棉垫，以胶布或绷带固定。

7.如敷新鲜中草药，则将捣烂的药物加少许食盐拌匀后，平摊于棉纸（或纱布）上，敷于患处。

8.如为冬病夏治时，根据病情选择好穴位，将药物调好均匀地平摊于纱布或专用敷料上，按选定的穴位敷药并固定。

9.敷药完毕，协助病人衣着，整理床单位。

10.整理用物，洗手，记录并签名。

【评价】

1.病人体位合理，用药正确，感觉舒适，症状改善。

2.病人用药后，皮肤无过敏反应。

3.护士操作熟练，动作轻稳，方法正确，部位准确，固定包扎美观，松紧适宜。

❸注意事项

1.皮肤过敏者慎用。

2.敷药摊制厚薄要均匀，固定松紧适宜。

3.对初起有头或成脓阶段的肿疡，以中间留空隙，围敷四周为宜，不宜完全涂布，以免阻止脓毒外泄。特殊部位如乳痈敷药时，可在敷料上剪孔或剪一缺口，使乳头露出，以免乳汁溢出，污染敷料。

4.敷药面积须大于患处，并应保持一定的湿度；如药物较干时，应用所需的调和剂进行湿润。

5.观察局部及全身情况，敷药后，若出现红疹、瘙痒、水泡等过敏现象，应暂停使用，并报告医师，配合处理。

6.所用器械应消毒处理后备用。

（十三）换药法

换药法是对疮疡、跌打损伤、虫咬伤、烫伤、烧伤、痔瘘等病症的伤面进行清洗、上药、包扎等处理的一种方法。通过换药，药物直达病位，可起到提脓祛腐，清热解毒、生肌收口，镇痛止痒的作用。

❶目的

保持疮面清洁，控制感染，促进早期愈合。

❷操作程序

【评估】

1.核对医嘱及治疗卡。

2.病人的病情，病患部位及相关因素。

3.病人伤口与用药情况,有无药物过敏史。

4.病人的年龄、目前心理状态和对疾病治疗的信心。

【计划】

1.预期目标

病人疮面清洁干燥,无感染或疮面愈合。

2.准备

(1)护士 衣、帽、鞋、口罩、洗手。

(2)用物 治疗盘内盛生理盐水、双氧水、75%酒精;换药碗、弯盘、镊子、剪刀、探针;无菌纱布、无菌干棉球、无菌油纱条、胶布;相应药液或各种散、膏、丹等外用药,必要时备药捻;酌情备绷带,橡胶单、治疗巾等。

(3)病人 保持稳定的情绪,取合理体位。

(4)环境 清洁、舒适,根据季节调节室温。

【实施】

1.备齐用物携至病人床旁,对床号、姓名,做好解释,再次核对治疗卡。

2.助病人取合理体位,暴露伤口,垫橡胶单、治疗巾。

3.置弯盘于治疗巾上,揭去外层敷料,用镊子取下内层敷料及引流条。如分泌物干结粘着敷料,可用盐水浸润后再揭下,以免损伤肉芽组织和新上皮。脓液多时用弯盘接取,然后擦净脓液,观察疮面。

4.用镊子夹酒精或络合碘棉球消毒疮口周围皮肤,新深切口用双氧水冲洗,然后更换生理盐水棉球清洗伤口,去除脓腐。窦道深的瘘管可用药液或盐水冲洗;疮面较深者还需用探针试探。

5..根据疮面的性质选择用药,或置放药捻药(根据探针所探的深度置放合适的药捻),无菌敷料覆盖伤口,胶布固定,酌情包扎。

6.协助病人取舒适卧位,整理床单位。

7.清理用物,洗手,记录并签名

【评价】

1.病人体位合理,用药正确,感觉舒适,症状改善。

2.病人伤口分泌物、坏死组织及异物清除彻底,引流通畅,无不良反应。

3.护士操作熟练、方法正确,动作轻稳,固定包扎牢固、美观,无菌观念强。

❸注意事项

1.保持换药室的清洁,室内每日空气消毒一次。

2.严格执行无菌技术操作,所有物品每人一套,先处理无菌伤口、再处理感染伤口,防止交叉感染。持物钳不能接触伤口和与伤口直接接触的钳镊等。

3.严格遵守操作规程,疮面要清洗干净,勿损伤新肉芽组织。

4.药粉需均匀撒在疮面或膏药上,散剂调敷干湿适宜。敷布范围要大于病变部位1~2㎝。

5.对汞剂过敏者禁用丹药;眼部、唇部、大血管附近的溃疡以及通向内脏的瘘管均不用腐蚀性强的丹药,上丹药时需保护周围组织,不使丹药撒于疮面外。

6外敷药必须贴紧疮面,包扎固定要注意松紧适度,固定关节时要注意保持功能位置。

7.向病人及家属宣讲换药的重要性及注意事项;颜面部的疔疮勿挤压,以防脓毒扩散;痔瘘病人每次便后均需清洗肛门并换药。

8.对破伤风、气性坏疽等特殊感染疮口用过的敷料一律焚烧，用过的器械首先要单独严密消毒，再送高压灭菌处理。

9.一般伤口应每日换药 1 次，脓腐较多的伤口每日换药 1 ~ 2 次。

（十四）坐药法

坐药法又称坐导法。是将药物置入阴道内的一种治疗方法。具有清热解毒、杀虫止痒、祛瘀止痛及行气活血的作用。

❶目的

解除或缓解妇科慢性疾患如带下、宫颈糜烂、阴痒、痛经的临床症状。

❷操作程序

【评估】

1.核对医嘱及治疗卡。

2.病人既往病史，目前主要症状，发病因素。

3.病人的月经情况，是否处于行经期。

4.病人目前的心理状态与对疾病的治疗信心。

【计划】

1.预期目标

病人的妇科慢性疾患如带下、宫颈糜烂、阴痒、痛经的临床症状解除或缓解。

2.准备

(1)护士 衣、帽、鞋、口罩、洗手。

(2)用物 治疗盘，药粉，带线棉球或纱布块(要求线头长约 15cm)，冲洗液和容器，窥阴器，镊子，无菌盐水棉球，橡皮单、治疗巾、卫生纸、屏风。

(3)病人 缓解紧张情绪；排空小便。

(4)环境 关好门窗，屏风遮挡。

【实施】

1.备齐用物携至病人床旁，对床号、姓名，做好解释，再次核对治疗卡。

2. 屏风遮挡，协助病人脱去一侧裤腿，取截石位，注意保暖。

3.臀下垫橡皮单、治疗巾，用冲洗液清洗外阴，术者戴手套，上窥阴器，用盐水棉球擦洗阴道、宫颈。

4.检查带线棉球和纱布块符合要求后，将带线棉球或纱布块蘸上药粉，用镊子轻轻将药物棉球置入阴道深部宫颈处、留线头于阴道外，退出窥阴器。

5.检查药物棉球有无脱出，线头是否留在阴道外，了解病人反应。

6.擦干会阴，撤去橡皮单、治疗巾，脱手套。协助病人穿裤，置舒适卧位，整理床单位。

7.清理用物，洗手，记录并签名。

(附：若坐药由病人自己操作，应嘱病人先洗手，用肥皂，温开水洗净外阴，取下蹲或仰卧，双腿屈曲位，手持药片、丸或栓剂，用食指由前面将药物置入。)

【评价】

1.病人体位安排合理，置药深度及线头外留长度适宜，感觉舒适，症状改善。

2.病人了解坐药的基本知识,掌握了自行操作的方法。

3.护士操作熟练,动作轻巧,方法正确。消毒隔离观念强。

❸注意事项

1.严格执行无菌操作,置入药物时,注意双手及药物、用具的清洁消毒,防止医院感染。

2.操作前嘱病人排空小便。

3.药物棉球应放置于阴道深处,以防脱出。

4.一般每日更换药物一次,取出时可轻拉线头,如果病人自行取出,取下蹲位,轻拉线头即可。

5.片、丸、栓剂可直接置入,不再取出。

6.向病人及家属宣讲坐药的作用和妇科疾病的预防保健知识,让其了解坐药的操作方法及注意事项,坐药期间需注意外阴及内裤的清洁;禁止性生活;月经期停止坐药。

7.按时接受治疗,疗程视病情和药物而定。

8.未婚者禁用此法。

(十五)药熨法

药熨疗法是将药物或其他物品加热处理,敷于患处或一定腧穴,来回移动或回旋运转,借助温热之力,将药性由表达里,通过皮毛腠理透入经络、血脉,内达脏腑的一种治疗方法。具有疏通经络,温中散寒,行气活血,镇痛消肿,调整脏腑阴阳的作用。

❶目的

1.减轻或消除脘腹疼痛,呕吐、腹泻,腰酸背痛,肢体麻木、酸胀等症状。

2.缓解跌打损伤引起的局部瘀血、肿痛。

❷操作程序

【评估】

1.核对医嘱及治疗卡。

2.病人是否有感受寒凉史,外伤史,过敏史。

3.病人患处皮肤有无炎症、破损及对知觉的敏感度。

4.病人的心理状态和对治疗的信任度。

【计划】

1.预期目标

(1)病人脘腹疼痛,呕吐、腹泻,腰酸背痛,肢体麻木、酸胀等症状减轻或消除。

(2)病人因跌打损伤引起的局部瘀血、肿痛缓解。

2.准备

(1)护士 衣、帽、鞋、口罩、洗手。

(2)用物 药物(根据医嘱),白酒或食醋,炒具,布袋2个,凡士林,棉签,大毛巾,必要时备屏风。

(3)病人 缓解紧张情绪,排空大、小便,取合理体位。

(4)环境 根据季节关好门窗,调节室温,必要时用屏风遮挡。

【实施】

1.将药物用少许白酒或食醋搅拌后置于锅内,用文火炒至60℃~70℃,装入布袋,用大毛巾保温。或将坎离砂放于治疗碗内，加入适量食醋，搅拌均匀后装入布袋，待温度升高至45℃～50℃时即可使用。

2.备齐用物携至病人床旁，对床号、姓名，做好解释，再次核对治疗卡。

3.协助病人取合适体位，暴露药熨部位，注意保暖。

4.先于患处涂少量凡士林，将药袋置于患处或相应穴位来回推熨，力量要均匀，开始时用力要轻，速度可稍快，随着药袋温度的降低，力量可增大，同时速度减慢，药袋温度过低时，可更换药袋，操作过程约15～30分钟。

5.药熨过程中应观察局部皮肤情况，询问病人感觉，防止烫伤。

6.药熨后擦净局部皮肤，安置舒适体位，整理床单位。

7.清理用物，洗手，记录并签名。

【评价】

1.病人体位安排合理，药温适宜，感觉舒适，症状改善。

2.药熨后病人安全，皮肤无烫伤。

3.护士操作熟练，方法正确。

❸注意事项

1.药熨前嘱病人排空小便，注意保暖。

2.药熨温度不宜超过70℃，年老，婴幼儿不宜超过50℃，皮肤感觉迟钝或嫩薄者可涂油脂，以保护皮肤。

3.药熨时应随时听取病人对热感的反应，及时观察病情及皮肤颜色变化，如病人感觉疼痛或出现水泡应马上停止操作，报告医师并配合适当处理。

4.对高热，急性炎症等实热证者禁用热熨法，肿瘤、局部皮肤溃烂，急性出血性疾病，以及孕妇的腹部和腰骶部，麻醉未清醒或局部无知觉、反应迟钝者均禁用本法。

5.向病人及家属讲解有关药熨法的知识，注意配合，防止烫伤。

6.布袋用后应清洗消毒备用，中药可连续使用一周。

(十六)熏洗法

熏洗法是用中药煎汤，先趁热在患处熏腾，待药液不烫后再用药物淋洗或浸浴的一种治疗方法，具有疏通腠理，祛风除湿，清热解毒，杀虫止痒的作用。

❶目的

1.缓解关节疼痛、肿胀、屈伸不利、皮肤瘙痒等症状。

2.减轻眼结膜红肿、溃疡及妇科外阴疾病症状。

3.促进肛肠疾患及伤口的愈合。

4.美肤、美容。

❷操作程序

【评估】

1.核对医嘱及治疗卡。

2.病人体质、病情、发病部位、相关因素及熏洗处皮肤情况。

3.女病人的胎、产、经、带情况。

4.病人年龄及心理状态。

【计划】

1.预期目标

(1)病人关节疼痛、肿胀、屈伸不利、皮肤瘙痒等症状缓解。

(2)病人眼结膜红肿、溃疡及妇科外阴疾病症状减轻。

(3)病人肛肠疾患好转,伤口愈合。

(4)美肤、美容。

2.准备

(1)护士 衣、帽、鞋、口罩、洗手。

(2)用物 治疗盘内盛药液、水温计;薰洗盆(根据薰洗部位的不同,也可备坐浴椅,有孔木盖浴盆及治疗碗等),必要时备屏风及换药用品。

(3)病人 缓解紧张情绪、排空大小便。

(4)环境 根据季节关好门窗,调节室温,必要时用屏风遮挡。

【实施】

1.备齐用物携至病人床旁,对床号、姓名,做好解释,再次核对治疗卡。

2.根据薰洗部位安排好病人体位,暴露薰洗部位,注意保暖。

3.眼部薰洗时,将煎好的药液趁热倒入治疗碗,眼部对准碗口进行薰腾,并用纱布蘸洗眼部,稍凉即换,每次15~30分钟。

4.四肢薰洗时,将药物趁热倒入盆内,患肢架于盆上用浴巾或布单围盖后薰腾,待温度适宜时,将患肢浸泡于药液中泡洗。

5.坐浴时,将药液趁热倒盆内,上置带孔木盖,协助病人脱去内裤,坐在木盖上薰腾,待药液不烫时,拿掉木盖,坐入盆中泡洗。药液偏凉时,应更换药液。

6.薰洗过程中,密切观察病人的反应,若感不适,应立即停止薰洗,协助病人卧床休息。

7.薰洗完毕,清洁局部皮肤,协助整理病人衣物,安置舒适卧位。

8.清理用物,洗手,记录并签名。

【评价】

1.病人体位安排合理,药温适宜,感觉舒适,症状改善。

2.薰洗后,病人安全,局部皮肤无烫伤,无交叉感染。

3.护士操作熟练,方法正确。

❸注意事项

1.冬季注意保暖,暴露部位尽量加盖衣被。

2.根据薰洗部位,选用合适物品,如眼部,用治疗碗内盛药液,上盖有孔纱布,患眼对准小孔进行薰洗,外阴部取坐浴盆,椅,上盖有孔木盖,坐在木盖上进行薰腾,必要时可在浴室内进行。

3.薰洗药温不宜过热,一般为50℃~70℃,以防烫伤。

4.在伤口部位进行薰洗时,按无菌技术操作进行。

5.包扎部位薰洗时,应揭去敷料,薰洗完毕后,更换消毒敷料。

6.薰腾一般每日一次,每次20~30分钟,视病情也可以1日2次。

7.病人不宜空腹洗浴,餐前后半小时内不宜薰洗,年老,心、肺、脑病,体质虚弱,水肿病人不可单独洗浴且薰洗时间不宜过长，以防虚脱。

8.孕妇及妇女经期不宜坐浴和阴部薰洗。

9.向病人及家属讲解预防疾病及薰洗法的有关知识，熏洗过程中，防止烫伤。冬季注意保暖，避免受凉，颜面部薰腾者，操作后半小时才能外出，以防感冒。

10.所用物品需清洁消毒，每人1份，避免交叉感染。

(十七)中药离子导入法

中药离子导入法是利用直流电电场（或低频脉冲电场）的作用，将中药液中的分子电离成离子，并使其经皮肤或粘膜进入人体的一种治疗方法。具有活血化瘀、软坚散结、抗炎镇痛等作用。

❶目的

1.缓解疼痛。

2.减轻或消除炎症反应。

❷操作程序

【评估】

1.核对医嘱及治疗卡。

2.病人既往病史，目前症状，发病部位及相关因素。

3.病人局部皮肤情况，目前心理状态。

4.药物属性与作用。

【计划】

1.预期目标

病人疼痛症状缓解，炎症反应减轻或消除。

2.准备

(1)护士 衣、帽、鞋、口罩、洗手。

(2)用物 直流感应电疗机一台，药物、衬垫、治疗碗、镊子、尼能搭扣或沙包、塑料薄膜、绷带、纱布块或卫生纸。

(3)病人 排空大、小便，取合理体位。

(4)环境 根据季节调节室温，必要时屏风遮挡。

【实施】

1.备齐用物携至病人床旁，对床号、姓名，做好解释，再次核对治疗卡。

2.协助取适当体位，暴露治疗部位。

3.将衬垫吸湿药物置患处，根据导入药物的极性选择电板，带负离子的药物衬垫放上负极板（黑色导线），带正离子的药物衬垫放上正极板（红色导线）。隔上塑料薄膜，用尼龙搭扣或沙包固定，必要时绷带包扎固定，检查输出端电位调节器是否至“0”，再接通电源，根据治疗部位调节电流量，治疗15～20分钟。儿童不宜超过10～15分钟。结束时，先将输出电位调节器调至“0”，后关电源。

4.拆去衬垫，擦净皮肤，协助病人取舒适体位。

5.整理用物，洗手，记录并签名。

【评价】

1.病人感觉舒适,局部皮肤无灼伤、无过敏,症状改善。

2.护士操作熟练,方法正确。

❸注意事项

1.衬垫上药物浓度一般为1%~10%,眼结膜及体腔内导入浓度宜稍低,同时应注意药物溶液的PH值,以减少刺激性。

2.衬垫须有标识,正负极分开;要求一个衬垫供一种药使用,用后以清水(不含任何洗涤剂)洗净,备消毒,防止寄生残留离子互相沾染。

3.开机时注意电流应由小逐渐增至所需量,以免病人有电击感,电极板不能直接接触皮肤,必须安放在衬垫上。治疗时要防止电极板滑出衬垫灼伤皮肤。

4.治疗过程中不能离开病人,随时观察病人反应,及时调节合适电流量,防止电灼伤。

5.向病人及家属宣传中药离子导入的作用机理,让其了解中药离子导入的治疗过程及注意事项。如冬天做完治疗后,应注意保暖;局部皮肤出现瘙痒等皮肤过敏情况,可用皮炎平霜等抗过敏外用药涂擦或暂不使用本法等。

6.高热、恶病质、心力衰竭、湿疹、妊娠、有出血倾向者,治疗部位有金属异物者,带有心脏起搏器者,对直流电不能耐受者,禁用本法。

第十八节 中药保留灌肠法

中药保留灌肠又称肛肠纳药法。是将中药煎剂或掺与散剂,自肛门灌入,保留在直肠或结肠内,通过肠粘膜吸收治疗疾病的一种方法。具有清热解毒、软坚散结、活血化瘀等作用。

❶目的

1.镇静、催眠。用于高热等症。

2.控制肠道感染。如结肠炎、直肠周围脓肿、肠道易激综合症。

3.控制慢性炎症的临床症状,如慢性盆腔炎、慢性前列腺炎等。

4.降低血液中的含氮物质,如氮质血症等疾患。

❷操作程序

【评估】

1.核对医嘱及治疗卡。

2.病人病情,发病部位,灌肠目的。

3.病人大便的性状及肛周皮肤情况。

4.病人心理状况、合作程度。

【计划】

1.预期目标

(1)病人体温降低或正常。

(2)病人慢性炎症、肠道感染、氮质血症等临床症状缓解。

2.准备

(1)护士 衣、帽、鞋、口罩、洗手。

(2)用物 治疗盘内备注洗器、量杯(或小容量灌肠筒),少量温水、药液,小号肛管,弯盘、止血钳，润滑剂，棉签，卫生纸，橡胶单与治疗巾，10cm高的小枕，便盆及便盆布，必要时备屏风、温度计。

(3)病人 缓解紧张情绪；排空大小便，必要时可先作不保留灌肠。

(4)环境 关好门窗，调节室温，必要时屏风遮挡。

【实施】

1.备齐用物携至病人床旁，对床号、姓名，做好解释，再次核对治疗卡。

2.根据病情选择适宜体位(左侧或右侧卧位)，双膝曲屈，裤脱至膝部，臀部移至床沿，上腿弯曲，下腿伸直微弯，垫橡胶单与治疗巾于臀下，垫小枕于橡胶单下以抬高臀部10cm。

3.检测药液温度，注洗器抽取药液(或倒入小容量灌肠筒内)，连接肛管，润滑肛管前端，排气，夹紧肛管并放入清洁弯盘内，弯盘置于臀下，左手用卫生纸分开臀部，显露肛门，右手持血管钳夹住肛管前端轻轻插入15cm。

4.松开血管钳，缓慢注入药液(灌肠筒滴入速度视病情而定)，液面距肛门不超过30cm，注入时间宜在15~20分钟内。

5.药液灌毕，夹紧肛管，分离注洗器，抽5~10ml温开水从肛管缓缓注入(或直接将温开水10ml倒入灌肠筒内滴入)。

6.分离注洗器，抬高肛管，反折或捏紧肛管(封闭式灌入法直接关上开关，开放式灌入法则夹紧橡胶管)，用卫生纸包住肛管前段，拔出肛管放于弯盘内。

7.用卫生纸轻揉肛门片刻，嘱病人屈膝仰卧，抬高臀部，待10~15分钟后取出小枕、橡胶单和治疗巾，嘱病人静卧1小时以上。

8.整理床单位，撤去屏风，开窗通风，观察病人反应。

9.清理用物，洗手，记录并签名。

【评价】

1.病人卧位符合病情需要，暴露少，衣被无污染。

2.药温适宜，剂量准确，病人无不良反应，症状缓解。

3.护士操作熟练，方法正确，肛管插入深度符合要求。

❸注意事项

1.操作前先了解病人的病变部位，掌握灌肠的卧位和肛管插入深度，一般视病情而定。如慢性痢疾，病变多在直肠和乙状结肠，宜采取左侧卧位，插入的深度以15~20厘米为宜，溃疡性结肠炎病变多在乙状结肠或降结肠，插入深度应达18~25厘米，阿米巴痢疾病变多在回盲部，应采取右侧卧位。

2.为减轻肛门刺激，宜选用小号肛管，压力宜低，药量宜小；为促进药物吸收，插入不能太浅，操作前须嘱排空大便，必要时先作不保留灌肠。

3.一般用量200ml以内，小剂量药液灌肠时应加倍稀释，以增加吸收率。

4.慢性肠道疾患病人应在晚间睡前灌入，灌肠后药液保留时间越长越好，并减少活动。

5.灌肠液应温度适宜：一般为39℃~40℃。可根据药性、年龄及季节作适当调整。清热解毒药温度宜偏低，以10℃~20℃之间为宜；清热利湿药则稍低于体温，以20℃~30℃为宜；补气温阳，温中散寒之药温度以38℃~40℃之间为宜。老年人药温宜稍偏高。冬季药温宜偏高，夏季可偏低。

6.肛门、直肠和结肠等手术后或大便失禁病人，不宜保留灌肠。

7.向病人及家属宣讲中药保留灌肠的注意事项及肠道疾病的预防保健知识，以取得病人的配合。

8.灌肠筒、注洗器，用后应消毒灭菌。肛管尽量采用一次性用品。用后按《消毒技术规范》要求处理。

二、中医护理基本技术操作自测试题

(一)选择题

【A 型选择题】(单项最佳选择题,五个备选答案中只有一个最正确的答案)

1.为病人行毫针刺时,进针“得气”后,一般留针时间为

A.5~8 分钟 B.10~20 分钟 C.25~30 分钟 D.35~40 分钟 E.45~50 分钟

2.下列哪些病人或部位禁止应用针刺疗法

A.头痛病人 B.下肢瘫痪病人 C.中风病人 D.类风湿病人 E.孕妇的下腹、腰骶部

3.运用皮肤针(梅花针)治疗疾病时,用较重的腕力进行叩刺,局部皮肤可见隐隐出血,病人有疼痛感觉,此称为

A.较弱刺激 B.弱刺激 C.中刺激 D.强刺激 E.超强刺激

4.为病人在穴位内进行药物注射时,药液不可注入

A.关节腔、脊髓腔 B.大肌群 C.头面部 D.背部 E.四肢下段

5.电针疗法采用有节率的时断时续自动出现的一种波型,此波型称为

A.密波 B.疏波 C.疏密波 D.断续波 E.锯齿波

6.将艾条燃端对准施灸部位,在距施灸腧穴约 2cm~3cm 高处,反复地旋转移动或作左右方向移动,此是

A.温和灸 B.雀啄灸 C.回旋灸 D.温针灸 E.艾柱灸

7.利用罐状器具,借助燃烧热力排除罐内空气,使之形成负压,吸附在皮肤或穴位上,造成局部皮肤充血或瘀血现象,此为

A.针刺法 B.艾灸法 C.推拿法 D.拔火罐法 E.拔药水罐法

8.为病人换药时应注意,对汞剂过敏者禁用

A.丹药 B.油剂 C.水剂 D.散剂 E.注射剂

9.为病人实施药熨时,温度不宜超过

A.30℃ B.40℃ C.50℃ D.60℃ E.70℃

10.治疗部位有金属异物者,禁用

A.药浴法 B.中药离子导入法 C.薰洗法 D.换药法 E.坐药法

11.将药物置入阴道内的治疗方法称为

A.熏洗法 B.药熨法 C.敷药法 D.换药法 E.坐药法

12.薰洗药温不宜过热,其温度一般为

A.10℃~20℃ B.20℃~30℃ C.30℃~40℃ D.50℃~70℃ E.80℃~90℃

13.针刺时进针慢而浅,提插轻,捻转幅度小,留针后不捻转,出针后多揉按针孔,此针法为

A.提插法 B.捻转法 C.补法 D.泻法 E.平补平泻法

【B 型选择题】(配伍选择题,五个备选答案,题干 2~3 个,从备选答案中选出每一个题干的最佳答案)

A.15°角 B.30°角 C.45°角 D.60°角 E.90°角

1.针刺时直刺的角度是针身与皮肤表面呈

2.针刺时斜刺的角度是针身与皮肤表面呈

3.针刺时平刺的角度是针身与皮肤表面呈

A.5~8cm B.9~14cm C.15~20cm D.18~25cm E.28~35cm

4.中药保留灌肠时,慢性痢疾病人肛管插入的深度为

5.中药保留灌肠时,溃疡性结肠炎病人肛管插入的深度为

A.50~100 次/秒 B.2~5 次/秒 C.6~10 次/秒

D.30～40次/秒　　E.16～20次/分或20～25次/分

6.电针密波的频率是

7.电针疏波的频率是

8.电针锯齿波的频率是

A.解除或缓解妇科慢性疾患　　B.美肤、美容　　C.解除或缓解各类“痧证”

D.保持疮面清洁，控制感染　　E.用于疮疡及毒蛇咬伤的急救排毒

9.坐药法的目的是

10.拔火罐法的目的是

11.刮痧法的目的是

A.5分钟左右　　B.5～7分钟　　C.10～15分钟　　D.15～18分钟　　E.20～30分钟

12.温和灸一般施灸的时间为

13.雀啄灸一般施灸的时间为

14.回旋灸一般施灸的时间为

【X型选择题】(多项选择题，五个备选答案，正确答案为2~5个)

1.为病人行薰洗治疗时应注意

A.药温为50℃～70℃　　B.一般每日一次　　C.所用物品每人1份

D.孕妇宜坐浴　　E.每次20～30分钟

2.中药保留灌肠的目的是

A.清热解毒　　B.镇静、催眠　　C.降低血液中的含氮物质

D.控制肠道感染　　E.控制慢性炎症的临床症状

3.敷药法的作用有

A.通经活络　　B.清热解毒　　C.活血化瘀　　D.消肿止痛　　E.冬病夏治

4.实施推拿疗法的目的是

A.促进组织修　　B. 健脾和胃　　C.保健强身、预防疾病

D.调整阴阳　　E.复缓解各种急慢性疾患

5.温针灸的作用有

A.滑利关节　　B.温通经络，调和气血　　C.消肿散结，祛湿散寒

D.回阳救逆，防病治病　　E.吸毒排脓

6.艾柱灸最常用的方法有

A.直接灸　　B.温和灸　　C.雀啄灸　　D.回旋灸　　E.间接灸

7.针刺时病人出现气胸应如何处理

A.立即报告医生，严密观察病情　　B.病人取半卧位，避免咳嗽　　C.重症者给氧

D.配合医师行胸腔穿刺减压术　　E.遵医嘱给予抗感染、抗休克治疗

8.病人出现下列哪些情况时禁用水针法(穴位注射法)

A.局部皮肤有感染、瘢痕　B.有出血倾向者　　C.注射时回抽无血者　D.高度水肿者　　E.阑尾手术后

9.薰洗法的作用有

A.缓解关节疼痛　　B.疏通腠理　　C.祛风除湿　　D.清热解毒　　E.杀虫止痒

10.艾条灸的施灸顺序一般是

A.先下后上　　B.先上后下　　C. 先灸阳经，后灸阴经

D.先灸四肢、后灸胸腹部　　E.先灸头顶、胸背，后灸腹部、四肢

(二)填空题

1.换药时，脓腐较多的伤口每日换药 _______ 次。

2.中药保留灌肠时,灌肠液的温度应根据药性、年龄及季节作适当调整。清热解毒药温度宜偏低,以 ______ 之间为宜;清热利湿药则稍低于体温,以 ______ 为宜;补气温阳,温中散寒之药温度以 ______ 之间为宜。老年人药温宜稍偏高。

3.电针仪最大输出电压在 ______ 伏以上者,最大输出电流应控制在 ______ 毫安以内,避免发生触电事故

4.行小儿推拿治疗后,应安静休息 ______ 分钟,避免吹风受凉,不要立即进食或哺乳。

5.中药离子导入治疗时间为 ______ 分钟。儿童不宜超过 ______ 分钟。

6.对胸胁腰背部的腧穴,不宜 ______、______,以免刺伤内脏

7.中药离子导入目的是 ______,减轻或消除 ______ 反应。

(三)名词解释

1.水针法　2.晕针　3.弱刺激　4.疏密波

(四)判断题(对者在括号内打"√",错者打"×")

1.针体在体内异常紧涩,出现不能提插或捻转的现象,称为弯针。 (　)

2.皮肤针法循经叩刺时,每隔 1cm 左右叩刺一下,一般可叩刺 8 ~ 16 次。 (　)

3.为病人进行穴位注射时,应评估病人局部皮肤情况及有无药物过敏史。 (　)

4.温针灸具有祛湿散寒,回阳救逆的作用。 (　)

5.刮痧过程中发现病人出现异常,应继续刮痧,并报告医生,配合处理。 (　)

6.拔火罐的预期目标是,病人风寒湿痹所致的腰酸背痛,虚寒性咳喘等症状缓解。 (　)

7.对高热,急性炎症等实热证者禁用热熨法。 (　)

8.用皮肤针叩刺时用力须均匀,针尖要垂直而下,垂直而上,避免慢、压、斜、拖,以减轻疼痛。 (　)

(五)病例分析

1.张某,男,56 岁,因中风后遗症(左下肢活动稍有不利)在某医院针灸科门诊治疗,医师为其针刺下肢部分穴位,在留针过程中,病人觉不适,变动体位,有一根毫针发生严重弯曲,在拔针过程中,针体与针柄的连接部分断裂,病人较紧张。根据此情况,你如何进行处理?

三、自测试题答案

(一)选择题

【A 型选择题】(单项最佳选择题,五个备选答案中只有一个最正确的答案)

1.B　2.E　3.D　4.A　5.D　6.C　7.D　8.A　9.E　10.B
11.E　12.D　13.C

【B 型选择题】(配伍选择题,五个备选答案,题干 2~3 个,从备选答案中选出每一个题干的最佳答案)

1.E　2.C　3.A　4.C　5.D　6.A　7.B　8.E　9.A　10.E
11.C　12.B　13.A　14.E

【X 型选择题】(多项选择题,五个备选答案,正确答案为 2~5 个)

1.ABCE　2.BCDE　3.ABCD　4.ACE　5.BCD　6.AE　7.ABCDE　8.ABD　9.BCDE　10.BCE

(二)填空题

1. 1 ~ 2　2.(1)10℃ ~ 20℃　(2)20℃ ~ 30℃　(3)38℃ ~ 40℃
3.(1)40　(2)1　4. 15 ~ 20　5.(1)15 ~ 20　(2)10 ~ 15
6. (1)直刺　(2)深刺　7.(1)缓解疼痛　(2)炎症

(三)名词解释

1.水针法，又称穴位注射法，是在穴位内进行药物注射的一种治疗方法

2.晕针是指针刺过程中所发生的一种晕厥现象

3.弱刺激是指应用皮肤针时，用较轻腕力进行叩刺，以局部皮肤略有潮红，病人无疼痛为度。

4.疏密波是疏波和密波自动交替出现的一种波型，疏密交替持续的时间各约 1.5 秒，能克服单一波型易产生适应的缺点。动力作用大，治疗时兴奋效应占优势。

(四)判断题(对者在括号内打“√”，错者打“×”)

1.×　2.√　3.√　4.√　5.×　6.√　7.√　8.√

(五)病例分析题

1.针在体内发生折断现象时，操作者应保持镇静，嘱患者保持原有体位，如折断处尚有部分露在皮肤外，可用手指或血管钳取出；若微露出皮肤表面，可用手按压四周皮肤，使残端露出皮肤外，再用血管钳取出；若残端全部陷入肌内，用上述方法取针无效，应立即通知医生，在 X 线下定位，手术取出。

(罗坤华　钟　捷)

第八章 护理基本技术操作

一、护理基本技术操作目的、程序及注意事项

（一）铺备用床法（被套式/被单式）

铺备用床法，是根据新入院病人的护理要求，做好病床准备的一种操作方法。

❶目的

1.保持病室整洁、美观。

2.准备迎接新病人入院。

❷操作程序

【评估】

1.病床是否完好，是否符合安全要求，

2.被服是否清洁干燥,有无破洞，是否适应季节需要。

3.是否影响同室病人的进餐或治疗。

【计划】

1.预期目标

(1)床铺平紧、舒适、安全、实用。

(2)病室整洁，准备迎接新病人。

2.准备

(1)护士 衣、帽、鞋、口罩，洗手。

(2)用物 护理车上层置大单(被单式:作底单用)，被套(被单式:换为二条大单，作衬单和罩单用)；棉胎或毛毯；枕套、枕芯；床刷、刷套。(按便于操作的原则折叠好各被单，并按使用先后顺序摆放好)

(3)环境 病室整洁、通风，同室病人无进餐、治疗、换药等情况。

【实施】

1.护理车推至床尾，移开床旁桌 20cm，凳移至床尾一侧

2.将床褥从头至尾湿扫干净，卷放在床边凳上，翻转床垫，上缘紧靠床头，再将床褥翻转铺上。

3.铺大单 (被单式:称铺底单)中线对齐,依次打开，先铺床头后铺床尾；将角铺成 45° 角,塞入床垫下，再将床沿中段部分拉紧塞入床垫下；同法铺好对侧床单。

4.套被套

(1)被套式

①“S”形式 被套正面在外，封口与床头平齐，中线与大单中线对齐，依次打开平铺于床上，打开尾端开口，将“S”形折叠的棉胎或毛毯置于被套开口处，提起棉胎上端送至被套封口处，拉开铺平，

系好开口各带，被头平床头，两侧被缘向内折叠与床缘平齐，尾端向内折叠与床尾平齐。

②卷筒式 被套反面在外，封口与床头平齐，中线与大单中线对齐，依次打开平铺于床上，将棉胎或毛毯平铺在被套上，上缘与被套封口平齐，先将棉胎或毛毯与被套上缘两角向上折成直角，再一并由床头卷至床尾，自开口处翻转系带，再向床头翻卷，拉平，被头平床头，按"S"形式折成被筒。

⑵被单式 将衬单反铺在底单上，对准中线，上端反折25cm,与床头齐，床尾按铺底单法铺好床角；铺棉胎或毛毯于衬单上，上端与床头齐，将床头衬单反折盖于棉胎或毛毯上，床尾按铺底单法铺好；铺罩单于棉胎或毛毯上，正面向上，对准中线，上端反折15cm与床头齐,床尾部分折成45°角，垂于床边；转至对侧以同法铺好以上各单。

5.套枕套 于床尾或推车上套好枕套，拍松枕芯，开口端背门，置于床头。

6.桌凳归还原处，整理好用物。

7.洗手。

【评价】

1.病床符合实用、耐用、舒适、安全的原则。

2.床铺平紧、整齐，各层被单中线对齐，四角方正，清洁美观。

3.病人进餐或治疗、换药时能暂停铺床。

4.护士操作熟练，手法正确，动作轻稳，符合节力原则。

❸注意事项

1.铺床前、后均应洗手，防止医院内感染。

2.操作前应仔细评估床的各部有无损坏，以确保病人安全。

3.同室病人在进行进餐、治疗及换药时应暂停铺床。

4.操作中注意节力，防扭伤、疲劳。

(二)铺暂空床法(被套式/被单式)

铺暂空床法，是根据新入院病人或暂时离床活动病人的护理要求，做好病床准备的一种操作方法。

❶目的

1.供新病人入院或暂时离床活动病人使用。

2.保持病室整洁。

❷操作程序

【评估】

1.同铺备用床法1~2项。

2.新入院病人的病情、诊断。

3.住院病人的病情是否可以暂时离床活动。

【计划】

1.预期目标

⑴床铺平紧、舒适、安全、实用。

⑵病室整洁、美观，准备迎接新病人。

(3)病人病情允许离床活动,其坐位安全、舒适。

2.准备

(1)护士 衣、帽、鞋、口罩,洗手。

(2)用物 同备用床用物,必要时备橡胶单、中单。

(3)环境 病室整洁、通风,同室病人无进餐、治疗、换药等情况。

【实施】

1.同铺备用床法1~3项。

2.套被套

(1)被套式 同铺备用床法第4项(1);将盖被三折于床尾。

(2)被单式 按铺备用床法铺好床铺后,将盖被三折于床尾,并将床尾两侧床沿下的各层对齐。

3.同铺备用床法5~7项。

【评价】

1.床铺平紧、整齐,各层被单中线对齐,四角方正,清洁美观。

2.适合离床活动和新入院的病人使用,安全舒适。

3.同铺备用床法3~4项。

❸注意事项

1.同备用床注意事项。

2.保持床单位清洁,被褥定期更换。

(三)铺麻醉床法(被套式/被单式)

铺麻醉床法,是根据麻醉手术后病人的护理要求,做好病床准备的一种操作方法。

❶目的

1.便于接受和护理麻醉手术后的病人。

2.保护被褥不被污染,便于更换。

3.使病人安全、舒适,预防并发症。

❷操作程序

【评估】

1.病人病情、手术部位、麻醉种类及要求。

2.是否需要适宜的急救设备及治疗用物。

3.病床是否完好,被服有无破损、污迹,是否适应季节需要。

4.同室病人有无进餐、治疗、换药等情况。

【计划】

1.预期目标

(1)床铺平紧、舒适、安全、实用,适合麻醉后病人需要。

(2)备用的急救器械、设备适于抢救需要。

2.准备

(1)护士 衣、帽、鞋、口罩,洗手。

(2)用物 ①护理车上置大单(被单式:作底单用),被套(被单式:换为二条大单作衬单和罩单用),棉胎或毛毯,枕套、枕芯,床刷、刷套,橡胶单、中单各2条;②治疗盘内盛:血压计,弯盘,听诊器,护理记录单,开口器、舌钳、压舌板,卫生纸,笔,必要时备热水袋(按便于操作之原则折叠好各单,并按使用先后顺序摆放好)。③根据病情需要准备急救用品。

(3)环境 病室整洁、通风,同室病人无进餐、治疗、换药等情况。

【实施】

1.护理车推至床尾,查对床号、姓名。撤去污被服,置污物袋内或护理车下层。移开床旁桌约20cm,凳移至近侧床尾旁。

2.将床褥从床头至床尾湿扫干净,折放于床尾凳上,翻转床垫,上缘紧靠床头,再将床褥翻转铺平。

3.铺大单(被单式:称铺底单)、橡胶单和中单:中线对齐,依次打开,先铺床头后铺床尾;将角铺成45° 角,塞入床垫下,再将床沿中段部分拉紧塞入床垫下;铺床中部橡胶单,中线与大单中线对齐,上端距床头45~50cm铺平,依法将中单铺于橡胶单上,床沿部分与橡胶单一并塞入垫下;铺床头橡胶单和中单(下肢手术可铺在床尾),上端与床头平齐,下端压在中段橡胶单及中单上,床沿部分一并塞入床垫下;转至对侧,同法铺好各单。

4.套被套

(1)被套式("S"形式) 被套正面在外,封口与床头平齐,中线与大单中线对齐,依次打开平铺于床上,打开尾端开口,将"S"形折叠的棉胎或毛毯置于被套开口处,提起棉胎上端送至被套封口处,拉开铺平,系好开口各带,被头平床头,两侧被缘向内折叠与床缘平齐,尾端向内折叠与床尾平齐,再将盖被纵向三折叠于一侧床边,开口向门。天冷时,被中放热水袋保温。

(2)被单式 将衬单反铺在底单上,对准中线,上端反折25cm床头齐,床尾按铺底单法铺好床角;铺棉胎或毛毯于衬单上,上端与床头齐,将床头衬单反折盖于棉胎或毛毯上,床尾铺平;铺罩单于棉胎或毛毯上,正面向上,对准中线,上端反折15cm包床头棉胎或毛毯并与床头齐,床尾铺平;下端衬单,棉胎或毛毯,罩单一齐向上反折与床尾齐;两侧边缘向上反折与床沿齐,再将被盖纵向三折叠于距门远侧床边,开口向门。

5.于床尾或推车上套好枕套,开口端背门,横站于床头,用别针固定。

6.桌凳归还原处,摆放好急救盘等物品

7.整理用物,洗手。

【评价】

1.床铺平整、整齐,各层被单中线对齐,四角方正,舒适、美观。

2.适用于手术后和麻醉后病人使用,病人安全、舒适,无并发症发生。

3.急救物品符合病人救治需要。

4.护士操作熟练,手法正确,动作轻稳,符合节力原则。

❸注意事项

1.同备用床注意事项。

2.中单要全部遮盖橡胶单,避免橡胶单与病人皮肤接触,引起病人不适。

3.更换全部被单,以保证病人术后安全、舒适。

(四)卧床病人更换床单法

卧床病人更换床单法，是对生活不能自理、昏迷、危重等病人在卧床的情况下，给予更换被服及床单的一种操作方法。

❶目的

1.床铺平整、清洁，使病人感觉舒适。

2.保持病室整洁、美观。

3.预防压疮等并发症。

❷操作程序

【评估】

1.病人目前病情,意识状态，自理能力，卫生状况。

2.肢体活动能力、局部皮肤状况，有无红肿、溃烂；有无排便异常等情况。

3.病人的心理状态、合作程度。

4.被服有无破损、污迹，是否适应季节需要。

【计划】

1.预期目标

(1)床单位整洁、美观，病人感觉清洁、舒适，情绪愉快。

(2)病人病情无变化，无意外损伤。

(3)病人理解更换床单的目的，主动配合。

2.准备

(1)护士 衣、帽、鞋、口罩，洗手。

(2)用物 护理车上层置：被套、大单、中单、枕套；治疗盘内有50%乙醇、卫生纸、弯盘、床刷及刷套。护理车下层置：洗手消毒液、便盆及便盆布。必要时备屏风

(3)病人 理解目的，愿意合作。

(4)环境 关门窗，调节室温24℃~25℃，遮挡病人。

【实施】

1.护理车推至病人床旁，核对床号，姓名，解释目的。移开床旁桌约20cm，凳移至床尾一侧。

2.放平床尾、床头支架，按需要给予便盆。

3.按摩　助病人侧卧(背向护士)，用50%乙醇按摩骨隆突处(脊柱、肩胛、肩峰、髂脊、骶尾)。

4.换大、中单　松开近侧大、中单，将中单向上卷好塞入病人身下，扫净橡胶单，橡胶单搭于病人身上，将大单向上卷好塞入病人身下；扫净床褥上渣屑，将清洁大单中线对齐，对侧一半向下卷好塞入病人身下，近侧一半依铺大单法铺好，放平橡胶单，铺中单于橡胶单上，对侧一半向下卷好塞入病人身下，近侧一半橡胶单、中单一并塞入床垫下；协助病人侧卧或平卧于铺好的一边，转至对侧松开底层各单，将中单卷放于床尾，扫净橡胶单，橡胶单搭于病人身上，将污大单卷至床尾与污中单一并放于护理车下层或污物袋内，扫净床褥上渣屑，依次将大单、橡胶单、中单各层铺好，助病人卧于床中央呈舒适卧位。

5.换被套　解开污被套，将棉胎在污被套内纵向三折，再按“S”型横向三折于床尾，将清洁被套正面在外铺于污被套上，然后将棉胎套入清洁被套内，对好上端两角，整理床头盖被，将清洁被套

往下拉平，将盖被上缘压在枕下或让病人双手抓住，从床头至床尾将污被套撤出放于护理车下层或污物袋内，系好被套带子，叠成被筒，为病人盖好，尾端内折与床尾平齐。

6.换枕套 一手托起病人头颈部，一手取出枕头，更换枕套，置于病人头下。

7.整理床单位，桌、凳归还原处。

8.清理用物，洗手。

【评价】

1.床铺平整,清洁、美观。

2.病人病情稳定,感觉舒适，能主动配合。

3.护士操作熟练，方法正确，动作轻稳，符合节力原则；观察病情仔细。

❸注意事项

1.保护病人，冬天防止着凉。

2.替多管道病人更换床单时，应注意维持各导管的效能，操作时动作轻稳，防止导管折叠、脱出，保持各种导管通畅。

3.在操作过程中，应密切观察病人病情变化和保证病人的安全，如有异常，暂停更换，配合医师处理。

(五)洗手技术

洗手是将手涂满肥皂沫（或洗手液）并对其所有表面进行强而有力的短时揉搓，然后用流水冲洗的一种操作方法。

❶目的

清除医务人员手上的污垢和致病微生物，切断通过手传播感染的途径,预防感染与交叉感染，避免污染清洁物品。

❷操作程序

【评估】

非紧急状态时，医务人员在下列情况应该认真洗手：

1.进入和离开病房前。

2.无菌操作前、后。

3.接触清洁物品前、处理污染物品后。

4.接触伤口前、后。

5.护理特殊易感病人前、后。

6.护理感染病人或可能携带病原微生物的病人后。

7.上厕所前、后。

【计划】

1.预期目标

(1)洗手后，手的各个部位均清洗干净,手上无致病性微生物。

(2)工作服不潮湿，周围环境未污染。

2.准备

(1)护士 衣、帽、鞋、口罩,修剪指甲。

(2)用物 洗手池设备、肥皂或含杀菌成分的洗手液、擦手纸或毛巾或干手机、盛放擦手纸或毛巾的容器。

(3)环境 清洁、宽敞。

【实施】

1.取下手上的饰物及手表,卷袖过肘。打开水龙头,调节合适水流,如有冷热水供应,调节好水温。

2.淋湿双手,关上水龙头,取肥皂或洗手液涂抹。

3.揉搓双手,每步持续15秒,范围为双手、手腕及腕上10cm。揉搓顺序:掌、掌相搓(手指先并拢,后撑开);掌、背相搓(手指撑开,换手一次);掌、背包搓(换手一次);拇指包搓(换手一次);指尖、掌心相搓(换手一次);手腕及腕上包搓(换手一次)。

4.打开水龙头,流水冲净泡沫。

5.关闭水龙头,以擦手纸或毛巾擦干双手或在干手机下烘干双手。

【评价】

1.洗手过程中,工作服未潮湿,周围环境未污染。

2.护士操作熟练,方法正确,手的各个部位均清洗干净。洗手后,手上未检出致病性微生物。

❸注意事项

1.水龙头最好是感应式或用肘、脚、膝控制的开关。

2.水流不可过大以防溅湿工作服。

3.调节洗手水温,防止皮肤干燥。

4.洗手肥皂要求质量好、刺激性小并保持干燥。

5.注意指尖、指缝、拇指、指关节等处的清洗,不可遗漏。

6.关闭水龙头时手不可直接接触水龙头,应以擦手纸包裹关闭。

(六)无菌技术操作

无菌操作技术是指在医疗、护理操作过程中,防止一切微生物侵入人体和防止无菌物品、无菌区域被污染的一种操作方法。

❶目的

1.保持无菌物品及无菌区域不被污染。

2.防止病原微生物侵入人体或传播给他人。

❷操作程序

【评估】

1.无菌物品是否在灭菌有效期内,指示胶带是否变色,手套号码是否适宜。

2.用物是否齐全,适用,排放是否有序,符合无菌操作原则。

3.操作环境是否清洁、干燥、宽敞。

【计划】

1.预期目标

(1)操作符合无菌原则要求。

(2)已灭菌的无菌物品始终处于无菌状态。

(3)无菌物品、无菌溶液及无菌区域不被污染。

2.准备

(1)护士 衣、帽、鞋、口罩,修剪指甲、洗手。

(2)用物 治疗车上置无菌容器及持物钳,敷料缸,棉签、消毒液,无菌溶液,无菌巾包、小无菌物品包,有盖方盘或贮槽内盛无菌物品,无菌手套,弯盘,笔、小纸片,清洁治疗盘2个(大小各一),抹布。

(3)环境 操作前半小时停止清扫地面,避免不必要的人群流动,湿抹治疗台和治疗盘。保持环境清洁、干燥、宽敞。

【实施】

1.再次检查无菌物品的名称、灭菌日期、指示胶带颜色和手套号码。取出治疗盘,放于治疗台合适的位置。

2.取无菌巾包,查对包外标签(物品名称、灭菌日期、指示胶带色泽)、包布(完好、干燥)。解开无菌巾包系带绕好并逐层打开。

3.取无菌巾时使用无菌持物钳。取、放无菌持物钳时钳端要闭合,垂直取放,不可碰及容器边缘及液面以上部分,使用时保持钳端朝下(有条件者可用干筒保存,使用时间限于4小时内;若系消毒液筒保存,则每周消毒2次,容器与消毒液同时更换)。

4.单巾铺盘

(1)夹取无菌巾,余物按原样折好遮盖。

(2)左手接巾后抖动,显露无菌巾中间折痕,右手在折痕上方持靠近散边处,左手从中间插入,捏住右手相对的无菌巾下层处展开,平铺于治疗盘上,开口于对侧或近侧,无菌巾内面为无菌面。

(3)双手捏住无菌巾上层之二角,折成扇形,边缘向外,无菌巾内面构成无菌区。

(4)放入所需的无菌物品(用持物钳从贮槽内夹取)。

(5)将上层盖上,上下层边缘对齐;将开口处向上翻折2次,两边分别向下翻折1次,露出治疗盘边缘。

(6)铺好的治疗盘若不能立即使用,应在小纸片上注明铺盘时间,放在盘上,在4小时内使用。

(7)无菌包内物品1次未用完时,按原折痕依次包好,系带横向"一"字形绕好,在小纸片上,注明开包时间,插于系带下,在12小时内可再使用。如包内物品污染,须重新灭菌。

5.无菌容器的使用。持无菌容器时应托住其底部,不触及容器内面及边缘。

6.双巾铺盘、取无菌溶液

(1)取出一治疗盘放于治疗台适当的位置,取无菌巾包,查对开包时间。

(2)打开无菌巾包,用持物钳取出一块无菌巾,余物按原折痕将包折好。

(3)无菌巾散边向上、向前,双整边对自已,双手分别捏住无菌巾的两个外上角外层展开。由对侧向近侧平铺于治疗盘上,无菌面向上。打开无菌容器盖,根据需要夹取物品后由近侧向对侧盖好。

(4)递送无菌物品 取一小无菌物品包,查看灭菌日期和指示胶带,解开系带,将包托在手上,另一手依次打开包布各角,将包布四角抓住,稳妥地将包内治疗碗放入无菌区内。将包布折好放于治疗车下层。

(5)取无菌溶液 取无菌溶液时查看瓶签、瓶盖及溶液的质量。揭开瓶盖(双手四指握瓶体,双拇指向上推,持瓶塞边缘揭开),一手持瓶塞,一手握瓶签部位,先倒少许溶液冲洗瓶口,再由原处倒出适量溶液于治疗碗内,套上瓶塞。

⑹打开无菌容器盖，用持物钳夹取无菌物品后由近侧向对侧盖严，同时将治疗碗夹放于盘中央。

⑺打开无菌巾包，用持物钳取出一条无菌巾展开，方法同第一条无菌巾，由近侧向对侧覆盖于无菌盘上，边缘对整齐，四周边缘向上反折，不暴露无菌物品。

⑻消毒瓶塞翻转部分后盖严，注明开瓶时间。

7.戴无菌手套

⑴戴无菌手套前，打开无菌盘上层无菌巾一小部分。

⑵取手套袋核对号码、查看灭菌日期、指示胶带是否变色，解带。

⑶打开手套袋，取出滑石粉包，将滑石粉抹在双手上。

⑷持手套翻折部分取出手套，拇指相对，一手伸入手套内戴好第一只手套，再以戴好手套之手伸入另一只手套之反折部分依法将第二只手套戴好，并将第一只手套反折部分翻转。

8.揭开无菌盘上层无菌巾，取纱布擦手套，使其贴合，然后进行操作。

9.操作完毕，脱下手套；整理用物，洗手。

【评价】

1.无菌物品、无菌溶液及无菌容器未受污染。

2.护士操作熟练，方法正确，操作中始终坚持无菌技术原则。

❸注意事项

1.铺无菌盘的区域必须清洁、干燥、宽敞，无菌巾避免潮湿。

2.无菌持物钳取、放时，均应打开容器盖，且钳端闭合，不可触及容器口边缘及液面以上的容器内壁，使用时保持钳端向下；无菌持物钳不可夹取油纱布，不可用于换药或消毒皮肤，不可在空气中暴露过久；若到较远处取物时，应将钳及容器一起移至操作处，就地使用，用后立即放回容器内并打开关节保存，以防污染。

3.无菌盘铺好后，手不可触及无菌盘内的无菌物品，已铺好的无菌盘，有效期为4小时。

4.戴手套时，应注意未戴手套的手不可触及手套的外面；已戴手套的手不可触及未戴手套的手及另一手套的内面；戴手套后，发现手套破裂，应立即更换。

5.在无菌操作过程中，应始终坚持无菌操作原则

⑴无菌操作环境应清洁、宽敞、定期消毒；物品布局合理；无菌操作前半小时应停止清扫工作，减少走动，避免尘埃飞扬。

⑵无菌操作前，工作人员要戴好帽子和口罩，修剪指甲、洗手。必要时穿无菌衣，戴无菌手套。

⑶进行无菌操作时，应首先明确无菌区、非无菌区、无菌物品的概念。无菌区：指经过灭菌处理且未被污染的区域；非无菌区：指未经过灭菌处理，或虽经过灭菌处理但又被污染的区域；无菌物品：指经过物理或化学方法灭菌后保持无菌状态的物品。

⑷无菌物品必须与非无菌物品分开放置，并且有明显标志；无菌物品不可暴露在空气中，应存放于无菌容器或无菌包内，无菌包外要标明物品名称、灭菌日期，并按失效期先后顺序摆放，无菌包在未污染的情况下，保存期一般以7天为宜，过期或包布受潮均应重新灭菌。

⑸进行无菌操作时，操作者身体应与无菌区保持一定距离；取放无菌物品时，应面向无菌区；取用无菌物品应使用无菌持物钳；手臂须保持在腰部水平或治疗台面以上，不可跨越无菌区，手不可接触无菌物品。无菌物品一经取出，即使未使用，也不可放回无菌容器内；操作时，避免面对无菌区谈笑、咳嗽、打喷嚏，怀疑无菌物品被污染或已被污染，应予以更换并重新灭菌；非无菌物品应远离无菌区。

(6)一套无菌物品,只供一位病人使用一次,以防止交叉感染。

(七)穿脱已使用过的隔离衣及手的消毒法

穿脱隔离衣及手的消毒是控制传染源,切断传播途径,保护易感人群,加强自身防护的一种操作方法。

❶目的

保护工作人员和病人,防止病原微生物播散,避免交叉感染。

❷操作程序

【评估】

1.病人所患疾病及隔离种类。

2.环境是否宽阔、符合穿脱隔离衣的要求。

3.隔离衣大小是否合适,有无破洞、潮湿、挂放是否得当。

4.洗手液的浓度是否合适

【计划】

1.预期目标

保护病人之间不被交叉感染,工作人员不被感染。

2.准备

(1)护士 衣、裤、帽、鞋,修剪指甲、取下手表、卷袖过肘(冬季卷至前臂中部即可),洗手、戴口罩。

(2)用物 隔离衣,输液架,夹子,一脸盆内盛消毒液、一脸盆内盛清水,治疗碗内盛毛巾,弯盘内盛手刷,面盆架。

(3)病人 理解隔离的目的和意义,缓解紧张心情。

(4)环境 清洁,宽敞。

【实施】

1.穿隔离衣

(1)手持衣领取下隔离衣,清洁面朝自己;两手将衣领的两端向外折,露出袖笼。

(2)右手持衣领,左手伸入袖内,举起手臂,将衣袖上抖;换手依法穿好另一袖。

(3)两手上举,将衣袖尽量上抖。

(4)两手由衣领中央顺边缘向后,扣好领扣(有肩扣者扣好肩扣),将衣袖下抖,系好袖扣。

(5)双手在腰带下约5cm,将隔离衣后身向前拉,见到衣边捏住正面边缘,两侧边缘对齐,一起折向一侧,不暴露清洁面,一手按住,另一手持一侧腰带向后按住,换手持另一侧腰带向后交叉,绕至前面系活结。

(6)携用物进入病房按需要进行护理操作,操作完毕,清理用物后脱隔离衣。

2.脱隔离衣

(1)先解开腰带的活结,再解开袖口,将部分衣袖塞入工作服袖下,暴露出双手前臂。

(2)手的消毒 双手于消毒液中浸泡,用刷子自前臂至指尖顺序刷洗2分钟,注意手腕、手掌、手背、手指各面、指蹼、和指甲的纵向、横向刷洗。再在清水盆内洗净或在流水下冲洗干净,用小毛巾擦干。

(3)解开衣领，一手伸入另一手袖口内，先拉下衣袖包住手，用遮盖住的手握住另一手隔离衣袖外面，将袖拉下，两手于袖内解开腰带尽量后甩，双手退出。

(4)肩缝对齐，手持衣领整理好，按规定挂放。

3.隔离衣送洗 清洁面在外，将衣卷好，投入污衣袋内。

【评价】

1.病人之间未出现交叉感染。

2.护士操作熟练，方法正确，隔离衣选择合适，隔离观念强，未被污染。

❸注意事项

1.隔离衣长短要合适，须全部遮盖工作服，有破洞或潮湿不可使用。

2.保持衣领清洁，扣领口时污染的袖口不可触及衣领、头面部和帽子、口罩。

3.已使用过的隔离衣，其清洁面和污染面穿脱时不得相互碰撞。

4.隔离衣只能在规定区域内使用，不得进入清洁区；不同病种的隔离不能共穿一件隔离衣。

5.隔离衣挂在半污染区，清洁面向外；挂在污染区，污染面向外。

6.隔离衣每天更换，如有潮湿或污染，应立即更换。

7.消毒液每日更换，手刷每日消毒一次。

(八)特殊口腔护理

特殊口腔护理是对特殊病人如：禁食、高热、昏迷、危重、长期鼻饲、口腔疾患、口腔术后及生活不能自理的病人进行清洁口腔，预防疾病的一种操作方法。

❶目的

1.保持口腔清洁、湿润，预防口腔感染等并发症。

2.去除口臭、牙垢，增进食欲，保证病人舒适。

3.观察口腔内的变化，提供病情变化的动态信息。

❷操作程序

【评估】

1.病人的病情、自理能力、治疗、用药情况。

2.病人口腔内的卫生状况：有无炎症、溃疡、出血：有无龋齿、假牙、缺齿；有无红肿、溢脓及有无特殊气味等。

3.病人的卫生习惯，对接受口腔护理的心理反应及合作程度。

4.用物是否齐备，漱口溶液和用物是否符合病人的具体情况。

【计划】

1.预期目标

(1)病人口唇湿润、口腔清洁，舒适，无异味。

(2)病人口腔原有病灶痊愈或减轻。

(3)病人会正确地漱口、刷牙，学会一定的口腔保健知识。

2.准备

(1)护士 衣、帽、鞋、口罩，洗手。

(2)用物 治疗盘内备治疗碗2个(一个盛有漱口溶液,一个盛浸润漱口液的无菌棉球)弯血管钳2把、弯盘、压舌板、纱布、吸水管、石腊油、棉签、手电筒、治疗巾或毛巾、必要时备开口器及口腔外用药。

(3)病人 了解口腔护理的目的和方法;取舒适的体位。

(4)环境 整洁、安静;床旁桌上无多余物品,方便操作。

【实施】

1.备齐用物携至病人床旁,核对床号、姓名,解释目的。

2.协助病人侧卧或头偏向一侧,面向护士。

3.取治疗巾或毛巾围于颌下,置弯盘于病人口角旁。

4.如有活动性假牙应取下,用冷开水冲刷干净,暂不用时浸于清水中保存。

5.协助病人用吸水管吸漱口液漱口并吐入弯盘(昏迷病人不做此步)。

6.为病人擦净口唇,嘱病人咬合上、下齿,用弯血管钳夹取含有漱口液的棉球并拧干,用压舌板轻轻撑开左侧颊部,依次由后向前纵向擦洗左侧牙齿颊面和唇面,再弧形擦洗颊部粘膜。同法擦洗右侧。

7.嘱病人张开上下齿(昏迷病人可用开口器协助张口),依次由后向前擦洗牙齿左上舌面、左上咬合面,左下舌面、左下咬合面。同法擦洗右侧。

8.擦洗舌背、舌下及硬腭部。

9.擦洗完毕,协助病人再次用吸水管吸漱口液漱口并吐入弯盘内,用纱布擦净口唇,必要时配戴假牙。

10.昏迷病人作口腔护理时,棉球要挟紧,一次一个棉球,棉球不可过湿,禁忌漱口。

11.根据病人口腔情况涂药,口唇干燥者可涂石腊油。

12.取下毛巾,擦干面部,整理床单位。

13.清理用物,所用物品清洁消毒后备用,洗手,记录并签名。

【评价】

1.病人口唇润泽,感觉清洁、舒适,无刺激,口腔卫生得到改善。

2.病人口腔内无感染、溃疡、出血等情况发生。

3.病人及家属获得了口腔卫生方面的知识和技能。

4.护士操作熟练,方法正确,动作轻巧、细致,漱口溶液选择正确。

❸注意事项

1.关爱病人,动作轻柔,防碰伤口腔粘膜及牙龈。

2.昏迷病人严禁漱口,需用开口器时,应从臼齿处放入,牙关紧闭者不可使用暴力使其张口,以免造成损伤。

3.擦洗棉球不宜过湿,以防病人将溶液吸入呼吸道。

4.擦洗时须用血管钳夹紧棉球,防止棉球遗留在口腔内,操作前后要清点棉球数。

5.活动性假牙应取下,用冷开水冲刷干净,浸入清水中保存,勿用开水或酒精清洗,防变形、变色。

6.对于长期应用抗生素者,应观察口腔粘膜有无真菌感染。

7.根据病情,正确选择漱口溶液。

(1)清洁口腔预防感染:可选用生理盐水、2%~3%硼酸溶液、0.02%洗必泰溶液及0.02%呋喃西林溶液。

(2)轻度口腔感染:可选用朵贝尔氏溶液。

(3)口腔感染、口臭:可选用1%~3%过氧化氢溶液。

(4)真菌感染:可选用1%~4%碳酸氢钠溶液。

(5)绿脓杆菌感染:可选用0.1%醋酸溶液。

(6)厌氧菌感染:可选用0.08%甲硝唑溶液。

(九)床上洗头法

床上洗头法是为因生活自理能力下降而致头发清洁度降低的病人在床上进行头发清洁护理的一种操作方法。

❶目的

1.去除头皮屑和污秽,使头发清洁、整齐、舒适。

2.促进头部血液循环。

3.预防和灭除虱、虮子。

❷操作程序

【评估】

1.病人的病情,自理能力,治疗、用药情况,是否允许进行操作。

2.病人头发卫生情况,观察有无虱、虮及头皮有无伤口。

3.病人的理解及合作程度。

4.洗头车是否完好或马蹄垫有无漏气;用物是否齐备、排列有序、便于操作;热水是否充足,温度是否适宜。

【计划】

1.预期目标

(1)病人感觉舒适,头发清洁、无头屑、无异味。

(2)病人及家属头发护理知识增加。

2.准备

(1)护士 衣、帽、鞋、口罩,洗手。

(2)用物 护理车上置水壶(内盛热水43~45℃或按病人习惯调整温度),脸盆,浴巾、毛巾,纱布、棉球,小橡胶单,污水桶,梳子,洗发液,面巾,胶布,别针,马蹄形橡胶气垫,需要时备电吹风。

(3)病人 了解床上洗头目的,排空大、小便。

(4)环境 根据季节关好门窗,调节室温。

【实施】

1.备齐用物携至病人床旁,核对床号、姓名,解释目的,移开床旁桌。

2.将衣领松开向内折,将毛巾围于颈下,用别针固定,协助病人取仰卧位,斜卧于床上且头部斜向近侧,枕头移至对侧。

3.将橡胶单及浴巾铺在枕头上,马蹄形橡胶垫突起处放于病人颈下,开口朝外,下端呈槽状置于污水桶内。

4.用棉球塞住病人双耳,用纱布盖上双眼并胶布固定。

5.为病人松开、梳理头发,手背测水温;先用温水将头发淋湿,再均匀涂上洗发液,由前发际至脑后部反复揉搓，同时用指腹轻轻地按摩头皮，然后用温水冲净头发及橡胶垫。

6.洗发过程中应注意观察病情变化，如有异常应停止洗发。

7.撤去眼部纱布及耳部棉球，脸盆盛热水，用面巾为病人洗净面部、耳及颈部，擦去头发上的水，松开颈部毛巾包住头发，协助病人卧于床中央，头枕在浴巾上，马蹄形橡胶垫置于污水桶中。

8.用包头发的毛巾和浴巾擦干头发，为病人梳发，待干(或吹干)后撤去浴巾及小橡胶单。

9.协助病人取舒适卧位，整理床单位。

10.清理用物，洗手，记录并签名。

【评价】

1.洗头后病人感觉清洁、舒适，未湿衣被。

2.洗头过程中病人无不适，病情无变化。

3.护士操作熟练，方法正确，动作轻稳，姿势符合节力原则，观察病情仔细。

❸注意事项

1.有虱虮者应先灭虱虮后洗头。

2.动作轻稳，防止水入眼内、耳内及沾湿衣被。

3.注意观察病人病情变化，如有异常应停止洗头，并立即处理。

4.揉搓力量适中，避免用指甲抓，以防损伤头皮。

5.注意调节室温和水温，及时擦干或吹干头发，防止病人着凉。

6.极度衰弱和颅内出血的病人不宜洗头发。

(十)床上擦浴

床上擦浴是为使用石膏固定，牵引和必须卧床、衰竭及无法自行完成沐浴等活动受限的病人在床上进行皮肤清洁护理的一种操作方法。

❶目的

1.去除皮肤污垢，保持皮肤清洁，增进病人舒适。

2.刺激皮肤的血液循环，增强皮肤功能，预防感染和压疮的发生。

3.观察病人的一般情况，活动肢体，按摩局部，防止肌肉挛缩、关节僵硬等并发症。

❷操作程序

【评估】

1.病人病情、意识状态、自理能力和卫生状况。

2.病人皮肤清洁度及皮肤有无异常改变，如皮肤颜色、温度，有无污垢及特殊气味，有无破损、皮疹、水疱和结节，有无伤口或感觉障碍，四肢活动情况等。

3.病人对床上擦浴的心理反应；是否合作。

4.用物是否齐备，排列有序、便于操作；热水是否充足，温度是否适宜。

【计划】

1.预期目标

(1)病人皮肤清洁、卫生，感觉舒适。

(2)病人皮肤完整，无特殊气味，无感染、损伤及并发症的发生。

(3)病人能明确床上擦浴的意义，对疾病知识有所增加，逐步养成良好的卫生习惯。

2.准备

(1)护士 衣、帽、鞋、口罩，洗手。

(2)用物 护理车上置脸盆 2 个，水桶 2 个(一桶盛 50℃～52℃热水，并按年龄、季节和生活习惯调节水温，另一桶接污水)，浴巾，毛巾 2 条，浴皂，小剪刀，梳子，50%乙醇，护肤用品，清洁衣裤和被服，另备便盆及便盆巾，屏风和会阴冲洗或抹洗用物。

(3)病人 理解目的、愿意合作，按需授于便盆，协助病人排空大、小便。

(4)环境 根据季节关好门窗，调节室温(24℃～25℃)，屏风遮挡病人。

【实施】

1.备齐用物携至病人床旁，核对床号、姓名，解释目的，移开床旁桌。

2.根据病情放平床尾、床头支架，松开床尾盖被，按需要授予便盆。

3.将脸盆放于床旁桌上，倒热水 2/3 满，将毛巾叠成手套状，包在手上。

4.为病人洗脸及颈部。顺序为：洗眼(由内眦向外眦擦拭)、额部、鼻部、面颊部、耳后直到颏下、颈部，然后用较干毛巾依次再擦洗一遍。

5.脱上衣置于护理车下层，擦洗部位下垫浴巾，以肥皂、较湿及拧干毛巾及浴巾按顺序擦洗双上肢，洗手、换水；擦洗胸腹部，助病人侧卧，擦洗背部、臀部。按摩骨隆突部位，穿清洁上衣，使病人仰卧，换水。

6.助病人平卧，脱裤遮盖会阴，擦洗部位下垫浴巾，更换脸盆倒热水 2/3 满，以肥皂、较湿、拧干毛巾，按顺序擦洗双下肢，助病人斜卧，两脚垂于床旁，脸盆置床旁凳上，病人双脚浸入水中，洗脚、擦干，助病人卧于床中央，换水。冲洗或抹洗会阴，穿清洁裤。

7.按需要梳头、修剪指(趾)甲、更换被服，整理床单位。

8.清理用物，洗手，做好记录。

【评价】

1.病人感到清洁、舒适、安全，身心愉快。

2.床铺清洁、平整、干燥。

3.护士操作熟练，方法正确，擦洗有序，用力均匀。

❸注意事项

1.护士操作中应注意节力原则，防止疲劳。

2.保护病人，防止受凉，做好环境准备，随时盖好盖被。

3.按序擦洗，防止遗漏，皮肤皱褶处应注意擦净。

4.病人肢体若有损伤，脱衣时应先脱健肢，后脱患肢；穿衣时应先穿患肢再穿健肢，减少病人不适。

5.注意观察病人病情变化，如出现寒战、面色苍白、脉速等现象时，应立即停止擦洗，并及时给予适当处理。

6.向病人及家属讲解皮肤护理的意义和方法，交待擦浴时的注意事项。经常观察皮肤，预防感染和压疮等并发症的发生。

(十一)压疮的预防

压疮的预防是为长期卧床病人避免局部组织长期受压,促进血液循环,保持皮肤的正常功能,防止组织破损和坏死等并发症发生的一种护理操作方法。

❶目的

促进局部皮肤的血液循环,防止压疮等并发症发生。

❷操作程序

【评估】

1.病人年龄、病情、意识、营养状况、活动能力。

2.病人有无肢体功能障碍、活动受限、大小便失禁、局部皮肤情况,有无受压发红、溃烂等异常情况。

3.病人心理状态、合作程度。

4.床单是否清洁,有无潮湿、渣屑、皱折,用物是否符合病人需要。

【计划】

1.预期目标

(1)病人感觉舒适,活动增加。

(2)病人皮肤保持完好状态,原有皮肤损害好转或痊愈。

(3)病人及家属了解预防压疮的知识和技能。

2.准备

(1)护士 衣、帽、鞋、口罩,洗手。

(2)用物 护理车上置红花乙醇或50%乙醇、滑石粉、气圈、棉圈或海绵垫、床刷、刷套、翻身卡、脸盆、毛巾、大浴巾、热水(50℃~52℃)、蓝钢笔、洗手消毒液。必要时备屏风。

(3)病人 了解预防压疮的目的,愿意合作,排空大、小便。

(4)环境 关门窗、调节室温24℃~25℃;拉窗帘或屏风遮挡病人。

【实施】

1.备齐用物携至病人床旁,核对床号、姓名,解释目的,移开床旁桌。

2.遮挡病人,放平床尾、床头支架,按需要授予便盆,将盛热水的脸盆置床旁桌上。

3.协助病人侧卧,背向护士,露出背部,将大浴巾一半铺于病人身下,一半盖于病人上身。

4.温热毛巾依次擦净病人颈部、肩部、背部及臀部。

5.按摩全背 护士斜站于病人右侧,两手掌醮少许红花乙醇或50%乙醇擦及全背,以手掌大、小鱼际肌按摩。从臀部上方开始,沿脊柱两旁向上按摩至肩部时,用力稍轻,以环行按摩,再向下至腰部、骶尾部。如此有节奏按摩数次,再用拇指指腹由骶尾部开始沿脊柱按摩至第7颈椎处。

6.如受压处局部皮肤持续发红则不能进行按摩,只涂红花乙醇以促进局部血液循环。

7.按摩毕,用毛巾擦去皮肤上的乙醇,撤去大浴巾,协助病人穿好衣服,根据情况更换被服。

8.助病人取舒适卧位,酌情在骨隆突部位及易受压部位垫橡胶气圈、棉圈,整理床单位。

9.清理用物,洗手,填写翻身卡。

【评价】

1.病人感觉舒适,皮肤清洁、完好无破损、无发红现象。

2.病人及家属获得预防压疮的知识和技能。

3.护士操作熟练,动作轻稳,方法正确,用力均匀。

❸注意事项

1.保护病人,防止病人受凉。

2.按摩时用力均匀,应足以刺激肌肉组织为宜。

3.若受压局部皮肤持续发红、肿胀、硬结、破溃,不可按摩。

4.对病人及家属进行卫生宣教,教会病人自行检查皮肤及对受压处的皮肤进行按摩的方法,指导病人有计划、适量的活动全身,保持皮肤及床褥的清洁卫生。

5.消除压疮发生的原因,注意勤翻身,勤按摩,勤抹洗,勤更换,勤整理;增进局部血液循环,加强全身营养,避免局部长期受压及潮湿、摩擦、排泄物的刺激等。

(十二)体温、脉搏、呼吸、血压测量法

体温、脉搏、呼吸、血压统称为生命体征。测量体温、脉搏、呼吸、血压是为了解肌体重要脏器的功能活动及疾病的发生、发展与转归,为预防、诊断、治疗、护理提供依据的一种操作方法。

❶目的

1.判断体温、脉搏、呼吸、血压有无异常。

2.动态监测体温、脉搏、呼吸、血压的变化,分析热型及伴随症状;了解心脏、循环系统功能及呼吸功能情况。

3.协助诊断,为预防、、治疗、康复、护理提供依据。

❷操作程序

【评估】

1.病人的年龄、病情、意识、治疗等情况。

2.病人近30分钟内有无进餐、吃冷饮、吸烟或面部冷、热敷及剧烈运动等情况。

3.病人心理状态,有无害怕、紧张、焦虑等情绪变化,是否合作。

4.用物是否齐全、完好。

【计划】

1.预期目标

(1)测量结果准确,能反映病人的真实情况。

(2)病人明确测量体温、脉搏、呼吸、血压的意义,主动配合。

2.准备

(1)护士 衣、帽、鞋、口罩,洗手。

(2)用物 治疗盘内盛体温计(根据需要选择),卫生纸,弯盘,记录本,笔,有秒钟的表,听诊器、血压计。必要时备石腊油、干棉球、棉签等。

(3)病人 理解目的,愿意合作。

(4)环境 病室安静、舒适,光线充足。

【实施】

1.备齐用物携至病人床旁,核对床号、姓名,解释目的。根据病情,任选一种测温方法。

2.测体温

(1)口温 将口表水银端斜放于舌下热窝处,嘱病人紧闭口唇3分钟,取出擦干,看明度数,记录。

(2)腋温 解开衣扣,取卫生纸抹干腋下,将腋表水银端放于腋窝深处紧贴皮肤,屈臂过胸,夹紧体温计7~10分钟,取出擦净,看明度数,记录。

(3)肛温 使病人屈膝侧卧或仰卧,露出臀部,润滑肛表,将水银端轻轻插入肛门3~4cm,3分钟后取出,卫生纸擦净肛表和肛门,看明度数,记录。

3.测脉搏 使病人手臂放于舒适位置,用示指、中指、无名指的指端按在桡动脉表面,一般病人数1/2分钟乘2,异常脉搏应测1分钟,脉搏细弱而触不清时,用听诊器听心率1分钟。

4.测呼吸 测脉搏后将手仍按在诊脉部似数脉搏状,观察病人胸腹部的起伏,一般成人或儿童数1/2分钟乘2,呼吸不规则及婴儿默数1分钟,气息微弱不易观察者用棉花少许置于病人鼻孔前,观察棉花吹动情况计数1分钟。记录脉搏、呼吸。

5.测血压(1)病人取坐位或卧位,露出一臂至肩部,袖口不可太紧,伸直肘部手掌向上,血压计"0"点应和肱动脉、心脏处于同一水平。

(2)放平血压计,驱净袖带内空气,平整无折地缠于上臂中部,其下缘距肘部2~3cm,松紧适宜。

(3)打开水银槽开关,在肘窝部扪及肱动脉搏动,戴听诊器,将听诊器胸件贴肱动脉搏动处。

(4)关闭气门,打气至肱动脉搏动音消失,再升高20~30mmHg(2.7~4kPa),慢慢放开气门,使汞柱缓慢下降,注意汞柱所指刻度,眼睛视线与水银面同一高度,当听到第一声搏动,水银柱所指的刻度为收缩压,当搏动音消失时,水银柱所指的刻度为舒张压。

(5)整理血压计,将病人衣袖放下,整理床单位,记录。

【评价】

1.测量结果能反映病人病情。病人了解四测的意义和正常值

2.护士操作熟练,测量方法正确,结果准确。

❸注意事项

1.测体温

(1)测温前后,应清点体温计数目,并检查有无破损,甩表时不可碰及它物,清洁时不可在热水或沸水中进行。

(2)精神异常、昏迷、婴幼儿、口鼻腔手术、呼吸困难及不能合作者均不宜采用口腔测温,进餐或面颊部热敷后,应间隔30分钟方可测温。

(3)腹泻、直肠或肛门手术、心肌梗死病人不宜直肠测温,坐浴或灌肠者须待30分钟后才可测直肠温度。

(4)为婴幼儿、重症病人测温时,护士应在旁守护。

(5)发现体温与病情不相符,应在病床旁监测,必要时作肛温和口温对照复查。

(6)若病人不慎咬破体温计时,应及时清除口腔内碎玻璃,再口服蛋清液或牛奶以延缓汞的吸收。

2.测脉搏

(1)不可用拇指诊脉,防止与病人的脉搏相混淆。

(2)若桡动脉测不清楚或因其他原因不宜测桡动脉时,可改为测颈动脉、颞动脉、股动脉等或以听诊器测量心率。

(3)为偏瘫病人测脉,应选择健侧肢体。

(4)发现脉搏短细,应由2名护士同时测量,一人听心率,另一人测脉率。由听心率者发出"始"、

“停”口令，计数 1 分钟，以分数式记录心率 / 脉率 / 分。

3.测呼吸

(1)为了保证呼吸测量准确性，应在病人不经意的状态下完成测量，防受意识的影响。

(2)婴儿及呼吸异常时应测量 1 分钟。

(3)测量呼吸时应对呼吸进行整体评估，在注意呼吸速率的同时，还要注意病人呼吸时的姿势、节律、深度、声音、形态，呼气时是否有特殊气味，两侧胸部起伏是否对称，有无鼻翼扇动。

4.测血压

(1)对于需要密切观察血压的病人，应做到四定，即：定时间、定部位、定体位、定血压计。

(2)偏瘫、一侧肢体外伤或手术的病人，测血压时应选择健侧肢体测血压，以真实反映血压变化。

(3)排除影响血压值的外界因素：袖带宽窄松紧适宜；水银充足，病人情绪稳定，体位舒适，手臂放置恰当。

(4)如发现血压听不清或异常时，应重测。先驱尽袖带内空气，使汞柱降至“0”，稍等片刻再行测量，必要时测双上肢或下肢血压，以作比较。

(5)舒张压的变音和消失音之间有差异时，应记录 3 个数值。

(十三)电动吸引器吸痰法/中心吸引吸痰法

电动吸引器吸痰法 / 中心吸引吸痰法是指经口、鼻腔、人工气道将呼吸道的分泌物吸出，以保持呼吸道通畅，预防吸入性肺炎、肺不张、窒息等并发症的一种操作方法。

❶目的

清除呼吸道分泌物或误吸的呕吐物，保持呼吸道通畅，预防并发症。

❷操作程序

【评估】

1.病人年龄、病情、生命体征、意识状态、治疗等情况。

2.病人有无呼吸困难，咽喉部有无痰液，是否有将呼吸道分泌物排出的能力。

3.病人心理状态，有无恐惧、紧张心理，合作程度。

4.检查电动吸引器 / 负压装置性能是否良好，电源、电压与吸引器电压是否一致，各导管连接是否正确。用物是否齐全，适合病情需要

【计划】

1.预期目标

(1)病人无窒息感，呼吸困难、紫绀症状明显改善。

(2)病人呼吸道分泌物被及时吸净，气道通畅。

(3)病人呼吸道未发生机械性损伤，口腔清洁，无异味，感觉舒适。

2.准备

(1)护士 衣、帽、鞋、口罩，洗手。

(2)用物 电动吸引器，多头电插板一只，或负压装置一套(负压瓶、压力表、胶管)，治疗盘内放有盖治疗杯 2 只(一只盛无菌生理盐水，一只盛 12～14 号消毒吸痰管数根，气管插管病人用 6 号吸痰管)，无菌纱布，无菌止血钳或镊(置于盛有消毒液的容器内)，弯盘，床栏上系一盛有消毒液的试

管或消毒瓶，必要时备压舌板、开口器、舌钳。检查并调节电动吸引器的负压（负压：成人 40.0～53.3kPa，小儿<40.0kPa）。

(3)病人 缓解紧张情绪，理解目的，愿意合作。

(4)环境 病室整洁、安静、舒适，光线充足。

【实施】

▲ 电动吸引器吸痰法

1.备齐用物携至床旁，对床号、姓名，做好解释，试管或消毒瓶挂于床头栏处。

2.接通电源，将病人的头偏向一侧，连接吸痰管，打开吸引器电源开关，脚踏运转开关，无菌生理盐水试吸，松开脚踏开关

3.用压舌板助病人张口，术者用纱布包持导管插入咽喉颊部，踏脚踏开关吸尽口腔及咽喉部分泌物，换吸痰管插入气管从深部左右旋转，向上提拉，以吸尽痰液，松开脚踏开关。

4.每次抽吸时间<15 秒，一次未吸尽，隔 3～5 分钟再吸。

5.痰粘稠时拍背部，必要时滴入化痰药物或蒸汽吸入、超声雾化吸入。

6.吸痰过程中及吸痰毕随时用纱布擦净口鼻分泌物，注意观察病人呼吸、面色及口腔粘摸有无破损。

7.病情好转，暂停抽吸，将吸痰器放于床旁，平头管用无菌生理盐水抽吸冲洗干净后，置消毒液瓶或试管内备用。

8.安置病人舒适体位，整理床单位

9.清理用物,吸痰器管道及储液瓶拆洗，消毒，安装备用，洗手,记录并签名。

▲ 中心吸引吸痰法

1.同电动吸引器吸痰法

2.检查管道、负压装置性能，正确连接各导管，将病人的头偏向一侧，连接吸痰管，打开开关，等渗盐水试吸，检查管道是否通畅。

3.用压舌板助病人张口，术者用纱布包持导管插入咽喉颊部，吸净口腔及咽喉部分泌物，换吸痰管插入气管从深部左右旋转，向上提拉，以吸净痰液。

4.同电动吸引器吸痰法 4～8 项。

5.清理用物，洗手，记录并签名。

【评价】

1.病人呼吸道分泌物及时吸出，气道通畅，呼吸功能改善，缺氧症状缓解。

2.病人安全，呼吸道未发生机械性损伤。配合良好。

3.护士操作熟练,方法正确。

❸注意事项

1.严格执行无菌操作，治疗盘内吸痰用物每班更换，吸痰导管每次更换，吸口腔分泌物后应更换吸痰管再吸气管内分泌物。

2.储液瓶内应先放入 100ml 消毒液，瓶内吸入液不宜过满（<2/3），应及时倾倒。储液瓶和连接胶管每天进行清洁消毒。

3.向清醒病人和病人家属宣讲呼吸道疾病的预防保健知识,吸痰时正确配合，痰液粘稠时，可配合叩击、蒸汽吸入、雾化吸入等方法，以提高吸痰效果。

(十四)鼻导管给氧法/中心供氧吸氧法

鼻导管给氧法/中心供氧吸氧法是将一根细氧气鼻导管插入一侧鼻孔，经鼻腔到达鼻咽部，末端连接氧气筒上装置或中心供氧装置以给人体供氧的一种操作方法。

❶目的

纠正各种原因造成的缺氧状态，提高动脉血氧分压(PaO_2)和动脉血氧饱和度(SaO_2)，增加动脉血氧含量(CaO_2)，促进组织的新陈代谢，维持机体生命活动。

❷操作程序

【评估】

1.核对医嘱及治疗卡。

2.病人年龄、病情、意识、治疗等情况。

3.病人缺氧程度，血气分析结果。

4.病人心理状态，对氧气吸入疗法的认识及合作程度。

5.氧气筒内是否有氧气(或中心供氧装置是否完好)，是否挂有氧、防火、防震、防热、防油标志；氧气表有无漏气；橡胶管，接头，流量表，湿化瓶是否完好，一次性吸氧导管的批号、及质量。

6.病室内有无烟火、易燃品、火炉、暖气管。

【计划】

1.预期目标

病人缺氧症状改善，呼吸平稳，未出现氧疗副作用。

2.准备

(1)护士：衣、帽、鞋、口罩，洗手。

(2)用物：氧气装置一套，鼻导管(鼻塞)，小药杯盛冷开水，纱布，扳手，弯盘，橡胶管，棉签，胶布，玻璃接管，输氧记录单，安全别针。

(3)病人：理解吸氧目的，配合治疗。

(4)环境：移开火源距氧气筒5m，暖气片距氧气筒1m，告诉家属和病人不吸烟，切实做好四防，保证安全。

【实施】

▲ 鼻导管给氧法

1.装表：先打开氧气筒上总开关放出少量氧气冲走气门上的灰尘后上表，接氧气表并旋紧，接湿化瓶，橡胶管连接氧气表，关小开关，开总开关，开小开关，检查氧气流出量是否通畅及全套装置是否适用，关小开关待用。

2.输氧：备齐用物携至床旁，对治疗卡、床号、姓名、做好解释，用湿棉签检查、清洗鼻孔，连接鼻导管，开小开关，调节氧流量(轻度缺氧1～2升/分，中度缺氧2～4升/分，重度缺氧4～6升/分)，湿化及检查鼻导管是否通畅，轻轻插入约自鼻尖到耳垂的2/3，如无呛咳即固定，记录用氧时间及流量。

3.观察：用氧过程中密切观察缺氧改善情况：呼吸、面色、神志。

4.停氧：拔出鼻导管，擦净鼻部，关总开关，放余氧，关小开关，安置病人、体位舒适，记录停氧时间。

5.卸氧表。清理用物，洗手。

▲ 中心供氧吸氧法

1.输氧

⑴备齐用物携至床旁，对治疗卡、床号、姓名，做好解释。

⑵接流量表和湿化瓶与于中心供氧装置上，连接橡胶管，玻璃接管等管道；打开流量表开关，用水检查氧气是否通畅，全套装置是否合适；关流量表开关。

⑶用湿棉签检查、清洗鼻孔，连接鼻塞，打开流量表开关，调节氧流量(轻度缺氧 1～2 升／分，中度缺氧 2～4 升／分，重度缺氧 4～6 升／分)，湿化及检查导管是否通畅，轻轻将鼻塞塞入鼻腔，固定，记录用氧时间及流量。

⑷用氧过程中密切观察缺氧改善情况：呼吸、面色、神志。

2.停氧：

⑴拔出鼻塞，擦净鼻部。

⑵关流量表开关，取下湿化瓶和流量表，记录停氧时间。

3.安置病人取舒适体位，整理床单位，清理用物，洗手。

【评价】

1.病人缺氧症状改善，呼吸平稳，了解有关用氧知识。

2.病人用氧安全，未发生呼吸道损伤及氧疗副作用。

3.护士操作熟练，方法正确；观察病情仔细，氧流量的调节正确。

❸注意事项

1.严格遵守操作规程，注意用氧安全，切实作好“四防”：即防震、防火、防热、防油。氧气筒应放于阴凉处，搬运时避免倾倒撞击。

2.向病人及家属宣传氧疗的重要性，让其了解氧疗使用方法及注意事项。使用氧疗时周围严禁烟火和易燃品，至少距火炉 5 米、暖气 1 米，禁止吸烟，避免引起燃烧和爆炸。

3.用氧过程中，应经常观察病人缺氧症状有无改善，检查氧气装置有无漏气，鼻导管持续用氧者，每班更换导管一次，双侧鼻孔交替插管。及时清除鼻腔分泌物，防止导管阻塞而失去吸氧作用。

4.用氧气时，应先调流量后插管上氧，停氧时应先拔出导管，再关闭氧气开关，以免开错开关，大量氧气突然冲入呼吸道而损伤肺组织。

5.氧气筒内氧气不可用尽，压力表上指针降至 0.5Mpa 即不可再用，以防止灰尘进入筒内，于再次充气时引起爆炸。

6.对未用或已用空的氧气筒，应分别悬挂“满”或“空”的标志，以便及时调换氧气筒，并避免急用时搬错而影响抢救速度。

(十五)乙醇擦拭法

乙醇擦拭法是用乙醇进行全身擦拭，利用乙醇的挥发性能，擦拭时在皮肤上迅速蒸发、吸收和带走机体大量的热，并刺激皮肤血管扩张以散热的一种操作方法。

❶目的

为体温在 39.5℃以上的高热病人降温。

❷操作程序

【评估】

1.核对医嘱及治疗卡。

2.病人年龄、病情、意识、体温及治疗等情况。

3.病人局部皮肤、循环状况,如颜色、温度,有无硬结、瘀血等;有无感觉障碍及有无乙醇过敏史等。

4.病人的活动能力及合作程度。

5.乙醇的浓度,热水袋和冰袋有无破损。

【计划】

1.预期目标

病人体温下降,不适患减轻。

2.准备

(1)护士 衣、帽、鞋、口罩,洗手。

(2)用物 治疗碗内盛25%~35%乙醇100~200ml,温度30℃。小毛巾2块,大毛巾,冰袋及套,热水袋及套,清洁衣裤和屏风。

(3)病人 理解用冷目的,愿意合作,取合适体位。

(4)环境 关门窗,调室温(22℃~24℃),屏风遮挡。

【实施】

1.备齐用物携至病人床旁,对治疗卡、床号、姓名,做好解释,按需要给予便器。

2.移开床旁桌,脱上衣置护理车下层,解松腰带,冰袋置头部,热水袋置足底。

3.露出近侧上肢和半侧胸部,下垫大毛巾,将毛巾拧至半干缠于手上,以离心方向擦拭,自颈部侧面沿上臂外侧擦拭至手背,再自侧胸经腋窝沿上臂内侧至手掌,血管丰富处适当延长时间,用大毛巾擦干,同法擦拭对侧,每侧各擦拭3分钟。

4.助病人侧卧,背向护士,下垫大毛巾,分左中右三部向下擦拭并按摩骨突处,背部擦拭3分钟,用大毛巾拭干,更换上衣,助病人仰卧。

5.助病人脱裤遮盖会阴,露出近侧大腿,下垫大毛巾,自髂骨沿大腿外侧擦拭至足背,再自腹股沟沿大腿内侧擦拭至内踝,然后自腰经大腿后侧再经国窝至足跟擦拭,用大毛巾擦干,同法擦拭对侧,每侧各擦拭3分钟,更换裤子,取下热水袋。

6.助病人卧于舒服的体位,整理床单位。

7.整理用物,洗手。做好记录。

【评价】

1.病人感觉舒适,体温下降。

2.病人安全,无异常反应。

3.护士操作熟练,方法、顺序正确。

❸注意事项

1.乙醇温度应接近体温,避免过冷的刺激使大脑皮层更加兴奋,进一步促使横纹肌收缩,致体温升高。

2.擦拭时以擦拭方式进行,不用摩擦方式,腋窝、国窝、腹股沟等血管丰富处,应适当延长时间,以利散热。

3.禁擦拭后项、胸前区、腹部和足底等处。

4.擦拭过程中,随时观察病人情况,出现寒战,面色苍白、脉搏、呼吸异常等情况,立即停止,及时报告医生。

5.擦拭后30分钟测量体温并记录。如体温降至39℃以下，即取下头部冰袋。

(十六)鼻饲法

鼻饲法是将鼻胃管经鼻腔插入胃内，通过鼻胃管将营养丰富的流质饮食或营养液、水和药物注入胃内的一种操作方法。

❶目的

对不能由口进食如昏迷、口腔疾患及口腔手术或不能张口、拒绝进食的病人，早产儿及病情危重的婴幼儿采用鼻饲法以保证病人摄入足够的热能和蛋白质等多种营养素，满足其对营养的需求，以利早日康复。

❷操作程序

【评估】

1.核对医嘱及治疗单。

2.病人的病情、有无咀嚼、吞咽困难；食欲和进食方式,意识状态、活动能力,营养状态,鼻饲的原因及治疗情况。

3.病人的鼻孔是否通畅、鼻腔粘膜有无肿胀、炎症，有无鼻中隔弯曲，有无鼻息肉、有无义齿、缺齿及有无食道疾病。

4.病人的心理状态有无焦虑、悲伤或忧郁反应,对鼻饲的认识与合作程度。

5.鼻胃管有无破损,是否通畅,粗细、软硬是否适合。

【计划】

1 预期目标

(1)病人理解插鼻饲管的必要性,主动配合。

(2)病人基本的营养需求得到满足。

(3)病人饮食与营养的知识有所增加。

2 准备

(1)护士 衣、帽、鞋、口罩，洗手。

(2)用物 治疗盘内盛换药碗(内盛胃管一根,纱布盖上)，50ml注射器，纱布，血管钳，压舌板，棉签，石腊油，弯盘、治疗巾、胶布、橡皮圈、别针、听诊器、温开水、流质饮食200ml(温度38℃~40℃)。

(3)病人 了解鼻饲目的，消除恐惧心理，愿意合作。插管过程中如有不适,举手示意。

(4)环境 室内整洁、安静，光线充足。

【实施】

1.备齐用物携至病人床旁，对治疗卡、床号、姓名，作好解释。

2.病人取坐位或半坐位(昏迷者平卧、头稍后仰)，颌下铺治疗巾，用湿棉签检查、清洁鼻腔。

3.比量胃管插入长度(成人45~55cm、婴幼儿14~18cm，耳垂至鼻尖至剑突或前发际至剑突)，作好标记，润滑胃管。

4.左手用纱布托住胃管，右手持血管钳夹住胃管前端自鼻孔插入，当插入14~16cm时，清醒病人嘱其作吞咽动作，同时将胃管送下至所需长度，(昏迷病人插管时，取平卧位，头稍后仰，当插入

10～15cm 时，可将胃管末端置换药碗内放在病人口角旁，检查胃管是否盘在口中，左手托起病人头部，使下颌贴近胸骨柄，以加大咽喉通道的弧度，便于管端沿咽后壁滑行，徐徐插入至所需长度）。

5.插管时如病人恶心应停止片刻，嘱病人作深呼吸，如插入不畅应检查胃管是否盘曲，如出现呛咳、呼吸困难、紫绀等情况,可能误入气管应立即拔出重插。

6.验证胃管是否在胃内：连接注射器于胃管末端进行抽吸，抽出胃液；置听诊器于病人胃区，快速经胃管向胃内注入 10ml 空气，听到气过水声；将胃管末端置于盛水的治疗碗内无气泡逸出；然后夹紧胃管开口端，用胶布固定胃管；枕头复位、头偏向一侧（昏迷病人）。

7.饲食：证实胃管确在胃内后，先注入少量温开水，注入流质食物或药液（宜慢），再注入少量温开水清洁管腔，饲食过程中,防止空气进入，手指勿触管口应用纱布挟托。

8.抬高胃管末端反折，用纱布包好管口夹紧，别针固定衣肩上。

9.擦净口鼻、面部，取下治疗巾。整理床单位。

10.清理用物，洗手，记录时间、饲食量。

11.末次喂食后拔管，揭去固定的胶布，一手将胃管折叠捏紧，另一手持纱布近鼻孔处裹着胃管，边拔边用纱布擦胃管，拔到咽喉处时快速拔出,以免液体滴入气管。拔出后将胃管置于弯盘中，清洁病人口鼻面部，擦净胶布痕迹；助病人漱口，取舒适卧位。

【评价】

1.病人插管后安全, 胃管在胃内无脱出，无粘膜损伤出血及其他并发症。

2.病人基本营养、药物及水分的摄取得到保证。病人理解插胃管的目的和意义，并能主动配合。

3.护士操作熟练，方法正确，动作轻柔，保持胃管清洁无污染；饲食量、温度、间隔时间适宜。

❸注意事项

1.插管动作轻稳，以免损伤食道粘膜。

2.每次灌食前，先检查胃管是否在胃内，确实无误，方可灌食。

3.长期鼻饲者，胃管每周更换（于一周后末次喂食后拔出，翌日再由另一侧鼻孔插入），每日行口腔护理。

4.向病人介绍进行管饲饮食的目的、操作过程如何配合的相关知识。使病人了解管饲饮食的注意事项。

5.每次饲食前必须检查胃管确在胃内方可饲食，鼻饲量每次不超过 200ml,温度 38～40℃之间，间隔时间不少于 2 小时。

6.鼻饲者须服药时,应将药片研碎,溶解后再注入。

（十七）导尿术

导尿术是在严格无菌操作下，用导尿管自尿道插入膀胱引出尿液的一种操作方法。

❶目的

1.为尿潴留病人引流尿液、减轻痛苦

2.协助临床诊断。如留取未受污染的尿标本作细菌培养；测量膀胱容量、压力及检查残余尿量；进行尿道或膀胱造影等。

3.为膀胱肿瘤病人进行膀胱化疗。

❷操作程序

【评估】

1.核对医嘱和治疗卡。

2.病人病情、临床诊断、意识状态、生命体征、治疗及导尿目的、饮水和排尿习惯等。

3.膀胱充盈度、会阴部皮肤及粘膜情况

4.病人的心理状态有无焦虑不安、自卑等心理,合作程度。

5.检查导尿包的灭菌日期、灭菌效果;消毒液的有效浓度;无菌手套的号码、灭菌日期、效果等。

【计划】

1.预期目标

(1)病人尿潴溜解除,感觉舒适。

(2)病人安全,导尿后无尿道、膀胱损伤及泌尿系统感染等不良的反应发生。

(3)病人理解导尿目的,主动配合,顺利导出尿液。

2.准备

(1)护士 衣、帽、鞋、口罩,洗手。

(2)用物 治疗盘内置无菌导尿包(内有治疗碗1个,尿管8号、10号各1根,小药杯1个内置棉球数个,血管钳2把,液状石蜡棉球瓶1个,标本瓶或试管2个,洞巾1块,纱布2块),无菌持物钳、无菌手套、消毒溶液1瓶,另备消毒外阴用物(治疗碗内盛消毒液棉球及血管钳;左手套1只或指套),弯盘、橡胶单、治疗巾,绒毯,便盆及便盆布,屏风。

(3)病人 缓解紧张情绪,能下床活动者,嘱其自行清洗外阴。

(4)环境 关门窗,调节室温,屏风遮挡。

【实施】

▲ 女病人导尿术

1.备齐用物携至病人床旁,对治疗卡、床号、姓名,作好解释。松开床尾盖被。

2.操作者站病人右侧,帮助脱去对侧裤腿,盖在近侧腿部,(天冷加盖浴巾或毛毯)对侧腿部用棉被遮盖,病人取仰卧屈膝位,两腿略向外展,露出外阴;臀下垫橡胶单及治疗巾。弯盘置于近外阴处,治疗碗放于两腿之间。

3.左手戴上手套,右手持血管钳夹取消毒液棉球消毒阴阜和两侧大阴唇,然后以左手分开大阴唇;消毒小阴唇及尿道口,最后至肛门。消毒顺序自上而下,由外向内,(上至阴阜,下至肛门)一个棉球限用一次,棉球及手套用后置弯盘内移至护理车下层。

4.取无菌导尿包置病人两腿之间并依序打开;倒消毒液于小药杯内,戴无菌手套,铺孔巾,使孔巾下缘与导尿包包布相接构成一无菌区

5.按操作顺序排列无菌物品,液状石蜡棉球润滑导尿管前端置弯盘内备用,取另一弯盘置外阴旁,左手拇、食指分开并固定小阴唇,右手持血管钳夹消毒液棉球消毒,消毒方法自上而下、由内向外,分别消毒尿道口及双侧小阴唇,再次消毒尿道口,每个棉球限用一次,用过的污棉球、小药杯、血管钳置弯盘内移至床尾端包布边缘处;左手原位固定不动。

6.右手将盛导尿管的弯盘置孔巾孔旁,夹导尿管自尿道口轻轻插入约4~6cm,见尿液流出再插入1cm左右,松开左手,固定导尿管;将尿液引入无菌弯盘内,并留取中段尿标本,标本盖严、放妥;弯盘内尿液需倾倒时,夹紧导尿管(导尿管不宜提得过高),将尿液倒入便盆内。

7.导尿完毕,拔出导尿管置弯盘中,撤出孔巾,用纱布擦净外阴部,脱去手套,放入弯盘内;撤去

橡胶单、治疗巾。

8.协助病人穿裤,整理床单位,将尿标本瓶(或试管)贴标签后送验。

9.清理用物,洗手,记录并签名

▲ 男病人导尿术

1. 同女病人导尿术 1 ~ 2 项。

2.左手戴上手套,右手持血管钳夹取消毒液棉球消毒阴阜、阴茎、阴囊,左手用纱布裹住阴茎,将包皮向后推,自尿道口向外旋转拭洗龟头及冠状沟数次,一个棉球限用一次。棉球及手套用后置弯盘内移至护理车下层。

3.取无菌导尿包置病人两腿之间并依序打开;倒消毒液于小药杯内,戴无菌手套,铺孔巾,使孔巾下缘与导尿包包布相接构成一无菌区

4.按操作顺序排列无菌物品,液状石蜡棉球润滑导尿管前端置弯盘内备用,取另一弯盘置外阴旁;左手用纱布包裹阴茎,提起阴茎与腹壁成 60 度角,将包皮后推露出尿道口,用消毒液棉球再次消毒尿道口、龟头及冠状沟数次。用过的污棉球、小药杯、血管钳置弯盘内移至床尾端包布边缘处;左手用纱布固定阴茎不动,右手将盛导尿管的弯盘置孔巾孔旁。

5.右手持血管钳夹导尿管对准尿道口轻轻插入 20 ~ 22cm,见尿液流出再插入 2cm 左右,将尿液引入无菌弯盘内,并留取中段尿液,标本瓶盖严、放妥;如插管困难,应稍停片刻,或让患者作深呼吸,再缓缓插入,切忌暴力。弯盘内尿液需倾倒时,夹紧导尿管(导尿管不宜提得过高),将尿液倒入便盆内。

6.同女病人导尿术 7 ~ 9 项。

【评价】

1.病人无痛苦,衣被清洁干燥。

2.病人安全,导尿后无尿道、膀胱损伤及不良反应发生。

3.护士操作熟练,方法正确,无菌观念强,操作过程无污染;插管一次成功。

❸注意事项

1.用物必须严格灭菌消毒,认真执行无菌操作,防止感染。

2.保护病人自尊,耐心解释,操作环境要遮挡。

3.选择光滑、粗细适宜的导尿管。注意插管动作轻巧、准确,以免损伤尿道粘膜。

4.对膀胱高度膨胀且病人极度衰弱时,第一次放尿不应超过 1000ml。因大量放尿,腹腔内压力突然降低,大量血液滞留腹腔血管内,导致血压突然下降,产生虚脱;又因膀胱内突然减压,引起粘膜急剧充血而发生血尿。

5. 为女病人导尿时,如误入阴道,须更换导尿管重新插入。

(十八)留置导尿管术

留置导尿管术是在导尿后,将导尿管保留在膀胱内,引出尿液的一种操作方法。

❶目的

1.为盆腔手术病人排空膀胱,使膀胱持续保持空虚,避免术中误伤。

2.为尿道损伤早期或手术后病人作支架引流,膀胱内注入药物。

3.为尿失禁或会阴部有伤口的病人引流尿液，保持会阴部清洁干燥。

4.抢救休克或危重病人时正确记录每小时尿量、测量尿比重，以密切观察病人的病情变化。

5.某些泌尿系统疾病手术后留置导尿管，便于引流和冲洗，并减轻手术切口的张力，促进切口的愈合。

6.为尿失禁病人行膀胱功能训练。

❷操作程序

【评估】

1.核对医嘱和治疗卡。

2.病人病情、临床诊断、意识状态、生命体征、留置导尿目的。

3.病人膀胱充盈度、会阴部皮肤及粘膜情况

4.病人的心理状态，有无焦虑不安、自卑等心理，合作程度。

5.检查导尿包的灭菌日期、灭菌效果；消毒液的有效浓度；无菌手套的号码、灭菌日期、效果等；用物是否齐全。

【计划】

1.预期目标

(1)病人尿管引流通畅，局部皮肤清洁干燥。

(2)病人安全，导尿后无尿道、膀胱损伤及泌尿系统感染等不良反应的发生。

(3)病人理解留置导尿目的，主动配合。

2.准备

(1)护士 衣、帽、鞋、口罩，洗手。

(2)用物 治疗盘内置无菌导尿包(内有治疗碗1个，尿管10号、12号各1根，小药杯1个内盛数个棉球，血管钳2把，液状石蜡油棉签或棉球瓶1个，标本瓶2个，孔巾1块，纱布2块)，无菌持物钳、无菌纱布、无菌手套、碘伏，另备擦洗外阴用物(治疗碗内盛消毒液棉球及血管钳；消毒指套2只或手套1只)，弯盘、橡胶单、治疗巾，便盆、屏风、绒毯。另备无菌气囊导尿管1根、10ml无菌注射器1副、无菌生理盐水10~40ml，无菌集尿袋1只，安全别针1个。普通导尿管需备宽胶布一段。

(3)病人 缓解紧张情绪，理解留置导尿的目的，愿意配合

(4)环境 关门窗，调节室温，屏风遮挡。

【实施】

1.同男、女病人导尿术。

2.导出尿液后，夹住导尿管尾端，固定导尿管：

(1)双腔气囊导尿管固定法 同导尿法插入导尿管，见尿后再插入5~7cm。根据导尿管上注明的气囊容积向气囊注入等量的生理盐水，轻拉导尿管有阻力感，即证实导尿管已固定于膀胱内。

(2)胶布固定法 女性：移开洞巾，脱下手套，将一块长12cm，宽4cm的胶布上1/3固定于阴阜上，下2/3剪成三条，中间1条螺旋形粘贴在导尿管上，其余两条分别交叉粘贴在两侧的大阴唇上。男性：取长12cm，宽2cm的胶布，在一端的1/3处两侧各剪一个小口，折叠成无胶面，制成单翼蝶形胶布。将2条蝶形胶布的一端粘贴于导尿管上，另一端附着于阴茎两侧，再用细长胶布作大半环形固定蝶形胶布于阴茎，开口处向上。在距离尿道口1cm处用胶布环形固定蝶形胶布的折叠端于导尿管上。

3.将导尿管尾端与集尿袋的引流管接头连接，开放导尿管。再用橡胶圈、安全别针将集尿袋的

引流管固定在床单上。

4.将集尿袋妥善地固定在低于膀胱的高度。

5.协助病人穿好裤子，取舒适卧位，整理床单位。

6.清理用物，洗手，记录并签名。

【评价】

1.病人无痛苦，衣被清洁干燥，获得留置导尿的相关知识和技能。

2.病人安全，留置导尿后护理措施及时、有效，无尿道、膀胱损伤及泌尿系统感染等不良的反应发生。

3.护士操作熟练，方法正确，无菌观念强，操作过程无污染；插管一次成功。导尿管、集尿袋固定稳妥。

❸注意事项

1.用物必须严格灭菌消毒，认真执行无菌操作规程。留置尿管过程中，注意保持尿道口清洁，女病人用消毒液棉球擦拭尿道口及外阴，男病人用消毒液棉球擦拭尿道口、龟头及包皮，每天1～2次。

2.每日更换集尿袋，及时排空集尿袋，并记录尿量；每周更换导尿管1次，硅胶导尿管可酌情延长更换周期。

3.鼓励病人多饮水，达到自然冲洗尿路的目的。

4.训练膀胱的反射功能，可采用间歇性夹管方式。夹闭导尿管，每3～4小时开放一次，使膀胱定时充盈和排空，促进膀胱功能恢复。

5.注意保持引流管通畅，避免导尿管受压、扭曲、堵塞。

6.注意倾听病人的主诉并观察尿液情况，发现尿液混浊、沉淀、有结晶时，应及时处理，每周检查尿常规一次。

7.向病人及家属解释留置导尿的目的和护理方法，并鼓励其主动参与护理。

(1) 说明摄取足够的水分和进行适当活动对预防泌尿系感染的重要性，每天尿量要维持在2000ml以上，产生自然冲洗尿路的作用，以减少尿路感染的机会，同时也可以预防尿结石的形成。

(2)告诉病人离床活动时，用胶布将导管远端固定在大腿上，以防导尿管脱出。集尿袋不得超过膀胱高度并避免挤压，防止尿液返流，导致感染的发生。

(十九)膀胱冲洗术

膀胱冲洗术是利用三通的导尿管，将溶液灌入到膀胱内，再借用虹吸原理将灌入的液体引流出来的一种操作方法。

❶目的

1.对留置导尿管的病人，保持其尿液引流通畅。

2.清洁膀胱，清除膀胱内的血凝块、黏液、细菌等异物，预防感染。

3.治疗某些膀胱疾病，如膀胱炎、膀胱肿瘤等。

❷操作程序

【评估】

1.核对医嘱和治疗卡。

2.病人病情、临床诊断、意识状态、生命体征、膀胱冲洗的目的。

3.病人的心理状态,有无焦虑不安、自卑等心理,对膀胱冲洗是否理解,合作程度。

4.膀胱冲洗用物是否符合无菌要求,冲洗药液是否符合病人病情;冲洗药液温度是否适宜。

【计划】

1.预期目标

(1)病人尿管引流通畅,局部皮肤清洁干燥,症状减轻或消除。

(2)病人安全,膀胱冲洗后无泌尿系统感染等不良反应发生。

(3)病人理解膀胱冲洗的目的和意义,主动配合。

2.准备

(1)护士 衣、帽、鞋、口罩,洗手。

(2)用物 ①开放式膀胱冲洗术:无菌治疗盘内置治疗碗两个,镊子1把,70%的乙醇棉球数个,无菌纱布,无菌膀胱冲洗器。弯盘,便盆及便盆布。②密闭式膀胱冲洗术:治疗碗两个,镊子1把,70%的乙醇棉球数个,无菌膀胱冲洗装置1套,血管钳1把。开瓶器1个,输液调节器1个,输液架1个,便盆及便盆布。③常用冲洗溶液:生理盐水、0.02%呋喃西林液、3%硼酸液、氯已定液、0.1%新霉素溶液。灌入溶液的温度为38~40℃。若为前列腺肥大摘除术后病人,用冰生理盐水灌洗。

(3)病人 缓解紧张情绪,了解膀胱冲洗的目的、过程和注意事项,学会在操作时如何配合。

(4)环境 酌情屏风遮挡。

【实施】

1.同男、女病人留置导尿术。

2.见尿液流出并排空膀胱后,固定导尿管,选择冲洗方式冲洗膀胱。

▲ 开放式膀胱冲洗术

(1)分开导尿管和集尿袋引流管接头处,用70%乙醇棉球分别消毒导尿管口和引流管接头,并用无菌纱布包裹。

(2)取膀胱冲洗器吸取冲洗液,接导管缓缓注入膀胱。

(3)注入200~300ml,取下冲洗器,让冲洗液自行流出或轻轻抽吸。如此反复冲洗,直至流出液澄清为止。

▲ 密闭式膀胱冲洗术

(1)用开瓶器启开冲洗液瓶铝盖中心部分,常规消毒瓶塞,打开膀胱冲洗装置,将冲洗导管针头插入瓶塞,将冲洗液瓶倒挂于输液架上,排气后用血管钳夹闭导管。

(2)分开导尿管和集尿袋引流管接头连接处,消毒导尿管口和引流管接头,将导尿管和引流管分别与"Y"形管的两个分管相连接,"Y"形管的主管连接冲洗导管。

(3)夹闭引流管,开放冲洗管,使溶液滴入膀胱,调节滴速。待病人有尿意或滴入溶液200~300ml后,夹闭冲洗管,放开引流管,将冲洗液全部引流出来后,再夹闭引流管。

(4)按需要如此反复冲洗。在冲洗过程中,经常询问病人的感受,观察病人反应及引流物性状。

3.冲洗完毕,取下冲洗管,消毒尿道管口和集尿袋引流管接头并连接。

4.清洁外阴部,固定好导尿管。

5.协助病人取舒适卧位,整理床单位。

6.清理用物,洗手,记录并签名。

【评价】

1.病人无痛苦，局部皮肤清洁干燥，膀胱冲洗有效，尿管引流通畅，症状减轻。

2.病人安全，膀胱冲洗后未发生泌尿系统的感染。

3.护士操作熟练，方法正确，无菌观念强，操作过程无污染。

❸注意事项

1.注意无菌操作，防止导尿管和引流管接头污染。

2.滴速一般为60~80滴/分，不宜过快，以防病人尿意强烈，膀胱收缩，迫使冲洗液从导尿管侧溢出尿道外。每天冲洗3~4次，每次冲洗量500~1000ml。

3.记录冲洗液名称、冲洗量、引流量、引流液性质，冲洗过程中病人反应，若病人出现不适或有出血情况，立即停止冲洗并与医生联系。

4.滴入治疗药物，须在膀胱内保留30分钟后再引流出体外。

5.告知病人及家属膀胱冲洗的目的和护理方法，鼓励其主动配合。向病人说明摄取足够水分的重要性，每天饮水量应维持在2000ml左右，产生足够的尿量冲洗尿道，以预防感染的发生。

(二十)大量不保留灌肠法

大量不保留灌肠法是将较大量的溶液通过肛管由肛门经直肠灌入结肠，帮助病人排便排气或灌入药物，清洁肠道，达到协助诊断或治疗目的的一种操作方法。

❶目的

1.解除便秘、肠胀气。

2.清洁肠道，为手术、分娩、检查前做准备。

3.稀释和清洁肠道内有害物质，减轻中毒。

4.为高热病人降温。

❷操作程序

【评估】

1.核对医嘱和治疗卡。

2.病人的病情、临床诊断、意识状态、生命体征、排便情况，灌肠的目的。

3.病人肛周皮肤情况，大便的性状，有无腹胀、腹痛症状及部位

4.病人的心理状态，有无焦虑不安等心理，对灌肠是否理解，合作程度。

5.灌肠筒、肛管是否符合要求，灌肠液温度和量是否适宜。

【计划】

1.预期目标

⑴病人便秘解除，腹胀消失，肠道清洁。

⑵高热病人体温降低或恢复正常。

⑶病人紧张、焦虑反应减轻或消失。

2.准备

⑴护士 衣、帽、鞋、口罩，洗手。

⑵用物 治疗盘放灌肠筒一套(橡胶管和玻璃接管全长120cm)，量筒盛灌洗液，肛管，弯盘，棉签，润滑油，卫生纸，止血钳，水温计，橡胶单及治疗巾，便盆及便盆布，输液架，屏风，根据病人情况

备灌肠液。

(3)病人 了解灌肠目的,缓解紧张情绪,排空大小便。

(4)环境 关好门窗,屏风遮挡。

【实施】

1.备齐用物携至病人床旁,对治疗卡、床号、姓名,作好解释。

2.病人取左侧卧位,双膝屈曲,裤脱至膝部,臀移至床沿;上腿弯曲,下腿伸直或微弯;垫橡胶单与治疗单置于臀下。

3.挂灌肠筒于输液架上,液面高于肛门 40~60cm,肛管前端涂润滑剂,肛管连接灌肠筒,排气,夹紧肛管,弯盘置于臀边。

4.左手用手纸分开臀部,显露肛门,右手持血管钳夹住肛管前端轻轻插入 7~10cm,松开左手固定肛管,松开血管钳,让溶液缓缓流入,观察液面下降情况,观察病人反应。

5.溶液将流完时夹紧橡胶管,用卫生纸包住肛管拔出,放入弯盘内,用手纸擦净肛门,弯盘移至护理车下,助病人穿裤,平卧,保留 5~10 分钟再排便。

6.排便后取出橡胶单、治疗巾,整理床单位,撤去屏风,开窗换气。

7.清理用物,洗手,记录灌肠结果。

【评价】

1.病人便秘解除,腹胀消失,肠道清洁,体温下降,感觉舒适。

2.病人紧张、焦虑反应消除,灌肠过程中暴露少,未污染衣被。

3.护士操作熟练,方法正确,灌肠液选择及肛管插入的深度合适,观察病人反应仔细。

❸注意事项

1.插管动作轻稳,以防损伤直肠粘膜,注意保暖。

2.注意观察病情,发现面色苍白、出冷汗、脉速、剧烈腹痛、心慌气急,应停止灌肠,并进行相应处理。

3.降温灌肠,保留 30 分钟再排便,排便后 30 分钟测体温并记录。

4.急腹症、妊娠、消化道出血等病人不宜灌肠。肝昏迷病人禁用肥皂水灌肠,以减少氨的产生和吸收。伤寒病人灌肠液不得超过 500ml,液面距肛门不得超过 30cm。

5.正确选择灌肠溶液,掌握好灌肠溶液的量、温度及灌肠结果记录方法。

(1)灌肠溶液:0.1~0.2%肥皂液、等渗盐水、温开水;降温用等渗冰盐水。

(2)量:成人每次 500~1000ml;小儿按年龄每次 200~500ml 左右。

(3)温度:一般溶液 39~41℃,降温 28~32℃,中暑 4℃等渗盐水。

(4)灌肠结果记录方法:1/E 表示灌肠后排便一次;0/E 表示灌肠后无排便;$1^1/_E$ 表示自行排便一次,灌肠后又排便一次。

6.及时处理灌肠过程中的异常情况。

(1)如插管时有阻力,应稍停片刻,嘱病人张口呼吸,阻力消失后再继续插入。

(2)溶液流入受阻,可稍移动肛管,必要时检查有无粪块阻塞。

(3)病人有便意,适当放低灌肠筒位置,并嘱病人作深呼吸,以减轻腹压。

(二十一)口服给药法

口服给药是将药物备好，协助病人经口服入胃内后，通过胃肠吸收以起到局部或全身治疗作用的一种操作方法。

❶目的

协助病人遵照医嘱安全、正确地服下药物，使药物经胃肠道黏膜吸收而产生疗效，以减轻症状，治疗疾病，维持正常生理功能，协助诊断、预防疾病。

❷操作程序

【评估】

1.核对医嘱和治疗卡。

2.病人的病情，意识状态，自理能力，能否自行服药。

3.病人的吞咽能力，有无口腔或食管疾患以及是否有恶心、呕吐，程度如何等；病人是否具备所服药物的有关知识。

4.病人的心理状态，是否合作服药，有无不遵医嘱行为。

5.药品的质量(注意药名、剂量、浓度、批号、有效期、颜色、有无变质等，水剂有无沉淀、混浊、絮状物)是否符合要求。用物是否齐全，适用。

【计划】

1.预期目标

(1)病人对用药的一般知识和药物的作用有所了解，能配合治疗，按时服药。

(2)能发挥药物的预期效果，无不良反应发生。

2.准备

(1)护士 衣、帽、鞋、口罩，洗手。

(2)用物 药车或药盘，药杯、药匙、量杯、滴管，乳钵，湿纱布，服药本、小药卡，水壶内备温开水，治疗巾，，脸盆内盛消毒液及毛巾。清洁好药盘。

(3)病人 了解用药目的及注意事项。愿意合作。

(4)环境 备药环境清洁、安静、光线充足。

【实施】

1.备药

(1)依照服药本上病人床号、姓名，填写好小药卡，按顺序插入发药盘内。

(2)依据不同药物剂型采取相应的取药方法，先配固体药后配水剂，固体药(片、丸、胶囊)用药匙取药，液体药先将药液摇匀，用量杯量取，左手持量杯，拇指置于所需刻度，举量杯使所需刻度和视线平，右手持药瓶使瓶签朝掌心，倒药液所需刻度，瓶口用湿纱布擦净，洗净量杯；同时用几种药液，应分别放置；药液不足 1ml，须用滴管吸取，滴管应稍倾斜，使药量准确(按 1ml 为 15 滴计算)，为使药量准确，油剂或用滴计算的药液，应先在药杯内放入少量冷开水。药液不足 1ml 时用滴管吸取，以 15 滴为 1ml 计算。

(3)全部药物配备完毕后，根据服药本重新核对一次，用治疗巾覆盖发药盘，整理药柜及用物。

(4)发药前与另一护士再核对一次，无误后方可发药。

2.发药

(1)按规定时间内发药，携带服药本、发药盘、温开水至病人床旁，核对床号、姓名和服药本，做好解释。

(2)按病床号顺序将药物发送给病人，同一病人的药一次取离药盘发给病人，向病人交待服药中的注意事项，看服到口。对自理服药有困难的病人提供协助。

(3)耐心听取病人或家属的疑问并再次查对，如遇病人不在或因故暂不能服药者，应将药物取回保管并交班。

(4)再次核对。

(5)服药后收回药杯，将药杯清洁、消毒待干后备用。

(6)整理用物，清洁药盘，洗手，记录并签名。

【评价】

1.病人能按时服药，对服药知识与药物作用有一定的了解。

2.病人用药后安全，无不良反应。

3.护士操作熟练，方法正确，坚持查对制度,无差错。

❸注意事项

1.严格执行查对制度与操作规程，每一病人的所有药物应一次取离药盘，以减少错漏，并注意观察药物的疗效及不良反应。

2.婴幼儿、鼻饲或上消化道出血病人所用药物，发药前需将药片研碎。

3.如病人需同时服用几种药液，应将药液分别置于不同的药杯内，量取不同种药液时应先洗净量杯或滴管再配药。

4.告知病人及家属一些服药常识及注意事项。

(1)对牙齿有腐蚀作用和使牙齿染色的药物,如酸类、铁剂,用时为避免与牙齿接触,可用饮水管吸入,或服药后漱口。服用铁剂,应忌饮茶,因铁剂和茶叶中的鞣酸接触,形成难溶性铁盐,妨碍吸收。

(2)抗生素及磺胺类药物需在血液内保持有效浓度，应准时服药。某些磺胺类药物经肾脏排出，尿少时易析出结晶堵塞肾小管，服药后要多引水。

(3)止咳糖浆对呼吸道粘膜起安抚作用,服后不宜饮水,以免冲淡药物,降低疗效。同时服用多种药物,则应最后服用止咳糖浆。舌下含化药服后不宜饮水。

(4)健胃药宜在饭前服，助消化药及对胃粘膜有刺激性的药物宜在饭后服。

(5)服强心甙类药物时需加强对心率、节律监测，脉率低于 60 次 /min 或节律不齐时暂停服用，并报告医生。

(6)发汗药服后应多饮水，可增强药物疗效，起发汗降温作用。

(二十二)超声雾化吸入法

超声雾化吸入法是应用超声波声能，将药液分散成细微的气雾，再由呼吸道吸入的一种操作方法。

❶目的

1.治疗呼吸道感染，消除炎症，减轻呼吸道黏膜水肿，稀化痰液以利排出。

2.改善通气功能，解除支气管痉挛，保持呼吸道通畅。

3.预防呼吸道感染:常用于胸部手术前后。

4.湿化呼吸道:配合人工呼吸器使呼吸道湿化。

5.治疗肺癌:吸入抗癌药物。

❷操作程序

【评估】

1.核对医嘱和服药卡。

2.病人目前病情,治疗、用药、意识状态,呼吸形态等。

3.病人的生命体征,心、肺情况及自理能力。

4.病人有无焦虑、恐惧心理,对疾病的认识,合作程度等。

5.电压、电源与超声雾化吸入器是否符合要求。雾化药物是否适合病人病情需要。

【计划】

1.预期目标

(1)病人呼吸道炎症消除,通气功能改善,痰液易咳出,呼吸道通畅。

(2)病人情绪稳定,感觉舒适。

2.准备

(1)护士 衣、帽、鞋、口罩,洗手。

(2)用物 超声雾化吸入器一套,冷蒸馏水,水温计;按医嘱准备药物;治疗巾一块,弯盘,纸巾;按需要备电源插座。

(3)病人 了解雾化吸入的目的,愿意合作,取坐位或侧卧位。

(4)环境 环境清洁、安静、舒适。

【实施】

1.连接雾化器各部件,水槽内加入冷蒸馏水250ml,浸没雾化罐底部透声膜。

2.核对后,将药液稀释至30~50ml倒进雾化罐内,将盖旋紧。

3.备齐用物携至病人床旁,查对治疗卡、床号、姓名,作好解释。协助其取合适体位。

4.接通电源,先打开电源开关,预热3分钟,根据需要调节雾量。

5.协助病人将口含器或面罩放置好,指导其紧闭口唇深呼吸,每次治疗时间20~30分钟。

6.治疗毕,取下口含器或面罩;关电源开关;帮助病人擦净面部,取舒适体位。

7.观察治疗效果与反应。

8.清理用物,将水槽内的水倒掉,擦干水槽,将雾化罐、面罩、螺纹管浸泡于消毒液内,1小时后洗净、凉干备用,洗手,记录并签名。

【评价】

1.病人呼吸道通畅,能咳出痰液,感觉舒适。

2.病人用药后安全,无不良反应,。

3.护士操作熟练,方法正确,给药剂量准确,雾量调节适宜。

❸注意事项

1.严格执行查对制度与操作规程。

2.操作轻稳,以免损坏水槽底部的电晶片及雾化罐底部的透声膜。

3.水槽内须保持有足够冷水,槽内水温勿超过50℃,以免损坏机件。若需连续使用,中间应间隔半小时。

4.严格消毒隔离制度,防止交叉感染。

5.注意观察药物的疗效及不良反应。

6.遵医嘱正确选择药物,掌握常用药物的作用

(1)抗生素:以控制呼吸道感染。

(2)氨茶碱 0.125 ~ 0.25g 或沙丁胺醇 0.1 ~ 0.2mg,以解除支气管痉挛。

(3) α – 糜蛋白酶 0.25mg 或 10% ~ 20%乙酰半胱氨酸溶液 1 ~ 3ml,以稀化痰液,有助排痰。

(4)地塞米松 2.5 ~ 5mg 以减轻呼吸道粘膜水肿。

(二十三)皮内注射法

皮内注射法是将少量药液注入表皮和真皮之间的一种操作方法。

❶目的

1.用于各种药物过敏试验。

2.预防注射。

3.局部麻醉的起始步骤。

❷操作程序

【评估】

1.核对医嘱、注射卡、药物。

2.病人目前病情,治疗情况,用药需要及对药物的反应、用药史、过敏史和家族史。

3.病人注射部位皮肤有无红肿、硬结、瘢痕。

4.病人有无紧张、焦虑心理,用药的动机,对用药计划的了解与认识程度等。

5.查药物的质量及批号、注射器与针头是否符合要求,灭菌日期、灭菌效果;注射盘用物是否齐全。

【计划】

1.预期目标

(1)病人用药安全,无不良反应。

(2)病人紧张情绪缓解,安全感增加,理解注射目的,主动配合。

2.准备

(1)护士 衣、帽、鞋、口罩,洗手。

(2)用物 注射盘内盛:70%乙醇一瓶、无菌棉签、无菌纱布、无菌持物钳(或镊子)、无菌巾包、砂轮、开瓶器、弯盘,注射单及笔等;1ml 注射器、4 ~ $4^1/_2$ 号针头,遵医嘱备药液。

(3)病人 了解目的,消除恐惧心理,取坐位或卧位,选择合适注射部位。

(4)环境 环境清洁,光线充足,符合无菌操作要求

【实施】

1.铺无菌盘,查对药物,检查质量;消毒安瓿及砂轮,安瓿锯痕,拭去玻璃碎屑,用无菌纱布包好折断安瓿;取注射器及针头,抽吸好药液,排尽空气,,安瓿套于针头上,置无菌盘内。

2.备齐用物携至病人床旁,查对床号、姓名,向病人作好解释,再次询问用药史、过敏史及家族史。

3.助病人取合适体位,选择注射部位(选择前臂掌侧中下段为皮试部位),以 70%乙醇消毒注射部位皮肤待干,再次核对安瓿并排气。

4.左手绷紧注射部位皮肤，右手持注射器，针尖斜面向上，与皮肤呈5°角，刺入至针尖斜面完全进入皮内，左手拇指固定针栓，右手推药液0.1ml，使局部形成一圆形隆起皮丘，皮丘皮肤变白，毛孔变大，随即迅速拔出针头。

5.再次核对，如为皮试，则嘱病人留观20分钟后观察结果。

6.协助病人取舒适体位，整理床单位。注意观察病人反应。

7.清理用物，洗手，记录并签名。

【评价】

1.病人情绪稳定，主动配合。

2.病人用药安全，无不良反应的发生。

3.护士操作熟练，方法正确，剂量准确。

❸注意事项

1.严格执行查对制度和无菌操作规程。

2.忌用碘类消毒剂，以免影响对局部反应的观察。

3.告知病人不可用手按揉局部，以防影响结果的观察，且暂勿离开病房，如有不适立即报告。

(二十四)皮下注射法

皮下注射法是将少量药液注入皮下组织的一种操作方法。

❶目的

1.需迅速达到药效而又较肌内或静脉注射吸收为慢及不能或不宜经口服给药时采用。

2.局部供药，如局部麻醉用药。

3.预防接种，如各种菌苗、疫苗的注射。

❷操作程序

【评估】

1.核对医嘱、注射卡、药物。

2.病人目前病情，治疗情况，用药史、过敏史；用药目的；所用药物可能产生的疗效与不良反应。

3.病人注射部位皮肤与肌肉情况，有无红肿、硬结、瘢痕。

4.病人有无紧张、焦虑心理，对注射给药的认识及合作程度。

5.查药物的质量及批号、注射用物的灭菌日期、灭菌效果；注射盘用物是否齐全。

【计划】

1.预期目标

(1)病人用药安全，无不良反应。

(2)病人紧张情绪缓解，理解用药目的，主动配合。

2.准备

(1)护士 衣、帽、鞋、口罩，洗手。

(2)用物 注射盘内盛：无菌注射器和针头；皮肤消毒剂，无菌棉签、无菌纱布，无菌持物钳(或镊子)，无菌巾包，砂轮，开瓶器，弯盘，注射单及笔等；遵医嘱备注射药液。

(3)病人 缓解紧张情绪，取坐位或卧位，选择合适注射部位。

(4)环境 环境清洁,光线充足,符合无菌操作要求

【实施】

1.铺无菌盘,查对药物,检查质量;消毒安瓿及砂轮,安瓿锯痕,拭去玻璃碎屑,用无菌纱布包好折断安瓿;取注射器及针头,抽吸好药液,排尽空气,,安瓿套于针头上,置无菌盘内。

2.备齐用物携至病人床旁,查对注射卡、床号、姓名,向病人作好解释。

3.助病人取合适体位,选择注射部位,按常规消毒注射部位皮肤,待干,再次核对药液安瓿,排尽注射器内空气。

4.左手拇指、示指绷紧注射部位皮肤,右手持注射器,示指固定针栓,针尖斜面向上,与皮肤呈30°~40°角,快速刺入皮下,深度为针梗的1/2~2/3;左手拇指、示指抽动活塞柄,无回血方可推注药液。

5.注射毕,用无菌干棉签按压进针处快速拔针,注射后核对安瓿。

6.协助病人取舒适体位,整理床单位,观察反应。

7.清理用物,洗手,记录并签名。

【评价】

1.病人体位合理,药物剂量准确,用药后安全,无不良反应。

2.多次注射后局部无硬结、无感染。

3.护士操作熟练,方法正确,坚持三查七对,无菌观念强。

❸注意事项

1.严格执行查对制度和无菌操作规程

2.持针时,右手食指固定针栓,但不可接触针体,以免污染。

3.针头刺入角度不宜超过45°,以免刺入肌层。

4.经常注射者,应更换部位。

5.有刺激性的药物及油剂不宜作皮下注射。

6 注射少于1ml的药液时,必须用1ml注射器抽吸药液,以保证注入药液的剂量准确无误。

7.告知病人有关注射药物知识及注射的注意事项,如有不适立即报告。

(二十五)肌内注射法

肌内注射法是将无菌药液注入肌肉组织内的一种操作方法。

❶目的

1.需迅速发挥药效或不能经口服的药物。

2.不宜或不能做静脉注射的,要求比皮下注射更迅速发生药效者。

3.注射刺激性较强或药量较大药物。

❷操作程序

【评估】

1.核对医嘱、注射卡、药物。

2.病人目前病情,治疗情况,用药目的;所用药物可能产生的疗效与不良反应。

3.病人注射部位皮肤与肌肉情况,有无红肿、硬结、瘢痕。

4.病人有无紧张、焦虑心理,对注射给药的认识及合作程度。

5.查药物的质量及批号、注射用物的灭菌日期、灭菌效果;注射盘用物是否齐全。

【计划】

1.预期目标

(1)病人用药安全,无不良反应。

(2)病人紧张情绪缓解,理解用药目的,主动配合。

2.准备

(1)护士 衣、帽、鞋、口罩,洗手。

(2)用物 注射盘内盛:2ml 或 5ml 注射器、$5^{1}/_{2}$ 或 6 号针头;皮肤消毒剂,无菌棉签、无菌纱布,无菌持物钳(或镊子),无菌巾包,砂轮,开瓶器,弯盘,注射单及笔等;遵医嘱备注射药液。必要时备急救药物。

(3)病人 理解目的,排空大小便,取坐位或卧位,选择合适注射部位。

(4)环境 环境清洁,光线充足,符合无菌操作要求

【实施】

1.铺无菌盘,查对药物,检查质量;消毒安瓿及砂轮,安瓿锯痕,拭去玻璃碎屑,用无菌纱布包好折断安瓿;取注射器及针头,抽吸好药液,排尽空气,安瓿套于针头上,置无菌盘内。

2.备齐用物携至病人床旁,查对注射卡、床号、姓名,向病人作好解释。

3.助病人取合适体位,选择注射部位,按常规消毒注射部位皮肤,待干,再次核对药液安瓿,排尽注射器内空气。

4.左手拇指、示指绷紧注射部位皮肤,右手持注射器,以中指或无名指固定针栓,针头与皮肤呈直角,用手臂带动腕部力量快速刺入,深度约为针梗的 2/3(2.5 ~ 3cm),固定针头;左手抽动活塞柄,无回血后以均匀的速度慢慢推注药液,注射完毕,用无菌干棉签轻按进针处快速拔针。注射后核对安瓿。

5.协助病人取舒适体位,整理床单位,观察反应。

6.清理用物,洗手,记录并签名。

【评价】

1.病人体位合理,药物剂量准确,用药后安全,无不良反应。

2.病人多次注射后局部无硬结、无感染。

3.护士操作熟练,部位准确,熟悉定位方法,能按无痛注射方法进行操作,注射过程中,坚持三查七对,无菌观念强。

❸注意事项

1.严格执行查对制度和无菌操作规程。

2.且勿把针梗全部刺入,以防针梗从根部衔接处折断。

3.需长期作肌内注射的病人,注射部位应交替更换,避免或减少硬结发生。

4.同时注射两种药物时,要注意配伍禁忌。

5.2 岁以下婴儿不宜选用臀大肌部位注射,因其臀大肌尚未发育好,易损伤坐骨神经,引起并发症。可选用臀中肌、臀小肌部位注射。

6.告知病人有关注射药物知识及注射的注意事项,如有不适立即报告。

7.掌握肌内注射部位的选择、臀大肌定位方法和体位的准备。

(1)部位的选择

一般选择肌肉较厚,离大神经及大血管较远的部位。以臀大肌为常用,其次为臀中肌、臀小肌、股外侧肌及上臂三角肌。

(2)臀大肌定位方法

①十字法 从臀裂顶点向左侧或向右侧划一水平线,再从髂嵴最高点作一垂直平分线,将臀部分为四个象限,其外上象限并避开内角即为注射区。

②联线法 取髂前上棘和尾骨连线的外上 1/3 处为注射部位。

(3)体位的准备

①侧卧位 上腿伸直,放松,下腿稍弯曲。

②俯卧位 足尖相对,足跟分开,头偏向一侧。

③仰卧位 自然仰卧,放松,常用于危重病人及不能翻身的病人,以采用臀中肌,臀小肌注射法较为方便。

④坐位 自然坐位,凳子宜稍高、为门诊病人接受注射时常用的体位。

(二十六)静脉注射/静脉血标本采集法

静脉注射 / 静脉血标本采集法是自静脉注入药液或抽取血标本的一种操作方法。

❶目的

静脉注射

1.需迅速发挥药效,尤其在治疗急重症时。

2.药物不宜口服、皮下或肌内注射,只适宜经静脉给药。

3.注入药物作某些诊断性检查,如作肾功能试验,胆囊 X 线摄片检查。

静脉血标本采集

了解病人病情,协助临床诊断疾病,为临床治疗提供依据。

❷操作程序

【评估】

1.核对医嘱、注射卡、药物。

2.病人病情,意识状态,治疗、用药情况。

3.病人肢体的血液循环情况,注射部位静脉是否显露,有无瘢痕、炎症。

4.病人心理状态:有无紧张、焦虑心理,对静脉注射给药和采集血标本的认识及合作程度。

5.检查药物的质量,有无配伍禁忌,注射用物是否齐全,符合要求;试管和容器是否符合检验目的,标签是否贴好。

【计划】

1.预期目标

(1)病人用药安全,无不良反应。

(2)病人紧张情绪缓解,安全感增加,理解静脉注射和采血标本目的,主动配合。

(3)能根据不同的检验目的选择合适的试管与容器,标本量准确。

2.准备

(1)护士 衣、帽、鞋、口罩,洗手。

(2)用物 注射盘内盛:皮肤消毒剂;无菌棉签、无菌纱布、无菌持物钳(或镊子)、无菌巾包;压脉带、小垫枕、胶布、砂轮、开瓶器;大小合适的注射器及型号合适的针头或头皮针;弯盘,注射单及笔等;遵医嘱备药液。采集血标本另备检验单,标本容器(根据检验目的备干燥试管、抗凝试管或血培养瓶),按需要备无菌手套、乙醇,火柴,试管贴标签。

(3)病人 理解目的,取坐位或卧位,选择合适的静脉。

(4)环境 环境清洁,光线充足,符合无菌操作要求。

【实施】

▲ 静脉注射

1.铺无菌盘,查对药物,检查质量;消毒安瓿及砂轮,安瓿锯痕,拭去玻璃碎屑,用无菌纱布包好折断安瓿;取注射器及针头,抽吸好药液,排尽空气,,安瓿套于针头上,置无菌盘内。

2.备齐用物携至病人床旁,查对注射卡、床号、姓名,作好解释。

3.助病人取合适体位,选择合适的静脉,在穿刺部位的肢体下垫小枕,在穿刺部位上方约6cm处扎上压脉带,按常规消毒注射部位皮肤,待干,嘱病人握拳。

4.再次核对药液,换头皮针并排气;左手拇指绷紧静脉下方皮肤,并使静脉固定,右手持头皮针小柄(或注射器与针栓),使针尖斜面朝上,针头与皮肤呈20~25°角,在静脉上方或侧方刺入皮下,再沿静脉走向潜行刺入;如见回血,表明针头已进入静脉,可再顺静脉推进0.5~1cm.,解松压脉带,嘱病人松拳;固定好针头,缓慢推注药液。

5.注射毕,拔出针头,局部用无菌干棉签按压。再次核对。

6.协助病人取舒适体位,整理床单位,观察反应。

7.清理用物,洗手,记录并签名。

▲ 静脉血标本采集

1.查对医嘱,贴检验单的附联于标本容器上。

2.备齐用物携至病人床旁,查对治疗卡和检验单及床号、姓名,作好解释。

3.同静脉注射第3项。

4.带手套,按静脉穿刺法穿刺静脉血管,见回血后抽取所需血量。

5.松压脉带,嘱病人松拳,迅速拔出针头,同时用干棉签按压静脉穿刺点1–2分钟;取下针头。

6.根据检查目的不同将血液标本沿容器内壁注入不同容器内。

(1)血培养标本 首先检查容器是否符合要求,严格无菌操作、防污染,抽血后容器塞取出,迅速将容器口在乙醇灯火焰上消毒,血液注入容器中。再将瓶塞在乙醇灯上消毒后盖好,及时送检。

(2)采集全血标本 按需要量抽吸血液,取下针头,沿试管壁缓慢注入抗凝管中,立即轻轻摇动,防止血液凝固。

(3)采集血清标本 采血后取下针头,将血液缓慢沿试管壁注入干试管内,切勿将泡沫注入,避免震荡,以防红细胞破裂溶血。

7.采血毕,观察病人穿刺部位,整理床单位,标本送检。

8.整理用物,洗手、记录并签名。

【评价】

1.病人体位合理,用药/标本采集后安全,无不良反应。

2.注射/采血过程中,病人局部无疼痛、无肿胀。

3.护士操作熟练,给药/血标本采集正确;坚持三查七对,无菌观念强。

❸**注意事项**

1.严格执行查对制度和无菌操作规程

2.注射/采血时,应选择粗直,弹性好,不易滑动的静脉。如需长期静脉给药者,为保护血管,应由远端到近端有次序的进行注射。

3.根据病情及药物性质掌握注入药液的速度,并随时听取病人的主诉和观察病情变化。

4.对组织有强烈刺激性的药物,可先用等渗盐水作穿刺注射,证实针头确实在血管内,用手固定针头取下注射器,接上吸有药液的注射器进行注射,可防药液外溢于组织内而发生组织损伤。

静脉血标本采集

1.同静脉注射1~2项。

2.根据不同的检验目的选择标本容器:

(1)采集血清标本,须用干燥的注射器、针头和试管。

(2)采集全血标本,须注意抗凝。

(3)作二氧化碳结合力测定,抽取的血液应立即注入有石蜡油的抗凝试管内的石蜡油液面以下,以隔绝空气,或将血液注入抗凝管后立即盖紧橡胶盖,送检。

(4)采集血培养标本,应防污染,检查培养基是否符合检查项目要求,培养液量是否合适,瓶塞是否干燥紧密。

3.严禁在输液或输血针头处或橡胶管处取血标本,最好在对侧肢体采集。

4.血标本作生化检验,应在空腹时采取,因此时血液的各种化学成分处于相对恒定状态,检验结果比较正确。为此,应事先通知病人,避免因进食而影响检验结果。

5.按检验目的抽取所需血量,一般血培养取血量为5ml,亚急性细菌性心内膜炎病人,为提高培养阳性率,采血量增至10~15ml。

6.同时抽取几个项目的标本,一般应先注入血培养瓶,其次注入抗凝管,最后注入干燥试管,动作需迅速准确。均不能将泡沫注入标本容器内。

(二十七)药物过敏试验法

药物过敏试验法是将药物稀释后,按规定的剂量注入皮内,以测定机体对药物是否过敏的一种操作方法。

❶**目的**

做药物过敏试验,以观察机体对药物有无过敏反应。

❷**操作程序**

【评估】

1.核对医嘱、注射卡、药物。

2.病人病情,意识状态,治疗情况,对药物的反应,有无用药史、过敏史、家族史。

3.病人的局部情况:注射部位皮肤有无红肿、硬结、瘢痕。

4.病人的心理状态:有无紧张、焦虑,对药物的的了解与认识程度。

5.查药物的质量及批号、注射器与针头是否符合要求,灭菌日期、灭菌效果;注射盘用物是否齐全。

【计划】

1.预期目标

(1)病人用药安全,无不良反应。

(2)病人紧张情绪缓解,安全感增加,理解试验目的,主动配合。

2.准备

(1)护士 衣、帽、鞋、口罩,洗手。

(2)用物 注射盘内盛:70%乙醇一瓶、无菌棉签、无菌纱布、无菌持物钳(或镊子)、无菌巾包、砂轮、开瓶器、弯盘,注射单及笔等;1ml 注射器、4 ~ $4\frac{1}{2}$ 号针头,遵医嘱备做过敏试验的药物 1 支、无菌等渗盐水、盐酸肾上腺素等。

(3)病人 理解目的,缓解紧张情绪,排空大小便,取舒适体位。

(4)环境 清洁,光线充足,符合无菌操作要求。

【实施】

▲ 青霉素过敏试验法

1.配制皮试液:

(1)铺无菌盘,启开青霉素瓶(80 万 U/瓶)铝盖中心,消毒瓶塞,检查等渗盐水,消毒安瓿及砂轮,锯痕,重新消毒去屑,无菌纱布包折安瓿。

(2)取注射器及针头吸取生理盐水 4ml 注入青霉素安瓿内,充分溶解.稀释后每 1ml 含青霉素 20 万 U。

(3)用 1ml 注射器吸取上液 0.1ml,加生理盐水 0.9ml 摇匀, 则 1ml 内含青霉素 2 万 U。

(4)弃去 0.9ml,余 0.1ml, 加生理盐水 0.9ml 摇匀, 则 1ml 含青霉素 2000U。

(5)弃去 0.9ml, 余 0.1ml(或弃去 0.75ml, 余 0.25ml)加生理盐水 0.9ml 摇匀,则 1ml 内含青霉素 200U。(或 500U),即配成皮试溶液(0.1ml 内含青霉素 20U 或 50U)。

(6)换皮试针头,无菌安瓿套在针头上,置无菌盘内。

2.备齐用物携至病人床旁,查对注射卡、床号、姓名,向病人作好解释,再次询问用药史、过敏史及家族史。

3.助病人取合适体位,选择注射部位(选择前臂掌侧中下段为皮试部位),以 70%乙醇消毒注射部位皮肤待干,再次核对安瓿并排气。

4.左手绷紧注射部位皮肤,右手持注射器,针尖斜面向上,与皮肤呈 5° 角,刺入至针尖斜面完全进入皮内,左手拇指固定针栓,右手推药液 0.1ml,使局部形成一圆形隆起皮丘,皮丘皮肤变白,毛孔变大,随即迅速拔出针头。

5.嘱病人留观 20 分钟后观察并判断皮试结果,再次核对。

6.协助病人取舒适体位,整理床单位;注意观察病人反应。

7.清理用物,洗手, 记录并签名。

▲ 链霉素过敏试验法

1.配制皮试液

(1)铺无菌盘,启开链霉素瓶(1g 即 100 万 U/瓶)铝盖中心,消毒瓶塞,检查生理盐水,消毒安瓿及砂轮,锯痕,重新消毒去屑,无菌纱布包折安瓿。

(2)取注射器及针头吸等渗盐水 3.5ml 注入链霉素安瓿内,充分溶解,溶解后溶液体积为 4ml,即每 1ml 含链霉素 25 万 U。

(3)用 1ml 注射器吸取上液 0.1ml,加生理盐水 0.9ml 摇匀,则 1ml 内含链霉素 2.5 万 U。

(4) 弃去0.9ml, 余0.1ml, 加生理盐水0.9ml摇匀, 则1ml内含链霉素2500U, 即配成皮试溶液(0.1ml内含链霉素250U)。

(5)换皮试针头,无菌安瓿套在针头上,置无菌盘内。

2.同青霉素过敏试验法的实施2.3.4.5.6.7内容。

▲ 破伤风抗毒素过敏试验法

1.配制皮试液

(1)铺无菌盘,检查破伤风抗毒素药液(TAT1500u /ml/ 支)和生理盐水,消毒安瓿及砂轮,锯痕,重新消毒去屑,无菌纱布包折安瓿。

(2)用1ml注射器吸取破伤风抗毒素药液0.1ml,加生理盐水稀释至1ml,则1ml内含TAT 150U,即配成皮试溶液(0.1ml含TAT 15U)。

(3)换皮试针头,无菌安瓿套在针头上,置无菌盘内。

2.同青霉素过敏试验法的实施2.3.4.5.6.7内容。

▲ 普鲁卡因过敏试验法

1.配制皮试液

(1)铺无菌盘,检查普鲁卡因(2%/2ml/ 支)药液和生理盐水,消毒安瓿及砂轮,锯痕,重新消毒去屑,无菌纱布包折安瓿。

(2)用1ml注射器吸取2%普鲁卡因药液0.1ml,加生理盐水稀释至0.8ml,配成0.25%的皮试溶液。

(3)换皮试针头,无菌安瓿套在针头上,置无菌盘内。

2.同青霉素过敏试验法的实施2.3.4.5.6.7内容。

▲ 细胞色素C过敏试验法

皮内试验法

1.配制皮试液

(1)铺无菌盘,检查细胞色素C(15mg/2ml/ 支)药液和生理盐水,消毒安瓿及砂轮,锯痕,重新消毒去屑,无菌纱布包折安瓿。

(2)用1ml注射器吸取细胞色素C药液0.1ml,加生理盐水稀释至1ml,则1ml内含细胞色素C 0.75mg,即配成皮试溶液(0.1ml含细胞色素C 0.075mg)。

(3)换皮试针头,无菌安瓿套在针头上,置无菌盘内。

2.同青霉素过敏试验法的实施2.3.4.5.6.7内容。

划痕试验法

1.吸取药液

(1)铺无菌盘,检查细胞色素C药液,消毒安瓿及砂轮,锯痕,重新消毒去屑,无菌纱布包折安瓿。

(2)用1ml注射器吸取细胞色素C原液,则1ml内含细胞色素C 0.75mg。无菌安瓿套在针头上,置无菌盘内。

2.同青霉素过敏试验法实施的2.5.6.7内容。

3.助病人取合适体位,选择前臂掌侧下段为皮试部位,以70%乙醇消毒注射部位皮肤待干,再次核对安瓿并排气。

4.取细胞色素C原液1滴,滴于皮肤上,用无菌针头在表皮上划痕两道,长约0.5cm,深度以使微量渗血为度,20分钟后观察并判断结果。

▲ 头孢菌素类过敏试验法(以先锋霉素为例)

1.配制皮试液

⑴铺无菌盘,启开先锋霉素(0.5g/瓶)铝盖中心,消毒瓶塞,检查等渗盐水,消毒安瓿及砂轮,锯痕,重新消毒去屑,无菌纱布包折安瓿。

⑵取注射器及针头吸取生理盐水2ml,注入先锋霉素安瓿内,充分溶解,稀释后每1ml含先锋霉素250mg。

⑶用1ml注射器及皮试针头取上液0.2ml,加生理盐水0.8ml摇匀,则1ml含先锋霉素50mg。

⑷弃去0.9ml,余0.1ml,加生理盐水0.9ml摇匀,则1ml含先锋霉素5mg。

⑸弃去0.9ml,余0.1ml,加生理盐水0.9ml摇匀,则1ml内含先锋霉素500ug,即配成皮试溶液(0.1ml内含先锋霉素50ug)。

⑹换皮试针头,无菌安瓿套在针头上,置无菌盘内。

2.同青霉素过敏试验法的实施2.3.4.5.6.7内容。

【评价】

1.病人情绪稳定,主动配合,皮试结果(阴性或阳性)准确,

2.病人用药安全,无过敏反应的发生。

3.护士操作熟练,方法正确,配制皮试液准确,熟悉过敏性休克的急救措施。

❸注意事项

1.严格执行查对制度和无菌操作规程。

2.忌用碘类消毒剂,以免影响对局部反应的观察。

3.告知病人不可用手按揉局部,以防影响结果的观察,且暂勿离开病房,如有不适立即报告。

4.用药前详细询问用药史、过敏史和家族史。

5.准确观察判断皮试结果。

▲ 青霉素、链霉素普鲁卡因、头孢菌素类皮试结果

(1)阴性 皮丘无改变,周围不红肿,无自觉症状。

(2)阳性 局部皮丘隆起增大,出现红晕,直径大于1cm,或周围有伪足,伴局部痒感。严重时可有头晕、心慌、恶心,甚至发生过敏性休克。

▲ 破伤风抗毒素皮试结果

⑴阴性 皮丘无改变,周围不红肿,无自觉症状。

⑵阳性 皮丘红肿,硬结直径大于1.5 cm,红晕范围直径超过4cm,有时出现伪足或有痒感。全身过敏性反应表现与青霉素过敏反应相类似,以血清病型反应多见。

▲ 细胞色素C皮试结果

局部发红、直径大于1cm,出现丘疹者为阳性。

6.对有青霉素过敏史者禁止做过敏试验。对已接受青霉素治疗的病人,停药3天后再用此药时,或使用中更换药物批号时,须重新做过敏试验。若青霉素过敏试验结果为阳性,则禁用青霉素,并在病历、医嘱单、床头卡、注射卡上醒目地标明“青霉素阳性”,同时告知病人及其家属。如对皮试结果有怀疑,应在对侧前臂皮内注射生理盐水0.1ml,以作对照,确认青霉素皮试结果为阴性方可用药。

7.破伤风抗毒素试验结果为阳性,需采用脱敏注射法。在脱敏注射的过程中,应密切观察病人反应,如发现病人有面色苍白、发绀、荨麻疹及头晕、心慌等不适或过敏性休克时,应立即停止注射并配合医生进行抢救。如过敏反应轻微,可待症状消退后,酌情将剂量减少、注射次数增加,在密切观察病人情况下,使脱敏注射顺利完成。

8.仔细观察病人反应,熟悉过敏性休克的急救措施。如出现过敏性休克,应:

(1)立即停药,就地抢救。病人未脱离危险期,不宜搬动。

(2)病人平卧,以利于脑部血液供应,并注意保暖。

(3)立即皮下注射0.1%盐酸肾上腺素0.5~1ml,小儿酌减,如症状不缓解,可每隔半小时再皮下或静脉注射0.5ml,直至脱离危险期。此药是抢救过敏性休克的首选药物,它具有收缩血管,增加外周阻力、兴奋心肌、增加心输出量及松弛支气管平滑肌的作用。

(4)改善缺氧症状 给予氧气吸入,呼吸受抑制时,应立即进行口对口的人工呼吸,并肌内注射尼可刹米或山梗菜碱等呼吸兴奋剂。喉头水肿影响呼吸时,应立即准备气管插管或配合施行气管切开术。

(5) 根据医嘱给药 地塞米松5~10mg静脉推注或氢化可地松200mg加5%~10%葡萄糖液500ml静脉滴注。此药有抗过敏作用,能迅速缓解症状。根据病情给予血管活性物质(如多巴胺、间羟胺等),纠正酸中毒和抗组织胺类药物等。

(6)心跳骤停的处理 如发生心跳骤停,立即进行胸外心脏按压,同时施行人工呼吸。

(7)观察与记录 密切观察病人的意识、体温、脉搏、呼吸、血压、尿量及其它临床变化,并作好病情动态的护理记录。

(8)如系链霉素过敏,除采用上述急救措施外,可遵医嘱用10%葡萄糖酸钙或稀释一倍的5%氯化钙的溶液静脉注射。

(二十八)静脉输液法(密闭式/留置输液/输液泵的使用)

静脉输液法是将一定量的无菌溶液或药液直接输入静脉的一种操作方法。

❶目的

1.补充水和电解质,维持酸碱平衡。

2.补充营养,供给热量,促进组织修复,获得正氮平衡。

3.输入药物,控制感染,治疗疾病。

4.增加血容量,维持血压,改善微循环。

5.留置输液还可保护静脉,减少血管损伤、保持输液通道通畅。

6.输液泵的使用控制输液速度,用于危重病人,心血管疾病及小儿等病人的治疗和抢救。

❷操作程序

【评估】

1.核对医嘱、输液卡、药物。

2.病人病情、治疗、用药、意识状态。

3.病人注射部位皮肤及静脉情况,有无瘢痕、炎症及肢体活动状况。

4.病人心理状态 有无紧张、焦虑心理,对疾病和输液作用的认识程度。

5.检查药物的质量,有无配伍禁忌,输液用物是否齐全,符合要求;留置针、肝素帽的型号是否适合病人需要;输液泵的电压与电源是否相匹配。

【计划】

1.预期目标

(1)病人用药安全,输液顺利,无不良反应。

(2)病人紧张情绪缓解,安全感增加,理解输液目的,主动配合。

(3)留置针固定牢靠,保持通畅;输液泵能有效控制输液速度,输液通畅。

2.准备

(1)护士 衣、帽、鞋、口罩,洗手。

(2)用物 注射盘内盛:皮肤消毒剂;无菌棉签、无菌纱布、无菌持物钳(或镊子)、无菌巾包;压脉带、小垫枕、胶布、瓶套、砂轮、启瓶器;剪刀,输液器一套、注射器及针头,弯盘,输液卡及笔,遵医嘱准备液体及药物;输液架;必要时备小夹板及绷带。静脉留置输液另备留置针、肝素帽(按需要选择型号);输液泵输液另备输液泵;

(3)病人 理解输液的目的,排空大小便,取坐位或卧位,选择合适的静脉。

(4)环境 清洁安静,光线充足,符合无菌操作要求。

【实施】

▲ 密闭式输液法

1.再次查对输液卡及药物、检查药物质量,打开铝盖中心部分,套上瓶套;输液瓶签上注明病人床号、姓名及主要药物名称。

2.消毒瓶塞,核对并消毒药物及砂轮,安瓿锯痕再拭去玻璃屑,用无菌纱布包好打开安瓿;取注射器吸取药物后加入瓶内;将输液管和通气管的针头同时插入瓶内,关闭输液器开关。

3.备齐用物携至病人床旁,查对输液卡、床号、姓名,作好解释。备好胶布,将输液瓶挂于输液架上并固定通气管,排气。

4.助病人取合适体位,选择合适的静脉,肢体下垫小枕,在穿刺部位上方约6cm处扎上压脉带,按常规消毒注射部位皮肤,再次核对药液。

5.取下输液管排气,关上开关,嘱病人握拳,穿刺,见回血再将针头平行推进少许。松压脉带,同时嘱病人松拳,打开开关,见液体点滴通畅,用胶布固定,必要时用夹板固定。

6.根据病情调节输液速度40~60滴/分(口述不同病人的滴速调节),遮盖好病人。

7.再次查对无误后,在输液卡上记录时间、滴速并签名。向病人及家属交待注意事项。

8.协助病人取舒适卧位,整理床单位,清理用物,洗手。

▲ 静脉留置输液法

1.同密闭式输液法1~4项。

2.打开留置针与肝素帽的外包装,取出静脉留置针,去除针套,旋松外套管,转动针芯,使针头斜面向上。嘱病人握拳,护士左手绷紧皮肤,右手以拇指和示指挟紧留置针护翼;以15~30° 角进针,见回血后,降低角度再将穿刺针推进0.2~0.5cm。

3.右手固定针芯,左手将外套管送入静脉;松压脉带,嘱病人松拳,抽出针芯。

4.取肝素帽旋紧于针座上,用专用敷贴固定导管于皮肤上,取出压脉带。

5.消毒肝素帽,将已备好的静脉输液器的头皮针刺入肝素帽内(注意排尽空气),打开调节器,根据病情调节滴速,向病人及家属交待注意事项;再次核对,作好记录。

6.助病人卧于舒适的卧位,整理床单位,清理用物。

7.定时观察留置部位与输液情况,输液完毕,拔出输液管。

8.封管 常规消毒肝素帽,将抽有封管液的注射器针头刺入肝素帽内,边推注边退针。

9.再次输液 常规消毒肝素帽,先推5~10ml生理盐水;再将输液器头皮针刺入肝素帽内,打开调节器，调节滴速，做好记录。

10.停止输液或留置针堵塞或局部肿胀时，拔出留置针；干棉签局部按压，防止出血，整理床单位，助病人取舒适的卧位；清理用物，洗手。

▲ 输液泵输液法

1.同密闭式输液法 1～4 项。

2 将输液管安装到泵上，将红外线感光器连接到输液器上，将输液管固定到泵上的特定位置上，不压迫管道，将泵放置在床旁安稳的位置(或输液架)上，接好电源。

3.开电源开关，待机器自检，设置输液总量和输液速度，进行静脉穿刺，按静脉输液法固定。

4.按“开始”键，开始输液。

5.协助病人取舒适卧位，整理床单位，在输液卡上记录时间、滴速并签名。

6.当输液量接近预先设定的“输液量限制”时，“输液量显示”键闪烁，提示输液结束。

7.终止输液时，按“停止”键，停止输液。关闭电源开关，拔出针头，局部用无菌干棉签按压；取出输液管。

8.整理床单位，助病人取舒适的卧位；清理用物，洗手。

【评价】

1.病人体位合理，药物剂量准确，用药后安全，无不良反应。

2.输液过程中，病人局部无疼痛、无肿胀，输液通畅，速度适宜。

3.护士操作熟练，穿刺一次成功，输液时遇到故障能迅速排除，坚持三查七对，无菌观念强。

❸注意事项

1.严格执行查对制度和无菌操作。需长期输液者应注意保护和合理使用静脉，一般从远端小静脉开始。

2.注意药物的配伍禁忌，刺激性强的药物应确保针头在血管内再加药。

3.根据病情有计划地安排输液顺序，如需加入药物，应合理安排，使其尽快达到治疗效果。

4.药液滴尽前及时更换输液瓶或拔针，严防造成空气栓塞。

5.输液中应加强巡视，耐心听取病人的主诉，严密观察，及时处理输液故障。

6.持续输液 24 小时以上者，需每天更换输液瓶或输液管。

7.昏迷、小儿及不合作的病人输液时可选择头皮静脉，四肢输液时需用夹板固定。

8.开放式输液倒入液体时，溶液瓶不得触及输液器口；加药时，用注射器抽吸药液，取下针头，在距离输液器瓶口 1cm 处注入，并摇匀药液。

9.向病人解释静脉输液的目的及原理；让病人了解输液反应的症状及防治方法。

静脉留置输液

1.使用静脉留置针时应严格无菌技术操作。固定要牢固，避免过松与过紧。

2.注意保护有留置针的肢体。不进行输液时，也尽量避免肢体下垂姿势，以免由于重力作用造成回血堵塞导管(对能下地活动的病人，避免在下肢留置)。

3.加强巡视 输液过程中密切观察穿刺部位，每次输液前、后，均应检查穿刺部位及静脉走向有无红、肿；并询问病人有无疼痛与不适。如有异常情况，可及时拔除导管进行对局部的处理。对仍需输液者应更换肢体，另行穿刺。

4.穿刺部位专用敷贴污染时，应及时更换。

输液泵使用法

1.同静脉输液法注意事项。

2.注意观察输液泵使用中的运行情况,出现异常,及时处理。

(二十九)静脉输血法(密闭式)

静脉输血法是利用血液本身的重力和大气压的作用,将血液直接滴入静脉内的一种操作方法。

❶目的

1.补充血容量,增加有效循环血量,提高血压,增加心输出量,促进循环。

2.纠正贫血,增加血红蛋白含量,促进携氧功能。

3.供给血小板和各种凝血因子,有助于止血。

4.增加白蛋白,维持胶体渗透压,减少组织渗出和水肿。

5.补充抗体和补体,以增强机体免疫能力。

6.排除某些有害物质,改善组织器官缺氧状况。

❷操作程序

【评估】

1.核对医嘱、输血卡、药物。

2.病人的一般情况、临床诊断和治疗情况、意识状态、输血原因。

3.病人注射部位皮肤及静脉情况,有无瘢痕、炎症及肢体活动状况。

4.病人对输血的心理反应,对输血知识的理解能力和合作程度。

5.检查血液的质量、输入血的血型及交叉配血结果。输血用物是否齐全、符合要求。

【计划】

1.预期目标

(1)病人失血得到纠正,生命体征在正常范围。

(2)病人输血后安全,局部无肿胀,无输血反应发生。

(3)病人紧张情绪缓解,理解输血的目的,主动配合。

2.准备

(1)护士 衣、帽、鞋、口罩,洗手。

(2)用物 治疗盘内盛:一次性输血器一套,生理盐水,同型血液,配血化验单,皮肤消毒剂,无菌棉签,手套,启瓶器,弯盘,压脉带,无菌持物钳及其容器,输液架等。

(3)病人 了解使用输血的目的,排空大小便,密切配合。

(4)环境 清洁安静,光线充足,符合无菌操作要求。

【实施】

1.查对医嘱,检查、核对血液检验单及生理盐水。

2.打开生理盐水瓶盖中心部分,套上瓶套,消毒瓶塞,将输血器和通气管针头同时插入瓶塞内,排尽空气;关闭输血器开关。

3.备齐用物携至病人床旁,查对输血卡、床号、姓名,作好解释。

4.经两人同时进行查对配血单、贮血瓶上标签、血液及病人床号姓名等。助病人取合适的体位,暴露穿刺部位,常规消毒穿刺处皮肤,按密闭式静脉输液法输入少量生理盐水。

5.转动血瓶，将血液以旋转式轻轻摇匀，消毒贮血瓶塞(贮血袋上部分胶管)。

6.拔出生理盐水瓶内的输血器和通气管针头，插入贮血瓶或贮血袋(贮血袋不必插通气管)，调节输血速度(开始10分钟宜慢，观察10分钟无不良反应，在根据病情调节滴速，成人一般40~60滴，儿童酌减)；继续观察有无不良反应。

7.向病人及其家属交代有关注意事项，记录输血时间、滴速，并签全名。

8.安置病人舒适的体位，整理床单位。

9.贮血瓶或贮血袋血已输完时，继续输入少量生理盐水，将输血管内全部血液输完。

10.清理用物，处理贮血瓶(袋)、输血器。洗手。

【评价】

1.病人输血通畅，局部无肿胀，输血后症状改善，生命体征正常，未发生输血反应。

2.护士操作熟练，方法正确，无浪费血液现象，自身无污染，坚持查对制度，无菌观念强。

❸注意事项

1.严格执行无菌技术操作原则和查对制度,坚持三查八对(即对姓名、床号、住院号、血瓶或血袋号、血型、交叉配血试验结果、血液种类和剂量)。

2.静脉输血开始速度宜慢，每分钟滴速约15~20滴，10~15min后无不良反应，再根据病情调整所需滴数。一般成人每分钟滴入40~60滴，儿童酌减。

3.输入两个以上血液时，每两个血之间须加用生理盐水，以防止发生不良反应。

4.给大量出血病人作加压输血时，护士不能离开病人，必须在场观察并及时换瓶或拔针。

5.血液中不得加入任何药物，输血后24小时才处理输血瓶(袋)，以备检查。

6.输血过程中严密观察病人情况，注意有无输血反应，发现异常，及时处理，并保留余血以供检查，找出原因。

(三十)徒手心肺复苏术

徒手心肺复苏术是指对心跳和呼吸骤停者在开放气道的情况下，行人工呼吸和胸外心脏按压的一种操作技术。

❶目的

使病人迅速建立有效的循环和呼吸功能，恢复和保证全身重要脏器的血液供应，尽快恢复心跳、呼吸，促进脑功能的恢复。

❷操作程序

【评估】

1.病人意识丧失、心跳停止、无呼吸、大动脉搏动消失及心跳、呼吸骤停的原因。

2.病人口腔、咽喉部有无异物、面色和口唇颜色，瞳孔大小。

3.病床是否适用于实施徒手心肺复苏术。

【计划】

1.预期目标

(1)病人心跳、呼吸恢复，大动脉搏动出现，收缩压在8kPa(60mmHg)以上。

(2)散大的瞳孔缩小，面色、口唇、甲床等色泽转为红润；意识逐渐恢复。

(3)复苏过程中不发生并发症。

2.准备

(1)护士 衣、帽、鞋,熟悉目的。

(2)用物 纱布或薄手帕一块。

(3)病人 卧于硬板床上或地上。

(4)环境 清洁,安静,光线充足。

【实施】

1.判定病人有无意识 发现病人有意识突然丧失,先用手轻推病人肩部并叫姓名,检查瞳孔,观察有无反应。

2.呼救 同时使病人卧于硬板床上(卧于软床上的病人,则在其肩背下垫一心脏按压板)或地上,去枕,使头后仰,解开上衣,松开裤带。

3.心前区捶击 急救者右手握空心拳,小鱼际肌侧朝病人胸壁 20~25cm 处,垂直向下扣击心前区 1~2 次。

4.开放气道 清除口腔、气道分泌物或异物,取下活动性义齿。急救者于病人一侧,一手伸入病人颈后,向上托起,一手按压前额,颈项过伸,将耳或面颊贴近病人口鼻,面对病人胸部,倾听有无呼吸及观察病人胸部有无起伏,确认呼吸停止,立即抢救。

5.口对口人工呼吸 急救者将按压前额之手的拇、食指捏闭病人的鼻孔,另一手托下颌,并将病人口唇张开,作深呼吸后,口紧贴并包住病人口部用力吹气,看到病人胸廓升起方为有效,脱离病人口部,放松捏鼻孔的拇、食指,观看病人胸廓复原,并感到病人口鼻部有气呼出,连续吹气 2 次,使病人肺部充分换气。

6.吹气频率 成人 14~16 次 / 分,儿童 18~20 次 / 分,婴幼儿 30~40 次 / 分。

7.确认心跳是否停止 触摸病人的颈动脉有无搏动,确认心跳停止。

8.胸外心脏按压 急救者用一手的掌根部按在病人胸骨下段,一手压在该手的手背上,两手手指翘起,不可贴于胸壁,肘关节伸直,利用体重和肩臂力量垂直向下用力挤压(不能冲击式),使胸骨下陷 3~5cm,略作停顿后在原位放松,但手掌根部不离开胸骨定位点,反复进行。

9.连续做 15 次心脏按压后,再口对口吹气 2 次,如此反复。

10.按压要求和频率 小儿按压只用单手按压,新生儿按压用两个指头按压。成人 80~100/ 分,小儿 100 次 / 分,新生儿 120 次 / 分;按压与放松时间之比为 1∶2。

11.检查病人心跳、呼吸是否复苏:颈动脉出现搏动;瞳孔由大缩小;紫绀减轻;自主呼吸恢复;收缩压在 8 千帕(60mmHg)以上,出现以上情况,说明复苏有效。

12.助病人取舒适卧位,整理病人衣着及床单位,继续配合抢救。

13.密切观察病人病情变化,洗手,记录并签名。

【评价】

1.病人颈动脉出现搏动,自主呼吸恢复,紫绀减退,面色、口唇、甲床、皮肤颜色转为红润;散大的瞳孔缩小;收缩压在 8kPa(60mmHg)以上;复苏过程中无并发症发生。

2.护士操作熟练,动作迅速;方法正确,用力均匀;频率及吹气量适宜。

❸注意事项

1.心脏按压部位要正确,用力要均匀,不宜过轻或用力过猛,以免造成无效按压或发生肋骨骨折、气胸、内脏损伤、胃内容物返流等。

2.心脏按压与放松时间为1：2。按压深度：成人为3～5cm；儿童为2～3cm；婴儿为1～2cm（用拇指或2～3个手指按压）。

3.呼吸复苏时，注意充分开放气道，吹气时口对口接触应严密。

4.如为二人配合进行心肺复苏时，在进行口对口呼吸时，应注意与胸外心脏按压的正确配合，人工呼吸与按压的比例是，单人复苏为2：15，双人复苏为1：5，吹气应在放松按压的间歇中进行，肺部充气时，不可按压胸部，以免损伤肺部和降低通气效果。

5.呼吸复苏失败的常见原因是呼吸道阻塞和口对口接触不严，由于呼吸道阻塞，舌起了活瓣作用，只让空气在高压下进入胃内，不让空气再由胃内排出，造成严重的胃膨胀，可使膈肌显著升高，妨碍充分的通气，更严重的导致胃内容物返流，造成吸入呕吐物的危险，呕吐物在咽部形成气过水声，严重时呕吐物从口鼻逸出，所以进行口对口人工呼吸时，要注意观察是否有以上情况发生。

（三十一）尸体护理

尸体护理是对死亡病人的遗体进行清洁、整理容貌及衣物，使其保持良好位置的一种操作方法。

❶目的

1.维持良好的尸体外观，易于辨认。

2.安慰家属，减轻哀痛。

❷操作程序

【评估】

1.病人诊断、治疗、抢救过程、死亡原因及时间。

2.尸体清洁程度、有无伤口、引流管等。

3.死者家属对病人死亡的态度。

4.用物是否齐全，是否符合死者的具体需要。

【计划】

1.预期目标

(1)病人尸体整洁，姿势良好，易于鉴别。

(2)家属节哀，对尸体护理表示满意。

2.准备

(1)护士 衣、帽、鞋、口罩、洗手。

(2)用物 治疗盘内备衣裤、尸单、血管钳、不脱脂棉球、剪刀、尸体鉴别卡3张，梳子、松节油、绷带；擦洗用具，屏风；有伤口者备换药敷料，必要时备隔离衣和手套。

(3)病人 停止一切治疗，放平尸体，仰卧，头下垫枕。

(4)环境 清洁，安静，光线充足，大病房用屏风遮挡。

【实施】

1.填写尸体识别卡，备齐用物携至床旁，对床号、姓名，大病房屏风遮挡，撤去治疗用物。

2.放平尸体仰卧，头下垫枕，撤去盖被，有伤口者更换敷料，如有引流管应拔出后缝合伤口，或用蝶形胶布封闭，再用棉垫盖好包扎。

3.洗脸，协助闭上眼睑，如眼睑不能闭合，可用毛巾湿敷，或在上眼睑下垫少许棉花使眼睑闭合，嘴不能闭紧者，轻揉下颌或用绷带托住，如有义齿代为装上，必要时用棉花垫塞口、鼻、耳、阴道、肛门。

4.脱去衣裤，依次洗净上肢、胸、腹、背、臀及下肢，胶布或药物痕迹应擦净。

5.穿上衣裤，梳头，尸体识别卡系于腕部，铺上尸单，先将两端盖头和脚，再将两边整齐地包好，在颈、腰及踝部用绷带固定，系第二张尸体识别卡于尸单上。

6.将尸体移至平车上，盖好大单，送至太平间，置于停尸屉内，系第三张尸体识别卡于停尸屉外，取回大单，连死者其他被服一并消毒、清洗，消毒、清洗双手。

7.整理死者遗物交家属，整理床单位，作终末消毒。

8.整理病历，完成各项记录，按出院手续办理。

【评价】

1.病人尸体整洁、表情安详、位置良好、易于辨别。

2.护士操作熟练，方法正确，家属满意。

❸注意事项

1.护理尸体时态度应严肃，稳重，有传染性的需先作好消毒隔离措施。

2.整理死者遗物时，须两人在场，并作好物品登记，交给家属或由护士长暂时代为保管。

3.劝慰家属不要在病房内大声啼哭，大房间需用屏风遮挡，以避免影响其他病人的情绪。

(三十二)电动吸引器/自动洗胃机洗胃法

电动吸引器/自动洗胃机洗胃法是将洗胃管由口腔或鼻腔插入胃内，一端连接电动吸引器或自动洗胃机，吸出胃内容物和灌入洗胃液，反复冲洗胃腔的一种操作方法。

❶目的

1.解毒 可清除胃内毒物或刺激物，减少毒物的吸收，还可利用不同的灌洗液进行中和解毒，用于急性服毒或食物中毒的病人，(服毒后6小时内洗胃最佳)。

2.减轻胃粘膜水肿 通过胃灌洗，将胃内潴留食物洗出，减少潴留物对胃粘膜的刺激，从而消除或减轻胃粘膜水肿与炎症。

3.为手术或某些检查前的准备 如胃部、食管下段、十二指肠等的术前准备。

❷操作程序

【评估】

1.病人中毒情况，误服过何种药物或毒物，包括摄入毒物的种类、性质、量、中毒的时间、途径、来院前的处理措施、有否呕吐、有无洗胃禁忌等。

2.病人的生命体征、意识、瞳孔的变化。

3.病人的口、鼻、皮肤粘膜情况，有无损伤，炎症或异味。

4.病人心理状态及合作程度。

5.洗胃机是否完好，各管道有无破损。洗胃溶液的选择及温度是否适宜。

【计划】

1.预期目标

(1)病人胃内毒物能迅速有效地清除，症状减轻，无不良反应发生。

(2)病人理解洗胃目的,积极配合治疗。

2.准备

(1)护士 衣、帽、鞋、口罩、洗手。

(2)用物 电动吸引器(包括安全瓶、贮液瓶)或自动洗胃机,洗胃液;治疗盘内盛:洗胃管、输液瓶(或注射器)、输液管,Y形三通管,夹子或血管钳,液状石蜡,棉签、纱布,弯盘,橡胶单、治疗巾,胶布,塑料桶2个(一个盛配好的灌洗液,一个盛污水),电动吸引器洗胃备污物桶。输液架、必要时备压舌板、开口器。

(3)病人 缓解紧张情绪,积极配合治疗。

(4)环境 清洁,安静,光线充足。

【实施】

▲ 电动吸引器洗胃法

1.备齐用物携至病人床旁,查对床号、姓名,作好解释。

2.灌洗液倒入输液瓶内,挂输液瓶于输液架上,检查有无漏水漏气,夹住输液器胶管,接通电源,检查吸引器功能。

3.病人取坐位或半卧位,中毒较重者取去枕左侧卧位,头下、胸前垫橡胶单和治疗巾,如有活动假牙应取下,弯盘置病人口角旁,比量胃管插入长度(45cm~55cm),做好标记。

4.润滑胃管,从口腔插入,插入约10cm~15cm时嘱病人作吞咽动作或深呼吸,缓慢插入至标记处,证实胃管在胃内(方法见鼻饲法),用胶布固定胃管。

5.开动吸引器,将胃内容物吸尽,留取标本后,关闭吸引器,夹住引流管,开放输液管,让溶液流入胃内约300ml~500ml,夹住输液管开放引流管,开动吸引器,吸出灌入液体,如此反复至吸出的液体澄清、无味为止。

6.捏紧胃管口拔出胃管,助病人漱口、洗脸,整理床单位。

7.标本送检,洗手,记录(灌洗液名称、量,洗出液的颜色、气味、性质、量,病人的反应)并签名。

▲ 自动洗胃机洗胃法

1.同电动吸引器洗胃法1、3、4项。

2.将3根橡胶管分别与药管、胃管及污水口连接,将药管的另一端放入灌洗液桶内(管口必须在液面以下),污水管的另一端放入空塑料桶内,胃管另一端与病人的洗胃管相连接,)调节药量大小。

3.接通电源后按"手吸"键吸出胃内容物,留取标本;再按"自动"键,反复冲洗后至吸出的液体澄清无味为止;按"停机"键机器停止工作。

4.同电动吸引器洗胃法6~7。

【评价】

1.病人洗胃彻底有效,中毒症状减轻,安全无并发症,衣被清洁、无污染。

2.护士操作熟练,方法正确,能及时排除洗胃过程中的故障。

❸注意事项

1.洗胃过程中,严密观察洗出液的性质、颜色、气味、量及病人面色、脉搏、呼吸、血压变化,有无洗胃并发症的发生。

2.若吸出血性液体应立即停止洗胃,及时抢救。

3.洗胃液温度以35℃~37℃为宜,每次灌注量300ml~500ml,防止胃扩张或消化道穿孔。

4.插管动作应快、准、轻柔,避免损伤口、鼻或食道黏膜。

5.为胃潴留病人洗胃应在空腹时或进食4~6小时后进行。

6.强腐蚀性毒物中毒；肝硬化伴食管、胃底静脉曲张、胸主动脉瘤的病人；近期有上消化道出血、胃穿孔的病人；上消化道溃疡及癌症病人均不宜洗胃。

(三十三)人工呼吸机的使用法

人工呼吸机的使用法是通过人工或机械装置产生通气，辅助或取代病人自主呼吸运动的一种操作方法。

❶目的

1.维持和增加机体通气量。

2.纠正威胁生命的低氧血症。

❷操作程序

【评估】

1.核对医嘱及治疗卡。

2.病人有无自主呼吸、呼吸型态如何、呼吸道是否通畅。

3.病人的生命体征、意识、血气分析等，有无上呼吸机的禁忌症。

4.病人及其家属对人工呼吸机的了解程度、心理状况及合作程度。

5.呼吸机的性能是否良好。电源、电压与呼吸机是否一致。

【计划】

1.预期目标

⑴病人呼吸道能保持通畅，缺氧症状改善。

⑵病人能维持有效的呼吸，无并发症发生。

2.准备

⑴护士 衣、帽、鞋、口罩、洗手。

⑵用物 呼吸机(分有定压型、定容型、混合型)及氧气装置。

⑶病人 缓解紧张情绪，积极配合治疗。

⑷环境 清洁，安静，光线充足，定期空气消毒。

【实施】

1.备齐用物携至病人床旁，查对床号、姓名，作好解释。

2.助病人仰卧，去枕、头后仰，有义齿者取下；解开领口、领带、腰带等束缚物；清除病人呼吸道分泌物或呕吐物。

3.调节呼吸机各预置参数，启动机器。

4.使呼吸机与病人气道连接。

⑴面罩连接 将面罩盖住病人口鼻后，与呼吸机连接。

⑵气管内插管连接 气管内插管后与呼吸机连接。

⑶气管套管连接 气管切开放置气管套管后与呼吸机连接。

5.观察呼吸机运转情况及病情变化，上呼吸机后严密监测生命体征、皮肤颜色及血气分析结果。

6.根据病情需要不断调节各参数。

7.湿化气体；鼓励病人翻身、咳嗽或帮助其排痰。

8.常规痰培养标本送检，做好记录。

9.撤离呼吸机 自主呼吸恢复，缺氧症状改善后试停机。向病人作好解释，消除紧张心理，采取间断停机，待病人症状缓解后停机。

10.停机顺序 先关呼吸机，再关压缩机和氧气，最后切断电源。

11.清洁病人口鼻，清理用物，消毒备用。

【评价】

1.病人能适应所选择的辅助呼吸的方法，通气功能良好。呼吸道通畅，缺氧症状改善。

2.病人使用呼吸机的过程中能维持有效的呼吸，无并发症发生。

3.护士操作熟练，方法正确，呼吸机主要参数的调置准确，能及时排除人工呼吸机使用过程中的故障。

❸注意事项

1.根据病情需要选择合适的呼吸机类型,熟练掌握呼吸机的性能和操作方法。

2.使用人工呼吸机的过程中，严密观察呼吸机的各参数的调节及各衔接部位的紧密情况。

3.密切观察病人生命体征，注意呼吸改善指征，定期进行血气分析。

4.保持病人呼吸道通畅，及时清除分泌物，定期进行湿化，预防肺部感染。

5.作好呼吸机的保养和消毒工作。每日更换呼吸机管道，更换集水瓶、罗纹管及呼吸机过滤装置，进行浸泡或熏蒸消毒，定期空气消毒。

6.对气管插管或气管切开病人应严格执行无菌吸痰技术，并常规作痰培养。

7.加强机器的管理，人工呼吸机应有专人保管、定期维修和保养，保持备用状态，并作好使用登记。

二、护理基本技术操作自测试题

(一)选择题

【A型选择题】(单项最佳选择题，五个备选答案中只有一个最正确的答案)

1.铺麻醉床时，橡胶单上端距床头的距离为

A.5 ~ 10cm　B.15 ~ 20cm　C.25 ~ 30cm　D.35 ~ 40cm　E.45 ~ 50cm

2.导尿时，对膀胱高度膨胀且病人极度衰弱时，第一次放尿不应超过

A.500ml　B.600ml　C. 700ml　D.900ml　E.1000ml

3.无菌包经过灭菌后，在未污染的情况下，保存期一般以几天为宜

A.1 天　B.3 天　C.5 天　D.7 天　E.9 天

4.已铺好的无菌盘，有效期为

A.4 小时　B.8 小时　C.12 小时　D.16 小时　E.24 小时

5.穿脱已使用过的隔离衣时，下列哪项是错的

A.隔离衣须全部遮盖工作服　B.保持衣领清洁　C.只能在规定区域内使用

D.挂在污染区，清洁面向外　E.隔离衣每天更换

6.下列哪种病人不宜在床上洗头

A.腹部手术后恢复期　B.下肢活动不利　C. 颅内出血　D.头部长虱、虮　E.老年病人

7.为有肢体损伤的病人进行床上擦浴，脱、穿衣时应注意

A.先脱健肢，后脱患肢　B.先穿健肢，再穿患肢　C.先脱患肢，后脱健肢

D.先穿健肢，后脱健肢 E.先脱患肢，后穿患肢

8.下列哪种病人可采用口腔测量温度

A.精神异常病人 B.昏迷病人 C.呼吸困难病人 D.口鼻腔手术病人 E.肛瘘病人

9.电动吸引器吸痰时，每次抽吸时间应

A.<5 秒 B.<10 秒 C.<15 秒 D.<20 秒 E.<25 秒

10.留置导尿时,应训练膀胱的反射功能，可采用间歇性夹管方式。夹闭导尿管，多少时间开放一次

A.1～2 小时 B. 3～4 小时 C.5～6 小时 D.7～8 小时 E.9～10 小时

11.下列哪项是膀胱冲洗术的目的

A.解除尿潴留 B.测量膀胱容量 C.导尿 D.清洁膀胱 E.便于记录尿量

12.肌内注射时，取髂前上棘和尾骨连线的外上 1/3 处为注射部位，称为

A.十字法 B.股四头肌注射法 C.联线法 D.臀中肌注射法 E.臀小肌注射法

13.做青霉素过敏试验前，应重点评估的内容是

A.病人的心理状态 B.用药史和过敏史 C.是否理解试验目的 D.体位 E.家庭经济情况

14.徒手心肺复苏时,胸外心脏按压的部位是

A.胸骨下段 B.胸骨中段 C.胸骨上缘 D.剑突下一横指 E.心尖部

15.为防止病人发生不良反应，输入两个以上血液时，每两个血之间须加用

A.生理盐水 B.高渗盐水 C.低渗盐水 D.葡萄糖水 E.葡萄糖盐水

16. 行高压氧治疗时, 一般在餐后几小时进舱治疗

A.1～2 B.3～4 C.4～5 D.5～6 E.6～7

【B 型选择题】(配伍选择题，五个备选答案，题干 2~3 个，从备选答案中选出每一个题干的最佳答案)

A.朵贝尔氏溶液 B.1%～3%过氧化氢溶液 C.1%～4%碳酸氢钠溶液

D.0.1%醋酸溶液 E.0.08%甲硝唑溶液

1.口腔感染、口臭选择的漱口溶液是

2.真菌感染选择的漱口溶液是

3.厌氧菌感染选择的漱口溶液是

A.14～18cm B.20～25cm C.30～35cm D.45～55cm E.60～70cm

4.为成人鼻饲饮食时，胃管插入的长度为

5.为婴幼儿鼻饲饮食时，胃管插入的长度为

A.4℃ B.28～32℃ C.39～41℃ D.42～52℃ E.52～62℃

6.大量不保留灌肠时，一般溶液的温度是

7.大量不保留灌肠时，降温溶液的温度是

8.为中暑病人用等渗盐水溶液灌肠的温度是

A.4～6cm B.7～10cm C.11～14cm D.15～18cm E.20～22cm

9.为女病人导尿时,导尿管自尿道口轻轻插入约……，见尿液流出再插入 1cm 左右

10.为男病人导尿时,导尿管自尿道口轻轻插入约……，见尿液流出再插入 2cm 左右

A.控制呼吸道感染 B.解除支气管痉挛 C.降低体温 D.稀化痰液 E.减轻呼吸道粘膜水肿

11.超声雾化吸入时，应用抗生素

12.超声雾化吸入时，应用氨茶碱

13.超声雾化吸入时，应用地塞米松

A.针头与皮肤呈 5°角 B.针头与皮肤呈 20～25°角 C.针头与皮肤呈直角

D.针头与皮肤呈 60°角 E.针头与皮肤呈 30～40°角

14.皮内注射时

15.皮下注射时

16.静脉注射时

A.0.1ml 含 20^{U}~50^{U}　　B.0.1ml 含 15^{U}　　C.0.1ml 含 25^{U}

D.0.1ml 含 50ug　　E.0.1ml 含 0.75mg

17.青霉素皮试液为

18.破伤风抗毒素皮试液为

19.先锋霉素皮试液为

A.干燥试管　　B.抗凝试管　　C.血培养瓶　　D.蒸馏水试管　　E.酒精试管

20.采集血清标本需用

21.采集全血标本需用

【X 型选择题】(多项选择题,五个备选答案,正确答案为 2~5 个)

1.非紧急状态时,医务人员在下列哪些情况下应该认真洗手

A.无菌操作前、后　　B.接触清洁物品前　　C.接触伤口前、后

D.护理感染病人后　　E.护理特殊易感病人前、后

2.特殊口腔护理的目的是

A.保持口腔清洁、湿润　　B.预防口腔感染　　C.评价护士操作是否符号要求

D.去除口臭、牙垢　　E.漱口溶液的选择是否合适

3.消除卧床病人发生压疮的原因应做到下列哪几方面

A.增进局部血液循环　　B.避免潮湿、摩擦、排泄物的刺激。　　C.加强全身营养

D.避免局部长期受压　　E.勤翻身,勤按摩,勤抹洗,勤更换,勤整理

4.鼻导管给氧时,应根据病情调节氧流量,下列哪几项是对的

A.轻度缺氧 1～2 升 / 分　　B.轻度缺氧 3～4 升 / 分　　C.中度缺氧 2～4 升 / 分

D.中度缺氧 5～6 升 / 分　　E.重度缺氧 4～6 升 / 分

5.为病人鼻饲饮食应注意

A.鼻饲量每次不超过 100ml　　B.间隔时间不少于 4 小时　　C.鼻饲量每次不超过 200ml

D.温度 38～40℃　　E.间隔时间不少于 2 小时

6.鼻导管给氧法的目的是

A.纠正各种原因造成的缺氧状态　　B.提高动脉血氧分压　　C.提高动脉血氧饱和度

D.增加动脉血氧含量　　E.促进组织的新陈代谢

7.青霉素过敏试验阳性结果判断标准为

A.局部皮丘隆起增大　　B.出现红晕,直径大于 1cm　　C.周围有伪足,伴局部痒感

D.严重时可有头晕、心慌、恶心　　E.发生过敏性休克

8.静脉输血的目的是

A.补充血容量　　B.纠正贫血　　C.增加白蛋白

D.补充抗体和补体　　E.供给血小板和各种凝血因子

9.为病人实施胸外心脏按压时,按压的频率下列哪项是正确的

A.成人 60～70 次 / 分　　B.成人 80～100 次 / 分　　C.婴幼儿为 80～90 次 / 分

D.小儿为 100 次 / 分　　E.新生儿为 120 次 / 分

10.下列哪项是人工呼吸机使用的预期目标

A.病人呼吸道能保持通畅　　B.病人缺氧症状改善　　C.病人能维持有效的呼吸

D.病人无并发症发生　　E.病人无咳嗽、呕吐

11.电动吸引器洗胃的目的是

A.有无洗胃禁忌　B.解毒　C.减轻胃粘膜水肿
D.为手术或某些检查前做准备　E.洗胃溶液的温度是否适宜

12.同时抽取几个项目的标本,将抽取的血液注入标本容器内的顺序是
A.先注入血培养瓶　B.先注入干燥试管　C.其次注入抗凝管　D.最后注入干燥试管　E.最后注入抗凝管

13.为病人铺备用床时应注意
A.铺床前、后均应洗手　B 操作前应仔细评估床的各部有无损坏　C.操作中注意节力
D.同室病人在进行进餐时应暂停铺床　E.保持病室整洁

14.为昏迷病人作口腔护理时应注意
A.棉球要挟紧,一次一个棉球　B.棉球不可过湿　C.病人口唇润泽　D.病人的卫生习惯　E.禁忌漱口

15. 用电动吸引器为病人吸痰时应评估的内容是
A.病人病情、生命体征　B.病人咽喉部有无痰液　C.病人心理状态
D.吸引器性能是否良好　E.口腔的清洁度

(二)填空题

1.做细胞色素 C 划痕试验时,取细胞色素 C 原液 1 滴,滴于皮肤上,用无菌针头在表皮上划痕两道,长约 _______cm,深度以使微量渗血为度。

2.鼻导管给氧时,应注意移开火源距氧气筒 _______m,暖气片距氧气筒 _______m,告诉家属和病人不吸烟,切实做好四防,保证安全。

3.洗手时,揉搓双手,每步持续 _______ 秒,范围为双手、手腕及腕上 _______cm。

4.为病人测量肛温时,将肛表水银端轻轻插入肛门 _______cm,_______ 分钟后取出,看明度数,记录。

5.无菌包打开后,包内物品 1 次未用完时,在 _______ 小时内可再使用。

6.为病人行膀胱冲洗时,滴速一般为 _______ 滴 / 分,不宜过快,以防病人尿意强烈,膀胱收缩,迫使冲洗液导尿管侧溢出尿道外。每天冲洗 _______ 次,每次冲洗量 _______ml。

7.为伤寒病人灌肠时,灌肠液不得超过 _______ml,液面距肛门不得超过 _______cm。

8.大量不保留灌肠溶液的量为:成人每次 _______ml;小儿按年龄每次 _______ml 左右

9.服强心甙类药物时需加强对心率、节律监测,脉率低于 _______ 次 /min 或节律不齐时暂停服用,并报告医生。

10.超声雾化吸入时,雾化器水槽内须保持有足够冷水,槽内水温勿超过 _______ ℃,以免损坏机件。若需连续使用,中间应间隔 _______ 小时。

11.持续输液 _______ 小时以上者,需每天更换输液瓶或输液管。

12.静脉输血开始速度宜慢,每分钟滴速约 _______ 滴,10～15min 后无不良反应,再根据病情调整所需滴数。一般成人每分钟滴入 _______ 滴。

13.采集静脉血标本时,应按检验目的抽取所需血量,一般血培养取血量为 _______ml,亚急性细菌性心内膜炎病人,为提高培养阳性率,采血量增至 _______ml。

14.为病人实施人工呼吸时,吹气的频率是:成人 _______ 次 / 分,儿童 _______ 次 / 分,婴幼儿 _______ 次 / 分。

15.应用电动吸引器为病人洗胃时,须注意洗胃液温度以 _______ ℃为宜,每次灌注量 _______ml,防止胃扩张或消化道穿孔。

16.徒手心肺复苏时,人工呼吸与按压的比例是,单人复苏为 _______,双人复苏为 _______,

17.为病人静脉输血时,应认真评估检查血液的 _______、输入血的 _______ 及 _______;输血用物是否齐全、符合要求。

18.强腐蚀性毒物中毒;肝硬化伴食管、_______、胸主动脉瘤的病人;近期有上消化道出血、_______ 的病人;上消化道溃疡及 _______ 病人均不宜洗胃。

19. 为病人输血时,应严格执行无菌技术操作原则和查对制度,坚持 _______。

20. 肌内注射时,一般选择肌肉较厚,离 _______ 及大血管较远的部位。以 _______ 为常用,其次为臀中肌、臀

小肌、________及上臂三角肌。

(三)名词解释

1.鼻饲法 2.无菌技术 3.特殊口腔护理 4.静脉输液法 5.徒手心肺复苏术 6.皮内注射法 7.无菌区 8.非无菌区 9.无菌物品

(四)判断题(对者在括号内打"√",错者打"×")

1.皮内注射忌用碘类消毒剂,以免影响对局部反应的观察。( )

2.皮下注射时,针头刺入角度不宜超过25°,以免刺入肌层。( )

3.2岁以下婴儿肌内注射时不宜选用臀中肌部位注射。( )

4.血标本作生化检验,应在空腹时采取。( )

5.需长期静脉给药者,为保护血管,应由近端到远端有次序的进行注射。( )

6.静脉留置再次输液时,常规消毒肝素帽,先推5~10ml生理盐水;再将输液器头皮针刺入肝素帽内,打开调节器,调节滴速,做好记录。( )

7.颈外静脉插管输液拔管时,应边抽边拔,防止残留小血块和空气进入血管造成血栓或气栓。( )

8.输血时,血液中不得加入任何药物,输血后24小时才处理输血瓶(袋),以备检 ( )

9.采集静脉血标本时,为方便操作,可在输液或输血针头处取血标本。( )

10.为病人进行动脉血标本采集时,注射器内先做抗凝处理,采集的标本需立即与空气隔绝、送检。( )

11.留取痰培养标本时,嘱病人先留痰,后以漱口液漱口。( )

12.成年女性留取尿标本时,应洗净会阴,避开月经期。( )

13.采集隐血标本,主要用于检查粪便中的致病菌。( )

14.为胃潴留病人洗胃应在空腹时或进食1~2小时后进行。( )

15.护理尸体时,整理死者遗物,须两人在场,并作好物品登记,交给家属或由护士长暂时代为保管。( )

16.用氧气时,应先插管上氧后调流量,停氧时应先拔出导管,再关闭氧气开关,以免开错开关,大量氧气突然冲入呼吸道而损伤肺组织。( )

17.乙醇擦拭后30分钟应测量体温并记录。( )

18.面部危险三角区的感染可使用热水袋热敷使其消散。( )

19.急性服毒或食物中毒的病人,服毒后8小时内洗胃最佳。( )

20.对气管插管或气管切开病人应严格执行无菌吸痰技术,并常规作痰培养。( )

21.使用止血带的病人,应佩带使用止血带卡,注明开始时间,部位,放松时间,便于照护者或转运时了解情况。( )

22.长期鼻饲者,胃管应每天更换。( )

23.床上擦浴的目的是去除皮肤污垢,保持皮肤清洁,增进病人舒适。( )

24.测血压出现舒张压的变音和消失音之间有差异时,应记录2个数值。( )

25.为病人输氧时,氧气筒内氧气不可用尽,压力表上指针降至0.5MPa($5kg/cm^2$)即不可再用,以防止灰尘进入筒内,于再次充气时引起爆炸。( )

(五)病例分析

1.患者王某,女,30岁,因高热两天,于2002年4月8日9Am步行入院,入院症见:发热,皮肤潮红,测体温38.5℃;呼吸急促,咳嗽时胸痛,痰难咯出,舌质红,苔黄,脉数。X线检查左下肺有片状阴影,诊断为肺部感染。医嘱青霉素钠80万^{U} im Q8h,做青霉素过敏试验5分钟后,患者突然出现面色苍白,冷汗淋漓,脉搏细弱,气促,测Bp 70/40mmHg。

根据以上情况分析:

(1)患者出现了什么问题?

(2)应如何进行急救?

2.一病毒性心肌炎病人突然出现心脏骤停,经医护人员实施徒手心肺复苏及其他抢救措施后,病人意识和

生命体征恢复,请写出:

(1)徒手心肺复苏的评价标准。

3.某病人在行走中,脚不不慎踩在一颗锈钉上,当时感脚部疼痛难忍,拔出锈钉后,即到医院就诊,医生为其清洗伤口、敷药,医嘱 TAT 1500^{U}(皮试)肌内注射,立即执行;护士为病人做过敏试验,20 分钟判断结果为阳性,遵医嘱为病人做脱敏注射。请述:

(1)TAT 阳性结果如何判断?

(2)脱敏注射的具体方法?

(3)脱敏注射过程中应注意什么?

4.肖晓是手术室的护士,某天护士长安排她做洗手护士上手术台旁协助医师的工作,进手术室后,她从洗手、更衣、备物到手术台旁协助医师做手术,均严格遵守无菌技术操作原则,请问:

(1)无菌技术操作原则的具体内容有哪些?

三、自测试题答案

(一)选择题

【A 型选择题】(单项最佳选择题,五个备选答案中只有一个最正确的答案)

1.E　2.E　3.D　4.A　5.D　6.C　7.A　8.E　9.C　10.B
11.D　12.C　13.B　14.A　15.A　16.A

【B 型选择题】(配伍选择题,五个备选答案,题干 2~3 个,从备选答案中选出每一个题干的最佳答案)

1.B　2.C　3.E　4.D　5.A　6.C　7.B　8.A　9.A.　10.E
11.A　12.B　13.E　14.A　15.E　16.B　17.A　18.B　19.D　20.A
21.B

【X 型选择题】(多项选择题,五个备选答案,正确答案为 2~5 个)

1.ABCDE　2.ABD　3.ABCDE　4.ACE　5.CDE　6.ABCDE　7.ABCDE　8.ABCDE　9.BDE　10.ABCD
11.BCD　12.ACD　13.ABCD　14.ABE　15.ABCD

(二)填空题

1.0.5　2.(1)5 (2)1　3.(1)15 (2)10　4.(1)3~4 (2)3　5.12
6.(1)60~80 (2)3~4 (3)500~1000　7.(1)500 (2)30　8.(1)500~1000 (2)200~500
9.60　10.(1)50 (2)半　11.24　12.(1)15~20 (2)40~60　13.(1)5 (2)10~15
14.(1)14~16 (2)18~20 (3)30~40　15.(1)35~37 (2)300~500　16.(1)2:15 (2)1:5
17.(1)质量 (2)血型 (3)交叉配血结果　18.(1)胃底静脉曲张 (2)胃穿孔 (3)癌症
19.三查八对　20.(1)大神经 (2)臀大肌 (3)股外侧肌

(三)名词解释

1.鼻饲法是将鼻胃管经鼻腔插入胃内,通过鼻胃管将营养丰富的流质饮食或营养液、水和药物注入胃内的一种操作方法

2.无菌技术在医疗、护理操作过程中,防止一切微生物侵入人体和防止无菌物品、无菌区域被污染的技术称为无菌技术

3.特殊口腔护理,是对特殊病人如禁食、高热、昏迷、危重、长期鼻饲、口腔疾患、口腔术后及生活不能自理的病人进行清洁口腔护理,预防疾病的一种操作方法。

4.静脉输液法是将一定量的无菌溶液或药液直接输入静脉的一种操作方法。

5.徒手心肺复苏术是指对心跳和呼吸骤停者在开放气道下行人工呼吸和胸外心脏按压的一种操作技术。

6.皮内注射法是将少量药液注入表皮和真皮之间的一种操作方法。

7.无菌区:指经过灭菌处理且未被污染的区域。

8.非无菌区:指未经过灭菌处理,或虽经过灭菌处理但又被污染的区域。

9.无菌物品:指经过物理或化学方法灭菌后保持无菌状态的物品。

(四)判断题(对者在括号内打"√",错者打"×")

1.√ 2.× 3.× 4.√ 5.× 6.√ 7.√ 8.√ 9.× 10.√
11.× 12.√ 13× 14.× 15.√ 16.× 17√ 18.× 19.× 20.√
21.√ 22.× 23.√ 24.× 25.√

(五)病例分析

1.患者做青霉素过敏试验后,出现了过敏性休克。

急救措施:

(1)立即停药,就地抢救。患者未脱离危险期,不宜搬动。

(2)患者平卧,以利于脑部血液供应,并注意保暖。

(3)立即皮下注射0.1%盐酸肾上腺素0.5~1ml,小儿酌减,如症状不缓解,可每隔半小时再皮下或静脉注射0.5ml,直至脱离危险期。

(4)改善缺氧症状:给予氧气吸入,呼吸受抑制时,应立即进行口对口的人工呼吸,并肌内注射尼可刹米或山梗菜碱等呼吸兴奋剂。喉头水肿影响呼吸时,应立即准备气管插管或配合施行气管切开术。

(5)根据医嘱给药:地塞米松5~10mg静脉推注或氢化可地松200mg加5%~10%葡萄糖液500ml静脉滴注。根据病情给予血管活性物质(如多巴胺、间羟胺等),纠正酸中毒、应用抗组织胺类药物及扩充血容量等。

(6)心跳骤停的处理:如发生心跳骤停,立即进行胸外心脏按压,同时施行人工呼吸。

(7)观察与记录:密切观察患者的意识、体温、脉搏、呼吸、血压、尿量等变化,并作好病情动态的护理记录。

2.徒手心肺复苏的评价标准是:病人颈动脉出现搏动,自主呼吸恢复,紫绀减退,面色、口唇、甲床、皮肤颜色转为红润;散大的瞳孔缩小;收缩压在60mmHg(8kPa)以上;复苏过程中无并发症发生。

3.TAT阳性结果判断标准为:皮丘红肿,硬结直径大于1.5 cm,红晕范围直径超过4cm,有时出现伪足或有痒感。全身过敏性反应表现与青霉素过敏反应相类似,以血清病型反应多见。

脱敏注射的具体方法是对TAT过敏试验结果阳性的病人,可采用小剂量多次脱敏注射疗法。每隔20分钟注射1次,脱敏注射具体步骤见表8-1:

表8-1 破伤风抗毒素脱敏注射法

次数	TAT(ml)	生理盐水(ml)	注射方法
1	0.1	0.9	皮下或肌内注射
2	0.2	0.8	皮下或肌内注射
3	0.3	0.7	皮下或肌内注射
4	余量	稀释至1ml	皮下或肌内注射

3.在TAT脱敏注射的过程中,应注意密切观察病人反应,如发现病人有面色苍白、发绀、荨麻疹及头晕、心慌等不适或过敏性休克时,应立即停止注射并配合医生进行抢救。如过敏反应轻微,可待症状消退后,酌情将剂量减少、注射次数增加,在密切观察病人情况下,使脱敏注射顺利完成。

4.无菌技术操作原则包括下列具体内容

(1)无菌操作环境应清洁、宽敞、定期消毒;物品布局合理;无菌操作前半小时应停止清扫工作,减少走动,避免尘埃飞扬。

(2)无菌操作前,工作人员要戴好帽子和口罩,修剪指甲、洗手。必要时穿无菌衣,戴无菌手套。

(3)进行无菌操作时，应首先明确无菌区、非无菌区、无菌物品的概念。无菌区：指经过灭菌处理且未被污染的区域；非无菌区：指未经过灭菌处理，或虽经过灭菌处理但又被污染的区域；无菌物品：指经过物理或化学方法灭菌后保持无菌状态的物品。

(4)无菌物品必须与非无菌物品分开放置，并且有明显标志；无菌物品不可暴露在空气中，应存放于无菌容器或无菌包内，无菌包外要标明物品名称、灭菌日期，并按失效期先后顺序摆放，无菌包在未污染的情况下，保存期一般以7天为宜，过期或包布受潮均应重新灭菌，

(5)进行无菌操作时，操作者身体应与无菌区保持一定距离；取放无菌物品时，应面向无菌区；取用无菌物品应使用无菌持物钳；手臂须保持在腰部水平或治疗台面以上，不可跨越无菌区，手不可接触无菌物品。无菌物品一经取出，即使未使用，也不可放回无菌容器内；操作时，避免面对无菌区谈笑、咳嗽、打喷嚏，怀疑无菌物品被污染或已被污染，应予以更换并重新灭菌；非无菌物品应远离无菌区。

(6)一套无菌物品，只供一位病人使用一次，以防止交叉感染。

(罗坤华)

第九章 护理文书书写要求

一、护理文书书写要求及护理记录的基本内容

(一)护理文书书写基本要求

1.护理文书是指护理人员在护理活动过程中形成的文字、符号、图表等资料的总和。包括:三测单;护理记录(一般患者护理记录单、危重患者护理记录单);手术护理记录单;长期医嘱单;长期医嘱执行单;临时医嘱单;入院告知书;入院患者护理评估;病室护理交班志等。根据《医疗事故处理条例》规定,三测单、医嘱单、护理记录属于患者复印或复制资料的范围。

2.护理记录书写应当客观、真实、准确、及时、完整,签全名,盖章无效。

3.护理文书应当使用蓝黑墨水或碳素墨水笔书写,有特殊要求者除外。

4.各种表格的楣栏内容包括姓名、科室、床号、住院病历号、页码(设置于各表格底部居中)。

5.护理文书书写应当文字工整,字迹清晰,表述准确,语句通顺,标点正确。书写过程中出现错字时,应当用双横线画在错字上,在画线的错字上方用同色笔更正并签全名,并应保持原记录清晰可辨。不得采取刮、粘、涂等方法掩盖或去除原来的字迹。

6.护理文书应当使用中文和医学术语。通用的外文缩写和无正式译名的症状、体征、疾病名称等可以使用外文。

7.护理文书应当按照规定的内容书写。实习护士、试用期护士书写的护理记录,应经过本科室执业护士审阅、修改并签名。

8.因抢救危急患者未能及时书写记录时,当班护士应在抢救后 6 小时内据实补记,并加以注明(抢救完成时间和补记时间)。

9.日期用公历年,时间用北京时间、24 小时制记录。文书中使用的计量单位一律采用中华人民共和国法定计量单位。

10.为保持医疗护理记录的一致性,负责护士与主管医师应多沟通交流。

(二)入院告知书书写要求

入院告知书是患者入院时,护理人员对患者或患者亲属进行病室环境、入院须知及相关制度的介绍。

1.患者入院后,护士应及时发放告知书并口头介绍。遇急症手术、抢救等特殊情况,应在 24 小时内完成。

2.入院告知书由告知人和被告知人双方签名后,放入病历中归档保存。

(三)入院患者护理评估书写要求

入院患者护理评估是指护士对患者入院时基本护理信息收集后的记录。

1.入院患者护理评估应由护士在本班内完成。遇急诊手术、抢救等特殊情况不能及时评估时,须由下一班护士在24小时内完成。

2.入院患者护理评估填写要求无漏项,评估后应在所选项目前的方格内以"√"表示。

3.有过敏史者,应详细填写过敏的药物或食物的名称。

4.有既病史者,应写明过去所患疾病的医疗诊断。

5.饮食异常者,应注明吞咽困难、咀嚼困难、管饲等。特殊嗜好应注明,如嗜烟、酒、酸、辣等。

6.睡眠使用药物时,应详细写明药名、剂量。

7.安置各种引流管者,应注明管道名称、部位、通畅情况。

8.皮肤有破损或压疮时,应注明部位,范围,详细情况记入护理记录。

9.视力、听力有障碍时,应具体描述。

10.表中未涉及但对患者护理有需要的评估内容,如专科护理情况、特殊需求等,应用中、西医学术语在备注栏内加以描述。

(四)三测单书写要求

三测单用于记录患者体温、脉搏、呼吸及其他情况。

1.三测单为表格式。内容包括患者姓名、科室、床号、入院日期、住院病历号、日期、住院日数、手术后天数、体温、脉搏、呼吸、血压、大便次数、小便次数及量、出入液量、体重、页码等。

2.三测单的绘画要求清晰,点圆线直、点线分明,大小粗细、颜色深浅一致,卷面清洁。

3.入院日期,格式为"年—月—日",例如:2002—10—20。每页第一日填写为"月—日"(例如:10–20),其余6天只填写日,如遇到新的月份或新的年份,则分别填写"月—日"或"年—月—日"。

4.手术后天数:手术当日用红笔在40℃以上相应时间栏内填写"手术"(不写时间),手术次日开始记数,连续填写7天,记为"1"、"2"、"3"……;如在7天内患者行第二次手术,则在手术当日用红笔在40℃以上相应时间栏内填写"手术2"(不写时间),手术次日则记为"1"、"2"、"3"……,连续填写7天。

5.40℃以上体温栏的内容一律用红墨水笔填写,纵向顶格填写入院、出院、转科、手术、分娩、死亡,除手术不写时间外,其余均应写出相应时间,要求具体到小时和分钟。该时间用汉字书写。

6.擅自外出或拒绝测量三测者,三测单上不绘制,相邻两次三测记录不连线。自外出之日起,每天在"15"的时间栏内填写"外出"。

7.体温的绘制:

(1)体温每格为0.1℃,用蓝笔绘画,口温为"●"肛温为"○"、腋温为"×"。

(2)相邻两次体温之间用蓝墨水笔连线。

(3)高热物理降温体温记录的绘制:高热采用降温措施后,一般30分钟后测体温,以红圈表示,并用红虚线与降温前的温度相连。如患者高热经多次采取降温措施后仍继续不降，将测得的体温记录于护理记录单上，下一次体温与物理降温前的体温相连。

(4)体温不升者，用蓝黑墨水笔在35℃以下顶格用“↓”表示。“↓”占2–3小格。

(5)患者因故外出，回病房后补测的体温应记录于相应时间栏内。

8.脉搏：

(1)每小格为2次。

(2)脉搏以红圆点绘画，相邻两次脉搏用红线相连。

(3)安置心脏起搏器的患者，以记录脉搏次数为准。

(4)体温与脉搏重叠时，在口温“●”或腋温“×”外以红圈表示，在肛温“○”内画红点。

(5)脉搏短绌时，以红圈表示心率，红点表示脉搏，二者之间用红色直线填满。

9.呼吸：记录患者自主呼吸的次数，用数字表示，相邻两次上下错开，先上后下。使用辅助呼吸时，记录用“A”表示。

10.体温、脉搏、呼吸应同步测量并记录。

11.空格栏内大便、小便、体重、血压、总出入水量用蓝墨水笔记录。体重单位为“kg”，血压单位为“mmHg”，出入量单位为“ml”。填写时，只填写数字。

12.记录大、小便以24小时为单位记录一次，填写在相应的栏内。

(1)小便已解用“+”，小便未解用“－”，小便失禁用“*”。若需记录小便量时，用数字表示，计量单位为“ml”。

(2)大便已解填写次数，未解填写“0”。

(3)灌肠用“E”表示，“0/E”表示灌肠后无大便，“1/E”表示灌肠后大便1次，$1^{2}/_{E}$表示灌肠前有1次大便，灌肠后又有2次大便。

(4)大便失禁和假肛，均用“*”表示。

13.出入量应当按医嘱记录24小时出入总量，填写在相应栏目内。

14.血压、体重应当按医嘱或者护理常规测量并记录，每周至少一次。入院当天应有血压、体重的记录，入院时或住院期间因病情不能测量体重时，分别用“平车”或“卧床”表示。7岁以下患儿可以只测体温。

15.患者如果有药物过敏史，应在三测单首页相应栏内用红墨水笔填写过敏药物名称。多种药物过敏时，可依次填写。

16.采用计算机绘制和打印时，体温、脉搏可以用黑色打印。

(五)临时医嘱单书写要求

临时医嘱是指医师根据患者病情需要开立的，有效时间在24小时之内，一般仅执行1次的书面医嘱。有的医嘱需立即执行，部分医嘱有限定执行时间，如手术、检查、X线摄片等。

1.医嘱由医师直接书写在医嘱单上。

2.“护士签名栏”由处理医嘱的护士签名，以对处理医嘱的正确性负责。

3.输血需两人核对后方可执行，核对人均应在“执行签名栏”内签名。

4.医嘱取消时，医师在需要取消的医嘱上用红墨水笔写“取消”，并在该医嘱的右下角用红墨水笔签全名。

5.今晚、明晨禁食等医嘱由负责护士通知患者并签名，执行时间为通知患者的时间。

6.要求立即执行的“st”医嘱，需在15分钟内执行。

7.临时备用的“s.o.s”医嘱，仅在12小时内有效。若在12小时内未使用，则由护士用红墨水笔在执行时间栏内写明“未执行”，并在签名栏内签名。

8.各种药物过敏试验，如青霉素、链霉素过敏试验，其结果记录在该医嘱的末端，用圆括弧内加标示符号表示。阳性结果用红墨水笔记录为“(+)”；阴性结果用蓝黑墨水或碳素墨水笔记录为“(–)”。其执行时间栏内签写做皮试时间。

9.因故(如缺药，拒绝执行等)未执行的医嘱，应在执行时间栏内用红墨水笔标明“未执行”，并用蓝黑墨水或碳素墨水笔在签名栏内签名，其原因应在护理记录单上注明。

10.需要将医嘱转抄执行卡的医院，在临时医嘱单内增设“核对签名”栏。

(六)长期医嘱单书写要求

长期医嘱单是医师根据患者病情需要开立的按时间反复执行的书面医嘱。长期医嘱有效时间一般在24小时以上，如果未停止，则一直有效。其内容包括医嘱日期、时间、内容及停止医嘱日期、时间、医师和护士签名。

1.长期医嘱的内容及起始、停止时间由医师书写在长期医嘱单上。

2.开立分娩、手术、转科等医嘱后，以前所有的医嘱自动停止，处理该类医嘱护士应签名。

3.使用序号式长期医嘱执行单时，应选用有序号的长期医嘱单。护士处理该类有序号的长期医嘱时，对需要在长期医嘱执行单上签执行时间和签名的医嘱进行依次编号。

4.需要将医嘱转抄执行卡的医院，在长期医嘱单内增设“核对签名”栏。

(七)长期医嘱执行单书写要求

长期医嘱执行单主要是指护士执行长期注射给药后的记录。分为序号式、表格式和粘贴式。序号式和表格式长期医嘱单用于护士执行长期医嘱后直接书写执行时间和签名，粘贴式长期医嘱单用于粘贴执行卡等原始记录。

1.长期医嘱执行单楣栏填写应完整，内容包括姓名、科室、床号、住院病历号、页码。

2.使用序号式长期医嘱执行单，护士在执行医嘱单上签执行时间和签名时，务必保证执行单的序号与长期医嘱序号对应，与执行医嘱的内容相一致。

3.执行卡用于静脉输液、静脉注射、肌内注射、皮下注射等的执行记录，其书写要求为：

(1)执行卡上楣栏包括姓名、科室、床号等。其内容包括医嘱内容。执行时间。执行签名等。

(2)护士执行长期医嘱执行卡上的医嘱后，及时签执行时间和执行人姓名。

(3)执行卡用完后(签名栏用完或停止医嘱等)，应及时粘贴于长期医嘱执行单(粘贴式)上。

(4)因故未执行的医嘱，护士应在执行卡上“备注”栏中注明原因并签名。

(5)执行卡的书写及签名均用蓝黑墨水或碳素墨水笔。

(八)电脑医嘱的处理

1.医生在医生工作站将医嘱内容输入电脑后,确认并发送给护士工作站,医嘱护士在护士工作站将医嘱分类并转抄,确认后发送至药房及其他相关科室。

2.查对护士根据医嘱的内容逐条查对无误后,由医嘱护士打印医嘱单(长期、临时医嘱单)。

3.将需定时执行的长期医嘱打印成分类执行单,如"注射单"、"服药单"、"输液卡""小治疗单"等;执行护士根据分类执行单(查对无误后)执行医嘱。执行后在执行单上用红钢笔打勾、签执行时间和执行护士全名;并将执行后的执行单粘贴在长期医嘱执行单上。

4.将需立即或限时执行的医嘱,如输液、注射、导尿等项目,打印成"输液卡"、"注射单"、"小治疗单"等,护士分类执行后,在输液卡"、"注射单"、"小治疗单"上用红钢笔打勾、签执行时间和执行护士全名;并用蓝黑墨水或碳素墨水笔在临时医嘱单执行时间、签名栏内签执行时间和全名。

(九)一般患者护理记录书写要求

一般患者护理记录是指护士根据医嘱和病情对一般患者住院期间护理过程的客观记录。记录内容包括楣栏、记录日期和时间、病情观察情况、辨证施护措施和效果、护士签名等。

1.楣栏内容包括姓名、科室、床号、住院病历号、页码。

2.日期记录为"月—日",时间具体到分钟。首次记录和跨年的第一次记录应写"年—月—日"另起一行记录具体内容。

3.记录具体内容时包括病情观察情况、辩证施护措施及效果、健康教育、心理护理以及需要说明的特殊情况等。记录应及时,依日期顺序记录,体现病情的动态变化、记录的连续性和完整性。记录完毕,在记录内容的最后 1 行的最右边签全名。

4.每周记录 1–2 次,入院当日、手术当日及出院前应有记录,患者病情变化时随时记录。

(1)新入院和转入患者,入院当日护理记录包括患者主诉,入院、转入时间及方式,入院的原因、入院时情况(症状、体征),针对患者的主要护理问题和护理需求所拟定的护理措施及注意事项。

(2)手术患者的护理记录,与"危重患者护理记录书写要求"相同,术前记录包括一般状况、心理反应、手术野皮肤、胃肠道、各种药物过敏及术前用药及护理等。术后患者须书写入手术室时间、手术名称、麻醉方式、返回病室时间、生命体征、伤口情况、麻醉清醒时间、各种引流液性质、颜色、量及肛门排气、排尿情况,使用止痛剂的剂量、时间及药物效果。

(3)产妇未分娩前应记录宫缩时间、宫口开大、胎心及用药情况。分娩后书写分娩时间与方式,回病室时间,生命体征、子宫复旧治疗情况,恶露及缝线情况,是否自行排尿。婴儿性别、体重、哭声、生命体征及特殊情况的处理。

(4)出院患者护理记录包括患者的一般情况、出院指导(如活动、休息、用药、饮食、伤口护理、管道护理)等。

5.护理记录应注意病情记录与医疗记录保持一致;重点客观的记录,避免套话重复;注意危重患者护理记录和一般患者护理记录在记录转换过程中的正确衔接,并体现辨证施护的情况和上级护师的指导作用及护士长管理作用的记录。

6.一般患者护理记录可与危重患者护理记录合二为一，可选用“护理记录”表格。

(1)医嘱改病危或病重时，应在病情栏内分别注明“危”或“重”。以后每班第1次记录时标识。

(2)其他要求同一般患者护理记录和危重患者护理记录。

(十)危重患者护理记录书写要求

危重患者护理记录是指护士根据医嘱和病情对危重患者在住院期间护理过程的客观记录。内容包括楣栏、生命体征、出入水量、病情观察、辨证护理措施及效果、护士签名等。

1.楣栏内容包括姓名、科室、床号、住院病历号、页码。

2.时间记录方式为“—月—日”，时间精确到分钟。首次记录和跨年的第一次记录应写为“—年—月—日”。

3.记录内容：

(1)体温单位为“℃”。

(2)脉搏单位为“次/分”。

(3)呼吸的单位为“次/分”。

(4)血压单位用“mmHg”。

(5)神志记录为：清醒、嗜睡、意识模糊、昏睡、浅昏迷、深昏迷等。

(6)瞳孔的观察包括大小和对光反射，记录以患者的解剖学位置的方向为准，大小用数字记录，单位为“mm”，记录于瞳孔标识的正下方；对光反射存在用“+”，对光反射消失用“-”表示，对光反射迟钝用“±”，记录于瞳孔标识的正上方，两侧瞳孔等大时，在瞳孔标识之间用“=”表示如 ○=○；两侧瞳孔不等大时，在瞳孔标识之间用“＞”或“＜”表示，如“○＞○”表示右侧瞳孔大于左侧瞳孔。

(7)入量包括：输液、输血、饮食含水量及饮水量等，如为输液应注明液体加入药物后的总量。

(8)出量包括：大便、小便、呕吐量、各种引流量等，同时应观察其颜色及性质并记录于病情栏内。大便的单位为“g”，水样大便或便血时单位用“ml”。

(9)卧位：可填写“左侧”、“右侧”、“平卧”、“半卧”、“坐位”“俯卧”等。

(10)皮肤记录可用：完好、破损、压疮等，后两项应在护理措施栏内记录部位、范围、深度、局部处理及效果。

4.详细记录生命体征、病情变化、辨证护理措施及效果，医嘱“病危”的患者至少每班记录1次，病情变化随时记录；医嘱“病重”的患者至少每1～2天记录1次，病情发生变化时随时记录。

5.记录应体现专科护理特点。手术患者应重点记录麻醉方式、手术名称、患者返回病室时间及状况、伤口情况、引流情况等。

6.出入水量总结：在入量的项目栏内注明“日间小结”或“24小时总结”。前者为7:00～19:00的出入水量，后者为7:00至次日7:00的出入水量，总出量记入出量栏内最后一空格内，并在其数字下用红笔标识双横线(如“800”)，同时将24小时总出入水量记录于三测单的相应栏内。

7.因故停止或更换液体时，护士应在记录入量栏内注明丢弃量，在数字前加“-”(如“-100”)，并在病情观察栏内说明原因。

8.每次记录均需签名，一次记录多行时在最后一行签全名。

9.危重患者的抢救应与医师积极配合,协调一致,记录及时、准确、客观、真实。

10.对于重症监护患者的护理记录可选用"重症监护记录"表格。其记录的书写要求除与危重患者护理记录相似外,还应注意以下几点:

(1)SpO_2 的记录以数字表示,计量符号为"%"。

(2)CVP 的记录以数字表示,计量单位为"cmH_2O"。

(3)血糖以数字表示,计量单位为"mmol"。

(4)对于记录表中具体护理措施已实施的项目,如吸痰、口腔护理等以"√"表示。需具体描述的项目,可在"其他"栏内记录,如"吸出脓痰 5ml"。

(5)呼吸道护理主要是指气管插管或气管切开的护理,包括呼吸道内滴药,气管切开的换药,更换内套管等。记录时,以"滴药"、"换药"、"消毒内管"、"更换内管"等表示。

(6)皮肤栏内记录可用完好、破损、压疮等,后两项应在其他栏内记录部位、范围、深度、局部处理、效果和皮肤护理的实施情况。

11.危重患者护理记录应注意病情记录与医疗记录保持一致;重点客观的记录,避免套话重复;注意危重患者护理记录和一般患者护理记录在记录转换过程中的正确衔接,并体现辨证施护的情况、护理效果和上级护师的指导作用及护士长管理作用的记录。

(十一)手术护理记录书写要求

手术护理记录是指手术室巡回护士对手术患者在术中护理情况及所用器械、敷料以及术毕离开手术室护理交班要点等的记录,要求在手术结束后即时完成。

1.记录应逐项填写,不漏项。对于需要说明的内容应简单明了。

2.与麻醉记录重叠的内容均以麻醉记录为据,如麻醉方式、脉搏、呼吸、血压、尿量、出血量、输液量、输血量等,不在此记录中重复。但对于局部麻醉的患者应在备注栏内说明。

3.敷料、器械的清点应由巡回护士和器械护士在手术开始前,关闭腹腔、胸腔和深部切口前,切口皮肤缝合前,3 次均应仔细清点,术中追加敷料、器械及时记录在加数栏内。术前清点、术中加数及关闭前清点,写明具体数量;关前清点与关后清点对数时,用打"√"形式即可,巡回护士和器械护士签名。

4.手术所用的无菌包灭菌监测指示卡及术中体内植入物(如人工关节、人工瓣膜、股骨头等)的标识,经查验后粘贴于手术护理记录单的粘贴栏内。

5.术毕,静脉输液栏中如有静脉输液应记录穿刺部位、局部有无肿胀、输液是否通畅及特殊药物等。

6.手术结束后,巡回护士及时将手术护理记录归入患者住院病历中,与病室护士交接并签名。

7.对于表格中所列的手术器械和敷料名称,各医院可根据具体情况而定。

8.无器械护士参加的手术,由巡回护士和主刀医师共同清点并签名。

(十二)住院、出院病历排列顺序

(一)住院病历排列顺序

1.三测单

2.长期医嘱单

3.临时医嘱单

4.住院志

5.诊疗计划

6.首次病程记录

7.日常病程记录(各级医生查房、会诊、转科等)

8.各种同意书(按日期先后顺序排列,包括手术、麻醉、输血、特殊检查、特殊治疗、知情同意书等)

9.麻醉记录

10.手术记录

11.各种专科治疗单

12.各种申请单(会诊单、特殊医疗服务申请单等)

13.各种检查报告单(按日期先后顺序呈叠瓦状贴在专用粘贴单上)

14.入院告知书

15.入院患者护理评估

16.各种护理记录(一般患者护理记录、危重患者护理记录、专科护理记录等)

17.手术护理记录

18.长期医嘱执行单

19.病历首页

(二)出院病历排列顺序

1.病历首页

2.住院志

3.诊疗计划

4.首次病程记录

5.日常病程记录(各级医生查房、会诊、转科等)

6.各种同意书(按日期先后顺序排列,包括手术、麻醉、输血、特殊检查、特殊治疗、知情同意书等)

7.麻醉记录

8.手术记录

9.各种专科治疗单

10.各种申请单(会诊单、特殊医疗服务申请单等)

11.各种检查报告单(按日期先后顺序呈叠瓦状贴在专用粘贴单上)

12.入院告知书

13.入院患者护理评估

14.各种护理记录(一般患者护理记录、危重患者护理记录、专科护理记录等)

15.手术护理记录

16.长期医嘱单

17.长期医嘱执行单

18.临时医嘱单

19.三测单

(十三)一般患者护理记录内容样式

姓名 刘× 科室 神经内科 床号 12 住院病历号 00258

2003—12—6 16:00

患者,女,72岁,因右侧肢体活动不利3小时,门诊以"中风(中经络)"于13:00时平车推入院。现患者神志清楚,语言蹇涩,右侧肢体活动不利,血压170/100mmHg,大便稍干结,二日一次,舌质淡红,苔薄白,脉弦滑。既往有高血压病史20年,血液检查显示:胆固醇、甘油三脂、低密度脂蛋白均高;服药无规律,曾有青霉素过敏史。入院宣教已做,给予一级护理,垫气垫床,床旁加床档防坠床,保暖,病历牌、床尾挂青霉素过敏标志,告知病人明晨空腹抽血化验及留取大、小便标本做检查。 王 ×

2003—12—7 17:00

患者语言蹇涩,能说出简单的词语,右侧肢体活动不利,自行翻身较困难,7:00测血压170/100mmHg,遵医嘱口服硝苯地平缓释片10mg,8:00复测血压150/90mmHg。为患者更换卧位,查皮肤清洁完好,15:00测血压150/80mmHg。 王 ×

2003—12—8 11:00

今随护士长查房,患者神清,语言蹇涩,诉右侧肢体活动不利,纳食正常,舌质淡红,苔薄白,脉弦滑。护士长明示:患者年老体衰,肝肾阴虚,血脂高,饮食上多给予补肝肾、降血压、降血脂食物,如甲鱼、山楂、木耳、芹菜、玉米等,控制盐量的摄入,食量不宜过饱;下一步护理重点:应密切观察患者的血压及情志的变化,加强患肢被动运动和语言训练,为患者拟订患肢功能锻炼及语言训练计划。护士长示范按摩患肢的方法,已通知营养护师为患者合理配餐。 王 ×

2003—12—10 21:00

患者于20时突然出现病情变化,医嘱下病重,具体情况详见危重患者护理记录单。 肖 ×

2003—12—12 17:00

患者经过2天的抢救、治疗和护理,病情好转,医嘱停病重。现症见:神志清楚,情绪稳定,诉头晕痛;语言蹇涩,右侧肢体活动不利;二便调,纳差;苔薄,脉弦。测血压为150/90mmHg,查皮肤清洁无破损,患侧上肢肌力2级,下肢肌力3级。给予推拿前额部,指压头部双侧太阳穴及印堂穴,头晕头痛症状稍缓解。已拟订患肢功能锻炼及语言训练计划。 王 ×

2003—12—15 17:00

患者3天来病情稳定,精神转佳,稍感头晕,语言蹇涩,右侧肢体活动不利;苔薄,脉弦,以实施患肢功能锻炼及语言训练计划,指导患者运用十指交叉握手自我辅助运动法(握手上举)和桥式运动法(即选择性伸髋,用患腿负重,抬高和放下臀部)进行患侧上、下肢的被动锻炼;协助患者回示两种运动方法,患者已基本掌握,能在他人的协助下进行练习。 王 ×

2003—12—18 17:00

患者无明显头晕头痛症状，语言謇涩，右侧肢体活动不利，能在床上自行翻身，测血压140/84mmHg,脉搏86次/分,呼吸22次/分,舌质淡红,苔薄白,脉弦细。患者取坐位双足着地已基本能适应,护理人员每天下午扶持患者下床站立5~10分钟,练习说日常用语,今日在护理人员的协助下沿床缘移动右脚走一周,告知患者功能锻炼需循序渐进,持之以恒,并防止过劳。 王×

2003-12-21 10:00

略

2003—12—24 17:00

略

2003—12—28 10:00

患者经过22天的治疗和护理,病情好转,精神尚可,稍有头晕,血压为140/80mmHg,对事物能做简单的描述,患侧上肢肌力3级,下肢肌力4级,在陪人的扶持下能缓慢行走,食纳一般,二便正常。舌质淡红,苔薄白,脉弦。医嘱明日出院,已做出院指导:①按时服药,定时测量血压,定期门诊复查;②注意休息,避免过劳;③保持心情舒畅,避免急躁恼怒、情志过激,防止复中;④饮食以低盐、低脂食物为宜,不宜过饱,忌腥辣,戒烟酒,多食新鲜蔬菜水果和豆制品;⑤保持大便通畅,避免用力排便;⑥继续加强语言、肢体锻炼,促进功能恢复。

王××

二、护理文书书写自测试题自测试题

(一)选择题

【A型选择题】(单项最佳选择题,五个备选答案中只有一个最正确的答案)

1.为7岁以下患儿测三测时,可以只测量

A.体温　B.体温、脉搏　C. 体温、呼吸、血压　D.体温、脉搏、血压　E.体温、脉搏、呼吸

2.护理文书一般应当使用什么颜色的笔书写

A.红墨水笔　B.浅蓝墨水笔　C.铅笔　D.圆珠笔　E.蓝黑墨水或碳素墨水

3.因抢救危急患者未能及时书写护理记录时,当班护士应在抢救后多少小时内据实补记,并加以注明(抢救完成时间和补记时间)

A.2小时　B.4小时　C.6小时　D.8小时　E.10小时

4.皮肤有破损或压疮时,入院患者护理评估表上应注明

A.面积　B.部位,范围　C.深度　D.有无疼痛　E.有无溃烂

5.要求立即执行的“st”医嘱,需在多少分钟内执行

A.5分钟　B.10分钟　C.15分钟　D.20分钟　E.25分钟

6.血压、体重应当按医嘱或者护理常规测量并记录,每周至少几次

A.1次　B.2次　C.3次　D.4次　E.5次

7.护理记录时,应注意病情记录与何种记录保持一致

A.财产记录　B.医疗记录　C.教学记录　D.实验记录　E.管理记录

8.选用“护理记录”表格,医嘱改病危或病重时,应在病情栏内分别注明“危”或“重”,以后何时记录应予以标识

A.每小时第1次　B.每班第1次　C.每天第1次　D.每周第1次　E.每月第1次

9.手术所用的无菌包灭菌监测指示卡及术中体内植入物的标识，经查验后粘贴于何种护理记录单的粘贴栏内

A.一般患者护理记录单　B.危重患者护理记录单　C.入院告知书　D.手术护理记录单　E.长期医嘱执行

【B型选择题】(配伍选择题，五个备选答案，题干2~3个，从备选答案中选出每一个题干的最佳答案)

A."(√)"　B."(×)"　C."(-)"　D."(±)"　E."(+)"

1.药物过敏试验阳性结果用红墨水笔记录为

2.药物过敏试验阴性结果用蓝黑墨水或碳素墨水笔记录为

【X型选择题】(多项选择题，五个备选答案，正确答案为2~5个)

1.下列哪些是危重患者护理记录的书写要求

A.医嘱"病危"的患者至少每班记录1次　B.每周记录1~2次　C.病情发生变化时随时记录

D.三天记录1次　E.医嘱"病重"的患者至少每1~2天记录1次

2.入院患者护理评估书写要求为

A.由护士在本班内完成　B.填写无漏项　C.遇急诊手术由下一班护士在24小时内完成

D.应用中、西医学术语　E.有过敏史者，应详细填写过敏的药物或食物的名称

3.体温的绘制哪项是正确的

A.体温每格为0.1℃　B.用蓝笔绘画　C.口温为"●"　D.肛温为"○"　E.腋温为"×"

4.三测单上相应栏内记录正确的内容是

A.小便已解用"+"　B.小便未解用"—"　C.小便失禁用"*"　D.大便已解用"+"　E.大便未解用"—"

5.护理文书包括的内容有：

A.三测单　B.护理记录　C.手术护理记录单　D.长期、临时医嘱单　E.入院患者护理评估

6.根据《医疗事故处理条例》规定，下列哪些属于患者复印或复制资料的范围

A.三测单　B.医嘱单　C.病程记录　D.护理记录　E.病例讨论内容

7.新入院患者，入院当日护理记录内容包括

A.患者主诉　B.入院时间及方式　C.入院的原因

D.入院时情况(症状、体征)　E.主要护理问题和护理需求、护理措施及注意事项

8.手术敷料、器械应由巡回护士和器械护士在何时清点

A.手术开始前　B.手术结束后　C.关闭腹腔、胸腔和深部切口前

D.关闭腹腔、胸腔后　E.切口皮肤缝合前

9.手术患者的护理记录，术后须书写下列哪些内容

A.入手术室时间　B.手术名称和麻醉方式　C.返回病室时间

D.生命体征、伤口情况、麻醉清醒时间　E.引流液性质、颜色、量等

(二)填空题

1.出入水量总结：在入量的项目栏内注明"日间小结"或"24小时总结"。前者为 ________ 的出入水量，后者为 ________ 的出入水量。

2.护理文书书写过程中出现错字时，应当用 ________ 画在错字上，在画线的错字上方用 ________ 笔更正并签全名。

3.患者入院后，护士应及时发放告知书并口头介绍。遇急症手术、抢救等特殊情况，应在 ________ 小时内完成。

4.填写入院患者护理评估时，有过敏史者，应详细填写过敏的 ________ 的名称。

(三)判断题(对者在括号内打"√"，错者打"×")

1.试用期护士书写的护理记录，应经过本科室执业护士审阅、修改并签名。（　）

2.入院告知书由告知人和被告知人双方签名后，放入病历中归档保存。（　）

3.临时备用的"s.o.s"医嘱，仅在10小时内有效。（　）

4.CVP的记录以数字表示，计量单位为"cmH_2O"。（　）

5.电脑处理医嘱,查对护士根据医嘱的内容逐条查对无误后,由医嘱护士打印医嘱单(长期、临时医嘱单)。(　)

三、自测试题答案

(一)选择题

【A 型选择题】(单项最佳选择题,五个备选答案中只有一个最正确的答案)

1.A　2.E　3.C　4.B　5.C　6.A　7.B　8.B　9.D

【B 型选择题】(配伍选择题,五个备选答案,题干 2~3 个,从备选答案中选出每一个题干的最佳答案)

1.E　2.C

【X 型选择题】(多项选择题,五个备选答案,正确答案为 2~5 个)

1.ACE　2.ABCDE　3.ABCDE　4.ABC　5.ABCDE　6.ABD　7.ABCDE　8.ACE　9.ABCDE

(二)填空题

1.(1)7:00–19:00　(2)7:00 至次日 7:00　2.(1)双横线　(2)同色　3. 24　4. 药物或食物

(三)判断题(对者在括号内打"√",错者打"×")

1.√　2.√　3.×　4.√　5.√

(罗坤华、易霞)

附　录

护理“三基”训练综合考试模拟试卷与参考答案

一、模拟试卷与参考答案(A 卷)

(一)名词解释(每小题 3 分,共计 15 分)

1. 瘀血
2. 辨证
3. 阴离子间隙(AG)
4. 循证护理
5. 麻醉药品

(二)填空题(每空 1 分,共计 20 分)

1. 血液正常运行必须具备三个条件:其一,__________ 寒温适度;其二,__________ 通畅完好;其三,______________ 等脏功能正常,特别是心脏的功能尤为重要。
2. 脾的主要生理功能有:一是 ________,二是 __________。
3. 运动系统由骨、关节和 ________ 组成。具有 __________ 和运动的作用。
4. 缓冲碱是血液中一切具有缓冲作用的负离子碱的总和,正常值为 _________mmol/L。
5. 药物半衰期是指血浆药物浓度 _________ 所需的时间。
6. 现代护理发展经历了 __________,__________,__________ 的三个阶段。
7. 医疗事故的法律责任包括:(1)_______ 责任,(2)_________ 责任,(3)________ 责任。
8. 为病人行毫针刺时,进针“得气”后,一般留针时间为 ________ 分钟。
9. 心电图上 ST 段指的是从 _______ 波群终点到 _______ 波起点之间的线段。
10. SARS 的潜伏期通常限于 _________ 之内,一般约 _________ 天。

(三)判断题(正确地打√,错误的打×;每题 1 分,共计 15 分。)

1. 中医学理论体系有诸多特征,其中整体观念和辨证论治是最基本、最重要的特点。（ ）
2. 六淫是指自然界风、寒、暑、湿、燥、热(火)六种气候变化的统称。（ ）
3. 痰饮是机体水液代谢障碍所形成的病理产物。（ ）
4. 在膀胱底内面,由两个输尿管口与尿道内口形成的三角区,称“肾、膀胱三角”。（ ）
5. 高渗性脱水,失钠多于失水。（ ）
6. 应激是指机体在受到各种因素刺激时所出现的非特异性全身反应。（ ）
7. 1919 年英国率先颁布了英国护理法。（ ）
8. 护士的基本职责为保护生命,减轻痛苦,增进健康。（ ）
9. 掌握医院感染诊断标准是医务人员在医院感染管理中应履行的职责。（ ）
10. 结核菌素试验阳性反应一般可视为没有结核菌感染。（ ）
11. 病人在饥饿、疲劳、精神高度紧张时不宜针刺。（ ）
12. 为病人床上洗头时,要评估病人头发卫生情况,观察有无虱、虮及头皮有无伤口。（ ）
13. 咯血量 >500ml / d 或一次 100～300ml 称为大量咯血。（ ）

14. 胎儿宫内窘迫是指胎儿在宫内有缺氧征象,危及胎儿健康和生命者。 ( )

15. 湖南省政府 2003 年 11 月 25 日发布的 182 号令,《湖南省医疗机构药品使用监督管理办法》第十二条中规定麻醉药品、一类精神药品、医疗用毒性药品、放射性药品、戒毒药品,应当专库或专柜存放,双人双锁保管,专账记录。 ( )

(四)选择题

【A 型选择题】(单项最佳选择题,各题的备选答案中,只有一个正确答案,请把你认为正确答案的题号填入题干后的括号内。错选或多选不得分。每小题 1 分,共计 10 分)

1. 精与血的关系下列哪项是对的

A. 精能化气、气能生精　B. 精能化血、血能生精　C. 气能生血、气能行血
D. 气能摄血、津能载气　E. 气能生津、气能行津

2. 舌苔是指附着于舌面上的一层

A. 苔垢　B. 斑疹　C. 颜色　D. 瘢痕　E. 颗粒

3. 肋弓是由第几对肋软骨前端依次连结而成的

A. 1～2　B. 3～4　C. 5～6　D. 7～8　E. 7～10

4. 动脉血氧饱和度(Sa02)的正常值为

A. 25%～35%　B. 45%～55%　C. 75%～90%　D. 95%～97%　E. 100%

5. 医疗事故的分级下列哪项是错误的

A. 一级医疗事故　B. 二级医疗事故　C. 三级医疗事故
D. 四级医疗事故　E. 五级医疗事故

6. 医院感染的管理内容不包括下列哪项:

A. 建立三级监控体系　B. 健全各项规章制度　C. 掌握医院各种疾病诊断标准
D. 认真落实医院感染管理措施　E. 加强医院感染学教育,明确医务人员在医院感染管理中的职责

7. 下列哪项不属于传染病的四个基本特征范畴

A. 发热　B. 有病原体　C. 有传染期　D. 有流行病学特征　E. 感染后有免疫力

8. 脑溢血病人起病多少小时内应禁食

A. 12　B. 24　C. 48　D. 72　E. 96

9. 断肢(指)的现场急救措施不包括下列哪项

A. 止血　B. 包扎创面　C. 补充营养　D. 保藏断肢(指)　E. 迅速转送

10. 下列哪项不是针刺后出现血肿的处理措施

A. 轻者可用无菌干棉球按压针孔即可　B. 重者应立即按压并冷敷加压止血
C. 必要时遵医嘱注射止血药　D. 严密观察病情及血压变化
E. 配合医师行胸腔穿刺减压术

【B 型选择题】(配伍选择题,五个备选答案,题干 2~3 个,从备选答案中选出每一个题干的最佳答案,每小题 1 分,共计 10 分)

A. 谵语　B. 郑声　C. 狂言　D. 独语　E. 错语

1. 神志不清、语言重复、时断时续、声音低弱的称为
2. 自言自语、喋喋不休、首尾不续、见人则止的称为

A. 濡脉　B. 洪脉　C. 涩脉　D. 细脉　E. 滑脉

3. 脉象往来不畅,应指艰涩如轻刀刮竹此为
4. 脉象往来流利,应指圆滑如按滚珠此为

A. 肌力 0 级　B. 肌力 1 级　C. 肌力 2 级　D. 肌力 3 级　E. 肌力 4 级

5. 完全瘫痪,肌力完全丧失。此为

6. 肢体可移动位置但不能被抬起。此为

7. 能对抗阻力的运动，但肌力减弱。此为

A. 25～28cm　B. 23～26cm　C. 30～35cm　D. 18～20cm　E. 8.5～9.5cm

8. 骨盆外测量髂棘间径(1S)的正常值为

9. 骨盆外测量骶耻外径的正常值为

10. 骨盆外测量出口横径的正常值为

【X 型选择题】(多项选择题，各题的备选答案中有 2~5 个正确答案，请把你认为正确答案的题号填入题干后的括号内。错选、少选、多选均不得分。每小题 1 分，共计 10 分)

1. 经络系统主要包括下列哪些经脉

A. 十二经脉　B. 浮络和孙络　C 奇经八脉.　D. 十五别络　E. 十二经别

2. 气机失调可以概括为下列哪些方面

A. 气滞　B. 气逆　C. 气陷　D. 气闭　E. 气胀

3. 下列哪些是刺激胃液分泌的内源性物质

A. 肾上腺素　B. 乙酰胆碱　C. 促胃液素　D. 组胺　E. 谷维素

4. 低血容量性休克的典型表现为

A. 中心静脉压(CVP)增高　B. 中心静脉压(CVP)降低　C. 心输出量(CO)降低

D. 动脉血压(BP)降低　E. 总外周阻力增高。

5. 住院病人的睡眠特点为

A. 昼夜性节律去同步化　B. 睡眠减少　C. 睡眠中断　D. 过度睡眠　E. 诱发补偿现象

6. 成人的合理饮食中，三大营养素供应热能占总热能之间适当的比例为

A. 蛋白质占 5%～8%　B. 蛋白质占 10%～14%　C. 脂肪占 20%～25%

D. 脂肪占 40%～55%　E. 碳水化合物占 60%～70%

7. 肾病综合症具有以下哪几方面的临床特征

A. 大量蛋白尿(尿蛋白定量>3.5g / d)　B.　高脂血症　C. 水肿　D. 脓尿

E. 低蛋白血症(血浆清蛋白<30g / L

8. 重度烧伤的判断标准是

A. 烧伤总面积为 30%～49%　B. 烧伤总面积为 10%～19%

C. 烧伤总面积为 20%～29%　D. Ⅲ° 烧伤面积为 10%～19%　E. 伴有休克

9. 下列各证的饮食原则哪些是对的

A. 热证宜清热、生津、养阴　B. 寒证宜温里、散寒，助阳　C. 虚证宜补虚益损

D. 实证宜疏利、消导　E. 外感病证宜油腻厚味

10. 下列使用无菌持物钳的方法哪些是对的

A.　取、放无菌持物钳时钳端要闭合　B.　使用时保持钳端朝下　C.　不可碰及容器边缘及液面以上部分

D. 干筒保存时使用时间限于 4 小时内　E. 消毒液筒保存时，每周更换消毒 2 次

(五)简答题及分析题(1、2 题各 5 分，3 题 10 分，共 20 分)

1. 简述常用的正治、反治法内容。

2. 输血的原则有哪些？

3. 病例分析题

病人因外伤后头痛头昏 3 小时而入院，入院症见：短暂昏迷、头痛头昏，恶心呕吐，鼻腔少量流血。诊断为脑挫裂伤，蛛网膜下腔出血，颅底骨折。在住院过程中，患者出现浅昏迷，瞳孔不等大，失语，发热，测体温 39℃，出现Ⅰ度褥疮。经护脑、脱水、消炎、止血，输氧、吸痰、保留导尿、膀胱冲洗、鼻饲饮食等治疗、护理，病情未明显缓解。

请分析提出护理诊断：

参考答案

(一)名词解释

1. 瘀血是血液运行障碍、停滞所形成的病理产物，属于继发性病因，包括离经之血停积体内，以及阻滞于脏腑经络内的运行不畅的血液。又称“蓄血”、“恶血”、“败血”。

2. 辨证是指在中医学基础指导下，将四诊(望、闻、问、切)所收集的各种症状、体征等临床资料进行分析、综合，对疾病当前的病理本质做出判断，并概括为具体证名的诊断过程。

3. 阴离子间隙(AG)是指血浆中未测定的阴离子(UA)与未测定的阳离子(UC)的差值，即 AG=UA-UC。

4. 循证护理又称“实证护理”“证据本位护理”，是受循证医学思想影响而产生的，可简单理解为遵循证据的护理。

5. 麻醉药品是指连续使用后易产生身体依赖性，能成瘾癖的药品。

(二)填空题

1. (1)血液充盈 (2)脉管系统 (3)心、肺、肝、脾

2. (1)运化 (2)统摄血液

3. (1)骨骼肌 (2)保护、支持

4. 45～52

5. 下降一半

6. (1)以疾病为中心　(2)以病人为中心 (3)以人的健康为中心

7. (1)行政(2)民事 (3)刑事

8. 10～20　9. (1)QRS (2)T　10. (1)2 周 (2)2～10

(三)判断题

1. √ 2. × 3. √　4. ×　5. ×　6. √　7. √ 8. √　9. √　10. ×　11. √　12. √ 13. ×　14. √　15. √

(四)选择题

【A 型选择题】

1. B　2. A　3. E 4. D 5. E　6. C　7. A　8. D　9. C　10. E

【B 型选择题】

1. B 2. D 3. C 4. E 5. A.　6. C.　7. E.　8. B　9. D　10. E

【X 型选择题】

1. A. C. D. E　2. A. B. C. D　3. B. C. D　4. B. C. D. E　5. A. B. C. E　6. B. C. E　7. A. B. C. E　8. A. D. E

9. A. B. C. D　10. A. B. C. D. E

(五)简答题及分析题

1. 常用的正治法内容为：寒者热之；热者寒之；虚则补之；实则泻之。常用的反治法内容为：热因热用；寒因寒用；塞因塞用；通因通用等。

2. 输血的原则包括：(1)输血前鉴定血型。绝对保证供血者与受血者 ABO 血型相合。对孕妇和多次输血者，要求供血者与受血者的 Rh 血型相符合。(2)输血前进行交叉配血试验。

3. 根据病情分析：(1)浅昏迷——可提出护理诊断：①意识障碍；②自我照顾能力缺失。(2)失语——可提出护理诊断：语言沟通障碍。(3)发热，体温 39℃——可提出护理诊断：体温过高。(4)Ⅰ度褥疮——可提出护理诊断：皮肤完整性受损。(5)头痛头晕——可提出护理诊断：疼痛。(6)呕吐恶心——可提出护理诊断：不舒适。(7)保留导尿、膀胱冲洗——可提出护理诊断：有尿路感染的危险。(8)鼻饲饮食——可提出护理诊断：有口腔感染的危险。(9)鼻腔流血、颅底骨折——可提出合作性问题：潜在并发症：颅内高压症。

二、模拟试卷与参考答案(B卷)

(一)名词解释(每小题3分,共计15分)

1. 体质
2. 毒血症
3. 屈光不正
4. 医院感染
5. 成分输血

(二)填空题(每空1分,共计20分)

1. 肾主藏精包括两个方面,⑴主管 ______,⑵主管 ______。
2. 五味是指药物有 ______ 五种不同的味道。
3. 血液功能有运输物质,______ 作用,防御功能,______ 功能,调节功能和构成 ______。
4. 长效胰岛素作用可维持 ______ 小时,适用于需 ______ 的糖尿病人。
5. 当一个人从自己熟悉的文化区域来到一个完全陌生的文化区域后,短时间内产生的一种精神紧张综合征,称为 ______。
6. 护理工作中潜在的法律问题有(1) 侵权与 ______,(2)______ 与玩忽职守罪;(3)______。
7. 心律失常 是指心脏冲动的频率、______、起源部位、______ 与激动次序的异常,即心脏的自律性、______ 及传导性的异常。
8. 呼吸系统疾病常见五大症状有 ______ 咳痰、______、胸痛、______。
9. 流行性出血热的病程可分五期:即发热期;______;少尿期;______ 和恢复期。

(三)判断题(正确地打√,错误的打×;每题1分,共计15分。)

1. "气"是构成人体和维持人体生命活动的、具有很强活力的精微物质。 (　)
2. 阴阳格拒是阴阳失调病机中比较特殊的病理变化。 (　)
3. 塞因塞用是指用补益的的方药治疗具有通泄症状之实性证候的治法。 (　)
4. 为角膜和晶状体提供营养是房水的生理功能 (　)
5. 由于致热原的作用使体温调定点上移而引起体温升高0.1℃时,称之为发热。 (　)
6. 心力衰竭发病的关键环节是心输出量减少。 (　)
7. 人际关系反映人与人之间在心理上的亲疏远近距离。 (　)
8. 我国1994年1月1日起执行《中华人民共和国护士管理办法》 (　)
9. 发热无一定规律,且持续时间不定,此为弛张热。 (　)
10. 阿米巴肺脓肿咯棕褐色痰 (　)
11. 对胸胁腰背部的腧穴,不宜直刺、浅刺,以免刺伤内脏 (　)
12. 吸痰器储液瓶内应先放入100ml消毒液,瓶内吸入液不宜过满,应及时倾倒 (　)
13. 腹水病人进水量限制在每日1500ml左右 (　)
14. 脑梗死在脑血管病中最常见,占60%~90% (　)
15. 麻醉药品存放点应有严密的防盗设施和报警装置。 (　)

(四)选择题

【A型选择题】单项最佳选择题,各题的备选答案中,只有一个正确答案,请把你认为正确答案的题号填入题干后的括号内。错选或多选不得分。每小题1分,共计10分)

1. 在五行的生克关系中,一事物对另一事物有促进、资助、协同作用时,称为

A.五行制化　B.五行相克　C.五行相生　D.五行制约　E.五行拮抗

2.一种药物的毒副作用能被另一种药物所抑制称为

A.配伍　B.相畏　C.相使　D.相杀　E.相须

3.成人脑脊液总量为多少

A.50ml　B.60ml　C.70ml　D.100ml　E.150ml

4.机体受到某些Ag刺激时,出现生理功能紊乱或组织细胞损伤的异常适应性免疫应答,称为

A.超敏反应　B.刺激反应　C.化学反应　D.应急反应　E.脱敏反应

5.下列哪些病人不需要给予一级护理

A.各种大手术后　B.休克　C.昏迷　D.年老体弱　E.肝肾功能衰竭

6.紫外线灭菌法的注意事项不包括下列哪项

A.空气消毒有效距离不超过2m　B.空气消毒时间为30~60min

C.物品消毒有效距离为25~60cm　D.物品消毒时间为20~30min

E.降低菌体内氧化酶的活性

7.脑溢血出现脑水肿应将病人的头部置一软枕,并抬高床头约

A. 5~10°　B.15~30°　C.35~40°　D.45~50°　E.55~60°

8.脑室引流时,引流管开口需高于侧脑室平面多少cm

A.10~15cm　B.20~25cm　C.25~30cm　D.30~35cm　E.35~40cm

9.母、婴血型不合,母血中血型抗体通过胎盘进入胎儿循环,发生同种免疫反应导致胎儿、新生儿红细胞破坏而引起的溶血。称为

A.颅内出血病　B.脑溢血病　C.新生儿溶血病　D.ABO系统溶血病　E.子宫出血病

10.下列哪些是见光分解的药品

A.水杨酸毒扁豆碱　B.肾上腺素　C.去甲肾上腺素　D.胰岛素　E.抗坏血酸

【B型选择题】(配伍选择题,五个备选答案,题干2~3个,从备选答案中选出每一个题干的最佳答案,每小题1分,共计10分)

A.但寒不热　B.但热不寒　C.恶寒发热　D.寒热往来　E.高热

1.病人只觉怕冷而无发热的情况,称为

2.病人恶寒与发热交替而作,称为

A.1500ml　B.2000 ml　C.2500ml　D.3000ml　E.3500ml

3.成年男性肺活量约

4.成年女性肺活量约

A.睡眠性呼吸困难　B.吸气性呼吸困难　C.呼气性呼吸困难

D.混合性呼吸困难　E.活动性呼吸困难

5.吸气显著困难,吸气时间延长,有明显的“三凹症”为

6.呼气费力,呼气时间延长为

7.呼气、吸气均感费力,呼吸频率增加为

A.有效限制钠盐的摄入　B.忌清淡的食物　C.忌食含糖多的食物

D.忌蔬菜水果　E.忌油腻荤腥

8.高血压病人的饮食应

9.糖尿病病人的饮食应

10.腹水症病人的饮食应

【X型选择题】(多项选择题,各题的备选答案中有2~5个正确答案,请把你认为正确答案的题号填入题干后的括号内。错选、少选、多选均不得分。每小题1分,共计10分)

1. 卫气的生理功能有

A. 护卫肌表，防御外邪　　B. 温养脏腑、肌肉、皮毛　　C. 脾胃化生的水谷精气

D. 开合汗孔，调节体温　　E. 影响睡眠。

2. 中药煎煮的方法下列哪些是正确的

A. 先将药材浸泡 30～60 分钟　　B. 散剂用蜂蜜调和送服　　C. 解表药煮沸后煎 3～5 分钟即可

D. 补养药煮沸后再续煎 30～60 分钟　　E. 加水量高出药面 1 / 3～1 / 2

3. 影响心输出量的因素有

A. 心室肌的前负荷　　B. 心室肌的后负荷　　C. 心率　　D. 心肌收缩能力　　E. 血液的储备量

4. 肾上腺皮质分泌激素有哪些

A. 甜蜜素　　B. 胰岛素　　C. 糖皮质激素　　D. 盐皮质激素　　E. 性激素

5. 语言性沟通技巧可包括哪几个方面

A. 合适的词汇　　B. 适当的语速　　C. 适当的语调、声调　　D. 调整情绪　　E. 恰当的幽默

6. 压疮的临床分期为

A. 瘀血红润期　　B. 皮肤发红期　　C. 炎性浸润期　　D. 浅度溃疡期　　E. 坏死溃疡期

7. 下列哪些是护理癫痫病人发作时的一般护理措施内容

A. 给予特级护理　　B. 预防昏倒跌伤　　C. 预防窒息　　D. 预防厥脱　　E. 神志怪异

8. 急性胰腺炎的临床表现有

A. 腹痛、腹胀　　B. 恶心、呕吐　　C. 发热　　D. 呼吸困难　　E. 黄疸

9. 供应毒性药品的规定有

A. 与一般药品分开，单独放置　　B. 运输过程中防止发生事故

C. 一律凭盖有医师所在医疗单位公章的正式处方，方可供应

D. 建立健全毒性药品收支账目，固定货位，定期盘点，做到账物相符

E. 每次发送和配方使用，均要加强核对，确保准确无误

10. 气管切开术后并发症有

A. 皮下气肿　　B. 纵隔气肿　　C. 气胸、出血　　D. 拔管困难　　E. 喉阻塞

(五)简答题及分析题(1、2 题各 5 分，3 题 10 分，共 20 分)

1. 简述护理程序的特点

2. 何谓温针灸，有何作用？

3. 实例分析题：

某医院一主管护师被调至医院感染管理科工作，专门负责环境卫生学监测，请详细叙述主管护师必须掌握的以下内容。

(1)环境卫生学的监测内容和采样时间要求。

(2)环境卫生学各项监测的具体指标及要求。

参考答案

(一)名词解释

1. 体质是指人类个体在生命过程中，由遗传性和获得性因素所决定的表现在形态结构、生理机能和心理活动上综合的相对稳定的固有特性。

2. 毒血症是指感染的局部，致病菌产生的大量毒素及组织破坏的分解产物进入血液循环所引起的全身中

毒反应，而病原菌并未侵入血液循环。

3. 由于眼睛的折光能力异常，或眼球形态异常，使平行光线不能聚焦在安静未调节眼的视网膜上，称为屈光不正。

4. 医院感染又称医院获得性感染，是指在医院内获得的感染。包括在住院期间发生的感染和在医院内获得出院后发病的感染；但不包括入院前已存在或入院时已处于潜伏期的感染。医院工作人员在医院内获得的感染也属医院感染。

5. 成分输血是把血液中的有效成分分离出来，精制成高纯度和高浓度的制品，根据病人病情的需要，有针对性地输注有关血液成分，以达到治疗的目的。

(二)填空题

1. (1)生长发育 (2)生殖繁衍 2. 酸、苦、甘、辛、咸 3. (1)缓冲 (2)生理止血 (3)机体内环境
4. (1)24～36 (2)长期用药 5. 文化休克 6. (1)犯罪 (2)疏忽大意 (3)受贿
7. (1)节律 (2)传导速度 (3)兴奋性 8. (1)咳嗽 (2)咯血 (3)呼吸困难
9. (1)低血压期(2)多尿期

(三)判断题

1. √ 2. √ 3. × 4. √ 5. × 6. √ 7. √ 8. √ 9. × 10. √
11. × 12. √ 13. × 14. √ 15. √

(四)选择题

【A型选择题】

1.C 2.B 3.E 4.A 5.D 6.E 7.B 8.A 9.C 10.D

【B型选择题】

1.A 2.D 3.E 4.C 5.B. 6.C. 7.D. 8.A 9.C 10.E

【X型选择题】

1.A.B.D.E 2.A.C.D. 3.A.B.C.D 4.C.D.E 5.A.B.C.D.E
6.A.C.D.E 7.A.B.C.D 8.A.B.C.E 9.A.B.C.D.E 10.A.B.C.D

(五)简答题及分析题

1. 护理程序具有以下特点：①以护理对象为中心。②有特定目标。③是一个循环的、动态的过程。④有组织性和计划性。⑤具有互动性和协作性。⑥使用范围广泛。⑦具有创造性。⑧有理论依据。

2. (1)温针灸，又称“针上加灸”或针柄灸，是针刺与艾灸并用，利用温热及针刺的作用，使温热借针体传至组织深部，通过经络传导，以加强针刺疗效的一种治疗方法。(2)温针灸具有温通经络，调和气血，消肿散结，祛湿散寒，回阳救逆，防病治病的作用。

3. (1)环境卫生学的监测内容和采样时间要求 ①环境卫生学的监测内容包括对空气、物体表面和医护人员手的监测。②采样时间的要求是：a. 空气监测：每月空气培养一次。采样时间：消毒处理后，进行医疗活动前；b. 物体表面监测：每月细菌培养一次。采样时间：消毒后4小时内；c. 医护人员手的监测：每月细菌培养一次。采样时间：接触患者及操作前。

(2)环境卫生学各项监测的具体指标及要求 ①环境卫生学监测的具体指标为：a. 层流洁净手术室、层流洁净病房空气≤1 cfu/m³，物体表面≤5 cfu/cm²，医护人员手≤5 cfu/cm²；b. 普通手术室、产房、婴儿室、早产儿室、普通保护性隔离室、供应室无菌区、病区治疗室(配药室)、烧伤病房、重症监护室的空气≤200 cfu/m³，物体表面≤5 cfu/cm²，医护人员手≤5 cfu/cm²；c. 儿科病房、妇产科检查室、注射室、换药室、治疗室、供应室清洁区、急诊室、化验室、各类普通病房和房间的空气≤500 cfu/m³，物体表面≤1 cfu/cm²，医护人员手≤1 cfu/cm²；d. 传染科及病房的物体表面≤15 cfu/cm²，医护人员手≤15 cfu/cm²。②环境卫生学各项监测要求：婴儿室、母婴同室、早产儿室、新生儿室、儿科病区的物体表面、医护人员手及婴儿室、新生儿病区、产房等区域的空气不得检出沙门氏菌；内、外、妇产、儿科病区的物体表面及外科、妇科的空气不得检出绿脓杆菌。

三、模拟试卷与参考答案(C卷)

(一)名词解释(每小题3分,共计15分)

1. 五行
2. 三因制宜
3. 翼点
4. 首关消除
5. 医疗事故

(二)填空题(每空1分,共计20分)

1. 五脏的共同生理功能是__________精气,六腑的共同生理功能是__________水谷,奇恒之腑的共同生理功能是________精气。
2. 温热病邪经由上焦、中焦、下焦由上至下的传变,称为__________。
3. 在中枢神经系统内,神经元胞体及其树突的集聚部位称为________。
4. Ⅱ型呼吸衰竭:既有 PaO_2 降低,又伴有 $PaCO_2$ 增高,故又称__________型呼吸衰竭。
5. 结核病特异性预防措施是__________。接种对象主要是________,1岁以内的婴儿可直接接种。
6. 临床护理中,不同的颜色代表不同的隔离标志:黄色代表_______隔离;棕色代表______隔离;橙色代表接触隔离;绿色代表________隔离;蓝色代表呼吸道隔离;粉红色代表______隔离;灰色代表抗酸杆菌隔离。
7. 护理质量标准一般来源于:①护理_______;②专业团体的________;③工作机构的有关要求、__________。
8. 静脉输液的目的是_________,维持酸碱平衡;_______,供给热量,促进组织修复,获得正氮平衡;________控制感染,治疗疾病;_________,维持血压,改善微循环。
9. 烧伤病人感染期的饮食治疗原则是:静脉营养和口服相结合,除高维生素膳食外应逐渐增加蛋白质和热量,优质蛋白质应达供给量的______%。

(三)判断题(正确地打√,错误的打×;每题1分,共计15分。)

1. 肺的主要生理功能为主管呼吸,助心行血,促进水液输布和排泄 ( )
2. 气陷是指气运行不畅而郁滞的病理状态。 ( )
3. 红降舌主热、寒或瘀等证。 ( )
4. 第一躯体感觉区在大脑的中央后回和中央旁小叶后部 ( )
5. 缓冲碱是血液中一切具有缓冲作用的负离子碱的总和。 ( )
6. 隔离预防是防止感染因子从病人或带菌者传播给他人的一种措施 ( )
7. 使用中的消毒液含菌量≤200cfu/ml ( )
8. 在单位时间内,脉率多于心率的现象称为脉搏短绌 ( )
9. 整个中枢神经系统及各器官功能代谢相继停止,并出现不可逆的变化,机体不可能复活此为生物学死亡期 ( )
10. 隔盐灸一般施灸可根据病情灵活掌握,不拘壮数,至证候改善为止 ( )
11. 已灭菌的无菌物品始终处于无菌状态是无菌技术操作的预期目标 ( )
12. 高热病人禁用乙醇擦拭前额、胸前区、腹部和足底等处 ( )
13. 做纤维胃镜检查前病人应禁食、禁药、禁烟12小时 ( )
14. 急性肾炎病人应卧床休息4～6周 ( )
15. 麻醉药品的每张处方注射剂不得超过2日常用量 ( )

(四)选择题

【A型选择题】(单项最佳选择题,各题的备选答案中,只有一个正确答案,请把你认为正确答案的题号填入题干后的括号内。错选或多选不得分。每小题1分,共计10分)

1. 在阴阳的关系中,相互关联的阴阳双方彼此间存在着互相抑制、排斥、约束时称为
   A. 阴阳的对立制约　B. 阴阳的互根互用　C. 阴阳的消长平衡
   D. 阴阳的相互转化　E. 阴阳的相互促进
2. 脾肾阳虚,多在黎明时腹痛泄泻。下利清谷,兼见形寒肢冷、腰膝酸软称为
   A. 三更泄　B. 午时泄　C. 黎明泄　D. 傍晚泄　E. 形寒泄
3. 正常成年人体内含铁多少克
   A. 1～2　B. 3～4　C. 5～6　D. 7～8　E. 9～10
4. 将富含某种必需氨基酸的食物与缺乏该种必需氨基酸的食物互相搭配而混合使用,使混合蛋白质的必需氨基酸成分更接近合适的比值,从而提高蛋白质的生物学价值。称为
   A. 蛋白质的分解作用　B. 蛋白质的合成作用　C. 蛋白质的综合作用
   D. 蛋白质的消耗作用　E. 蛋白质的互补作用
5. 纽曼的系统模式不包括下列哪项
   A. 与环境互动的人　B. 压力源　C. 机体防御　D. 自理缺陷　E. 护理的预防措施
6. 从业者通过定期向保险公司交纳保险费,使其一旦在职业保险范围内突然发生责任事故时,由保险公司承担对受损害者的赔偿
   A. 医疗保险　B. 平安保险　C. 职业保险　D. 劳动保险　E. 人寿保险
7. 支气管胸膜瘘是肺切除术后的并发症,一般发生在术后第几天
   A. 1～2天　B. 3～4天　C. 5～6天　D. 7～10天　E. 11～12天
8. 前列腺增生症术后多少时间内禁肛管排气或灌肠
   A. 1天　B. 1周　C. 2周　D. 3周　E. 1月
9. 下列哪种人不属于精神疾病病人的一级护理管理对象
   A. 严重自伤、擅自出走者　B. 冲动、伤人、毁物行为者　C. 自杀行为者
   D. 兴奋躁动、行为紊乱者　E. 患病毒性心肌炎者
10. 癌症病人使用麻醉药品专用卡,需加盖公章后方可供应,“专用卡”的有效期为
   A. 二个月　B. 三个月　C. 四个月　D. 五个月　E. 六个月

【B型选择题】(配伍选择题,五个备选答案,题干2~3个,从备选答案中选出每一个题干的最佳答案,每小题1分,共计10分)

A. 惊风、寒证、痛证、瘀血　B. 热证　C. 虚证、湿证
D. 虚证、寒证、失血证　E. 肾虚、寒证、瘀血和水饮

1. 中医认为五色主五病,其中青色主病为:
2. 中医认为五色主五病,其中白色主病为:
3. 中医认为五色主五病,其中黑色主病为:

A. 0型呼吸衰竭　B. Ⅰ型呼吸衰竭　C. Ⅱ型呼吸衰竭
D. Ⅲ型呼吸衰竭　E. Ⅳ型呼吸衰竭

4. 只有 PaO_2 降低,不伴有 $PaCO_2$ 增高,此为
5. 既有 PaO_2 降低,又伴有 $PaCO_2$ 增高,此为

A. 真性尿失禁　B. 虚性尿失禁　C. 假性尿失禁　D. 实性尿失禁　E. 压力性尿失禁

6. 膀胱稍有一些存尿便会不自主的流出,膀胱处于空虚状态。称为

7. 膀胱内的充盈达到一定压力时，可不自主溢出少量尿液。当膀胱内的尿液压力降低时，排尿立即停止，膀胱仍呈胀满状态，尿液不能排空。称为

8. 因咳嗽、喷嚏、运动等致腹内压升高时尿液不自主排出称为

A. 普食 B. 软饭 C. 半流质 D. 流质 E. 要素饮食

9. 有较严重的消化道疾患病人的饮食应给予

10. 口腔有病或咀嚼不便病人的饮食应给予

【X 型选择题】(多项选择题，各题的备选答案中有 2~5 个正确答案，请把你认为正确答案的题号填入题干后的括号内。错选、少选、多选均不得分。每小题 1 分，共计 10 分)

1. 肝疏泄气机的功能有

A. 调畅精神情志 B. 维持气血运行 C. 促进脾胃消化吸收与输布

D. 协助水液代谢 E. 调节生殖机能

2. 下列哪项是神昏的辨证分型

A. 面赤气粗 B. 热毒内陷 C. 风痰上扰 D. 湿浊内闭 E. 亡阴亡阳

3. 肱骨骨折可造成下列哪些神经损伤

A. 肱骨外科颈骨折易损伤腋神经 B. 肱骨外科颈骨折易损伤正中神经

C. 肱骨中下段骨折可损伤迷走神经 D. 肱骨中上段骨折可损伤三叉神经 E. 肱骨中上段骨折可损伤桡神经

4. 下列哪些为肿瘤的生长方式

A. 膨胀性生长 B. 外生性生长 C. 浸润性生长 D. 萎缩性生长 E. 淋巴性生长

5. 病人的心理护理措施包括

A. 建立信赖关系 B. 介绍有关疼痛的知识 C. 减轻心理压力 D. 分散注意力 E. 松驰法

6. 血液 - 体液隔离的措施有

A. 同种病原体感染者可同室隔离 B. 若血液或体液可能污染工作服时需穿隔离衣

C. 接触血液或体液时应戴手套。 D. 注意洗手，严防被注射针头等利器刺破

E. 被血液或体液污染的物品，应装袋标记后送消毒或焚烧

7. 对脑疝病人的紧急处理措施包括

A. 脱水降颅压 B. 意识障碍 C. 高流量吸氧

D. 保持呼吸道通畅 E. 备好吸引器、气管切开包、气管插管和脑室穿刺引流包

8. 传染病常见的症状和体征有

A. 发热 B. 皮疹 C. 毒血症状 D. 肝、脾、淋巴结肿大 E. 流行性

9. 下列哪些是艾滋病的预防措施

A. 洁身自爱，遵守性道德 B. 采取安全的性行为，正确使用安全套

C. 避免与他人共用剃须刀、牙刷 D. 戒断毒品，不共用注射器

E. 及时、规范的治疗性病，避免不必要的输血和注射

10. 麻醉药品应实行的管理为

A. 专人负责 B. 专柜加锁 C. 专用账册 D. 专用处方 E. 专册登记

(五)简答题及分析题(1、2 题各 5 分，3 题 10 分，共 20 分)

1. 简述药物五味的作用。

2. 新入院和转入患者，入院当日护理记录应书写哪些内容?

3. 病例分析题

患者因上腹痛 3 天，呕血、便血 16 小时于 4 月 17 日 10Am 入院，入院症见：胃脘隐痛，恶心呕吐(呕吐物为咖啡色液体)，嗳气泛酸，大便色黑质稀。诊断为“上消化道出血”。

(1)分析提出护理诊断。

(2)出现消化道大出血时，如何急救?

参考答案

(一)名词解释

1. 五行即木、火、土、金、水五种物质的运动变化。

2. 三因制宜即因人、因时、因地制宜,是指治疗疾病时,要根据病人、时令、地理等具体情况,制订适宜的治疗方法

3. 在颞窝区内,有额、顶、颞、蝶骨的会合点,常构成H形的缝,称为翼点。

4. 某些药物在通过肠粘膜及肝脏时经灭活代谢,使其进入体循环的药量减少,该过程称首关消除(亦称首关效应或第一关卡效应)。

5. 医疗事故是指医疗机构及其医务人员在医疗活动中,违反医疗卫生管理法律、行政法规、部门规章和诊疗护理规范、常规,过失造成病人人身损害的事故。

(二)填空题

1. (1)化生和贮藏 (2)受盛和传化 (3)贮藏 2. 顺传 3. 灰质 4. 高碳酸血症

5. (1)接种卡介苗 (2)儿童 6. (1)严格 (2)肠道 (3)引流物/分泌物 (4)体液/血液

7. (1)法规 (2)规范标准 (3)政策及制度

8. (1)补充水和电解质 (2)补充营养 (3)输入药物 (4)增加血容量 9. 70

(三)判断题

1. √ 2. × 3. × 4. √ 5. √ 6. √ 7. × 8. × 9. √ 10. √

11. √ 12. × 13. √ 14. √ 15. √

(四)选择题

【A型选择题】

1. A 2. C 3. B 4. E 5. D 6. C 7. D 8. B 9. E 10. A

【B型选择题】

1. A 2. D 3. E 4. B 5. C 6. A. 7. C. 8. E 9. C 10. D

【X型选择题】

1. ABCDE 2. BCDE 3. AE 4. ABC 5. ABCDE 6. ABCDE

7. ACDE 8. ABCD 9. ABCDE 10. ABCDE

(五)简答题及分析题

1. 药物五味是指有酸、苦、甘、辛、咸五种不同的味道,其作用为①辛:"能散、能行",具有发散、行气行血的作用。②甘:"能补、能和、能缓",具有补益、和中、调和药性和缓急止痛的作用。③酸:"能收、能涩",具有收敛、固涩的作用。④苦味:"能泄、能燥、能坚"。具有清泄火热、泄降气逆、通泄大便、燥湿、坚阴(泻火存阴)等作用。⑤咸味:"能下、能软",即具有泻下通便、软坚散结的作用。

2. 应书写的内容包括:患者主诉,入院、转入时间及方式,入院的原因、入院时情况(症状、体征),针对患者的主要护理问题和护理需求所拟定的护理措施及注意事项。

3. (1)提出护理诊断:①胃脘隐痛-可提出护理诊断:疼痛 ;②恶心呕吐,嗳气泛酸-可提出护理诊断:不舒适 ;③呕血、便血-可提出护理诊断:潜在并发症:出血性休克

(2)急救措施:①大出血时病人应绝对卧床休息,保持呼吸道通畅,呕吐时头偏向一侧;必要时用负压吸引器清除气道的分泌物、血液或呕吐物、给予吸氧。②立即建立静脉通道,迅速备血,实施输掖、输血和各种止血治疗,准备好急救用品药物。 ③饮食护理:大出血伴恶心、呕吐者应禁食。④心理护理:抢救的同时要关心、安慰病人,稳定病人的情绪。⑤严密观察病人生命体征及神志、尿量、大便、呕吐物,必要时行心电监护。

(罗坤华)

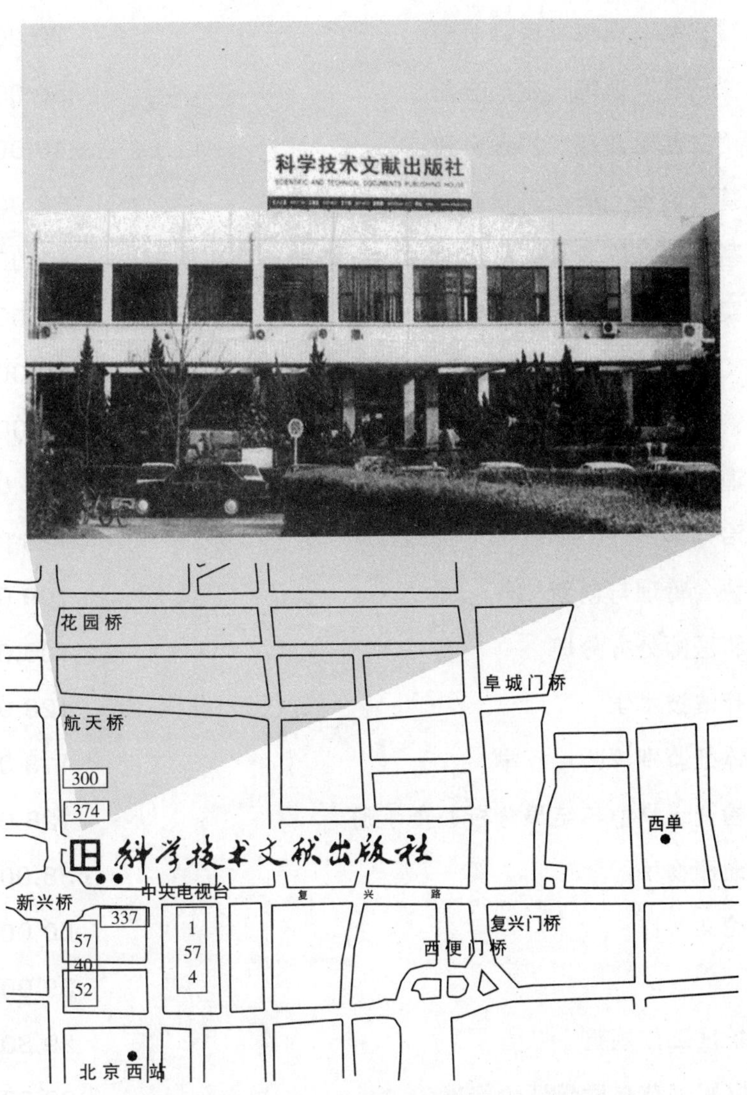

科学技术文献出版社方位示意图

向您推荐我社部分优秀畅销书